Krankenpflege-Lehrbuch

Neu bearbeitet von

Ministerialrat
Dr. W. Hagen
Bonn

Professor
Dr. A. Hübner
Berlin

Professor
Dr. H. Frh. v. Kress
Berlin

Dr. R. Neubert
Dresden

Achtzehnte Auflage

Mit 166 Abbildungen

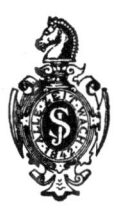

Springer-Verlag
Berlin / Göttingen / Heidelberg
1951

ISBN 978-3-642-48447-6   ISBN 978-3-642-87234-1 (eBook)
DOI 10. 1007/978-3-642-87234-1

Alle Rechte,
insbesondere das der Übersetzung in fremde Sprachen, vorbehalten.
Copyright 1947 and 1951 by Springer-Verlag OHG., Berlin/Göttingen/Heidelberg.
Softcover reprint of the hardcover 18th edition 1951

Inhaltsverzeichnis.

Seite

A. Einführung 1

B. Gesundheitslehre 4

I. Gesundheitspflege. (Persönliche und allgemeine Hygiene). Von Ministerialrat Dr. med. habil. **W. Hagen,** Bonn 4
Morgendliche Körperpflege S. 5 — Die Kleidung S. 7 — Das Frühstück S. 8 — Die Mittagszeit S. 9 — Der Tagesschluß S. 9 — Zeiten besonderer Belastung S. 11 — Die Freizeitgestaltung S. 13 — Die Umwelt S. 16.

II. Bau und Lebensverrichtungen des menschlichen Körpers. Bearbeitet von Dr. **R. Neubert,** Dresden 20

  1. Die Bewegungsorgane 24
    Die Wirbelsäule S. 26 — Der Schädel S. 28 — Die Gliedmaßen (Beckengürtel und Schultergürtel) S. 31 — Muskeln und Sehnen S. 34.

  2. Der Stoffwechsel 38
    Die Verdauungsorgane S. 40 — Schlund und Speiseröhre, Magen S. 42 — Der Darm S. 44 — Die Bauchspeicheldrüse S. 45 — Die Leber S. 46 — Das Bauchfell S. 46 — Die Ausscheidungsorgane (Harnorgane) S. 47.

  3. Die Atmungsorgane 48

  4. Blut und Blutkreislauf 52

  5. Lymphe und Lymphgefäße 59

  6. Wachstum und Fortpflanzung 62

  7. Die Organe der Reizbarkeit und Reizverarbeitung 72

    a) Das Nervensystem 72
      Die Drüsen mit innerer Absonderung S. 78 — Zusammenklang von bewußtem und unbewußtem Nervensystem und Drüsen mit innerer Sekretion S. 80

    b) Die Sinnesorgane 80
      Das Auge S. 80 — Das Gehörorgan S. 82 — Temperatursinn S. 83 Der Geruchssinn S. 84 — Der Geschmackssinn S. 84

    c) Die Haut 84

  8. Ausschnitte aus der topographischen Anatomie 85
    Die Brusthöhle S. 85 — Der Bauchraum S. 87 — Die Schädelhöhle S. 88 — Die Körpergegenden S. 88.

C. Krankheitslehre. Bearbeitet von Professor Dr. **H. Frh. v. Kress,** Berlin. 93

I. Allgemeines 93

  1. Das Wesen der Krankheiten 93
    Die Krankheitsanlagen S. 94 — Die Krankheitsursachen S. 95 Einteilung der Krankheiten S. 98.

  2. Der Verlauf der Krankheiten 98

Inhaltsverzeichnis.

II. Die Krankheitserscheinungen 100
   1. Allgemeines Verhalten des Kranken 100
      Körperwärme S. 100 — Puls S. 104 — Atmung S. 105 — Ausscheidungen S. 107 — Stuhlgang S. 107 — Harn (Urin) S. 108 — Anhang: Harnuntersuchung S. 108 — Schlaf S. 112 — Entzündungen S. 112 — Ohnmacht S. 112 — Kollaps S. 112.
   2. Die Erscheinungen besonderer Art 113
      Hauterscheinungen S. 113 — Lymphknoten S. 114 — Gelenke S. 115 — Knochen S. 117 — Angeborene Mißbildungen S. 119 — Gehirn und Rückenmark, Nervensystem S. 120 — Auge S. 121 — Ohr S. 122 — Nase S. 122 — Mundhöhle S. 123.
   3. Die Magen- und Darmkrankheiten 123
   4. Die Krankheiten der Drüsen mit innerer Absonderung 125
      Schilddrüse S. 125 — Nebenschilddrüsen S. 126 — Thymusdrüse S. 126 — Nebennieren S. 126 — Langerhansche Inseln der Bauchspeicheldrüse S. 126 — Hypophyse S. 126 — Keimdrüsen S. 127.
   5. Die Krankheiten des Stoffwechsels 127
      Die Gicht S. 128 — Die Fettsucht S. 129.
   6. Die Krankheiten des Herzens und der Gefäße 129
   7. Die Krankheiten der Lunge und des Brustfells 131
   8. Die Leber- und Gallenblasenerkrankungen 132
   9. Die Erkrankungen der Harnorgane 133
   10. Die Blutkrankheiten 134
   11. Die Unterleibskrankheiten 135
   12. Die Geschwulstkrankheiten 136

III. Die Infektionskrankheiten 138
   1. Allgemeines 138
      Krankheitserreger S. 138 — Ansteckungsquellen S. 140 — Eintrittspforten der Erreger S. 141 — Infektion und Krankheit S. 141 — Schutzvorrichtungen und Schutzstoffe S. 142 — Schutzimpfung S. 143 — Inkubation S. 143 — Dauerausscheider, Bazillenträger S. 144 — Absonderung des Kranken S. 144 — Epidemie, Endemie S. 144.
   2. Einzelne Infektionskrankheiten 145
      Masern S. 145 — Scharlach S. 145 — Röteln S. 146 — Windpocken S. 146 — Pocken S. 146 — Grippe (Influenza) S. 147 — Keuchhusten S. 148 — Tuberkulose S. 149 — Diphtherie S. 152 — Mumps (Ziegenpeter) S. 153 — Übertragbare Genickstarre S. 154 — Epidemische Gehirnentzündung S. 154 — Kinderlähmung S. 155 — Körnerkrankheit S. 155 — Typhus S. 156 — Bakterielle Lebensmittelvergiftung S. 158 — Ruhr S. 158 — Cholera S. 159 — Fleckfieber S. 159 — Rückfallfieber S. 160 — Milzbrand S. 160 — Tollwut S. 161 — Maul- und Klauenseuche S. 161 — Rotz S. 161 — Malaria — Wechselfieber S. 161 — Papageienkrankheit S. 162 — Bangsche Krankheit S. 162 — Tularämie S. 162 — Weilsche Krankheit (Ikterus infectiosus) S. 163 — Aktinomykose (Strahlenpilzerkrankungen) S. 163 — Lungenentzündung (kruppöse Pneumonie) S. 163 — Gelenkrheumatismus (Polyarthritis acuta) S. 164.

Inhaltsverzeichnis. V

    3. Die Geschlechtskrankheiten 164
        Weicher Schanker S. 164 — Tripper S. 164 — Syphilis S. 165.
    4. Die Wundinfektionen 167
    5. Die tierischen Parasiten 167
        Eingeweidewürmer S. 167 — Weitere tierische Parasiten S. 171.

D. Ernährung. Bearbeitet von Professor Dr. **H. Frh. v. Kress**, Berlin 173
  I. Grundlagen der Ernährung................................ 173
    1. Nährstoffe und Bestandteile der Nahrung 173
        Wasser S. 173 — Mineralstoffe S. 174 — Eiweiß S. 174 — Kohlehydrate S. 175 — Fette S. 175 — Vitamine S. 175 — Geschmacks- und Aromastoffe S. 177 — Faserstoffe S. 177.
    2. Nährwert und Nahrungsmenge 177
    3. Die Zubereitung der Nahrung 182
    4. Die Aufbewahrung der Nahrungsmittel 183
    5. Die Nahrungsmittel 184
        Milch S. 184 — Ei S. 185 — Fleisch S. 185 — Körnerfrüchte S. 185 — Gemüse S. 186 — Obst S. 186 — Nüsse S. 187 — Genußmittel S. 187.
  II. Die Krankenkost 187
    Grundsätze S. 187.
    1. Allgemeine Kostformen 188
    2. Sonderkostformen 190
        Fastenkuren S. 190 — Rohkost S. 191 — Kost bei fieberhaften Erkrankungen S. 191 — Kost für Magen- und Darmkranke S. 192 — Kost bei Gallenblasenerkrankung S. 193 — Kost bei Nieren- und Kreislauferkrankungen S. 193 — Kost bei Gicht S. 195 — Kost bei Fettsucht S. 195 — Kost bei Zuckerkrankheit S. 196 — Künstliche Ernährung S. 198.

E. Krankenpflege. Bearbeitet von Professor Dr. **A. Hübner**, Berlin 199
  I. Versorgung der Kranken 199
    1. Krankenzimmer.. 199
    2. Krankenwartung... 202
    3. Lagerung des Kranken 203
    4. Durchliegen 205
    5. Reinlichkeitspflege 207
    6. Versorgung mit Wäsche 208
    7. Umbetten 210
    8. Darreichen von Nahrung 213
    9. Krankenwachen.. 215
    10. Krankenbeförderung....................................... 216
  II. Ausführung ärztlicher Verordnungen 217
    1. Verabfolgung von Arzneimitteln 217
    2. Einspritzungen 222
    3. Kälte- und Wärmeanwendung 224
    4. Bäder 232
    5. Einläufe und Spülungen 235
    6. Katheterisieren 238

Inhaltsverzeichnis.

III. Chirurgische Maßnahmen 239
   1. Tätigkeit bei Operationen 239
      Einrichtung der Operationsanlage S. 239 — Asepsis und Antisepsis S. 240 — Sterilisation S. 240 — Instrumentieren S. 242 — Vor- und Nachbehandlung Operierter S. 243.
   2. Betäubungsverfahren 244
   3. Wunde und Wundbehandlung 247
   4. Störungen der Wundheilung 248
   5. Besondere Infektionsformen und Behandlungsmethoden 251
   6. Verbandlehre 252

IV. Dringlichkeitsmaßnahmen 263
   1. Äußere Blutung 263
      Blutstillung S. 263 — Blutersatz S. 265 — Besondere Blutungsformen. S. 266.
   2. Innere Blutung 267
   3. Unblutige Verletzungen 268
      Quetschung (Kontusion) S. 268 — Verstauchung (Distorsion) S. 269 — Verrenkung (Luxation) S. 269 — Knochenbruch (Fraktur) S. 270.
   4. Eingedrungene Fremdkörper 273
   5. Verbrennung und Erfrierung 274
   6. Vergiftung 277
   7. Krampfanfall 279

V. Die Pflege bei übertragenen Krankheiten 280
   1. Schutzmaßnahmen 281
   2. Desinfektion 283
      Scheuerdesinfektion S. 288 — Formalin-Raumdesinfektion S. 289.

VI. Die Pflege Geisteskranker 290
   1. Anstalten 290
   2. Verlauf der Geisteskrankheiten 291

VII. Die Pflege Sterbender 302

Anhang: Untersuchung und Behandlung mit Röntgenstrahlen. 304

F. Wochen- und Säuglingspflege.
Bearbeitet von Professor Dr. H. Frh. v. Kress, Berlin 308

I. Die Wochenpflege 308
   1. Normales Wochenbett 308
      Pflege der Wöchnerin S. 310.
   2. Regelwidrigkeiten und Erkrankungen im Wochenbett 315

II. Die Säuglingspflege 320
   1. Stillgeschäft 321
      Stillschwierigkeiten und Hindernisse S. 323.
   2. Entwicklung des gesunden Säuglings 325

3. Ernährungsvorschriften für Säuglinge und Kleinkinder 327
   Natürliche Ernährung S. 327 — Zwiemilchernährung S. 328 —
   Künstliche Ernährung S. 329 — Milchmischungen S. 330 — Beikost S. 332.
4. Luft, Sonne, Abhärtung.................................. 333
5. Die Hautpflege 334
   Kleidung S. 334 — Bett, Zimmer S. 337.
6. Der frühgeborene Säugling 338
7. Die Krankheiten des Säuglings 339

G. Die Krankenschwester als Glied des öffentlichen Gesundheitsdienstes. Bearbeitet von Ministerialrat Dr. med. habil. **W. Hagen**, Bonn 345

Einige Mittel zur Beseitigung von Flecken aus Wäsche und Stoffen .. 352

Fremdwörterverzeichnis.. 353

Sachverzeichnis 362

A. Einführung.

Wer sich der Krankenpflege als Beruf widmen will, muß sich darüber klar sein, daß er sich mit seiner ganzen Persönlichkeit in dieser Tätigkeit einsetzen muß. Nur wer diese innerliche Bereitschaft besitzt, soll Krankenpflege ausüben. Wer sich der Krankenpflege nur aus dem Grunde widmet, seinen Lebensunterhalt zu gewinnen, dem fehlt diese Bereitschaft. Der Dienst am Kranken bedeutet vor allen Dingen Arbeit, die oft große Selbstüberwindung kostet. Nur der Wunsch und Wille, einem kranken Menschen zu helfen und sich in dessen Welt einzufügen, und ein hohes sittliches Pflichtbewußtsein ermöglichen es, über alle Schwierigkeiten hinwegzukommen, die dieser Beruf mit sich bringt.

Die Krankenpflegeperson trägt eine große Verantwortung. Von ihrer Pflichttreue und von der sorgfältigen und sachgemäßen Ausführung der ärztlichen Anweisungen hängt das Wohl und Wehe, unter Umständen das Leben des Kranken ab. Niemals darf sie im Dienst nachlassen, denn Fehler in der Krankenpflege sind meist nicht wieder gutzumachen und Unterlassungen nicht nachzuholen.

Der Krankenpflegeperson sind starkwirkende Arzneimittel anvertraut. Ein Abweichen von der gegebenen Vorschrift, ein Überschreiten der vorgeschriebenen Menge, oder gar eine Verwechslung der Arzneien kann zu den verhängnisvollsten Folgen führen. Diese Verfügung über starkwirkende Mittel kann eine Krankenpflegeperson auch zum eigenen Gebrauch verführen. Das bedeutet eine große Gefahr, denn manche dieser Mittel haben die Eigenschaft, daß ihr Gebrauch nur allzu leicht zur Gewohnheit wird, einer Sucht, die Geist und Körper mit Sicherheit zugrunde richtet. Niemals darf eine Krankenpflegeperson ohne Wissen und ohne Verordnung des Arztes derartige Mittel nehmen.

Von ausschlaggebender Bedeutung ist das Vertrauensverhältnis des Kranken zur Krankenpflegeperson. Diese gewinnt das Vertrauen des Kranken durch Sicherheit und Sorgfalt ihrer Hilfeleistung, durch Pünktlichkeit, vor allem aber durch Freundlichkeit. Der Kranke muß fühlen, daß sie es gut mit ihm meint. Dies bedeutet eine Wohltat für ihn, der, losgelöst von der Familie, sich in fremder Umgebung befindet, Schmerzen erleidet und von Sorgen für die Zukunft erfüllt ist.

Der Kranke lebt in seiner Krankheit. Sein ganzes Denken ist auf sie eingestellt. Es gibt geduldige Kranke, die mit allem zufrieden sind, es gibt ängstliche Kranke, die sich an die Pflegeperson klammern und nach Trost verlangen. Es gibt ungeduldige Kranke, die ungebärdig werden, wenn ihre Wünsche nicht immer und sofort berücksichtigt werden. Gerade solche Kranke werden leicht für die Pflegeperson zur Last. Trotzdem darf sie niemals vergessen, daß es sich um Kranke handelt, und daß man bei ihnen mit Ruhe, Gleichmäßigkeit und Freundlichkeit, wenn nötig aber mit Bestimmtheit, mehr erreicht als durch schroffes Wesen.

Das Vertrauen des Kranken soll niemals in allzu große Vertraulichkeit ausarten. Die Pflegeperson führt die Aufsicht über den Kranken, sie muß also einen bestimmenden Einfluß auf ihn behalten. Aus diesem Grunde soll man bei der Unterhaltung eine gewisse Zurückhaltung bewahren. Gespräche über die persönlichen Verhältnisse des Kranken und seine Familie erfordern Zartgefühl. Es ist ungehörig, wenn die Pflegeperson sich mit einem Kranken über die Verhältnisse anderer Kranker, über Ärzte, Operationen, über Sterbefälle oder über ihre eigenen Angelegenheiten unterhält.

Kranke unter sich sprechen besonders gern von Krankheiten, und über ihre eigenen Krankheiten möchten sie von anderen Aufschluß erhalten. Die Pflegeperson kann in ihren Antworten nicht vorsichtig genug sein.

Sie muß Schwerkranke trösten, so gut sie kann, aber sie darf niemals etwas sagen, was der Arzt dem Kranken nicht selbst gesagt hat. Noch viel weniger darf sie etwas anderes sagen, als was der Arzt gesagt hat. Die gleiche Vorsicht ist gegenüber Angehörigen von Kranken notwendig. Es muß jedes einzelne Wort überlegt werden, da Mißverständnisse sehr leicht zu folgenschweren Rückschlüssen führen können.

Im Verkehr mit den Angehörigen der Kranken muß das Pflegepersonal freundlich und zuvorkommend sein und stets bedenken, daß es sich um Menschen handelt, denen das Schicksal eines ihnen Nahestehenden Sorge macht.

Wirken Angehörige störend oder versuchen sie gar die Anordnungen des Arztes zu hintertreiben, so ist das Pflegepersonal verpflichtet, dem Arzt Mitteilung zu machen. Ein vom Arzt angeordnetes Verbot, daß ein Kranker besucht wird, ist unter allen Umständen einzuhalten. Auch wenn der Arzt Besuch nur in beschränktem Umfang erlaubt hat, ist dafür Sorge zu tragen, daß diese Anordnung genau durchgeführt wird.

Leichtkranke und Genesende sollen nicht untätig im Bett liegen oder herumsitzen. Es muß für ihre Unterhaltung, für geeigneten Lesestoff oder, mit Genehmigung des Arztes, für angemessene leichte Beschäftigung gesorgt werden. Niemals darf aber durch solche Beschäftigung Übermüdung eintreten.

Die Umgebung des Kranken soll möglichst freundlich gestaltet werden. Einige Blumen auf dem Tisch gewähren dem Kranken Freude und Anregung.

Im Krankenhaus muß das Pflegepersonal die Kranken zur Ordnung und Pünktlichkeit anhalten, ohne daß dabei ein lästig empfundener Zwang ausgeübt werden darf. Die Kranken müssen angehalten werden, aufeinander Rücksicht zu nehmen, so daß sie Schwerkranke und Schlafende nicht stören.

Die notwendigen Hausarbeiten werden im allgemeinen nicht vom Pflegepersonal ausgeführt, sondern von besonders dazu bestimmtem Dienstpersonal. Nur bei Schwerkranken müssen alle im Krankenzimmer zu verrichtenden Arbeiten von den Pflegepersonen vorgenommen werden. Die Kranken dürfen nicht unter der Anwesenheit dritter, weniger geschickter und weniger rücksichtsvoller Menschen leiden. Außerhalb des Krankenzimmers zu verrichtende Arbeiten fallen im einzelnen dem Dienstpersonal zu, wenn es sich nicht um ansteckungsgefährliche Arbeiten oder um die sachgemäße Herrichtung von Krankenspeisen handelt.

Das Pflegepersonal ist dem Arzt unterstellt. Es muß mit allen Kräften dafür Sorge tragen, daß der Behandlungsplan ohne Abweichung durchgeführt wird. Dazu gehört in erster Linie, daß alle Anordnungen, auch die scheinbar unwichtigen, gewissenhaft und pünktlich durchgeführt werden. Die Kranken sind zur Befolgung der ärztlichen Vorschriften anzuhalten. Vergeßlichkeit ist ebenso schlimm wie Unachtsamkeit. Deswegen muß jede Verordnung und jedes Vorkommnis in ein Merkbuch eingeschrieben werden. Der Wahrheitsliebe und der Aufrichtigkeit des Pflegepersonals muß der Arzt unbedingt vertrauen können. Ist ein Fehler oder Versehen vorgekommen, so muß es sofort dem Arzt mitgeteilt werden. Einer Pflegeperson, die sonst ihre Pflicht tut, wird ein Arzt eine solche Verfehlung immer nachsehen. Verlangt ein Kranker nach einem Geistlichen, so muß das Pflegepersonal für die Erfüllung des Wunsches sorgen, im Krankenhaus auf dem vorgeschriebenen Weg. Dem Geistlichen ist sein Amt nach Möglichkeit zu erleichtern.

Pfleger und Pflegerinnen haben sich gegeneinander höflich und entgegenkommend zu benehmen. Bei gemeinsamen Dienstleistungen ist die einzige Richtschnur das Wohl des Kranken. Niemals dürfen Streitigkeiten vor dem Kranken zum Austrag kommen. Den Anordnungen der übergeordneten Pflegeperson, Stationsschwester usw., ist Folge zu leisten. Wenn Meinungsverschiedenheiten auftreten, entscheidet der Arzt.

B. Gesundheitslehre.

I. Gesundheitspflege
(Persönliche und allgemeine Hygiene).

Bearbeitet von
Ministerialrat Dr. med. habil. W. Hagen, Bonn.

Der Beruf der Krankenpflegerin bringt eine schwere Belastung der Leistungsfähigkeit des Körpers und der Spannkraft der Seele mit sich. Der Dienst im Krankenhaus vollzieht sich unter Bedingungen, welche von den natürlichen Gegebenheiten in vielen Punkten abweichen. Um so notwendiger ist es, durch eine bewußte Pflege des Körpers und des Geistes diese Bedingungen den natürlichen Bedürfnissen des Menschen anzugleichen oder, wo dies nicht möglich ist, in der Gestaltung von Freizeit und Erholung den notwendigen Ausgleich zu finden. Die Pflege des kranken Menschen fordert die körperliche und seelische Hingabe der Krankenschwestern und Krankenpfleger. Nur gesunde Menschen sind ihr auf die Dauer gewachsen. So findet die Aufopferung für den Leidenden ihre Grenze in der Sorge für die Erhaltung der eigenen Gesundheit. Frühzeitiger Verbrauch der Kräfte und vorzeitige Krankheit gefährden das Lebensziel der Krankenpflegerin, belasten die Allgemeinheit und sind somit nicht nur für den vorzeitig Erkrankten ein schwerer Schaden, sondern auch wirtschaftlich verfehlt.

Der Mensch als Geschöpf der Natur ist den allgemeinen Lebensgesetzen unterworfen. Er muß seine natürlichen Bedürfnisse erfüllen können. Dazu gehört:

> die Erhaltung des Lebens durch Nahrung und Atmung,
> der Schutz vor der Natur durch Kleidung und Wohnung,
> die Entfaltung der körperlichen und seelischen Persönlichkeit durch Erziehung, Bildung, Arbeit und Beruf.

Für den menschlichen Körper genügt es demnach nicht, wenn für die Ernährung und Behausung gesorgt ist, er braucht eine Tätigkeit seiner Organe, um sie leistungsfähig zu halten und ihnen die Anpassungsbreite an die verschiedenartigen Beanspruchungen zu bewahren. Die Reize der Umwelt lösen die Tätigkeit der Organe aus, fehlen sie, so kommt es zum Verkümmern und zur Anfälligkeit gegen Krankheiten. Das Krankenhaus ist eine reizarme Umwelt, die Beanspruchung in der Krankenpflege ist einseitig, die persönliche Körperpflege und die regelmäßige gesundheitliche Überwachung durch den Anstaltsarzt muß das ausgleichen. Aus diesen Erwägungen ergeben sich folgende Hinweise für die Lebensführung der Schwestern.

Morgendliche Körperpflege.

Frühzeitiges Aufstehen ist durch die Diensteinteilung bedingt. Die Notwendigkeit des zeitigen Beginns auf der Station darf nicht dazu führen, daß die morgendliche Körperpflege vernachlässigt wird. Ein Zeitraum von einer halben Stunde muß dafür in Rechnung gestellt werden. In dieser Zeit ist unterzubringen eine Ganzwaschung des Körpers. Die Haut hat einen Schutzmantel von saurem Talg. Dieser Schutzmantel soll nicht täglich entfernt werden, d. h. es ist falsch, täglich den ganzen Körper und vor allem das Gesicht mit Seife zu waschen. Die Abwaschung mit Wasser genügt, um eingetrockneten Schweiß zu entfernen. Nur die Hände und die Füße bedürfen täglich der Seife. Wo eine besondere Verschmutzung eine gründliche Entfernung der gesamten Schutzschicht notwendig macht, empfiehlt es sich, besonders bei heller Haut, nach der Reinigung etwas Hautkreme einzureiben.

Viel Wassergebrauch ist für diese morgendliche Reinigung nicht notwendig. Besteht die Möglichkeit zum Abduschen, so erleichtert sie die Morgenwäsche. Ein gründliches Frottieren mit nassem grobem Waschlappen genügt jedoch. Im kalten Zimmer ist letztere Methode auch dann durchführbar, wenn Duschen oder Baden eine zu starke Abkühlung mit sich brächte. Wöchentlich einmal ist ein Vollbad notwendig, bei dem die oberste Hautschicht (Epidermis) sich loslöst und damit die Haut erneuert wird. Während die tägliche Waschung kühl sein soll oder auf eine warme Dusche jedenfalls eine kühle Brause nachfolgen soll, ist das wöchentliche Reinigungsbad oder, wo dieses nicht möglich ist, die gründliche Gesamtwaschung mit Seife und Bürste mit heißem Wasser durchzuführen.

Die Haarpflege besteht nicht nur im Waschen der Haare. Zu häufiges Waschen mit alkalischen Waschmitteln entfettet den Haarboden zu sehr und reizt dann erst recht wieder zu Schuppenbildung. Auch brechen zuviel gewaschene Haare leicht und bekommen die Haarspaltekrankheit.

Die tägliche gründliche Reinigung mit der Bürste, die bis auf den Haarboden kräftig massierend durchgreift, ist die beste Haarpflege (alte Regel wenigstens 100 Striche). Da die Haare der Krankenschwestern häufig den ganzen Tag unter der Haube sind, bedürfen sie dieser Behandlung besonders. Sie sollen für die Nacht frisch und locker eingeflochten werden, so daß die Kopfhaut gut durchlüftet.

Bei den Nägeln wird meistens eher zu viel an Pflege geleistet. Der Nagelschnitt der Krankenpflegerin kann nur kurz und rund sein. Am Nagelfalz ist die Haut zwar gleichmäßig etwas zurückzuschieben, sie darf aber nicht ganz abgerieben werden, so daß eine Tasche an der Nagelwurzel entsteht, von der aus sich häufig Nagelbetteiterungen entwickeln. Besonders gefährdet sind dabei die Übergangskanten der Nägel an den Rändern. Jede kleinste Hautverletzung an der Hand muß genau beobachtet werden. Sie bietet Eingang für Krankheitskeime, kleine Splitter sind sachgemäß zu entfernen, am besten durch den Arzt. Herumbohren mit Nadeln ist verboten. Das schwere Fingerbeerenpanaritium geht stets auf falsche Behandlung kleiner Verletzungen zurück. Es ruft wochen-, ja monatelange Arbeitsunfähigkeit hervor und hat auch schon den Verlust von Fingergliedern zur Folge gehabt. Leicht ist jedoch die Bekämpfung des Entzündungsanfanges mit einem linsengroßen Stück weißer Quecksilbersalbe, das mit Heftpflaster luftdicht fixiert wird.

Die Haut des Menschen braucht Luft und Licht. Das tägliche Luftbad läßt sich leicht durchführen, wenn man sich zur Regel macht, bei der morgendlichen Waschung nicht nur abschnittweise den Körper zu entblößen, sondern diese bei nacktem Körper vorzunehmen. Luftbäder im Freien und Freibäder sind ein wichtiges Stück für das Programm der Freizeit der Schwester. Auch der Sonne soll dabei möglichst der ganze Körper ausgesetzt werden, es ist aber fehlerhaft, sich stundenlang in der Sonne braten zu lassen. Man beginne im Frühling mit 5 Minuten Bestrahlung der Vorder- und der Rückseite des Körpers. Gymnastik, Ballspiel usw. in leichter Bekleidung ist wertvoll.

Selbstverständlich bringt das Leben im Krankenhaus mit sich, daß die Gesichtsfarbe blasser ist als bei Menschen, die in der frischen Luft leben und arbeiten. Das bedeutet nicht ohne weiteres eine besondere Kränklichkeit. Wichtiger ist die Durchblutung der Haut, welche notwendig für ihre zweckmäßige Funktion ist. Eine Kontrolle des Blutfarbstoffes empfiehlt sich von Zeit zu Zeit. Immer wieder zeigt sich dabei, daß blasse Menschen hinreichenden Blutfarbstoff besitzen können und solche mit rosiger Haut unternormale Werte haben. Eine entsprechende Behandlung ist dann angezeigt.

Die Kleidung.

Die Unterkleidung soll leicht und schmiegsam sein. Baumwollstoffe sind weniger saugfähig, liegen aber, solange sie nicht durchschwitzt sind, dem Körper weniger dicht an. Trikotstoffe aus Kunstseide oder Wolle saugen leicht bei guter Durchlässigkeit von Luft. Meist können sie nicht gekocht werden, was im Krankenpflegedienst nicht erwünscht ist. Zu beachten ist, daß die Kleidung, und zwar auch die Unterkleidung, den Körper nicht einschnürt. Gummibänder als Träger der Schlüpfer müssen breit und weich sein. Die natürlichen Tragepunkte für die Kleidung sind Schultergürtel und Beckengürtel, aber nicht die Taille und die Brust. Der Schultergürtel darf weniger belastet werden wie der Beckengürtel. Daraus ergibt sich, daß das schwierige Problem des Strumpfhalters nur durch den tiefsitzenden Hüftgürtel richtig zu lösen ist. Er soll bei gesunden jungen Frauen den Leib völlig frei lassen. Eine feste Leibbinde ist nur bei Erschlaffung der Bauchdecken in höherem Alter oder nach operativen Eingriffen angezeigt. Runde Strumpfbänder unterhalb des Knies sind zu vermeiden. Wo Kniestrümpfe getragen werden, sollen sie am oberen Ende entweder durch die Strickform oder durch eingewebten oder eingezogenen weichen breiten Gummisaum gehalten werden. Bei der geringsten Neigung zu Krampfadern sind sie verboten.

Die Schwere der weiblichen Kleidung ist mannigfachen Änderungen unterworfen gewesen. Ein Hygienelehrbuch aus der Zeit um 1900 stellte noch fest, daß die Kleidung der Frau schwerer sei als die des Mannes. Heute trägt ein Mädchen an Sommertagen ein Kleidergewicht von etwa 300 Gramm. Auch die Winterkleidung ist gegen früher sehr viel leichter geworden. Zweifellos kann die Kleidung der Krankenschwester so weitgehende Verminderung nicht ertragen. Aber es ist notwendig, daß das Arbeitskleid im Sommer leicht ist und möglichst kurze Ärmel hat oder solche, welche bei der Arbeit leicht aufgeschlagen werden können. Die meisten Fehler bei der Erleichterung der Kleidung werden bei der Unterwäsche gemacht. Die Unterleibsorgane müssen auch im Sommer warm gehalten werden. Die Arbeitskleidung der Schwester soll auch im Winter waschbar sein. Die gleichmäßige Temperatur im Krankenhaus erlaubt dies ohne weiteres. Dagegen darf man bei den Wegen über den Hof oder beim Arbeiten in ungeheizten Teilen des Hauses die Anpassung durch Strickjacken und Mantel nicht vergessen. Der Wärmeschutz der Unterkleidung ist nicht, wie man früher dachte, abhängig von ihrem Gewicht, sondern von dem durch sie festgehaltenen Luftpolster. Mehrere dünne Unterkleider wärmen mehr als schwere dicke Stücke. Die Luftdurchlässigkeit der Kleidung muß gewahrt bleiben.

Die Fußbekleidung ist für die Schwester, die den ganzen Tag auf harten Linoleum- oder Steinfußböden steht oder umhergeht, besonders wichtig. Schon die Strümpfe müssen in ihrer Form dem Fuß angepaßt werden, also vorn breit sein, am besten mit besonderer Formgebung für rechten und linken Fuß. Die Schuhe sind ebenfalls der Fußform anzupassen, der Absatz ist breit, zwischen 2 und 3 cm hoch. Absatzlose Hausschuhe, Gummiturnschuhe u. dgl. sind unzweckmäßig und insbesondere den Nachtwachen verboten. Die Schuhform muß der Tatsache Rechnung tragen, daß die Innenlinie zur großen Zehe geradlinig verläuft. Eine auf der Absatzlinie errichtete Senkrechte soll über den großen Zehen laufen (Prinzip der Angulusschuhe). Die meisten Schwestern leiden an Knick-, Senk- und Plattfüßen. Beim Eintritt in den Krankendienst empfiehlt es sich, entweder Schuhe mit eingearbeitetem Fußgewölbe oder leichte Einlagen (Fußarzt oder Euplan oder dgl.) zu tragen. Gehämmerte Einlagen nach Maß, welche immer starr sind, kommen erst bei ausgebildeten schweren Plattfüßen in Frage. Das Gelenk der Schuhe zwischen Absatz und Fußfläche muß beweglich und elastisch sein.

Ein vorzügliches Mittel gegen die Plattfußbildung ist es, wenn man sich gewöhnt, die morgendliche Körperpflege barfuß auf Zehenspitzen zu erledigen. Das ist nicht so mühsam, wie es beim ersten Versuch erscheint und zwingt die Fußmuskeln dazu, das Fußgewölbe wiederherzustellen.

Das Frühstück.

Wenn die erste Arbeit auf der Station erledigt ist und die Kranken ihr Frühstück erhalten haben, ist es auch Zeit für das Frühstück der Schwestern. Dazu soll unter allen Umständen die nötige Zeit bleiben. Über die Frage, ob man zum Frühstück sich ordentlich satt essen oder nur ganz wenig genießen soll, sind die Meinungen geteilt. Für die Arbeit der Krankenschwester ist das Nüchternbleiben am Morgen abzulehnen. Der ganze Vormittag bringt den Höhepunkt der Arbeit. Für ein zweites Frühstück bleiben meist nur wenige Minuten, und das Mittagessen muß warten, bis die Kranken gegessen haben. Deshalb ist es notwendig, daß ein ausreichendes kalorienreiches Frühstück mit leichter Kost gegeben wird. Die Notlösung der Hungerzeit, eine warme Suppe, ist auch bei normalen Ernährungsverhältnissen nicht zu verachten. Ein Teller Haferflockenbrei neben dem Milchkaffee sättigt, ohne zuviel Verdauungsarbeit zu verlangen. Nach Möglichkeit gebe man etwas Obst. Doch sind die Röststoffe der einheimischen Kaffeeprodukte für die Anregung der Verdauung meist nicht zu entbehren. Fleisch und Fett gehört nicht zum Frühstück.

Zu den morgendlichen Bedürfnissen des Leibes gehört der tägliche Stuhlgang. Die Verstopfung ist ein Übel, besonders bei den Frauen, das in jungen Jahren anfängt, um im Alter zur qualvollen Krankheit zu werden. Es beginnt mit der schlechten Gewohnheit, den natürlichen Stuhldrang aus Gründen der Schicklichkeit oder im Drange der Arbeit zu unterdrücken. Regelmäßige Entleerung ist das beste Mittel, Störungen zu vermeiden. Zeigen sich die ersten Beschwerden, so sind die alten Hausmittel, eingeweichte Feigen und Zwetschgen oder morgens ein tüchtiges Glas kaltes Wasser nüchtern häufig ausreichend. Man scheue sich aber auch nicht, rechtzeitig den Arzt zu befragen.

Die Mittagszeit.

Wenn das Essen für die Kranken ausgeteilt ist und das leere Geschirr zurückkommt, können auch die Schwestern sich zum Essen setzen. Der Dienst der Schwester, welcher von morgens früh bis abends spät geht, bedarf um Mittag einer deutlichen Pause. Sie beginne damit, daß sich die Schwestern zum gemeinsamen Mahle versammeln. Nur wer den Tagesdienst hat, soll auf der Station essen.

Die Mahlzeit ist als Hauptmahlzeit naturgemäß etwas schwerer als das Frühstück. Die Erleichterung der Ernährungslage gestattet es aber, auf allzuviel Ballaststoffe zu verzichten, also keine zu großen Suppenportionen und nicht zuviel Kartoffeln und schlackenreiches Gemüse. Etwas Salat, Grüngemüse oder Obst soll bei jeder Mahlzeit geboten werden.

Nach dem Essen ist die natürliche Ruhezeit der Kranken auch eine Ruheperiode für die Schwestern. 1½ Stunden sollen ihr ganz für sich gehören. Die jüngeren Schwestern werden sie mehr zu einem kurzen Gang an die frische Luft benutzen, die älteren sich für kurze Zeit hinlegen oder die kleinen Arbeiten für ihren persönlichen Bedarf verrichten. Von der Verteilung der Kaffeemahlzeit bis nach dem Abendessen ist dann wieder volle Arbeitsbelastung im Stationsdienst.

Der Tagesabschluß.

Das Abendessen versammelt wieder die ganze Schwesternschaft. Der Tagesausgang soll auch die seelische Ruhe einkehren lassen. Die Mahlzeit sei nicht zu schwer, darf aber Eiweiß und Fett reichlicher enthalten als das Frühstück. Es empfiehlt sich, während des Tages wenig zu trinken und das Flüssigkeitsbedürfnis vorwiegend abends zu befriedigen. So wird viel unnötiges Schwitzen vermieden.

Die Abendandacht oder die Lese- und Musikstunde beschließt den gemeinsamen Teil. Es ist notwendig, daß für die persönlichen Bedürfnisse noch etwas Zeit vor dem Schlafengehen bleibt.

Die abendliche Reinigung dient anderen Zwecken als die Morgenwäsche. Der Schmutz des Tages soll vor der Bettruhe beseitigt werden, die Zähne sind zu reinigen, aber es ist nicht zweckmäßig, noch einmal durch Duschen oder durch Gymnastik den Kreislauf anzuregen. Niemals darf die abendliche Fußwaschung fehlen. Das ständige Laufen auf Linoleum- oder Steinböden sowie das Tragen von Schuhen mit Gummisohlen führt sehr leicht und schnell zu Fußschweiß. Peinliche Körperpflege ist nicht nur aus eigenem Interesse, sondern auch mit Rücksicht auf unsere Umgebung geboten.

Folgende Übungen lassen sich täglich im Anschluß an das Fußbad in sitzender Stellung durchführen und erfordern nur 5—7 Minuten Zeit, verhüten aber manche Schmerzen.

1. Fußmassage: leichtes Streichen mit beiden Händen, bei den Zehen beginnend bis zur Kniekehle.

2. Lockerungsübungen des Fußgelenkes: Heben und Senken des Fußes, Ein- und Auswärtskreisen des Fußes, wobei jede Übung mit jedem Fuß einzeln 10—15mal nacheinander ausgeführt wird.

3. Übung zur Stärkung des Fußgewölbes und damit zur Vermeidung oder Korrektur des Platt- und Spreizfußes: Einwärtsrollen der Zehen (z. B. durch Heranziehen eines auf dem Boden liegenden Strumpfes), wobei die Ferse fest auf dem Boden gestemmt bleibt.

Der Schlafraum ist gut gelüftet, das bedeutet nicht, daß auch im Winter oder bei feuchter Witterung den ganzen Tag über die Fenster offenstehen sollen. Die Betten werden morgens bei offenem Fenster ausgelegt und dann nach gründlichem Durchzug die Fenster wieder geschlossen. Die Betten werden sonst kalt und feucht. Während des Schlafs dagegen können die Fenster bei geeigneter Witterung offen bleiben.

Das Bettzeug soll sich den Jahreszeiten anpassen können. Decke und Federbett im Winter, leichtere Steppdecke im Sommer erhalten dem Körper die nötige Wärme.

Die Schlafgewohnheiten der Menschen sind verschieden. Sicher haben es die Frühschläfer leichter. Ihre Tiefschlafzeit liegt kurz nach dem Einschlafen, man kann dann Kanonen neben ihnen abschießen, ohne daß sie es hören. Das Aufwachen am Morgen fällt ihnen leicht. Andere schlafen langsam und wenig tief ein und ihre größere Schlaftiefe liegt gegen Morgen. Das sind diejenigen, welche schwer aufwachen. Gewiß spielen bei diesen Unterschieden verschiedene Veranlagungen eine Rolle, aber es ist doch sehr viel Erziehung und Gewohnheit dabei mit in Rechnung zu stellen. Wer sich nach der Tagesarbeit richtig entspannt hat, schläft meist leicht ein. Die Fortführung der geistigen Tätigkeit führt dagegen zu einem Nachklingen der Tagesreste in den Frühschlaf hinein, zu Unruhe, Träumen, angstvollem Aufschrecken und anderen Störungen. Wer tief schläft, braucht weniger Schlaf. Es ist umstritten, ob Schlafzeiten von 6 und 7 Stunden genügen. Ältere Menschen, welche Tiefschläfer sind, können sich auf so kurze Schlafzeiten umstellen, junge Menschen, insbesondere Frauen, brauchen mehr Schlaf. 8 Stunden sind als Norm zu betrachten, aber es kann Zeiten geben, z. B. bei starker geistiger Arbeit, zur Zeit der Periode, in der Schwangerschaft, in denen 9 Stunden Schlaf zur Erhaltung der Gesundheit notwendig sind. Seelische Ruhe vor dem Einschlafen bringt die notwendige Erquickung und befähigt uns, am nächsten Morgen unsere Tagesarbeit fröhlich wieder zu beginnen.

Schlafmittel dürfen nur auf ärztlichen Rat gebraucht werden. Alte Volksmittel sind heilsam und bedenkenfrei. Baldriantropfen oder -tee, ein Glas Bier, Wadenwickel, eine kurze entspannende Lektüre im Bett. Bewußte Entspannung wird nicht durch sinnloses Zählen erreicht. Ruhige Lage, lockere Haltung der Glieder sind Voraussetzung. Dann denke man nur an den Körper, beginnend an den Beinen fühle man ihre Schwere und Wärme, man empfindet den Blutstrom, tatsächlich werden die Glieder schwer, die Müdigkeit steigt in den Leib, die Spannung des Rückens läßt nach, die Arme werden schwer, ein Gefühl der Wärme geht in die Fingerspitzen und schon entgleitet der Körper der Bewußtseinskontrolle. Das Gefühl der Gewichtlosigkeit und des Schwebens läßt uns ins Meer des Schlafes sinken.

Zeiten besonderer Belastung.

Die Leistungsfähigkeit der Menschen ist Schwankungen unterworfen. Außer dem Tagesrhythmus kennen wir größere Rhythmen im jahreszeitlichen Ablauf und in den einzelnen Perioden des Lebens. Es ist bekannt, daß ein Höhepunkt der körperlichen Leistungsfähigkeit im Mai, Juni gegeben ist und daß die geistige Konzentrationsfähigkeit mehr in den Wintermonaten liegt. Das Frühjahr bringt eine erhöhte Reizbarkeit des Gefäßnervensystems und Störungen, wie Müdigkeitsgefühl, die durch den Vitaminmangel bedingt sind, der am Ende des Winters auftritt. Für den gesunden Menschen bedeuten diese Schwankungen keine nennenswerte Einbuße seiner Leistungsfähigkeit. Er wird ihnen Rechnung tragen dadurch, daß er seinen Lebensablauf nach Möglichkeit den veränderten Bedingungen anpaßt, also im zeitigen Frühjahr die fehlenden Vitamine zu ersetzen versucht und im Sommer durch Übung und Erholung körperliche Kraftreserven für den Winter schafft.

Ein wesentlicher, kürzerer Rhythmus ist die Menstruationsperiode. Nicht nur die Frau ist einem monatlichen Rhythmus unterworfen, sondern auch beim Mann finden sich Schwankungen in einem ähnlichen Zeitablauf, nur daß sie weniger ins Auge fallen und weniger regelmäßig sind. Die Menstruationsperiode einer gesunden Frau soll ihre Arbeitsleistung nicht wesentlich beeinflussen. Auch verlangt das moderne Berufsleben von ihr, daß sie auch in der Zeit der Menstruation leistungsfähig bleibt. Andererseits kann nicht geleugnet werden, daß das Verhalten des Gefäßsystems durch den Menstruationsrhythmus beeinflußt wird und daß auch die seelische Empfindlichkeit davon abhängt. In der Zeit vor der Regel ist ein Überwiegen des Sympathikus festzustellen, das nach Eintritt der Regel von einer Schwankung nach der Vagusseite abgelöst wird (siehe die Körperlehre). Das Wissen von dieser Empfindlichkeitsschwankung erleichtert die Selbstkontrolle. Es ist falsch, diese Erscheinung als krankhaft anzusehen. Es ist ebenso falsch, ihr keine Rechnung zu tragen und rücksichtslos auf die Menstruationstage schwerste körperliche Arbeit oder Zeiten starker geistiger Beanspruchung zu legen.

Es gibt Frauen, deren Menstruation regelmäßig auf den Tag genau eintrifft, und andere, die während ihres ganzen Lebens etwas unregelmäßigere Perioden verzeichnen. Das Letztere braucht nicht krankhafter Natur zu sein, doch sollte jede Störung des gewohnten Rhythmus Veranlassung sein, den Arzt zu Rate zu ziehen, da sie auf eine Störung in der Funktion der Eierstöcke hindeutet. Solche Störungen sind besonders häufig bei Wechsel der Lebensbedingungen, z. B. nach Eintritt in die Krankenpflegeschule und bei der notwendigen Umstellung auf das Leben im Krankenhaus.

Häufig treten Unterleibsschmerzen vor und bei Beginn der Menstruation auf. In leichten Fällen können sie durch Wärme bekämpft werden, auch gegen den Gebrauch harmloser Medikamente, welche ohne ärztliches Rezept erhältlich sind, bestehen keine Bedenken. Leidet durch diese Beschwerden die Leistungsfähigkeit, so ist ärztlicher Rat erforderlich.

Gegen Ende des fünften Lebensjahrzehntes oder zu Beginn des sechsten erlischt langsam die Tätigkeit der Eierstöcke. Schwankungen in den Blutungsterminen sind in jener Zeit häufig. Im gleichen Lebensalter aber droht die Erkrankung an Krebs. Auch wenn sonst keine körperlichen Beschwerden bestehen, können unregelmäßige kleine und größere Blutungen eine Krebserkrankung anzeigen. Sie sollen deshalb niemals vernachlässigt werden. So verständlich die Abneigung gegen die notwendige ärztliche Untersuchung sein mag, darf man sie nicht immer wieder hinausschieben. Vor allem ist der häufig angeführte Grund, daß man bei bestehender Blutung den Arzt nicht aufsuchen könne, abzulehnen. Eine Krankenschwester, welche gelernt hat, an anderen Menschen körperliche Funktionen und krankhafte Erscheinungen mit Ruhe und Sachlichkeit zu betrachten und zu beurteilen, soll bei ihrem eigenen Körper dieselben Grundsätze anwenden und sich rechtzeitig entschließen, ärztlichen Rat einzuholen.

Während der Menstruation besteht ein längeres Schlafbedürfnis. Ergibt sich die Notwendigkeit zusätzlicher Nachtwachen, so ist bei deren Einteilung Rücksicht hierauf erforderlich. Die persönliche Körperpflege darf während der Menstruation nicht vernachlässigt werden. Unterlassen der täglichen Waschung und des notwendigen Wäschewechsels aus diesem Grunde gehört zu einem längst überwundenen Aberglauben. Zur Aufnahme der Blutung empfehlen sich die Zellstoffbinden, welche nach Gebrauch vernichtet werden können. Tatsache ist, daß die Körperausscheidungen, darunter auch der Schweiß menstruierender Frauen, Stoffe enthalten, welche biologische Vorgänge beeinflussen können. Die Verrichtung von Küchenarbeiten mit den Händen, wie z. B. Teigkneten, Gemüseputzen oder der Umgang mit bakteriologischen Nährböden setzen deshalb in dieser Zeit besondere persönliche Sauberkeit voraus.

Die Freizeitgestaltung.

Über die Arbeitszeit im Krankenpflegeberuf bestehen folgende Vorschriften:

Die Verordnung über die Arbeitszeit in Krankenpflegeanstalten vom 13. 2. 1924, RGBl. Teil I, Nr. 11, S. 67 bestimmt in § 1:

„In Krankenpflegeanstalten darf das Pflegepersonal in der Woche — einschließlich der Sonn- und Feiertage — bis zu 60 Stunden, die Pausen nicht eingerechnet, beschäftigt werden. Die tägliche Arbeitszeit soll in der Regel 10 Stunden nicht überschreiten und durch angemessene Pausen unterbrochen sein."

In der Tarifordnung für den öffentlichen Dienst in den Krankenanstalten vom 2. 12. 1939, RABl. 1940, S. 73, ist darüber hinausgehend bestimmt, daß die Gefolgschaftsmitglieder an einem Tage jeder Woche von 14 Uhr ab von der Arbeit freizustellen sind. An Stelle des freien Nachmittages kann in jeder 2. Woche ein Vormittag bis 14 Uhr freigegeben werden. In einem Zeitraum von 2 Wochen kann an Stelle von 2 halben Ruhetagen ein ganzer Ruhetag gewährt werden. Mit Rücksicht auf die regelmäßige Beschäftigung an Sonn- und Feiertagen ist außerdem in einem Zeitraum von 2 Wochen ein weiterer voller Ruhetag zu gewähren. Dieser soll, so oft es die Diensteinteilung zuläßt, auf einen Sonntag fallen.

Beide Vorschriften gelten nur für die als Arbeitnehmer bezahlten Gefolgschaftsmitglieder, die Bestimmungen der Tarifordnung nur, soweit diese Gefolgschaftsmitglieder tarifmäßig bezahlt werden. Schwestern der caritativen Verbände, insbesondere auch die Ordensschwestern und Diakonissen, die nach § 10 des Betriebsrätegesetzes nicht als Arbeitnehmer gelten, fallen nicht unter die Bestimmungen dieser Verordnungen.

Diese Bestimmungen über die Arbeitszeit bei Krankenpflegerinnen tragen einerseits den Notwendigkeiten des Krankenpflegeberufes Rechnung, andererseits entspringen sie der Erkenntnis, daß eine geordnete Freizeit unerläßlich ist, um die Leistungsfähigkeit der Schwestern zu erhalten. Sie müssen deshalb auch dort als Grundlage der Diensteinteilung betrachtet werden, wo eine gesetzliche Verpflichtung dazu nicht besteht.

Während jeder Arbeitsleistung wird Körpersubstanz verbraucht und werden Schlacken gebildet, die wieder ausgeschieden werden müssen. Auf die Zeit der Leistung muß eine Zeit der Erholung folgen. Der Verbrauch der Kräftereserven und die Speicherung von Stoffwechselschlacken führen zur Ermüdung, welche die Notwendigkeit der Ruhe und Erholung ankündigt. Der Mensch kann seine Ermüdung bekämpfen und sich mit Willen zwingen, trotz Ermüdung Arbeit zu leisten. Diese Notwendigkeit wird im Krankenpflegeberuf immer wieder eintreten. Notwendigerweise muß aber einer solchen Überbeanspruchung eine entsprechende Erholung folgen. Erfahrungsgemäß genügt die nächtliche Entspannung nicht. Es ist vielmehr erforderlich, daß von Zeit zu Zeit eine größere Pause eintritt, die Sonntagspause und die Urlaubspause. Der Sicherung dieser notwendigen Pausen dienen die erwähnten Vorschriften. Es ist aber notwendig, die dadurch gewährte Zeit auch entsprechend zu nutzen. Die wöchentliche Freizeit und der Urlaub darf nicht für Wirtschaftsarbeiten und für Hilfe in der Familie verbraucht werden. Der Arbeitgeber kann verlangen, daß die Freizeit wirklich der Wiederherstellung der Leistungsfähigkeit dient.

Zur Erholung gehört nicht nur körperliche Ruhe, sondern auch Ausgleich der Körperfunktionen durch allseitige Übung. Wer den größten Teil seines Lebens in geschlossenen Räumen zubringen muß, soll an den freien Tagen und im Urlaub sich in der frischen Luft aufhalten, so daß die natürlichen Reize von Sonne, Wind, Wärme, Kälte, Regen und Schnee auf den Körper wirken können.

Auch eine seelische Hygiene ist notwendig. Der Krankenpflegeberuf belastet durch die tägliche Berührung mit dem menschlichen Elend. Ohne wahres Mitleid ist eine gute Krankenpflege nicht möglich. Wer aber allzusehr sich selbst in den Leidenden einfühlt, verliert den notwendigen Abstand und die objektive Betrachtungsweise, welche notwendig sind, um wirklich helfen zu können. Wir dürfen uns durch den Kummer, der uns umgibt, nicht niederdrücken lassen. Wir dürfen aber auch nicht hart werden aus der Gewohnheit heraus. Es ist oft schwer, hier den richtigen Weg zu gehen. Zeitweise Selbstprüfung ist unerläßlich. Wesentlich erleichtert wird die schwere Aufgabe der richtigen geistigen Einstellung durch die Pflege anderer Interessen neben dem Beruf. Jeder Mensch sollte bei voller Hingabe an seine Arbeit über die Grenzen seiner Berufstätigkeit hinausblicken. Beschäftigung mit Literatur, Kunst, Musik oder mit Blumenpflege, mit Tieren, kurz irgendein Steckenpferd, das uns allein gehört und bei dessen Betätigung wir keinen Vorgesetzten und Mitarbeiter haben, gibt uns die Gelegenheit, Dinge, die wir im Beruf seelisch nicht verarbeitet haben, abklingen zu lassen und ihnen im Vergleich mit anderen Dingen das richtige Maß an Bedeutung zuzumessen. Wer sich täglich nur um den Ablauf seiner Tagesarbeit kümmert und den Reibungen in der Zusammenarbeit eines oft kleinen Personenkreises dauernd ausgesetzt ist, neigt dazu, die üblichen Differenzen zwischen den Menschen zu überbewerten und besonders als Untergebener anderer sich ständig bedrückt zu fühlen. Daraus folgt eine Unfreiheit im Verkehr mit Vorgesetzten und Mitarbeitern, die nach jahrelanger Aufspeicherung plötzlich zum Ausbruch schwerer Konflikte und Auseinandersetzungen führen kann, die eine Gemeinschaft für immer zerstören und deren letzte Gründe sich bei der dann folgenden Untersuchung in eine Fülle von Kleinigkeiten auflösen, die aufgespeichert und überbewertet wurden. Bildet ein Arbeitskreis eine weltanschauliche und religiöse Gemeinschaft, so ist darin eine große Hilfe gegeben. Die gemeinsame Hingabe an ein Lebensideal wird die Überwindung persönlicher Schwierigkeiten stets erleichtern.

Die Umwelt.

Das Klima, unter dem wir die Wirkung der geographischen Breite, von Wind, Wetter und Bodengestaltung verstehen, ist von großem Einfluß auf den Menschen. Wir unterscheiden dabei das sog. Großklima, welches das Verhalten der jahreszeitlichen Schwankungen und der allgemeinen geographischen Lage charakterisiert, und das Kleinklima, unter dem wir die besonderen Verhältnisse eines bestimmten Ortes in der Landschaft oder den engeren Dunstkreis, der uns umgibt, verstehen.

Das Großklima verlangt unsere Anpassung durch entsprechende Kleidung, durch geeignete Wohnstätten und entsprechende Ordnung des Lebensablaufes. In unserem mitteleuropäischen Raum ist es vorwiegend bedingt durch die Höhenlage und durch die Zugehörigkeit zum ozeanischen oder kontinentalen Wetterbezirk. Der ozeanische Bezirk steht überwiegend unter dem Einfluß der Meeresluftmassen, er ist feuchter und stärkeren, rasch wechselnden Schwankungen unterworfen. Das kontinentale Klima ist trockner, seine Wetterperioden sind von längerer Dauer. Westdeutschland liegt überwiegend im ozeanischen Wetterbereich. Die kontinentalen Einflüsse beginnen im Süden in der niederbayerischen Hochebene und nach Norden zu östlich des Schwäbischen Jura und der das rechte Ufer des Rheins begleitenden Gebirgszüge, dann in einem Abstand von etwa 150 km von der Küste zurückweichend bis zur Pommerschen Seenplatte.

Während das Großklima von uns nicht beeinflußt werden kann, ist das Kleinklima zum großen Teil das Ergebnis menschlicher Einrichtungen. Die Lage eines Hauses im Talboden oder am Hang ist bestimmend für Sonneneinstrahlung, Windschutz und Feuchtigkeit. Die Erfahrung hat gelehrt, daß für Wohnhäuser und vor allem auch für Krankenhäuser die Lage am Hang vorzuziehen ist. Im Talboden bleibt die Feuchtigkeit zurück und im Winter kann es zu der Bildung von Kälteinseln kommen, weil die Luftbewegung gehemmt ist. Auf der Berghöhe ist das Gebäude der Abkühlung durch die Winde und den Wettereinflüssen durch Regen und Schnee mehr ausgesetzt. Der moderne Krankenhausbau trägt diesen Erkenntnissen Rechnung, vor allem sucht er den Krankenzimmern direkte Sonnenbestrahlung zu sichern, während Operationsräume, Laboratorien, Küchen u. dgl. besser auf der Nordseite liegen.

Aufgabe der Krankenschwester ist es, diesen Überlegungen des Architekten auch die praktische Auswirkung zu verschaffen. Nach Möglichkeit wird man heute in einem Krankenzimmer nicht mehr als 6 Betten stellen. Die früher beliebten Säle mit 15—25 Betten erleichtern zwar den Pflege-

Die Umwelt.

dienst, bedeuten aber für den Kranken eine schwere Belastung. Die Betten sind so zu stellen, daß sie möglichst allseitig zugänglich sind, der Kranke soll den Blick zum Fenster freihaben, aber nicht gezwungen sein, dauernd in das Licht zu sehen. Die Sonne darf dem Kranken nicht ins Gesicht scheinen. Sie ist durch Vorhänge abzublenden, besser noch im Sommer durch verstellbare Rolläden abzuhalten. Es hat sich nicht bewährt, die Wände der Krankenzimmer hell weiß zu streichen, sie ermüden das Auge allzusehr. Lichte Farben, auch eine leichte Tönung der Decke sind angebracht. Wiederkehrende Muster sind zu vermeiden. Sie regen zwangsweise zum Zählen an und verhindern die Entspannung.

Besondere Aufmerksamkeit verdient die Heizung. Die sogenannte „trockene Luft" der Zentralheizungen kann nicht durch das Aufstellen von Verdampfungsschalen bekämpft werden. Die Luft der Krankenzimmer enthält stets mehr Feuchtigkeit, als erwünscht ist. Das Gefühl der Trockenheit im Halse kommt von dem Reiz von Staubpartikelchen, welche auf den Heizkörpern geröstet und von der aufsteigenden heißen Luft mitgenommen werden. Die Schmutzstreifen an der Wand oberhalb der Heizkörper kommen nicht von dem Dampf oder Undichtigkeiten her, sondern sind der Beweis dafür, daß diese Heizkörper nicht regelmäßig täglich feucht abgewischt werden.

Während die Schwester im Krankenhause nur für die sinngemäße Benutzung der vorhandenen Einrichtungen verantwortlich ist, muß sie in der Privatpflege sich das Krankenzimmer selbst schaffen. Sie muß auch in der Lage sein, bei plötzlichen Notfällen, dem Auftreten von Epidemien oder bei Unglücksfällen ein kleines Krankenhaus zu improvisieren. Sicher stößt sie dabei auf den Widerstand der Besitzer oder Bewohner, wenn sie altgewohnte Einrichtungen ändern will. Trotzdem muß sie darauf bestehen, daß in Krankenzimmern das richtige Kleinklima geschaffen wird. Es sind also alle überflüssigen Möbel zu entfernen, vor allem alle Staubfänger, Plüschgarnituren und Nippessachen. Dieser Hinweis ist noch nicht überholt, denn bei der notwendigen Pflege alter Damen stößt eine vernünftige Umgestaltung des Wohn- und Schlafzimmers auch heute noch auf den Widerstand gefühlsmäßiger Bindungen. Es ist Sache des persönlichen Geschicks, damit fertig zu werden.

Auf dem Lande ergeben sich noch einige praktische hygienische Fragen, deren Wichtigkeit nicht zu unterschätzen ist. Zunächst die Wasserversorgung und die Abwasserbeseitigung. Wenn eine Wasserleitung besteht, so kann man sich auf dem Lande nicht darauf verlassen, daß sie einwandfrei arbeitet. Es ist zu prüfen, ob die Zuleitung direkt aus einer Quellfassung stammt oder ob ein Hochbehälter zwischengeschaltet ist. Zu trokkenen Zeiten ist das Wasser meist einwandfrei. Dafür droht das Versiegen unzureichender Quellen. Eine Prüfung auf die Brauchbarkeit muß vor allem nach Regentagen erfolgen. Nicht einwandfreie Quellfassungen werden dann vom Oberflächenwasser überschwemmt. Das Wasser wird trübe und enthält häufig Darmkeime (Colibakterien). Es ist also in jedem Falle zu einem geeigneten Zeitpunkt, also möglichst nach Regenfällen, Wasser zur bakteriologischen Nachprüfung zu entnehmen oder das Gesundheitsamt um die Prüfung der Wasserversorgung zu bitten. Finden sich im Wasser Darmkeime, so besteht die Gefahr, daß Typhusbazillen, die von einem Keimträger in den Boden kommen, zu einer Wasserepidemie führen.

Brunnenversorgung, Pumpbrunnen oder gar Ziehbrunnen bedürfen der besonderen Aufsicht. Die größte Verunreinigungsquelle ist hier die Verschmutzung von der Oberfläche aus. Der Platz um den Brunnen muß gut abgedichtet und glatt sein, so daß das Planschwasser nicht verunreinigt wieder in den Brunnenschacht zurückfließt. Dungstätten und Aborte müssen mindestens 20 m von dem Brunnen entfernt sein, von ihnen dürfen keine Abwasserstreifen zu dem Brunnen führen. In allen Zweifelsfällen ist das Wasser vor der Verwendung abzukochen. Das gilt bei Epidemien auch von Waschwasser und von Mundspülwasser. Wenn bei einer eiligen Einrichtung die Wasserfrage nicht vorher geprüft werden kann, so entscheidet die Sorgfalt der Krankenschwester in der Befolgung dieser Vorschriften über das Wohl der Patienten. Filteranlagen sind erforderlichenfalls aus den Lagern des Roten Kreuzes erhältlich.

Eine ständige Gefahrenquelle sind auf dem Lande die Aborte. Daß sie nicht in der Nähe von Brunnen liegen dürfen, wurde schon erwähnt. Ihr baulicher Zustand ist meist vernachlässigt. Die rechtzeitige Entleerung unterbleibt häufig. Darauf ist besonderes Augenmerk zu richten. Man kann nicht unsachgemäße Anlage und schlechte Erhaltung durch Zugabe von ein paar Händen Chlorkalk in die Grube wettmachen. Bei Abortanlagen, die von zahlreichen Menschen benutzt werden und offene Gruben haben, empfiehlt es sich, täglich mit einer Schicht Erde oder gemahlenem Kalk abzudecken. Das ist zweckmäßiger als unzureichende Gaben von Desinfektionsmitteln.

In engem Zusammenhang mit den Abortanlagen steht die Fliegenbekämpfung. Die Fliege ist ein gefährlicher Krankheitsüberträger besonders für die verschiedenen ansteckenden Darmkrankheiten. Gewiß stehen heute genügend moderne Vernichtungsmittel zur Verfügung. Die besten beruhen auf dem DDT, z. B. Gix, Gesarol u. a. Gebrauchsanweisungen sind in allen Einzelheiten zu beachten, sonst gibt es Mißerfolge. Alle Mittel müssen versagen, wenn in der Nähe des Hauses Brutstätten für Fliegen geduldet werden. Die Fliege verträgt keine Dunkelheit und keinen Zug. Abortgruben, Düngerstätten, Abfallhaufen, welche sorgfältig zugedeckt werden, können keine Brutstätten für Fliegenlarven werden. Wohnräume, die in den Abend- und Morgenstunden gründlich durchgelüftet und dann verschlossen werden, sind leicht fliegenfrei zu halten. Sämtliche Nahrungsmittel müssen unter Fliegenschutz aufbewahrt werden.

Diese kurzen Hinweise müssen genügen, um gegebenenfalls Veranlassung zu sein, sich in der ausgedehnten Fachliteratur oder beim Gesundheitsamt Rat zu holen, wie auch unter behelfsmäßigen Bedingungen zweckmäßige Krankenpflege auf dem Lande durchgeführt werden kann.

II. Bau und Lebensverrichtungen des menschlichen Körpers.

Bearbeitet von

Dr. R. Neubert, Dresden.

Als lebendes Wesen bietet der Mensch alle Erscheinungen dar, die wir an jedem lebenden Tier oder jeder lebenden Pflanze beobachten. Diese Erscheinungen sind:

Bewegungen (Eigen-Bewegungen),
Stoffwechsel (Aufnahme und Ausscheidung),
Formwechsel (Wachstum und Fortpflanzung),
Reizbarkeit.

Diese Erscheinungen, auch Lebensfunktionen genannt, werden von einem Stoff hervorgebracht und geleistet, den wir Protoplasma oder auch lebendes Eiweiß nennen.

Das Protoplasma besteht aus Kohlenstoff, Wasserstoff, Sauerstoff, Stickstoff, Phosphor, Schwefel, in manchen Fällen dazu aus Calcium, Kalium, Natrium, Magnesium, Eisen, Kupfer. Wir haben Bausteine des Protoplasmas kennengelernt, die immer wiederkehren. Es sind die etwa 20 Aminosäuren, organische Verbindungen, die zugleich Säure und Alkaligruppen (H und OH) tragen. Sie können sich deshalb unter Wasserabspaltung zu großen Ketten oder Ringen zusammenfügen. Das große Protoplasmamolekül löst sich in Wasser nicht wie Zucker oder Salz auf, sondern quillt mehr oder weniger zu einer schleimigen oder gallertigen Masse. Man nennt eine solche Lösung kolloid oder leimähnlich. Das lebendige Protoplasma besteht nun nicht aus einem Eiweißkörper, sondern aus mehreren, die sich schaumartig miteinander mischen oder einander durchdringen. Sie ändern dabei ständig ihren Quellungszustand. Das Protoplasma ist also kein ruhender Körper, sondern eine sich ständig ändernde und wieder in den alten Zustand zurückkehrende kolloidale Lösung verschiedener Eiweißarten.

Dieser Stoff tritt uns aber nicht ungeformt, sondern stets in der Form der Zelle entgegen. Eine Zelle besteht aus Protoplasma, äußerer Zellhaut

Bau und Lebensverrichtungen des menschlichen Körpers.

und dem Zellkern. Viele Tiere und Pflanzen bestehen nur aus einer Zelle, die dann alle Lebensäußerungen hervorbringt. Die Zelle bewegt sich, nimmt Stoffe auf und scheidet sie aus, sie wächst, teilt sich, sie reagiert auf Reize. Die sogenannten höheren Tiere und Pflanzen dagegen sind aus vielen Hunderttausenden, Millionen, ja Billionen von Zellen zusammengesetzt, die nicht gleichartig geblieben sind, sondern sich für bestimmte Aufgaben spezialisiert haben und als Gewebe, Organe, Organsysteme den Körper zusammensetzen. So auch bei uns Menschen.

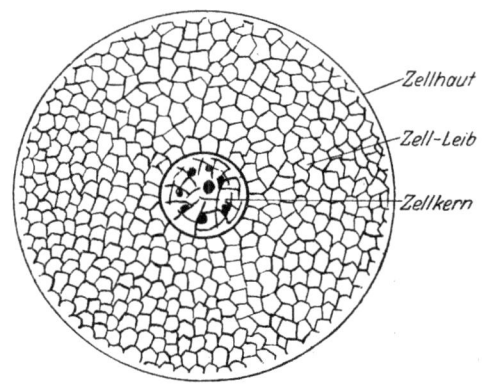

Abb. 1. Die Zelle.

Eine Ansammlung gleichartiger Zellen, die miteinander eine gleiche Aufgabe haben, nennt man Gewebe. Ein solches Gewebe wird entweder von den Zellen selbst gebildet, z. B. das Deckgewebe oder das Drüsengewebe, oder von Fasern, oder einer Grundmasse, die die Zellen abgesondert haben und in der sie dann nur noch als belebende und ernährende Mutterzellen liegen. In manchen Fällen sind sogar nur noch die Zellkerne übriggeblieben, z. B. im Bindegewebe.

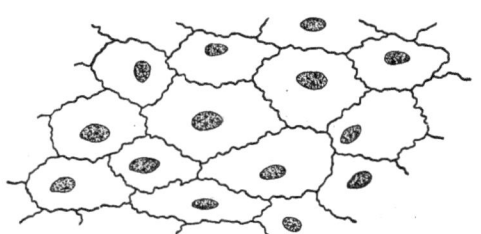

Abb. 2. Epithel aus einfacher Lage platter Zellen. Oberfläche etwa 500fach vergrößert.

Einige solcher Gewebe sind das Epithel- oder Deckgewebe. Zelle liegt neben Zelle, so daß sie gemeinschaftlich die darunterliegenden Gewebe gegen die Außenwelt abschließen. In man-

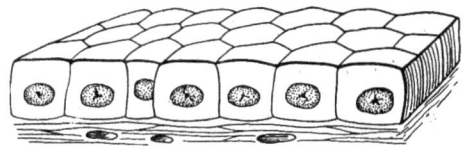

Abb. 3. Epithel aus einer einfachen Schicht würfelförmiger Zellen. Schnitt und Oberfläche etwa 500fach vergrößert.

chen Fällen liegen sogar mehrere Schichten von Zellen übereinander. Das Drüsengewebe besteht aus einer Anhäufung von Drüsenzellen,

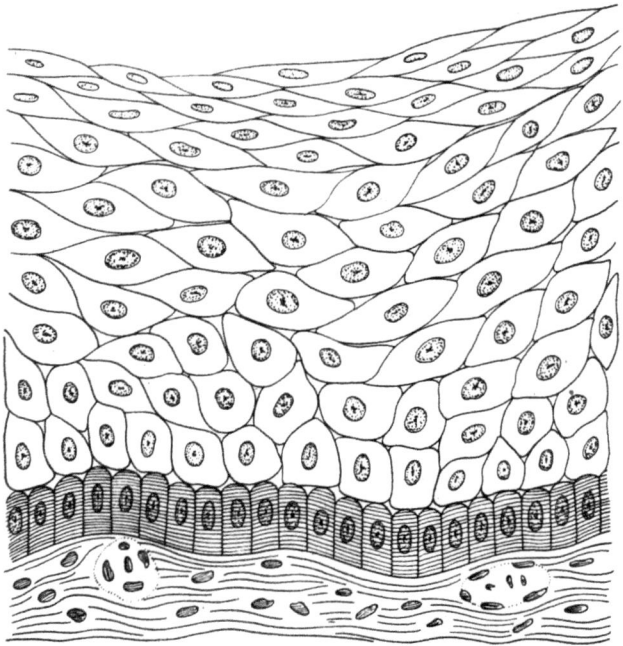

Abb. 4. Epithel aus mehrfachen Schichten platter Zellen (nur die oberen Schichten sind abgeplattet). Senkrechter Durchschnitt etwa 500fach vergrößert.

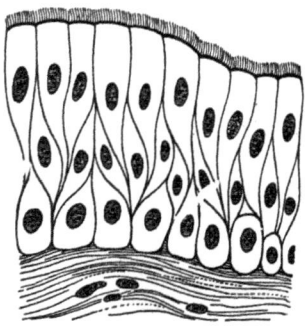

Abb. 5. Epithel aus mehrfachen Schichten zylinderförmiger Zellen. Die Oberfläche trägt Flimmerhaare. Senkrechter Schnitt etwa 500fach vergrößert.

die die verschiedensten Stoffe bald nach außen, bald nach innen ans Blut absondern. Auch das Blut selbst ist ein flüssiges Gewebe. Eine große Anzahl Muskelzellen oder Muskelfasern bilden miteinander das Muskelgewebe. In den Stützgeweben haben die Zellen besonders weit ihr Eigenleben aufgegeben. Sie haben entweder Fasern ausgeschieden (Bindegewebe), oder Knorpelmasse, oder Knochen. Im Knorpel und Knochen liegen zuletzt weit auseinander in ausgesparten Höhlungen die Knorpel- oder Knochenzellen. Sehr wohlausgebildete Zellen sind dagegen die Sinnes- und Nervenzellen mit schönem, bläschenförmigem Kern, reichlichem Protoplasma und verschiedenartigen Zellfortsätzen. Die ursprünglichste und noch völlig undifferenzierte Zelle ist die Eizelle.

Kein Gewebe kann allein bestehen. Weil jedes nur eine bestimmte Arbeit leisten kann, muß es durch andere Gewebe gestützt, ernährt, mit Sauerstoff versorgt, von Ausscheidungsschlacken befreit werden. Deshalb schließen sich stets verschiedenartige Gewebe

Bau und Lebensverrichtungen des menschlichen Körpers.

zusammen, um die einzelnen Organe aufzubauen, und alle Organe wiederum schließen sich zusammen zum Organismus.

Die Bewegungen werden ausgeführt vom passiven und aktiven Bewegungsapparat. Zum passiven gehören Knochen, Knorpel, Gelenke und

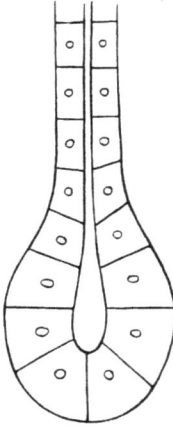

Abb. 6. Drüsengewebe. Einfache Schlauchdrüse. Schematisch.

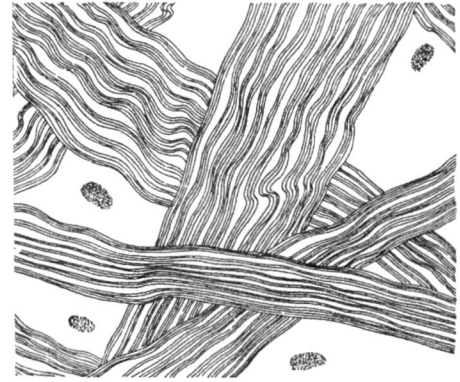

Abb. 7. Bindegewebe. Die Zellen haben straffe Fasern gebildet, nur die Zellkerne sind übriggeblieben. Etwa 500fach vergrößert.

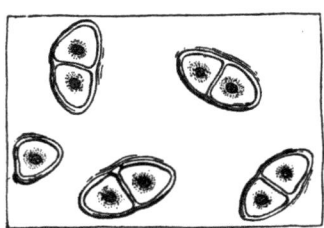

Abb. 8. Knorpelgewebe. Die Knorpelzellen liegen in der durchscheinenden Knorpelmasse. Etwa 500fach vergrößert.

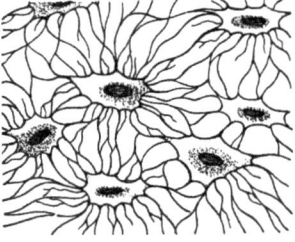

Abb. 9. Knochengewebe. Die Knochenzellen liegen in der Knochenmasse, die sie abgeschieden haben. Sie stehen untereinander durch feine Protoplasmafäden in Verbindung. Etwa 500fach vergrößert.

Bänder; der aktive wird von den Muskeln und Sehnen gebildet. Den Stoffwechsel besorgen die Verdauungsorgane, die Atmungsorgane, die Ausscheidungsorgane, das Blut und der Blutkreislauf. Der Formwechsel zeigt sich als Wachstum aller Organe des ganzen Körpers. Für die Fortpflanzung bestehen besondere Organe. Die Reizbarkeit und Reizant-

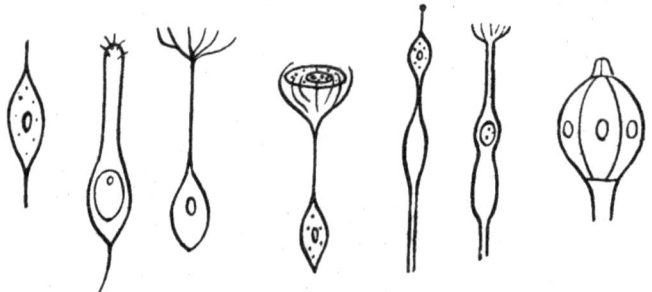

Abb. 10. Verschiedene Sinneszellen. Die Sinneszelle hat stets einen reizempfindlichen Fortsatz am äußeren und einen Nervenfaden am inneren Ende. Schema.

wort hat ihren Sitz in den Sinnesorganen, den Nervensystemen in Gemeinschaft mit den Drüsen der inneren Absonderung.

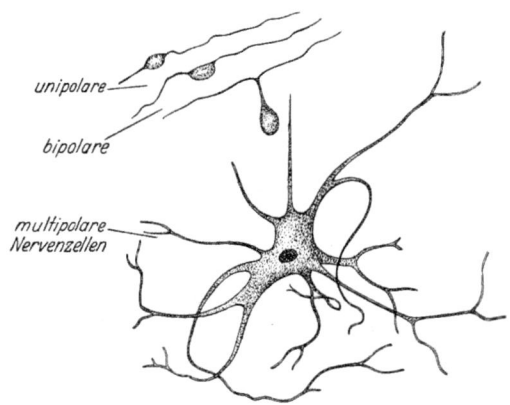

Abb. 11. Verschiedene Nervenzellen.

Die Art, den Körper zu betrachten, die soeben aufgezählt wurde, nennt man systematische Anatomie. Die Beschreibung der Lebensverrichtungen heißt Physiologie. Wir wollen Anatomie und Physiologie gemeinsam darstellen. Wenn man die Lage der einzelnen Organe im Körper oder in einem Körperteil schildert, so treibt man topographische Anatomie. Beide ergänzen einander zum vollständigen Bild vom Menschen.

1. Die Bewegungsorgane.

Die Bewegungen des Menschen werden geformt vom passiven Bewegungsapparat, den Knochen, Gelenken und Bändern; ihre Kraft beziehen sie vom aktiven, den Muskeln, die mit Hilfe der Sehnen ihre Leistung auf die Knochen und Gelenke übertragen.

Das Knochengerüst gibt gleichzeitig dem Körper Gestalt und Gliederung. Das Baumaterial für das Knochengerüst, der Knochen, besteht aus dem Knochenleim, der ihn elastisch macht, und der Knochenerde, die ihm die Festigkeit gibt. Dieses Baumaterial nimmt je nach der Aufgabe, die es zu erfüllen hat, die verschiedensten Formen an: Säulen, wenn es zu tragen gilt, Spangen, wenn ein Raum zu umschließen ist, Platten, wenn große Muskelmassen Ansatzpunkte brauchen, oder auch wenn das Gehirn zu schützen ist, Würfel, rundliche, kurze Knochenstücke, wenn kleine Bewegungen zu vermitteln sind. Wie in der Technik wird mit Material gespart. Nur eine Außenschicht besteht aus massivem Knochen. Im Innern trägt ein Gitterwerk die Last. Manche Knochen sind sogar hohl und innen von Fettmark ausgefüllt.

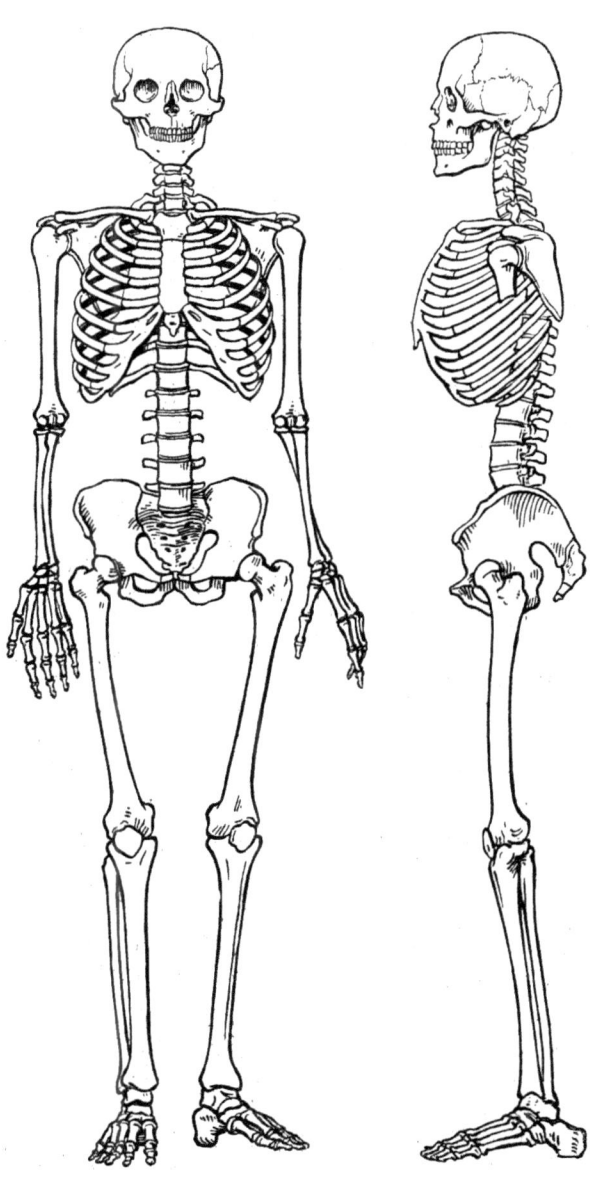

Abb. 12. Skelet, von vorn und von der linken Seite.

Der Knochen ist starr. Damit ein Mensch sich bewegen kann, müssen zwischen den Knochen Gelenke eingeschaltet sein. Ein solches Gelenk besteht also aus zwei ineinanderpassenden Knochenenden, die zur Verminderung der Reibung mit Knorpel überzogen sind. Damit die beiden Enden aber beisammen bleiben, sind sie von einer festen Gelenkkapsel umschlossen, die je nach Bedarf noch durch straffe Bänder verstärkt ist. Im Innern des Gelenkes setzen einige Tropfen einer Flüssigkeit, die Gelenkschmiere, die Reibung noch weiter herab.

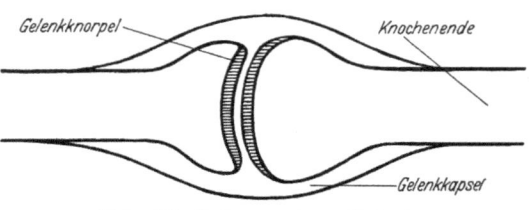

Abb. 13. Schema eines Gelenks.

Der Form nach kann man die Gelenke einteilen in: Scharniergelenke, Drehgelenke, Sattel-, Ei- und Kugelgelenke. Im Leben aber mischen sich oft diese Formen.

Die Wirbelsäule.

Will man den Aufbau des Knochengerüstes recht verstehen, muß man zuerst die Wirbelsäule betrachten. Sie ist ja auch entwicklungsgeschichtlich der Ursprung des ganzen Skeletts. Sie besteht aus 32 Wirbeln, die je nach ihrer Stellung und Aufgabe verschiedene Formen angenommen haben. Dabei ist aber immer die Grundform des Wirbels noch zu erkennen: der Wirbelkörper, die beiden Wirbelbögen, die miteinander das Wirbelloch umschließen und an denen in der Mitte der Dornfortsatz und seitlich die beiden Querfortsätze angewachsen sind. Die Wirbelsäule wird durch die Wirbelkörper gebildet, die nicht mit Gelenken, sondern durch elastische Knorpelscheiben, die sog. Zwischenwirbelscheiben, miteinander verbunden sind. Bewegungen in der Wirbelsäule sind also keine Gelenkbewegungen. Wir können unsere Wirbelsäule aber nur an einigen Stellen freier bewegen, nämlich im Lenden- und im Halsteil, denn die fünf Kreuzbeinwirbel sind zu einem Knochen verwachsen, und die zwölf Brustwirbel werden durch die daran hängenden Rippen, außerdem aber auch durch die sich dachziegelförmig überdeckenden Dornfortsätze zu einem wenig beweglichen Ganzen verbunden. Mit dem Kreuzbein ist die Wirbelsäule fest in den Beckenring eingemauert. Das Kreuzbein ist gleichsam der Schlußstein in einem Gewölbe, dessen Bögen Darm- und Schambeine sind und das sich auf die Säulen der Oberschenkelknochen stützt. Das Becken-

Die Wirbelsäule. 27

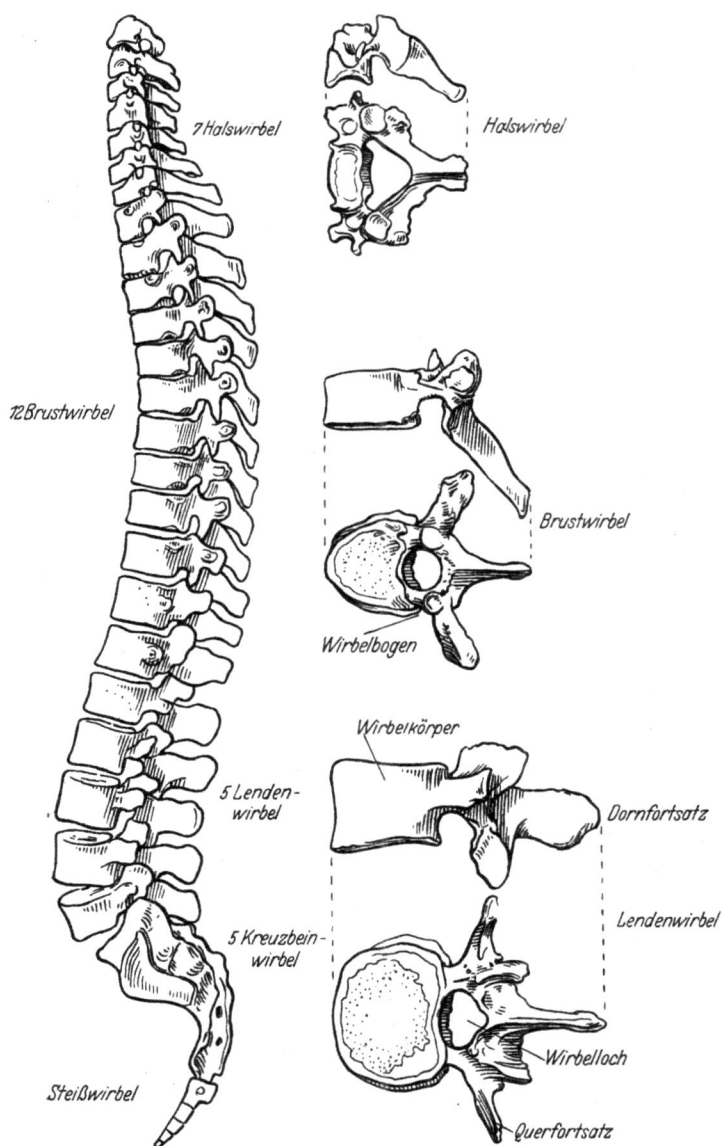

Abb. 14. Wirbelsäule von links gesehen.

gewölbe trägt die ganze Last des Oberkörpers. Deshalb ist hier alles fest und stark, und auch die Wirbelkörper der Lendenwirbelsäule sind groß und tragkräftig. Nach oben zu werden die Wirbelkörper immer kleiner, die Wirbelbögen immer größer. In der Halswirbelsäule schließlich sind die Wirbelkörper ganz klein; sie brauchen ja nur noch den Kopf zu tragen. Das Wirbelloch aber ist groß, weil das dicke Halsmark hindurchgehen muß. Die ersten beiden Halswirbel haben sich umgebildet. Der erste hat seinen Körper als Dorn an den zweiten abgegeben. Von ihm ist nur ein Ring übriggeblieben, der sich um den Dorn dreht. Auf diesem Ring sitzt, in einem Scharniergelenk, der Schädel. Unsere Kopfbewegungen setzen sich also aus zwei Bewegungen zusammen, dem Auf und Ab zwischen Schädel und erstem Wirbel und dem Drehen nach links und rechts zwischen erstem und zweitem.

Die auffälligen Krümmungen der Wirbelsäule (S-förmige Krümmungen) sind bei der Aufrichtung des Menschen entstanden. Das vierfüßige Tier hat sie nicht, das neugeborene Kind auch noch nicht.

Der Schädel.

Am Schädel unterscheiden sich sehr deutlich voneinander der Gesichtsteil als Träger der Nahrungsaufnahme und der Sinnesorgane und der Hirnschädel als Kapsel für das Gehirn. Die Knochen der Gehirnkapsel werden zunächst als Haut und dann als Knorpel angelegt. Noch beim Neugeborenen sind sie durch Hautnähte miteinander verbunden. Da, wo drei oder vier solche Knochen zusammentreffen, entstehen Lücken, die wir deutlich als große und kleine Fontanelle fühlen können. Die Namen der Knochen entsprechen den Gegenden des Kopfes: Stirnbein, Schläfenbeine, Scheitelbeine, Hinterhauptbein. Am Schädelgrund verbindet das Keilbein die verschiedenen Teilknochen zu einem Ganzen, es fügt Hirn- und Gesichtsschädel aneinander. Ein sehr vielfältiges Bild bietet der Gesichtsschädel mit seinen tiefen Höhlen für die Augen und die Nase, seinen vielen Löchern zum Ein- und Austritt von Nerven und Blutgefäßen und seinen Höckern und Fortsätzen zum Ansatz von Muskeln. Als Hauptteile sehen wir den Oberkiefer aus den Nasenbeinen, den Jochbeinen und den beiden Oberkieferbeinen zusammengesetzt. Der Unterkiefer bildet mit seinen aufsteigenden Ästen die Kiefergelenke, die waagerechten Äste tragen die unteren Zähne.

Die Zähne sitzen mit ihrer Wurzel in Hohlräumen des Ober- und Unterkiefers. Aus dem Zahnfleisch ragt nur die Zahnkrone hervor, die von einer harten, festen Masse, dem Zahnschmelz, überzogen ist. Der ganze Zahn

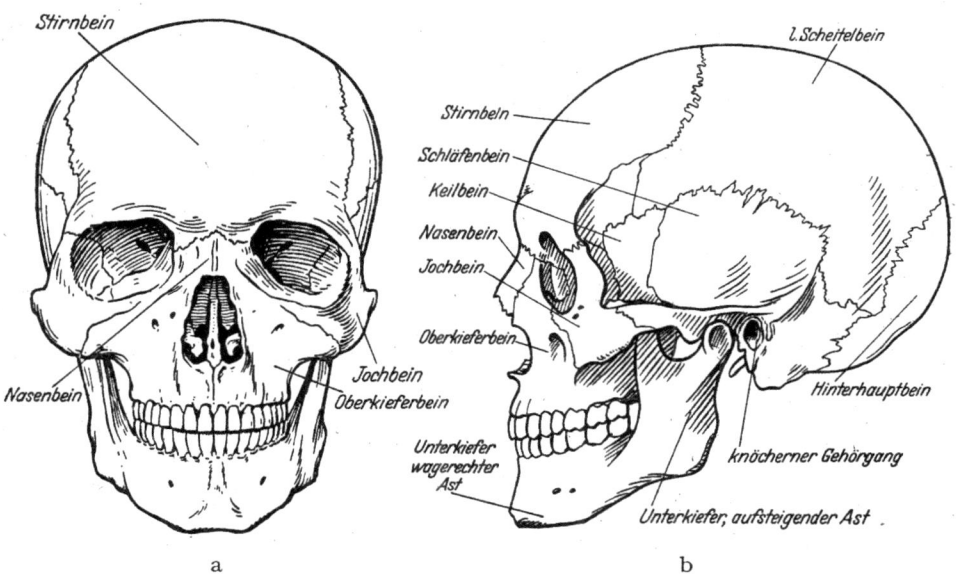

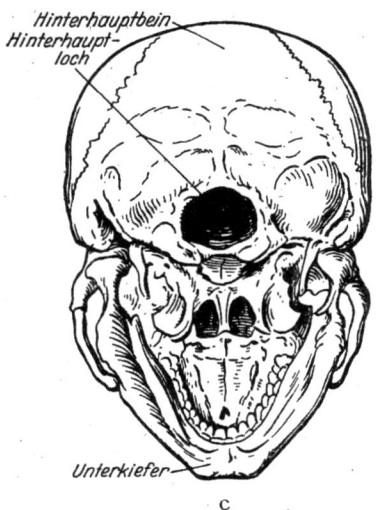

Abb. 15 a—c. Schädel von vorn, von der Seite, von unten.

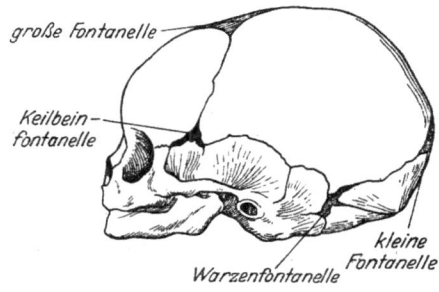

Abb. 16. Schädel des Neugeborenen.

30 Bau und Lebensverrichtungen des menschlichen Körpers.

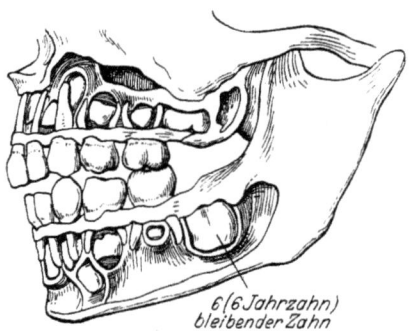

Abb. 17. Milchgebiß. Äußere Kieferränder abgetragen, um die Wurzeln sichtbar zu machen. Unter- bzw. oberhalb der Milchzähne die Zahnanlagen des dauernden Gebisses.

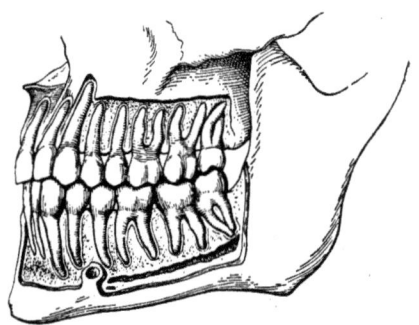

Abb. 18. Dauerndes Gebiß. Mahlzähne mit mehreren Wurzeln.

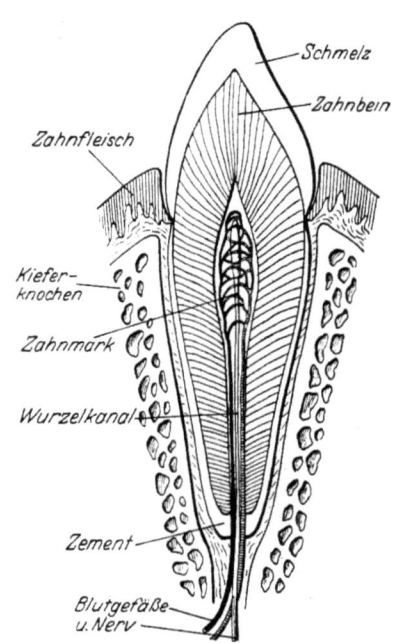

Abb. 19. Längsschnitt durch einen Schneidezahn in seiner Zahnhöhle.

besteht aus dem festen Zahnbein. Ernährt wird er durch Blutgefäße, die zusammen mit den Nerven in einer Höhle im Innern des Zahnes liegen. Der Mensch kommt ohne Zähne zur Welt. Das erste Gebiß, das Milchgebiß, wächst in den zwei ersten Lebensjahren, seine Anlagen aber sind schon in der Embryonalzeit vorhanden. Das Milchgebiß besteht aus 20 Zähnen: je 4 Schneidezähnen, 2 Eckzähnen und 4 Backzähnen im Ober- und Unterkiefer. Im 6. Lebensjahre kommt ein Mahlzahn hinzu, der zum bleibenden Gebiß gehört. Bald danach fallen die Milchzähne aus und werden durch bleibende Zähne ersetzt. Endlich wachsen noch weitere Mahlzähne nach, so daß der Mensch 32 Zähne besitzt: 4 Schneide-, 2 Eck-, 4 kleine und 6 große Backen- oder Mahlzähne. Da die Anlagen dazu schon in der Säuglingszeit gebildet werden, schädigt die Rachitis die bleibenden Zähne.

Die Gliedmaßen (Beckengürtel und Schultergürtel).

Das Becken wird getragen von den beiden Oberschenkeln. In der Hüftgelenkspfanne sitzt der Oberschenkelkopf, und der Oberschenkelhals überträgt die Last auf den Schaft des Oberschenkels. Die beiden Gelenkknorren ruhen auf der Gelenkfläche des Schienbeines, das mit dem Wadenbein zusammen den Unterschenkel bildet. Die Kniescheibe ist ein Sesambein in der Sehne des vierköpfigen Oberschenkelmuskels. Sie dient als Rolle. Schienbein und Wadenbein zusammen bilden mit ihrem inneren und äußeren Knöchel die Fußgelenksgabel, in der das Sprungbein eingespannt

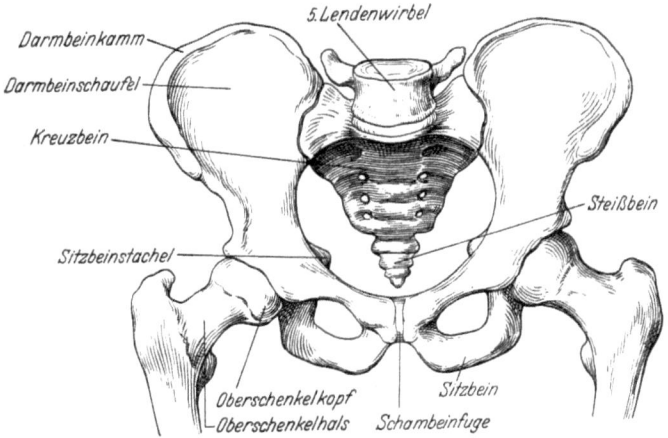

Abb. 20. Knöchernes Becken von vorn.

ist. Zwischen Sprungbein und Fersenbein bewegt sich das untere Sprunggelenk. Sprungbein und Fersenbein sind die ersten der sieben Fußwurzelknochen, die zusammen mit den fünf Mittelfußknochen das Fußgewölbe aufbauen. Die fünf Zehen, von denen die große aus zwei und die anderen aus drei Gliedern bestehen, stützen das Fußgewölbe nach vorn ab.

Sind Becken und Bein für das Tragen eingerichtet, so sind Schultergürtel und Arm beweglich geworden. Der Schultergütel, bestehend aus den beiden Schlüsselbeinen und den beiden Schulterblättern, liegt lose, nur am Brustbeingelenk verbunden und von Muskeln gehalten und bewegt, auf dem Brustkorb. Die Schulterblattgräte ist Ursprung und Ansatz starker Muskeln. In der Pfanne des Schultergelenks dreht sich der Kopf des Oberarmknochens wie in einem vollkommenen Kugelgelenk. Die

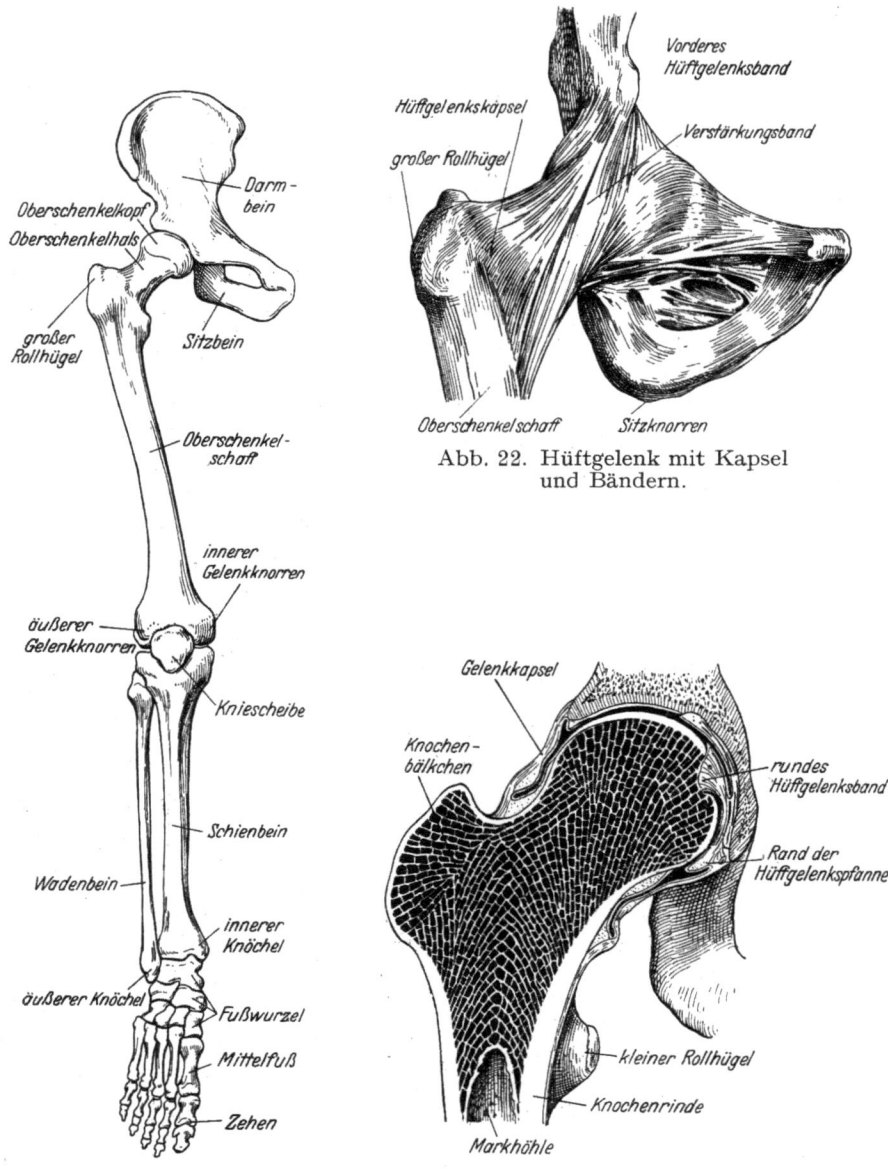

Abb. 21. Becken und Bein.

Abb. 22. Hüftgelenk mit Kapsel und Bändern.

Abb. 23. Durchschnitt durch das Hüftgelenk.

Die Gliedmaßen.

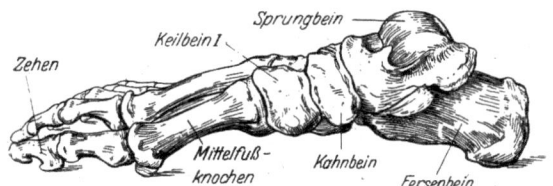

Abb. 24. Fußknochen normal.

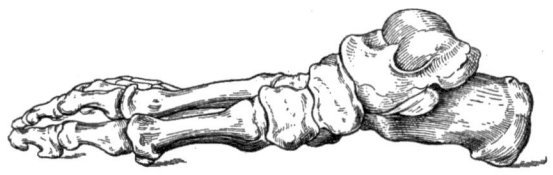

Abb. 25. Abgeplattetes Fußgewölbe (Plattfuß).

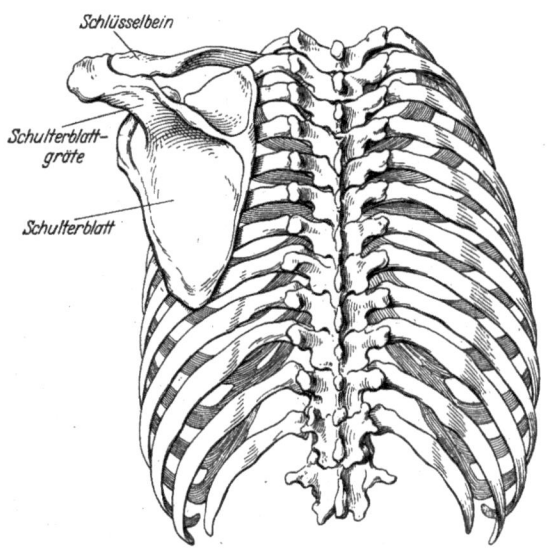

Abb. 26. Brustwirbelsäule mit Rippen und der linken Hälfte des Schultergürtels.

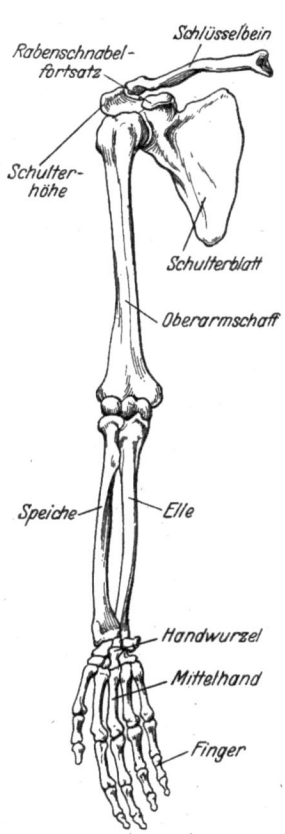

Abb. 27. Schulterblatt mit Arm.

beiden Gelenkknorren des Oberarms bilden mit den zwei Unterarmknochen der Elle und der Speiche, das Ellenbogengelenk. Während die Elle sich nur wie ein Scharnier beugen kann, dreht die Speiche sich um ihre Längsachse, so daß die Hand, die an der Speiche hängt, gewendet werden kann. Die 8 Handwurzelknochen liegen in zwei Reihen und sind durch feste Bänder zu einem Eigelenk zusammengefaßt, dem Handgelenk. Die Mittelhandknochen bilden kein Gewölbe, sondern einen Teller, und die Finger sitzen einzeln und beweglich daran. Für den Menschen besonders kennzeichnend ist die Gegenüberstellung des Daumens zu den übrigen 4 Fingern.

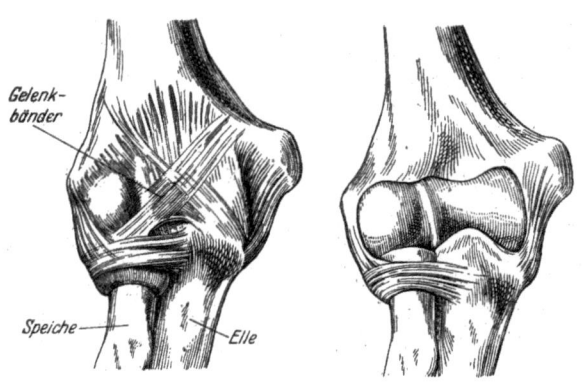

Abb. 28. Ellenbogengelenk mit Gelenkkapsel und Bändern von vorn gesehen.

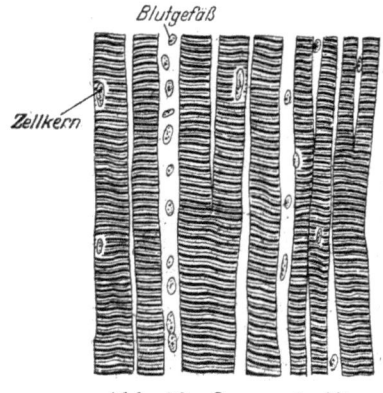

Abb. 29. Quergestreifte Muskelfasern.

Muskeln und Sehnen.

Der aktive Bewegungsapparat besteht aus den Muskeln und den Sehnen. Die willkürlichen Muskeln werden aus quergestreiften Muskelfasern gebildet, deren jede aus einer Anzahl von Zellen entstanden ist. Die Kerne dieser Zellen liegen noch auf der Muskelfaser. Bindegewebe faßt die Fasern zu Bündeln zusammen. Die Bündel wiederum werden zu den Muskeln vereinigt. Die Sehne ist die unmittelbare Fortsetzung der Muskelfaser oder deren Hülle bis zum Knochenansatz.

Die Muskeln sitzen jeweils dort, wo sie Platz haben. Ihre Kraft wird oft weit entfernt davon, etwa an den Knochen der Hand, gebraucht und danach bestimmt sich die Form der Muskeln. Bald sind es lange Spindeln,

Muskeln und Sehnen. 35

bald kurze, rundliche Gebilde, bald flache, einfache oder gefiederte Platten.
Der Muskel kann sich nur zusammenziehen, er nähert dabei die beiden Punkte, an denen er angewachsen ist. Ein Gelenk wird deshalb entweder durch die Schwerkraft oder durch die Gegenarbeit eines anderen Muskels wieder in seine Ausgangslage zurückgebracht. Wir sehen deshalb überall Muskelpaare: Beuger und Strecker, Anzieher und Abspreizer, Einwärtsroller und Auswärtsroller sich gegenüberstehen. In der Wirklichkeit arbeiten aber stets Muskelgruppen zusammen, und dieses Zusammenspiel wird aufs feinste vom Gehirn aus geleitet.

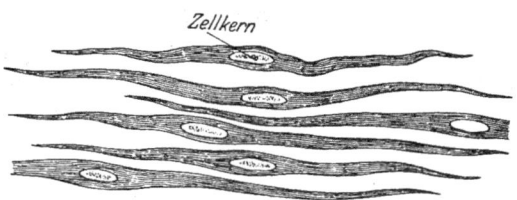

Abb. 30. Glatte Muskelzellen.

An jeder Muskelfaser verzweigt sich ein Nerv. Ohne Nervenreiz kann kein Muskel sich zusammenziehen. Ja, wenn der Nerv geschädigt ist, entartet auch der Muskel (z. B. bei Kinderlähmung). Man soll deshalb nicht glauben, daß man durch Auswendiglernen der voneinander abgegrenzten Muskeln die Bewegungen des Körpers beschreiben und verstehen kann.

Man schaue sich im Bad oder auf dem Sportplatz unbekleidete Menschen an und vergleiche das dort Gesehene mit den beiden Muskelfiguren S. 36. Am leichtesten kann man Muskelarbeit und Bewegungserfolg an den Gliedmaßen verfolgen, so am berühmten zweiköpfigen Beuger des Ellenbogengelenks (Bizeps) und an seinem Gegenspieler, dem dreiköpfigen Strecker des Unterarms. Die Muskeln formen das

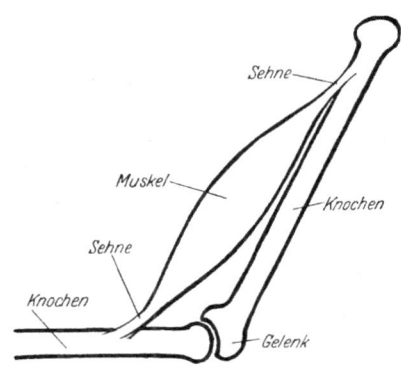

Abb. 31. Muskel-Sehne-Knochen.

Relief des Körpers, das nur hier und da durch Fettgewebe verwischt wird. Bei der Beobachtung des Lebenden unterscheiden wir deutlich zwei Bewegungsformen: die Gesamtbewegungen im Rumpfe und die in einem bestimmten Gelenk sich abspielenden der Gliedmaßen. Die Muskeln, die den Rumpf bewegen, können wir nicht sehen. Sie umgreifen von allen Seiten die Wirbelsäule in der Tiefe, sie ziehen als Zwischen-

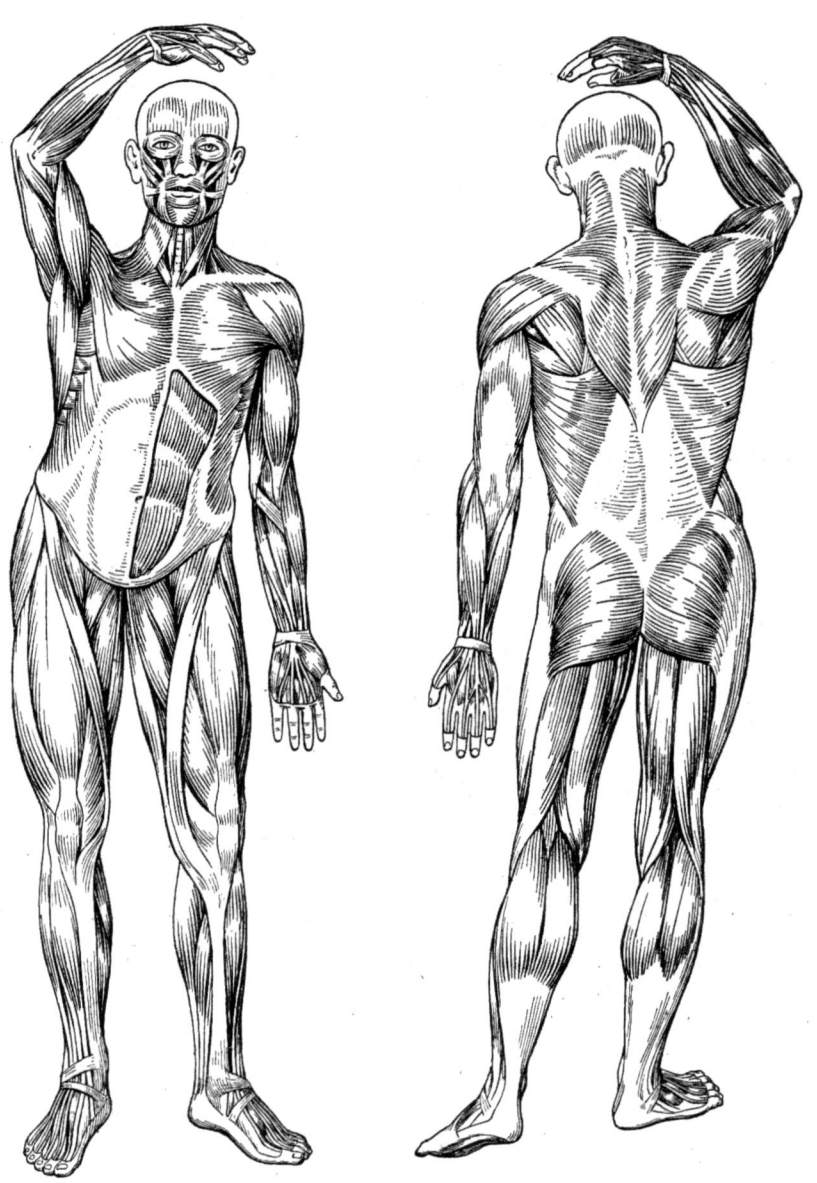

Abb. 32. Skeletmuskeln, obere Schicht.

rippenmuskeln von einer Rippe zur anderen und umspannen als tiefe Bauchmuskeln den Bauchraum. Die Muskeln, die wir an der Brust und auf dem Rücken sehen, dienen den Arm- und Schulterbewegungen. Dabei ziehen die Massen der Brustmuskeln den Oberarm an den Rumpf, rollen ihn einwärts, ziehen das Schulterblatt nach vorn. Die Rückenmuskeln dagegen ziehen Oberarm und Schulterblatt nach hinten, dabei die oberen nach hinten oben, die unteren nach hinten unten. Die großen Muskeln um die Hüften und das Gesäß herum bewegen das Hüftgelenk.

Uns fallen vier Muskelgruppen auf: Die Strecker und Beuger des Hüftgelenks, die Abspreizer und Anzieher. Den Beuger allerdings kann man nicht sehen, er entspringt von der Lendenwirbelsäule oder von der Innenfläche des Darmbeines. Für das Kniegelenk, ein Scharniergelenk, kommen wieder zwei Gruppen in Betracht; der starke, vierköpfige Strecker des Kniegelenks, der die ganze Vorderseite des Oberschenkels einnimmt und die in zwei Gruppen geteilten Beuger, die bei gebeugtem Knie auch den Unterschenkel ein- und auswärtsrollen können. Allbekannt ist der dreiköpfige Wadenmuskel, der mit der Achillessehne die Ferse hebt. Für die Erhaltung des Fußgewölbes besonders wichtig sind die tiefen Muskeln am Unterschenkel. Sie unterstützen durch ihre Kraft das Längs- und Quergewölbe des Fußes. Fußgymnastik ist die beste Vorbeugung gegen Senk- und Plattfuß.

Die Bauchmuskeln, es sind ihrer vier: der innere quere, der innere schräge, der äußere schräge und der äußere gerade — bilden als Fortsetzung des Rippenkorbs die vordere Bauchwand. Sie verengern bei ihrer Zusammenziehung den Bauchraum (Bauchpresse), sind also sowohl bei der tiefen Ausatmung als auch bei Darm- und Blasenentleerung und bei der Geburt beteiligt. Sie bewegen außerdem den Brustkorb gegen das Becken oder umgekehrt.

Ein wenig bekannter Muskel trennt den Brust- vom Bauchraum. Es ist das Zwerchfell, das wie eine Kuppel ringsum von den Bauchwänden entspringt. Der obere Teil der Wölbung besteht aus einer Sehnenplatte. Diese Sehnenplatte kann durch die Zwerchfellmuskeln nach dem Bauchraum zu gesenkt werden. Beim Nachlassen steigt sie wieder in den Brustraum hinauf. Das Zwerchfell verändert also die Raumverhältnisse zwischen Brust- und Bauchraum. Es ist der Hauptatemmuskel. Die untere Abgrenzung des Bauchraumes ist nur zum Teil von Knochen gebildet. Im wesentlichen schließen auch hier Muskeln den Innenraum ab. So wird der Inhalt des kleinen Beckens von einer trichterförmigen Muskelplatte getragen, dem Beckenboden. Von der Kraft seiner Muskeln hängt es ab, ob die Beckeneingeweide gut in ihrer Lage gehalten werden oder ob sie absinken.

Für Frauen ist deshalb Beckenbodengymnastik besonders wichtig. Zu beiden Seiten der Schamfuge entsteht dadurch, daß der Leistenkanal zwischen den Bauchmuskeln hindurch nach außen tritt, eine schwache Stelle. Normalerweise ist der Leistenkanal allerdings durch den Muskelzug gut verschlossen, aber bei vielen Menschen schlüpft unter der Gewalt der Bauchpresse auch Inhalt (Netz- oder auch Darmschlingen) hindurch. Man nennt das einen Leistenbruch. Eine andere Gefahrenstelle ist die Lücke, durch die die großen Gefäße und Nerven aus der Bauchhöhle zum Oberschenkel ziehen. Wenn durch diesen Schenkelkanal Eingeweide vordrängen, so spricht man von einem Schenkelbruch. Die dritte schwache Stelle ist der Nabel. Besonders bei Neugeborenen und Säuglingen bilden sich sehr häufig Nabelbrüche.

An keinem Organ ist die Wirkung des Gebrauchs so sichtbar wie an den Muskeln. Übung macht sie stark und gesund, Müßiggang läßt sie erschlaffen. Das Gesetz von Gebrauch und Nichtgebrauch gilt aber auch für alle anderen Gewebe, für die Nerven ebenso wie für das Blut, für die Drüsen wie für die Haut.

Im Innern unseres Körpers laufen noch viele Bewegungen ab, von denen wir keine Kenntnis haben und die wir auch nicht willkürlich einleiten können. Es sind die Bewegungen des Herzens, des Magens, des Darms, der Gebärmutter, der Blase. Diese Bewegungen werden durch glatte Muskelzellen (s. Abb. 30) ausgeführt, die ihren Kern noch in der Mitte besitzen und die im übrigen nicht quergestreift sind. Sie fügen sich zu Muskelsträngen zusammen, die die inneren Organe bald netzförmig umspinnen, bald ringförmig umgeben. Ihre Arbeit wird vom unbewußten Nervensystem geregelt.

Eine Zwischenstellung nimmt der Herzmuskel ein. Er besteht aus quergestreiften Muskelzellen. Er vereinigt in sich die Leistungsfähigkeit der quergestreiften mit der Ausdauer der glatten Muskeln.

2. Der Stoffwechsel.

Das Protoplasma, das, wie wir gesehen hatten, aus Kohlenstoff, Sauerstoff, Wasserstoff, Stickstoff, Phosphor, Schwefel, Calcium und anderen Elementen besteht, ist keine feststehende Verbindung. Unaufhörlich zersetzt es sich und baut sich wieder auf. Es hält gleichsam ein labiles Gleichgewicht. Unablässig nimmt es aus der Umgebung Stoffe auf und gliedert sie sich ein. Nachdem diese Stoffe eine Zeitlang seinen Bestand gebildet haben, werden sie im Verlaufe einer fortdauernden Umwandlung körperfremd und schließlich ausgestoßen. Die Aufnahme der Stoffe und ihren

Einbau in den Körper nennt man Assimilation (Angleichung). Das Wiederabstoßen der körperfremd gewordenen Stoffe heißt Dissimilation. Das Zusammenspiel beider Vorgänge nennen wir den Stoffwechsel. Durch diesen Stoffwechsel wird nicht nur der materielle Bestand des Lebens erhalten, sondern zugleich wird bei den Stoffumsetzungen die Energie gewonnen, die für alle Lebensäußerungen, besonders für die Bewegungen und die Erwärmung des Körpers gebraucht wird. Die Urquelle für alle diese Energie ist die Sonne, denn im Sonnenlicht baut die Pflanze mit Hilfe des Blattgrüns aus den einfachen Verbindungen Kohlensäure und

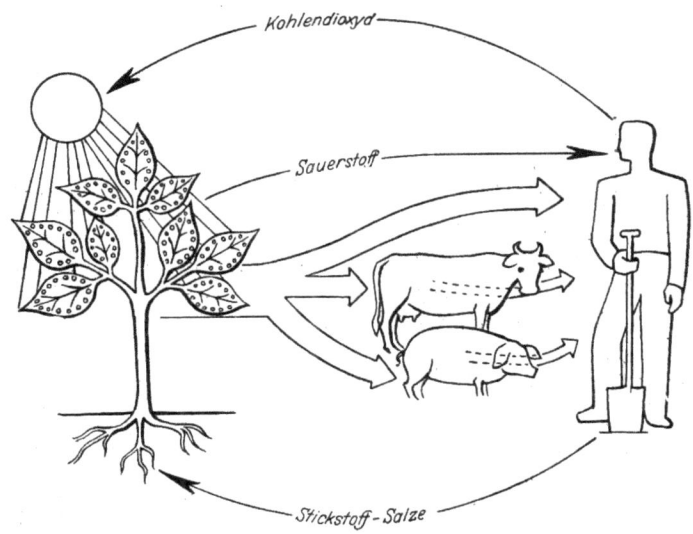

Abb. 33. Kreislauf der Stoffe in der Natur.

Wasser den zusammengesetzten, energiereichen Zucker und später Stärke, Fett und Eiweißkörper auf. Die Pflanze verbraucht die energiereichen Stoffe z. T. selbst, alle Tiere aber beziehen ihre Energie und ihre organischen Stoffe (Eiweiß, Fett, Kohlehydrate) von den Pflanzen.

Wenn in einer Zelle die Stoffaufnahme, die Assimilation, größer ist als die Stoffabgabe, dann nimmt sie zu, sie wächst. Wachstum und Stoffwechsel sind also innerlich miteinander verbunden, so wie Bewegung und Stoffwechsel auch verbunden sind, denn ohne die Energie, die beim Stoffwechsel frei wird, gäbe es keine Bewegung. Wenn wir den Arm beugen, so werden hierbei aufgespeicherte Energieträger — es ist die tierische Stärke und Sauerstoff — verbraucht. Bei der Energieleistung entstehen Abfälle: Milchsäure, Kohlensäure, Wasser, Eiweißschlacken, und wenn nun nicht dem Muskel aufs neue Zucker und Sauerstoff zugeführt und die Stoffwechselschlacken ihm abgenommen werden, müßte er bald ersticken und seine Arbeit aufgeben. Diesen Teil des Stoffwechsels nennt man Energiestoffwechsel. Dazu kommt der Baustoffwechsel. Der Körper besteht im wesentlichen aus Protoplasma, lebendem Eiweiß, also muß ihm, wenn er wachsen und erhalten werden soll, regelmäßig genügend Eiweiß zugeführt werden. Dieses Eiweiß muß vollständig sein, d. h. alle Aminosäuren enthalten. Viele Gewebe enthalten aber auch Kalk, Phosphorsäure, Magnesium, Natrium. Es sind also auch Mineralstoffe zum Aufbau des Körpers und für die Absonderung der Körpersäfte nötig. In kleiner Menge werden zum Aufbau des Körpers auch Fett und fettähnliche Stoffe, die Lipoide, sowie Kohlehydrate benötigt. Die Hauptmenge des Körperfettes und der in der Leber gespeicherten Kohlehydrate dient als Reserve für die Erzeugung der Bewegungsenergie und der Körperwärme.

Im Laufe der Zeit hat sich nun herausgestellt, daß unser Körper eine Anzahl von Anregungsstoffen nicht selbst bilden kann, sie müssen deshalb auch in der Nahrung enthalten sein. Man nennt sie Vitamine, zum Unterschied von jenen, die wir selbst bilden und die Hormone genannt werden. Auf der Einnahmeseite unseres Stoffwechsels stehen also: Eiweiß, Fette, Kohlehydrate, Mineralstoffe, Vitamine, Wasser und Sauerstoff. Auf der Ausgabeseite stehen: Arbeitsleistung, Wärme, Kohlendioxyd, Wasser und die Salze des Harnes.

Nach der Dissimilation werden die meisten Stoffe zu Kohlensäure und Wasser verbrannt, die Protoplasmareste ergeben Harnstoff, Harnsäure, Phosphorsäure und andere Säuren. Sie alle müssen ausgeschieden werden.

Die vielfältigen Leistungen des Stoffwechsels sind beim Menschen verteilt auf viele Organe. Die Verdauungsorgane verarbeiten feste und flüssige Nahrung, die Atmungsorgane nehmen die gasförmige Nahrung auf und geben zugleich die gasförmigen Abfallstoffe ab. Die Ausscheidungsorgane (Nieren und Haut) entfernen die löslichen Abfallstoffe aus dem Körper. Das Blut und die Kreislauforgane vermitteln zwischen allen Geweben des Körpers. Sie bewegen alle Stoffe und tragen auch die Wärme von einem Ort zum andern.

Die Verdauungsorgane.

Verdauen heißt auflösen, denn nur gelöste Stoffe können durch die feine Haut der Darmwände in den Säftestrom eindringen.

Die Verdauung beginnt im Munde. Zunächst wird die Nahrung mechanisch von den Zähnen zerkleinert. Gleichzeitig wird sie mit dem

Mundspeichel übergossen und beim Kauen damit durchmischt. Der Speichel enthält Schleim, um den Bissen schlüpfrig zu machen, und ein

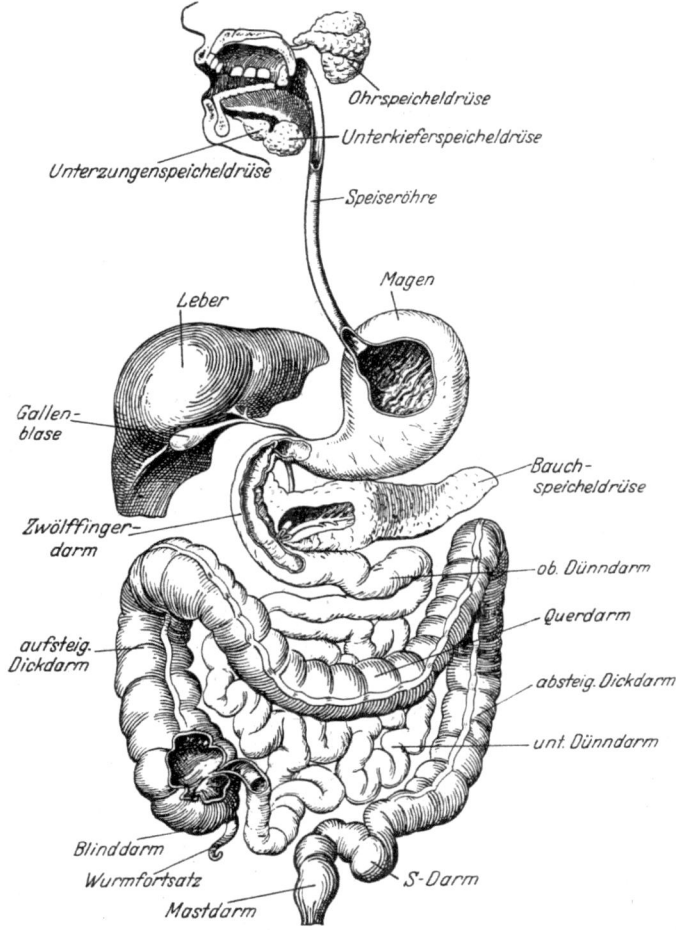

Abb. 34. Übersicht über die Verdauungsorgane.

Ferment, das die Stärke in Zucker verwandelt. Der Speichel stammt aus den beiden Ohrspeicheldrüsen, die unter und vor dem Ohrläppchen liegen. Ihren Ausführungsgang kann man in der Wangenschleimhaut sehen. Er fließt aber auch am Kieferwinkel aus den Unterkieferdrüsen, im Mundboden aus den Unterzungendrüsen und außerdem noch aus kleinen Drüsen, z. B. an der Zungenspitze. Der geschilderte erste Verdauungsvorgang spielt sich in der Mundhöhle ab, die vorn von den Lippen, oben durch den harten und weichen Gaumen, unten durch den Mundboden, seitlich durch die Wangen und hinten durch das Gaumensegel mit dem Zäpfchen umschlossen wird. Die ganze Mundhöhle ist mit Schleimhaut ausgekleidet. Vom Zäpfchen führen auf jeder Seite zwei Gaumenbögen zum Mundboden herab, zwischen denen auf beiden Seiten die Gaumenmandeln liegen. Die Mandeln bestehen aus Lymphgewebe. Sie bilden mit anderen Lymphknoten zusammen den sogenannten lymphatischen Rachenring. Den ganzen Mundraum füllt ein beweglicher Muskel aus, die Zunge, an der wir Zungenwurzel, Zungenrücken, Zungenspitze, Zungenbändchen unterscheiden können. Sie schiebt beim Kauen den Bissen immer wieder zwischen die Zähne. Sie mischt den Speichel unter den Speisebrei, sie tastet den Bissen durch nach harten, gefährlichen Bestandteilen. Denn die Zunge ist Träger vieler Sinnesempfindungen. Außer dem Tastsinn und dem Schmerzsinn beherbergt sie noch den Geschmackssinn. In faden- oder pilzförmigen Wärzchen sitzen die Geschmackszellen, getrennt nach den vier Geschmacksempfindungen: süß, sauer, bitter und salzig. Bei dem, was wir den Geschmack einer Speise nennen, ist allerdings noch das Geruchsempfinden beteiligt. Vor dem Abbeißen gelangen Duftstoffe durch die Nasenlöcher zur Riechschleimhaut, während des Kauens durch den Nasen-Rachenraum.

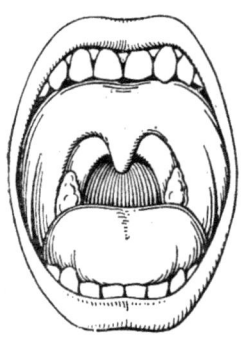

Abb. 35. Mundhöhle.

Schlund und Speiseröhre, Magen.

Wenn ein Bissen genügend durchgekaut ist, formen Zunge und weicher Gaumen ihn zu einem länglichen Pfropfen, der nach hinten an die hintere Rachenwand gedrückt wird. Nun kann der Bissen nicht mehr gehalten werden. Ein Reflex hebt den Kehlkopf, so daß sich der Kehldeckel schützend auf ihn legt und die Speise nicht in die Luftröhre rutschen kann. Die Schlundmuskulatur drückt den Bissen in die Speiseröhre, die ihn durch wurmartige Bewegungen bis in den Mageneingang befördert. Durch einen Schlitz im Zwerchfell gelangt die Speiseröhre zum Mageneingang. Der Magen ist ein Reservebehälter, in dem die Nahrung je nach ihrer Verdaulichkeit ein bis fünf Stunden liegt. Im Magen beginnt die

Schlund und Speiseröhre, Magen.

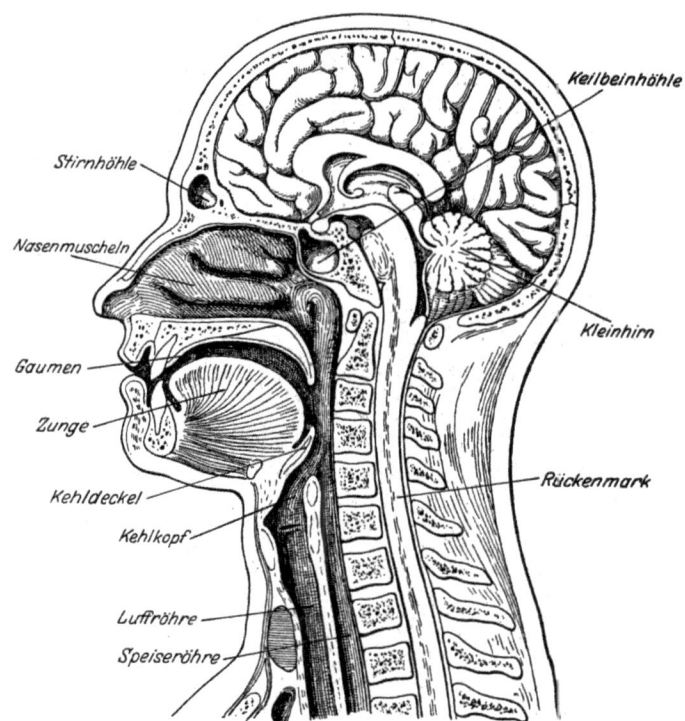

Abb. 36. Mittelschnitt durch Kopf und Hals.

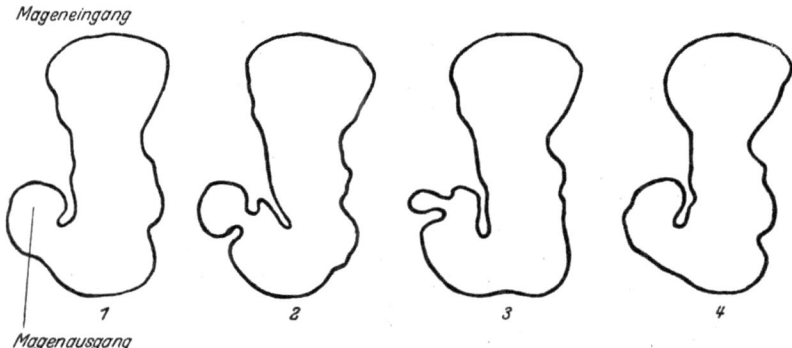

Abb. 37. Die Magenbewegungen.

1 Zwei Wellen gleiten über die Magenwände. 2 Die erste hat den Magenausgang erreicht. 3 Eine Portion ist in den Zwölffingerdarm entleert, eine neue Welle hat sich gebildet. 4 Zustand ähnlich wie 1. Nach Röntgenfilmaufnahmen.)

Eiweißverdauung durch gemeinsame Einwirkung von Salzsäure und Magenferment (Pepsin). Der Magen ist ein Sack, dessen Wand aus mehreren Schichten glatter Muskeln besteht und im Innern von einer Schleimhaut ausgekleidet ist, die den Magensaft und den Magenschleim absondert. Wenn der Magen leer ist, liegen die Wände dicht aufeinander. Erst der Speisebrei dehnt ihn aus. Während der Verdauungsarbeit bewegt der Magen sich beständig, er mischt die Nahrung durch, er befördert die Speise vom Mageneingang zum -ausgang, dem sogenannten Pförtner. Das ist ein ringförmiger Schließmuskel, der sich immer nur für kurze Zeit öffnet, um so viel Speisebrei durchtreten zu lassen, wie der Dünndarm verarbeiten kann.

Der Darm.

Völlig aufgelöst wird die Nahrung im Darm, in dem dann auch alles Gelöste aufgesogen wird. Der ganze Darm ist etwa fünf- bis sechsmal so lang wie unser Körper. Der längste Teil ist der Dünndarm, an den sich der Dickdarm anschließt.

Der Speisebrei fließt zunächst in einen hufeisenförmigen Darmabschnitt, den man den Zwölffingerdarm nennt, weil er etwa so lang ist wie zwölf Querfinger. Er ist dicht besetzt mit Drüsen, die den Darmsaft absondern. In seiner Mitte münden die Ausführungsgänge der beiden mächtigsten Verdauungsdrüsen, nämlich der Gallengang und der Ausführungsgang der Bauchspeicheldrüse. Diese beiden Säfte vermögen Eiweiß zu Aminosäuren aufzuspalten, Fett in Glycerin und Fettsäuren zu zerlegen und Stärke in Zucker zu verwandeln. Auf dem langen Wege durch den oberen Dünndarm (Leerdarm) und den unteren, den Krummdarm, wird alles Gelöste ins Blut oder in die Lymphe aufgesogen. Um die Oberfläche noch mehr zu vergrößern, ist das Innere des Darms mit lauter feinen Zotten besetzt, in die Blutgefäße und ein Lymphgefäß hineinführen. Die Zotten machen Pumpbewegungen. Der Darm ist umschlossen von zwei Muskelschichten, einer Ring- und Längsschicht. Wenn sie sich abwechselnd zusammenziehen, entstehen wurmförmige Bewegungen, die den Darminhalt nach unten weiterbefördern. Auf den Dünndarm folgt der Dickdarm. Die Übergangsstelle ist durch eine Ventilklappe dagegen gesichert, daß Dickdarminhalt in den Dünndarm zurückfließen kann. Der Dickdarm beginnt mit einer Ausbuchtung, dem Blinddarm, an dem ein etwa fingerlanger, wurmförmiger Fortsatz hängt. Seine Entzündung ist als sogenannte Blinddarmentzündung bekannt. Nun steigt der Dickdarm rechts bis zur Leber in die Höhe, wendet sich im rechten Winkel nach links, durchquert den ganzen Bauchraum (Querdarm) bis zur Milz und steigt dann als absteigender Dickdarm hinab ins kleine Becken. Dort krümmt er sich noch einmal S-förmig, um zuletzt geradewegs als Mastdarm durch den After ins Freie zu münden. Der Dickdarm ist weit, er hat merkwürdige, semmelförmige Ausbuchtungen. Die Längsmuskeln sind deutlich als drei Längsstreifen zu erkennen. Im Dickdarm wird dem Speisebrei das Wasser entzogen, so lange, bis der Kot zu dickbreiiger Form eingedickt ist. Die Schleimhaut des Dickdarms ist nicht mehr mit Zotten besetzt; sie enthält aber noch Schleimdrüsen. Der Mastdarm wird am After durch einen Ringmuskel verschlossen, den wir willkürlich öffnen und schließen können. Der Speisebrei wechselt auf seinem langen Weg 2mal die chemische Reaktion: im Mund ist er alkalisch, im Magen sauer, im Darm wieder alkalisch. Ursache: Mundspeichel ist alkalisch, Magensaft sauer, Bauchspeichel und Gallensaft alkalisch. Die Ma-

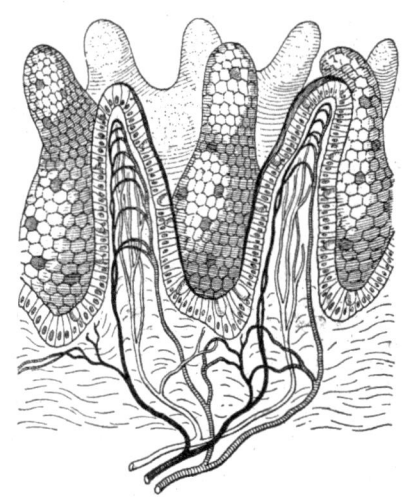

Abb. 38. Darmzotten mit Blut- und Lymphgefäßen.

gensäure regelt automatisch die Magenentleerung. Trifft der saure Mageninhalt die Darmwand, schließt sich der Pförtner um sich erst wieder zu öffnen, wenn die Säure abgestumpft ist.

Der ganze Darm hängt an einer feinen Hautfalte, die an der Rückwand des Bauches angewachsen ist. Diese Hautfalte ist lang und locker am Dünndarm, so daß seine Schlingen sich frei bewegen können, viel kürzer dagegen am Dickdarm, ganz kurz am Hufeisen des Zwölffingerdarmes. Eine Falte dieses Gekröses ist das Netz, das vom Magen und Querdarm über alle Darmschlingen hinweghängt.

Die Bauchspeicheldrüse.

Sie ist ein wurmförmiges Gebilde, das mit dem dicken Kopfe am Zwölffingerdarm beginnt und mit seinem Schwanze bis zur Milz hinüberzieht. An dem Ausführungsgang liegen an kurzen Nebengängen die Drüsenläppchen. Sie sondert aber nicht nur den mächtigen Bauchspeichel ab, sondern birgt in sich Zellenherde, die sogenannten Langerhansschen Inseln, die einen Stoff ans Blut abgeben, den man Insulin nennt. Er regelt die Zuckerabgabe aus der Leber ins Blut.

Die Leber.

Die große, mächtige, braunrote Leberdrüse, die den ganzen Raum unter der rechten Zwerchfellkuppel einnimmt, ist ein Speicher- und Entgiftungsorgan. Sie speichert den Zucker in sich auf, nachdem sie ihn vorher in tierische Stärke (Glykogen) verwandelt hat. Sie untersucht das Darmblut, das ihr mit der Pfortader zugebracht wird und bindet alle Gifte ab. Sie bildet den Gallensaft, der dann in der Gallenblase gespeichert wird, um bei der Fettverdauung zu helfen. Der Gallengang mündet dicht neben dem Ausführungsgang der Bauchspeicheldrüse in den Zwölffingerdarm. In der Jugend und nach starken Blutverlusten beteiligt sich die Leber auch an der Blutbildung.

Die Leber besteht aus lauter kleinen Leberläppchen, in deren Mitte eine kleine Vene, die Zentralvene fließt. Umgeben ist das Leberläppchen von Blutgefäßen, aus denen die Leberzellen, die das Läppchen bilden, die Stoffe entnehmen, aus denen sie die Galle bilden. Die Galle wird in winzigen Gefäßen, den Gallenkapillaren, die zwischen den Zellen ausgespart sind, abgeleitet.

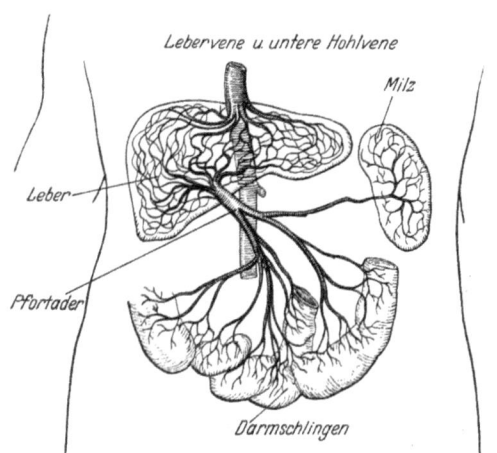

Abb. 39. Pfortadersystem.

Das Bauchfell.

Der ganze Bauchraum ist mit einer feinen, glasklaren, feuchtschimmernden Haut überzogen. Ein Blatt dieser Haut kleidet die Bauchdecken aus, das andere Blatt überzieht den Magen, den Darm, die Leber

Ausscheidungsorgane (Harnorgane).

und bildet das Netz. Zwischen den Blättern des Bauchfells ist eine ganz dünne Schicht Flüssigkeit, so daß sich nun die Darmschlingen reibungslos bewegen können (s. Bauchfellentzündungen).

Die Ausscheidungsorgane (Harnorgane).

Da das Blut stets gleichmäßig zusammengesetzt sein muß, so muß es beständig von überschüssigem Wasser oder überschüssigen Schlackenstoffen, Salzen u. dgl. befreit werden. Die Organe hierfür sind die Nieren.

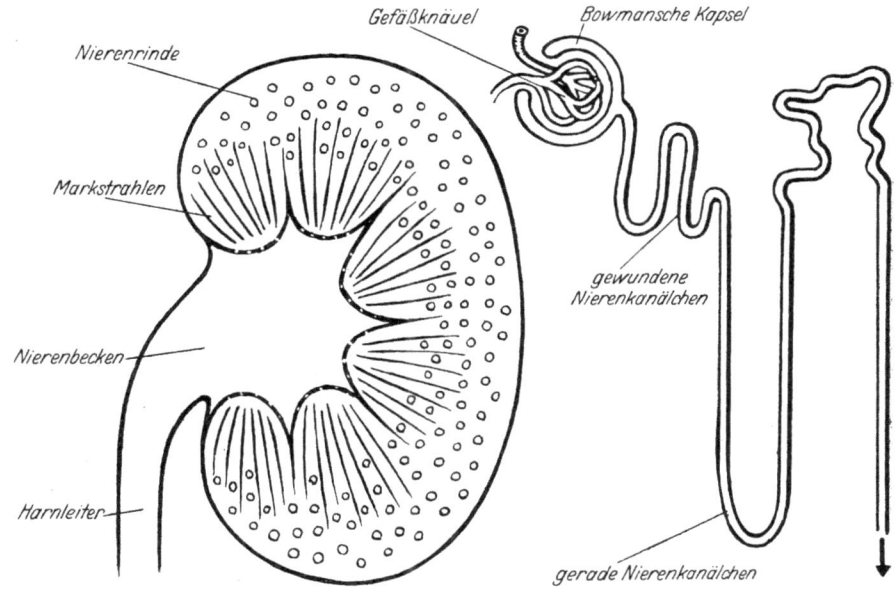

Abb. 40. Schema der Niere.

In den Nieren wird das Blut in kleinen Knäueln fein aufgeteilt, die von einer Kapsel, der Bowmanschen Kapsel, umschlossen sind. Die Kapsel ist der Anfang des Nierenkanälchens. Aus dem Blutgefäßknäuel wird das Wasser abgesondert. Es durchfließt nun das Nierenkanälchen, das in zwei Schleifen und mehreren Windungen sich bis zum Nierenbecken hinzieht. Um das Nierenkanälchen herum sitzen die Nierenzellen, die den Harnstoff, das Kochsalz, die phosphorsauren und schwefelsauren Salze ausscheiden. Von oben her kommt das Wasser und spült die Salze mit hinweg. Das fertige Produkt, der Harn, sammelt sich im Nierenbecken, aus dem der Harnleiter ihn in die Harnblase führt. Je nach unserer Ernährung, je nach dem Körperzustand ist der Harn ganz verschieden zusammengesetzt, so daß wir aus Harnuntersuchungen wichtige Aufschlüsse über den Stoffwechsel erhalten. Die Harnblase ist ein muskelkräftiges Organ, innen mit einer Schleimhaut ausgekleidet. Die Harnleiter durchbrechen schräg die Muskelwand, die nun wie ein Ventil wirkt, so daß der Harn nicht in das Nierenbecken zurückfließen kann. Am unteren Ende entspringt die Harnröhre. Die Harnentleerung wird durch einen willkürlichen Ringmuskel geregelt. Die Harnröhre der Frau ist kurz und weit und mündet im Scheidenvorhof, die des Mannes dagegen ist lang und eng, sie dient gleichzeitig zur Entleerung der Samenflüssigkeit.

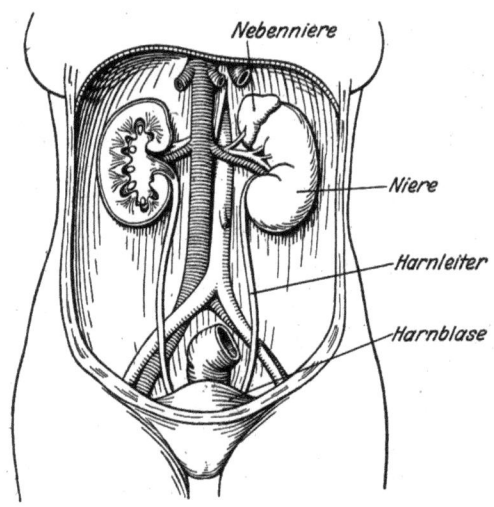

Abb. 41. Übersicht über die Harnorgane.

3. Die Atmungsorgane.

Der Stoffwechsel besteht zu einem Teil darin, daß Kohlenstoff und Wasserstoff mit Sauerstoff verbunden werden (Oxydation). Dabei entsteht Kohlensäure und Wasser. Die Kohlensäure muß aus dem Körper entfernt werden. Als Vermittler dient das Blut. Die Gewebe geben ihre Kohlensäure an das Blut ab, und diesen Vorgang nennt man innere oder Gewebeatmung. Dabei wird allmählich das Blut sauerstoffarm und kohlensäurebeladen; es muß wieder aufgefrischt werden. Das Organ hierfür sind die Lungen.

Die Arbeitseinheit der Lunge ist das etwa stecknadelkopfgroße Lungenbläschen. Ein Lungenbläschen besteht aus einer dünnen, feuchten Schleimhaut. Im Innern birgt es Luft, außen ist es von einem Blutgefäßnetz umsponnen. Durch die zarte Schleimhaut hindurch werden Sauerstoff und

Die Atmungsorgane.

Kohlensäure ausgetauscht. Bei diesem Austausch wirken die Zellen der Schleimhaut aktiv mit. Nun verschlechtert sich die Luft im Lungenbläschen. Sie wird kohlensäurereich und sauerstoffarm und muß deshalb erneuert werden. Durch ein feines Röhrchen, ein kleines Luftröhrchen, steht das Lungenbläschen mit der Außenluft in Verbindung. Die kleinen Luftröhrchen sammeln sich zu größeren, die größeren zu den beiden großen, den Luftröhrenästen und diese endlich zur gemeinsamen Luftröhre, die oben vom Kehlkopf verschlossen ist. In ihre Wand sind Knorpelringe eingelagert, sie steht infolgedessen immer offen. Die vielen Lungenbläschen bilden miteinander die Lungenläppchen, eine große Anzahl von Lungenläppchen wiederum die Lungenlappen, deren die rechte Lunge drei, die linke zwei besitzt. Außerdem führen in die Lungen die beiden großen Lungenschlagadern hinein, die das verbrauchte Blut bringen, die Lungenblutadern heraus, die das aufgefrischte Blut zum Herzen zurückleiten.

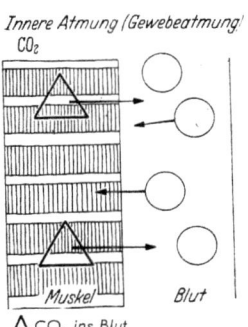
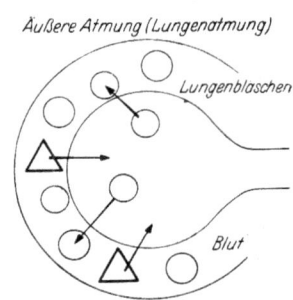

Abb. 42. Innere und äußere Atmung.

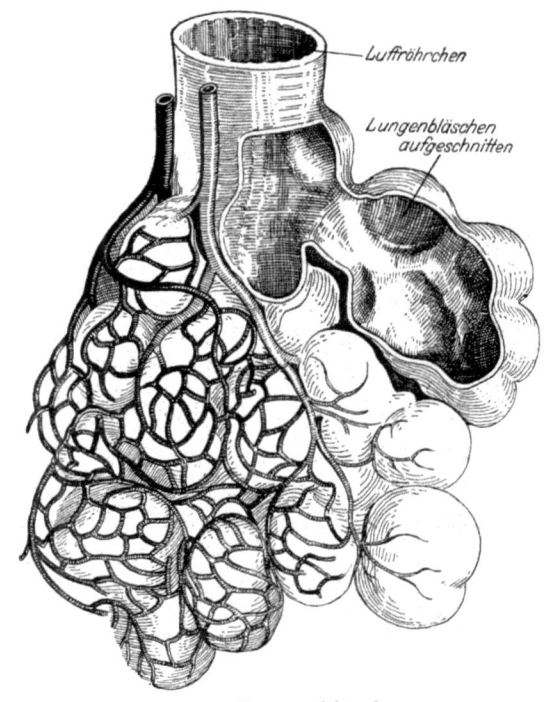

Abb. 43. Lungenbläschen.

Die Lungen nehmen fast den ganzen Brustraum ein. Sie sind vom dünnen Lungenfell überzogen, die Brustwand in gleicher Weise vom Rippenfell. Zwischen beiden ist eine winzige Menge Flüssigkeit, so daß die Lungen ohne Reibung den Bewegungen der Brustwand folgen können. Die Luftwege sind innen mit einer feuchten Schleimhaut ausgekleidet, deren Zellen mit winzigen Härchen besetzt sind, die immer nach einer Seite zu schwingen (Flimmerepithel). Die schwingenden Härchen befördern den Schleim und alles, was im Schleim festgehalten ist, nach oben in den Nasenrachenraum. Der obere Abschluß der Luftröhre ist der Kehlkopf, der aus drei verschiedenen Knorpeln gebildet wird: dem Ringknorpel, dem Gießbeckenknorpel und den beiden Stellknorpeln. Gegen das Eindringen von Speisen und Getränken schützt der Kehldeckel. Quer durch den Kehlkopf sind die Stimmbänder ausgespannt, die durch den Stellknorpel weiter und enger verstellt und durch den Gießbeckenknorpel gespannt werden können. Werden sie durch den Luftstrom in Schwingung versetzt, so ergibt sich je nach der Spannung ein tiefer oder hoher Ton. Der Klang allerdings kommt erst im Ansatzrohr, also im Nasenrachenraum, der Mundhöhle, der Nasenhöhle und in den luftgefüllten Nebenhöhlen

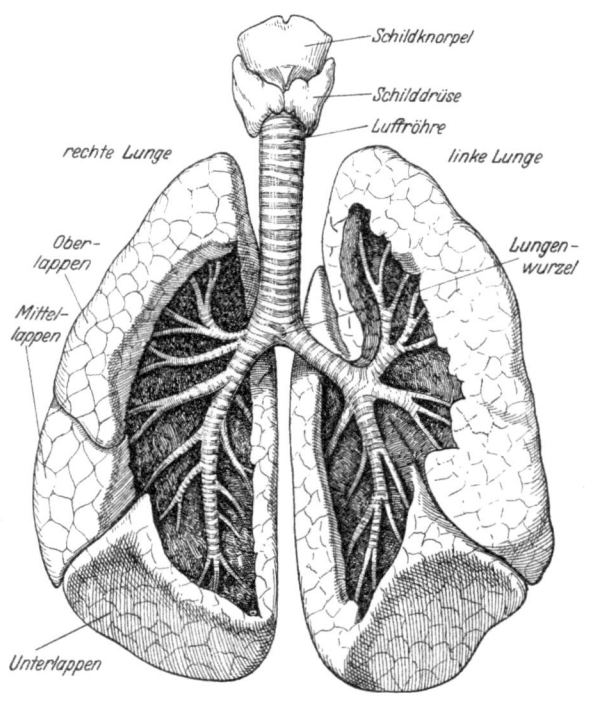

Abb. 44. Die Lungen.

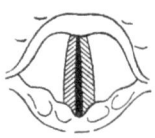 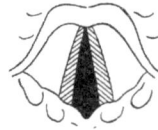

Abb. 45. Kehlkopf und Stimmritze.

Die Atmungsorgane.

des Schädels (Oberkieferhöhle, Stirnbeinhöhle, Keilbeinhöhle) zustande. Der Luftstrom benutzt jetzt eine Strecke, den Rachenraum, gemeinsam mit den Verdauungsorganen. Den Anfang haben die Atmungsorgane aber wieder für sich, das ist die Nase. Im Nasenraum wird die Luft filtriert, angewärmt, angefeuchtet und durch die Riechschleimhaut auf schädliche Beimengungen untersucht. Die Nasenschleimhaut ist deshalb über die vielen Buchten und Höhlen des Naseninnenraumes ausgebreitet, über die Mittelscheidewand, die untere, hintere und obere Nasenmuschel. Die Schleimhaut setzt sich auch in die Nasennebenhöhlen, nämlich in die Stirnhöhle, in die Sieb- und Keilbeinhöhle, fort. Der Nasenraum steht in Verbindung mit dem Auge und mit dem Ohr (s. S. 83). Die Riechschleimhaut ist beim Menschen nur noch gering entwickelt, sie ist ein kleiner Bezirk in der oberen Nasenmuschel.

Wie kommt nun die Luft in die Lungen, und wie kommt sie wieder heraus? Die Lunge selbst hat keine Muskeln. Sie besteht nur aus Schleimhaut und Blutgefäßen und elastischem Gewebe. Sie kann also selbst weder Luft ansaugen noch ausstoßen. Die Atembewegungen gehen von den Brustwänden aus. Die Lunge folgt diesen Bewegungen, weil Brustfell und Lungenfell leicht aufeinandergleiten können. Der Brustraum wird zunächst dadurch erweitert, daß das Zwerchfell sich zusammenzieht und dabei die Baucheingeweide nach unten drängt. Es saugt, wie der Kolben einer Pumpe, Luft an. Da der Brustraum luftdicht abgeschlossen ist, so folgen die Lungen dieser Bewegung,

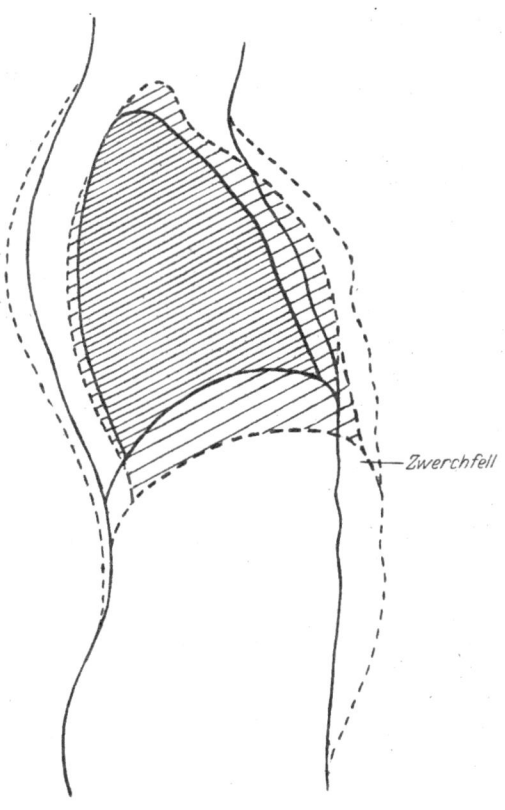

Abb. 46. Die Wirkung der Brustwandbewegung auf die Lunge.
—— Ausatmungsstellung
--- Einatmungsstellung
////// Lunge bei Ausatmung
//// Lunge bei Einatmung

und der Druckausgleich geschieht auf dem einzig möglichen Wege, nämlich indem die Luft durch die Nase, durch den Kehlkopf in die Lungen einströmt. Läßt das Zwerchfell nach, wölbt es sich wieder stärker in den Brustraum hinein, so wird die Luft wiederum auf demselben Wege nach außen ausgestoßen.

Der Brustraum kann aber auch dadurch erweitert werden, daß die Rippen sich heben. Auch hierdurch entsteht eine Saugkraft. Für gewöhnlich werden die Rippen durch die Zwischenrippenmuskeln bewegt; die äußeren heben sie, die inneren senken sie wieder. Bei großem Luftbedarf aber können auch Brust-, Rücken- und Halsmuskeln als Atemhilfsmuskeln eingreifen. Gesteuert wird die Atembewegung von einem besonderen Atemzentrum im verlängerten Rückenmark aus.

Das Atemzentrum ist eine Ansammlung von Nervenzellen, die für Kohlendioxyd und für die beim Stoffwechsel entstehenden Säuren überhaupt empfindlich sind. Sobald im Blut die Säure zunimmt und nun das Atemzentrum von viel Säureionen getroffen wird, geraten seine Nervenzellen in Erregung und geben an die Atemmuskeln einen Einatmungsbefehl. Wenn also in unserem Blute viel Säure kreist, weil wir stark gearbeitet haben oder weil im Fieber viel Kohlensäure gebildet wird, müssen wir oft und tief atmen. Wird durch die Lunge die Kohlensäure ausgeschieden und das Blut wieder normal, dann beruhigt sich das Atemzentrum. Wir atmen wieder flacher und langsamer. Unsere Atmung ist also in weiten Grenzen anpassungsfähig an unseren Stoffwechsel. — In der Ruhe atmet ein Erwachsener etwa 16—18 mal in der Minute. Bei völliger Körperruhe verbrauchen wir etwa 8 Liter Luft in der Minute, bei ruhiger Arbeit 16—20 Liter, bei starken Anstrengungen bis zu 60 und 64 Liter.

4. Blut und Blutkreislauf.

Jede Zelle, jedes Gewebe, jedes Organ hat seinen Stoffwechsel; sie nehmen beständig Sauerstoff, Zucker, Eiweiß, Fett, Mineralstoffe auf und scheiden Kohlensäure, Milchsäure und andere Schlackenstoffe aus. Da sie aber nicht wie frei lebende Einzeller alles vom Wasser beziehen und ans Wasser abgeben können, ist ein Vermittlungsorgan nötig, eine Vermittlungsflüssigkeit. Es ist das Blut, oder besser gesagt Blut und Lymphe. Die Blutflüssigkeit enthält Salze, Zucker, Eiweiß und außerdem noch Hormone und Immunkörper. Die Salze stellen ein Gemisch dar, nicht unähnlich dem Salzgehalt des Meerwassers. Die Zellen unseres Körpers schwimmen gleichsam in einem inneren Meere, das die Tiere bei ihrem Weg aufs Land mit sich hinausgenommen haben. Die Zusammensetzung der Blutflüssigkeit wird von einem großen Regulierungssystem stets gleichgehalten. Die Salzkonzentration beträgt immer 0,9%, darunter 0,8% Kochsalz, das übrige sind Calcium, Kalium, Magnesiumsalze. Stets sind 0,08% Traubenzucker im Blute enthalten.

Die Eiweißkörper des Blutes sind in der Mehrzahl Albumine und Globuline, die der Ernährung der Körperzellen dienen. Es ist aber auch ein Eiweißkörper gelöst, das Fibrinogen, der nur dazu dient, Wunden zu verschließen. Dieses Fibrinogen gerinnt nämlich bei Verletzungen dadurch, daß aus den Blutplättchen ein Ferment frei wird, das bei Anwesenheit von Kalksalzen aus dem Fibrinogen das Fibrin, den Faserstoff macht. Dieser Faserstoff bildet mit den Blutkörperchen zusammen den Schorf, der die Wunde verschließt. Wir unterscheiden deshalb Blutplasma und Blutserum. Das Serum ist das Plasma ohne Fibrin.

In der Blutflüssigkeit schwimmen verschiedene Körperchen. Teils sind es vollständige Zellen, teils überlebende und unvollständige.

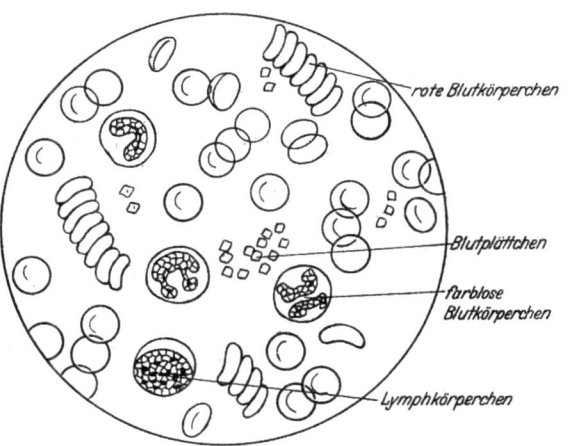

Abb. 47. Blutausstrich.

Die vollständigen Zellen nennen wir farblose oder auch weiße Blutkörperchen. Es sind frei bewegliche Zellen, ähnlich den Amöben. Sie können die Blutbahn verlassen und zwischen den Zellen des Körpers umherwandern. Im großen gesehen kennen wir dreierlei farblose Blutzellen. Erstens die gelapptkernigen; ihre Aufgabe ist es, Bakterien aufzufressen. Sie treten bei allen Eiterungen in Massen auf und heißen deshalb auch Eiterkörperchen. Sie machen etwa 80% der farblosen Blutkörperchen aus. Die zweite Art sind die kleinen runden Zellen mit einem großen runden Kern. Es sind die Lymphzellen. Sie wirken bei der Eiweißverdauung mit, treten deshalb nach Mahlzeiten in großer Menge auf, aber auch bei zehrenden Krankheiten. In der Ruhe machen sie etwa 20% aus. Endlich treten nach Verletzungen noch Bauzellen auf, junge Bindegewebszellen, die bei der

Narbenbildung eine Rolle spielen. Eine Menge Zwischen- und Übergangsformen geben dem Arzt bei der Untersuchung wichtige Hinweise auf die inneren Zustände des Körpers. Die Eiterzellen werden im roten Knochenmark gebildet, die Lymphzellen in den Lymphknoten. Alle farblosen Zellen zusammen ergeben etwa 6—8000 in einem cmm Blut.

Die größte Masse der Blutkörperchen sind aber kleine Scheiben ohne Kern. Sie sehen ganz hellgelb aus, in großen Massen allerdings dunkelrot, denn sie enthalten den roten Blutfarbstoff, das Hämoglobin. Dieser Farbstoff vermag Sauerstoff lose zu binden, also nicht nur aufzunehmen, sondern auch rasch wieder abzugeben. Die Aufgabe der roten Blutkörperchen ist denn auch einzig und allein, Sauerstoff von den Lungen an die Gewebe zu übertragen. Der rote Blutfarbstoff ist übrigens ein naher Verwandter des Blattgrüns. Der Unterschied besteht nur darin, daß das Blattgrün Magnesium und der rote Blutfarbstoff Eisen enthält. Die roten Blutkörperchen werden beim Erwachsenen im roten Knochenmark der kleinen und platten Knochen gebildet. In der Jugend bildet auch das Knochenmark der Röhrenknochen Blut, beim Embryo auch die Leber. Nach starken Blutverlusten kann das Knochenmark der Röhrenknochen die Blutbildung wiederaufnehmen. Ein Blutkörperchen lebt nur eine begrenzte Zeit, weil es ja keinen Kern mehr hat. Die überalterten roten Blutkörperchen werden in der Milz abgebaut, ihre Bestandteile wieder verwertet, der Blutfarbstoff von der Leber in Gallenfarbstoff verwandelt, das Eisen zum Aufbau neuen Blutfarbstoffes verwendet. Ein rotes Blutkörperchen hat etwa 7 μ Durchmesser. In einem Kubikmillimeter befinden sich 5 Millionen beim Manne, 4½ Millionen bei der Frau. Bei verschiedenen Blutkrankheiten kann die Zahl der roten Blutkörperchen oder ihr Gehalt an rotem Blutfarbstoff geändert sein.

Zuletzt von allen Blutkörperchen wurden die Blutplättchen entdeckt. Es sind kleine Zellsplitter. Wir haben von ihnen etwa 2—300000 im Kubikmillimeter, ihr Zerfall leitet die Blutgerinnung ein.

Ein jeder Mensch hat sein Blut, das sich von dem jedes anderen Menschen ein wenig unterscheidet. Es ist deshalb nicht möglich, ohne weiteres Blut von dem einen Menschen auf den anderen zu übertragen, weil sich nicht jedes Blut mit dem anderen verträgt. Man hat herausgefunden, daß in der Blutflüssigkeit Stoffe enthalten sind, die die Blutkörperchen des fremden Blutes zu Klumpen zusammenbacken (agglutinieren). Man kann nun die Menschen in vier Gruppen einteilen: die, deren Blut sich miteinander verträgt, reiht man immer in eine Gruppe ein. Die Gruppen heißen A, B, AB und O. Am besten überträgt man nur das Blut der gleichen Gruppe, in Notfällen kann allerdings ein Angehöriger der Gruppe O auch für alle anderen Blut spenden. Man muß deshalb vor jeder Bluttransfusion die Blutgruppe bestimmen.

Nach neueren Untersuchungen muß man außerdem danach forschen, ob Spender und Empfänger Rh-positiv oder Rh-negativ sind, d. h. ob ihr Blut den Rh (Rhesus)-faktor enthält oder nicht. Sonst kann es auch bei gruppengleichem Blut zu schweren Störungen kommen.

Am wichtigsten wird die Untersuchung auf Rh-Faktor aber in der Geburtshilfe. Die 3. und 4. Kinder Rh-negativer Mütter, deren Männer Rh-positiv sind, können an Blutzerfall (schwerer Gelbsucht) sterben, wenn nicht vorbeugend eingegriffen wird.

Im Krankenhaus wird sehr viel die sogenannte Blutsenkungsgeschwindigkeit bestimmt, genauer gesagt, die Senkungsgeschwindigkeit der roten Blutkörperchen. Man beobachtet nämlich, wieviel Zeit die roten Blutkörperchen brauchen, um sich der Schwerkraft nach zu Boden zu senken. Hierzu muß man dem Blut einen gerinnungshindernden Stoff zusetzen. Diese Senkungsgeschwindigkeit hängt von dem Eiweißgehalt der Blutflüssigkeit ab. Man kann aus ihr deshalb krankhafte Vorgänge im Körper, vor allen Dingen solche mit Gewebszerfall, ablesen.

Die Blutgefäße.

Das Blut umfließt das Gewebe nicht frei wie die Lymphe (das Gewebswasser), sondern kreist in geschlossenen Röhren unaufhörlich durch den Körper. Diese Röhren nennen wir Blutgefäße oder Adern. Überall dort, wo das Blut mit den Zellen etwas austauschen soll, sind die Wände dieser Adern ganz dünn; sie bestehen nur aus einer Zellschicht, und die Wandstärke ist höchstens ein- bis zweitausendstel Millimeter. Der Hohlraum dieser kleinsten Ader ist nur siebentausendstel Millimeter groß, so daß die roten Blutkörperchen gerade im Gänsemarsch hindurchwandern können. Man nennt diese kleinen Gefäße, weil sie so fein sind, auch Haargefäße. Alle übrigen haben nur die Aufgabe, den Haargefäßen das Blut zuzuleiten oder abzunehmen. Die zuleitenden Adern nennt man Schlagadern, die ableitenden Blutadern. An der Stelle, da Blutadern und Schlagadern sich treffen, sitzt als Pumpe das Herz. Wir sehen also einen geschlossenen Blutkreislauf: Herz, Schlagadern, Haargefäße, Blutadern und wieder Herz. Die Schlagader, die aus dem Herzen kommt, ist ein mächtiger, elastischer Schlauch. Um die feine Gefäßinnenhaut haben sich elastische Fasern und Ringmuskeln gelegt. Die Elastizität der großen Schlagader nimmt den Druck des Herzstoßes auf und verwandelt ihn in ein gleichmäßiges Strömen. Die große Körperschlagader verzweigt sich,

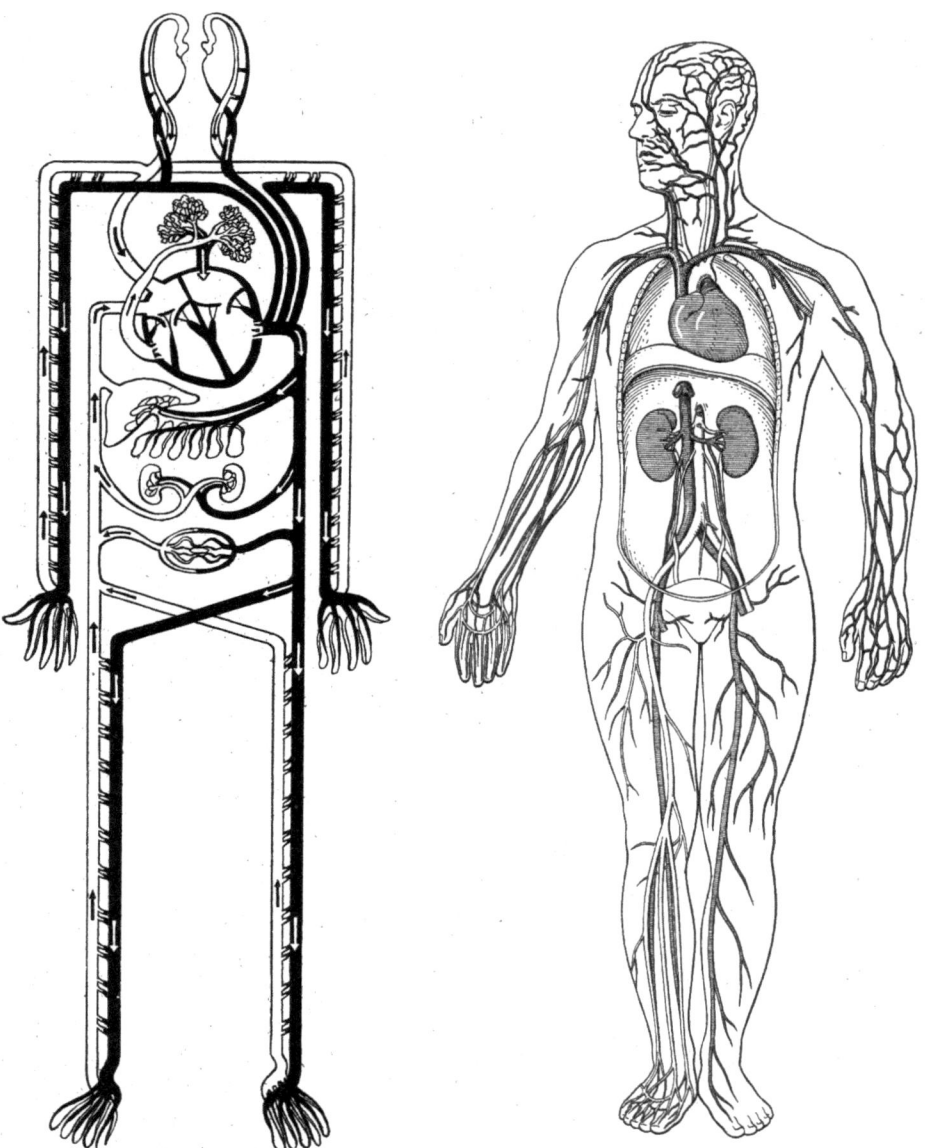

Abb. 48. Schematische Darstellung des großen und kleinen Blutkreislaufes. Schlagadern schwarz, Blutadern hell.

Abb. 49. Verlauf der großen Blutgefäße. Schlagadern hell, Blutadern schraffiert.

Die Blutgefäße. 57

immer kleiner werden die Schlagadern. Zuletzt haben sie nur noch wenig elastisches Gewebe, sondern bestehen hauptsächlich aus Ringmuskeln, die dazu dienen, den Blutstrom zu regeln. Wenn nämlich diese Ringmuskeln sich zusammenziehen, fließt wenig Blut in die Haargefäße, wenn sie sich öffnen, strömt reichlich Blut hindurch. Die Blutadern brauchen weniger elastisches Gewebe und Muskeln. Sie bestehen überwiegend aus Bindegewebe. In ihnen fließt das Blut ohne Druck zum Herzen zurück. Nach

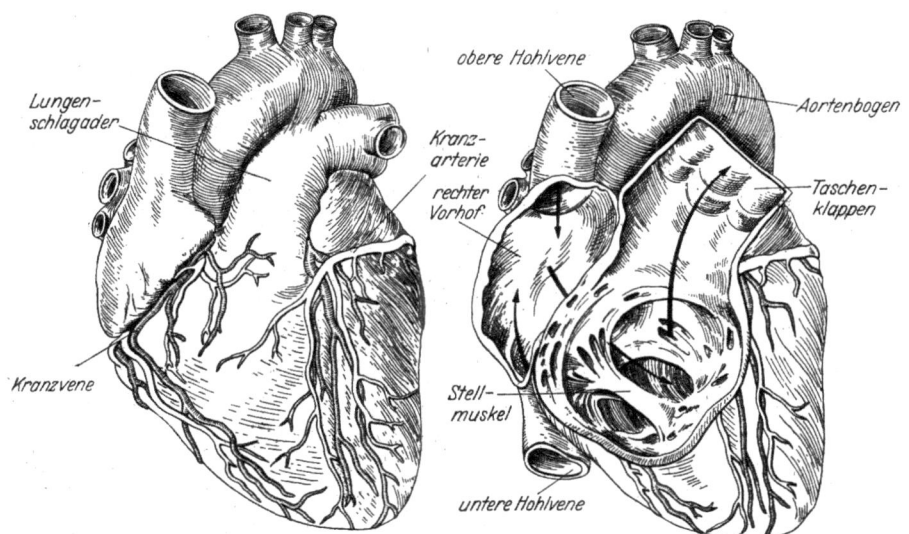

Abb. 50. Herz von vorn gesehen. Abb. 51. Dasselbe Herz, rechte Vorkammer, rechte Herzkammer, Lungenaorta aufgeschnitten.

den Kapillaren beginnen zunächst ganz kleine zarte Blutadern, werden größer, sammeln sich zu immer größeren Gefäßen, bis endlich in den großen Hohlvenen, der oberen und unteren, das Blut in starkem Strome zur rechten Vorkammer des Herzens zurückfließt.

Schlagadern und Blutadern werden nach den Körperteilen genannt, die sie durchfließen. So spricht man von der Brustschlagader, Bauchschlagader, Halsschlagader, Armschlagader, Oberarm-, Speichen- und Ellenschlagader. Und ebenso spricht man von Unterschenkelvenen, Oberschenkelvenen. Wir kennen eine Nierenschlagader, eine Nierenblutader usw. Im allgemeinen verlaufen die Schlagadern in der Tiefe und die Blutadern oberflächlicher. Die großen Sammelblutadern allerdings liegen ebenso tief wie die großen Schlagadern. In allen Blutadern sind Taschenklappen eingebaut, die wie Ventile wirken und das Blut nur in einer Richtung, nämlich zum Herzen zu, fließen lassen.

Das Herz besteht ganz und gar aus Muskelfleisch. Im Innern ist es hohl, und zwar ist diese Höhlung in vier Kammern eingeteilt. Wenn die Muskeln des Herzens sich zusammenziehen, dann verschwindet die Höhlung und ihr Inhalt wird mit Kraft hinausgepreßt. So preßt und pumpt das Herz bei jeder Zusammenziehung (bei jedem Schlage) das Blut aus sich heraus. Die linke Kammer drückt das Blut in die große Körperschlagader. Das zurückgekehrte Blut sammelt sich im rechten Vorhof. Der Vorhof drückt es in die rechte Kammer. Diese pumpt es in die Lungen. Aus den Lungen kehrt es, sauerstoffbeladen, in den linken Vorhof zurück, der es an die linke Kammer weitergibt. Rechte und linke Herzhälfte sind durch eine Scheidewand beständig getrennt. Die Vorhöfe und Kammern dagegen werden durch Klappen, die Zipfelklappen, voneinander geschieden. Diese Zipfelklappen werden durch Muskelpfeiler, die Stellmuskeln, jedesmal verschlossen, ehe die Herzkammer sich zusammenzieht. So kann kein Blut aus der Kammer in die Vorkammer zurückströmen. Da, wo die großen Schlagadern vom Herzen abgehen, sind Ventiltaschenklappen. Sie werden durch den Druck des Blutes selbsttätig geschlossen. Das Blut kann nicht in die Kammer zurück.

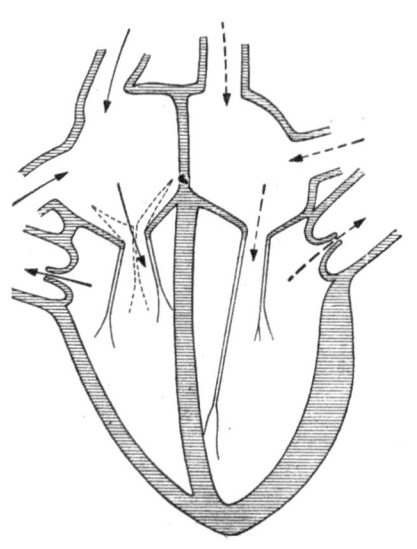

Abb. 52. Schema des Herzens.

Da die Arbeit des linken Herzens schwerer ist als des rechten, so sind die Wände der linken Kammer muskulöser und dicker als die der rechten. Wiederum haben beide Vorhöfe schwächere Muskelwände als die der Kammer.

Das Herz schlägt je nach den Anforderungen des Körpers 60, 70, 80 mal in der Minute oder auch noch mehr. Kinder haben einen rascheren Herzschlag als Erwachsene, das Neugeborene etwa 140. Dieser Herzrhythmus entsteht im Herzen selbst, und zwar im rechten Vorhof in einem Nervenknoten. Er wird durch das Reizleitungssystem auf die übrigen drei Herzteile übertragen. Strömt viel Blut zum Herzen zurück, dann füllt sich der rechte Vorhof in kurzer Zeit. Dieser Druck reizt den Nervenknoten, so daß er in rascher Folge das Herz schlagen läßt. Auf diese Weise paßt das Herz sich an den Blutbedarf des Körpers an. Bei körperlicher Arbeit oder auch bei Fieber schlägt das Herz rascher als bei Körperruhe. Ganz selbständig ist das Herz aber nicht. Sein Schlag kann durch den Vagus verlangsamt, durch den Sympathikus beschleunigt werden.

Bei jeder Herzarbeit entstehen feine elektrische Ströme. Diese Ströme kann man ableiten und aufzeichnen. Sie sagen uns genau, in welchem Rhythmus jeder einzelne Teil des Herzens arbeitet. Sie sagen uns auch, wie das Reizbildungs- und -leitungssystem arbeitet. Dieses sogenannte Elektrokardiogramm ist deshalb für den Arzt von großer Bedeutung geworden. Der Arzt untersucht außerdem die Herztöne, die teils durch die Arbeit des Herzmuskels, teils durch den Klappenschluß und endlich durch das Strömen des Blutes entstehen. Aus Änderungen dieser Herztöne oder Herzgeräusche schließt er auf krankhafte Veränderungen am Herzen und an den Herzklappen. Er untersucht den Puls, d. h. er zählt die Pulsschläge, und er fühlt den Druck, besser gesagt die Welle, die sich in den elastischen Schlagadern fortsetzt. Den Blutdruck mißt man, indem man einen Gegendruck mit einer Gummimanschette erzeugt und den Augenblick beobachtet, in dem der Druck in der Schlagader und der Gegendruck in der Gummimanschette einander gleich sind.

Das Herz ist außen von einer feinen, zarten Haut, Pericard genannt, überzogen und liegt in einem Beutel, dessen Wand ebenfalls von solchem spiegelglatten Häutchen überkleidet ist. Zwischen beiden befindet sich ein wenig Flüssigkeit. Das Herz kann sich also in seinem Beutel frei und ohne Reibung bewegen. Es ist etwa so groß wie die geballte rechte Faust des betreffenden Menschen und liegt im untersten Teile des Brustraumes, ein wenig links von der Mittellinie. Den Stoß der Herzspitze sehen oder fühlen wir zwischen der fünften und sechsten Rippe, etwas einwärts von der linken Brustwarze. Die Herzgröße mußte der Arzt früher durch Abklopfen bestimmen, heute dient die Röntgenaufnahme zur genauen Messung der Herzgröße.

5. Lymphe und Lymphgefäße.

Alle Zellen sind von einer feinen Flüssigkeit, der Lymphe, umgeben. In Wahrheit gibt das Blut seine Stoffe zunächst an die Lymphe ab, aus der die Zellen sie schöpfen. Und umgekehrt werden die Abfallstoffe auch

60

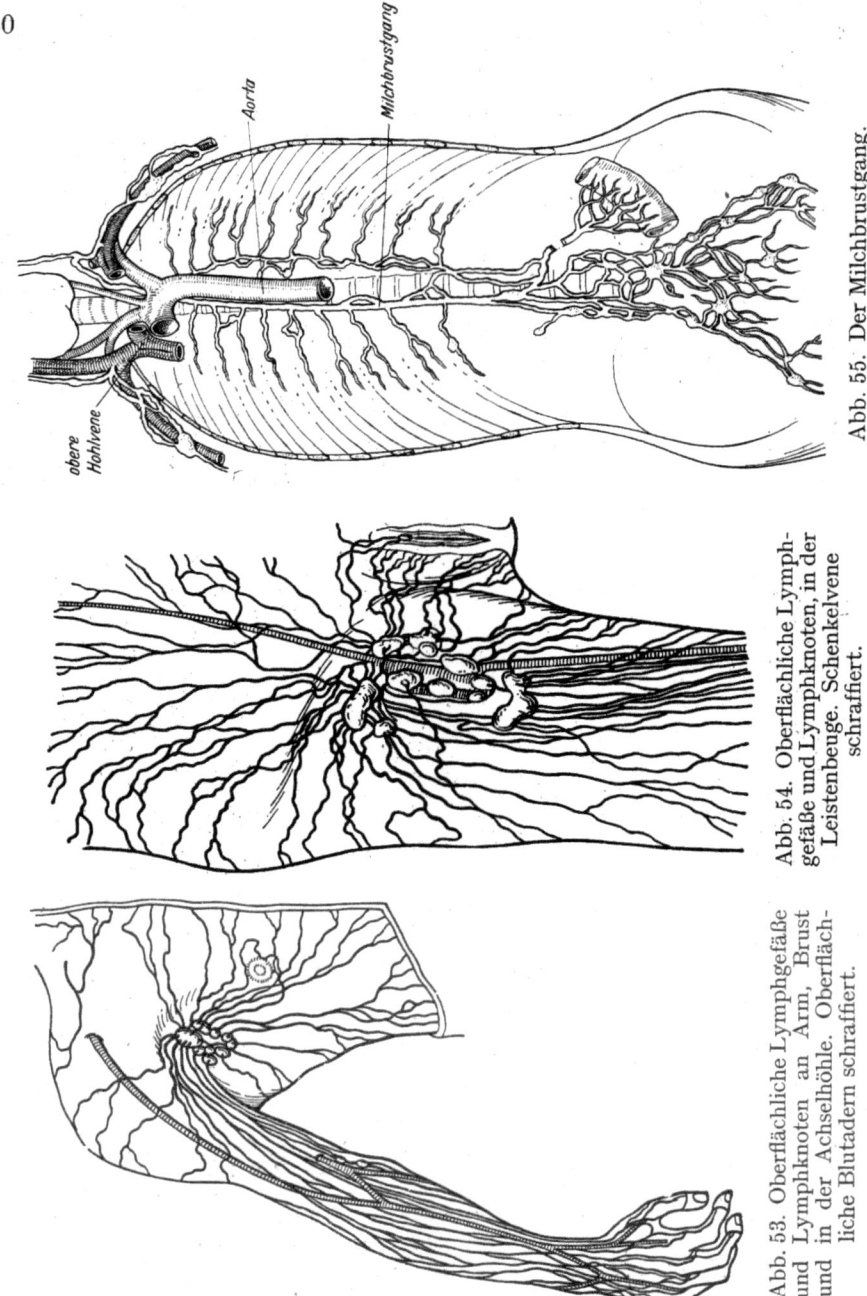

Abb. 55. Der Milchbrustgang.

Abb. 54. Oberflächliche Lymphgefäße und Lymphknoten, in der Leistenbeuge. Schenkelvene schraffiert.

Abb. 53. Oberflächliche Lymphgefäße und Lymphknoten an Arm, Brust und in der Achselhöhle. Oberflächliche Blutadern schraffiert.

zunächst einmal an die Lymphe abgegeben. Die Lymphe wird stets erneuert durch Flüssigkeit, die aus den Blutgefäßen aussickert. Hätten sie keinen Abfluß, würden die Gewebe bald aufschwellen, was denn auch in der Tat geschieht, sobald der Abfluß der Lymphe gehemmt ist.

Aus den offenen Lymphräumen sammelt sich das Gewebswasser in zarten Röhrchen. Die zarten Röhrchen finden sich zu größeren zusammen: es sind die Lymphgefäße. Immer ansehnlicher werden die Lymphgefäße, bis sie endlich im Milchbrustgang sich zusammenfinden, der in die rechte obere Hohlvene mündet. Den Namen Milchbrustgang hat er davon, daß die Lymphe nach fetthaltigen Mahlzeiten milchig getrübt ist.

Jedes Lymphgefäß wird kontrolliert durch ein Filter, das wir

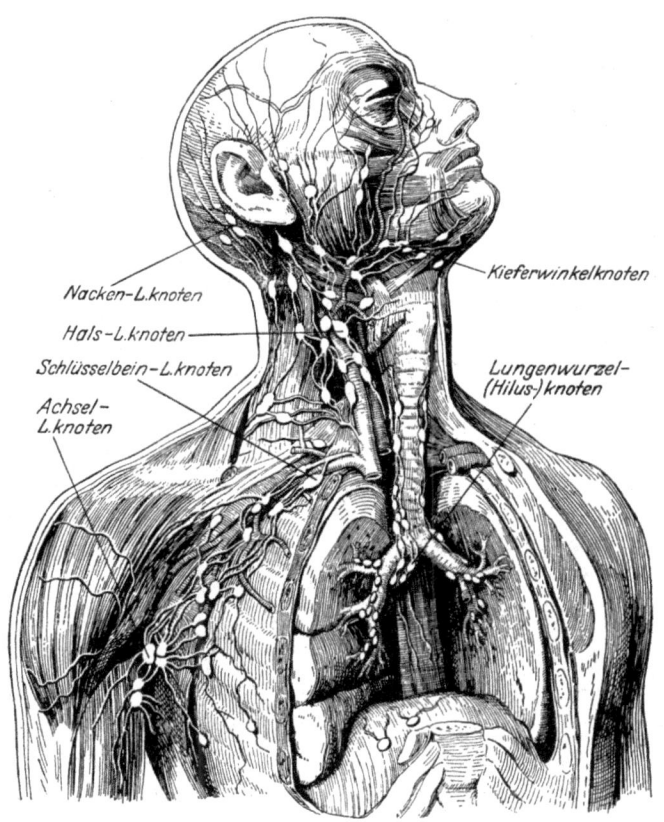

Abb. 56. Tief liegende Lymphgefäße und Lymphknoten an Kopf, Hals, Brust, Achselhöhle und in der Brusthöhle.

Lymphknoten nennen. Ein solcher Lymphknoten besteht aus mehreren Nestern von Lymphzellen, zwischen denen die Lymphe hindurchfließt. Bringt die Lymphe aus dem Gewebe Entzündungsstoffe oder Bakterien mit, so schwillt der Knoten an. Die schädlichen Stoffe können nicht ins Blut übertreten, und die weißen Blutkörperchen, die im Lymphknoten sich befinden, stürzen sich auf die Eindringlinge. Lymphknoten liegen in besonders großer Zahl in den Gelenkbeugen, z. B. in der Achselhöhle, in der Schenkelbeuge, aber auch am Hals, an der Lungenwurzel und im kleinen Becken. Bekannt ist auch der lymphatische Rachenring, ein Schutzwall von Lymphgewebe am Übergang von der Mundhöhle in den Rachenraum.

6. Wachstum und Fortpflanzung.

Wenn eine einzelne Zelle eine gewisse Größe erreicht hat, dann teilt sie sich. Hierbei teilt sich erst der Kern, dann der Zell-Leib. Die beiden Tochterzellen wachsen wiederum heran und teilen sich, wenn sie groß genug geworden sind, aufs neue. Beim einzelligen Lebewesen gehen Wachstum und Fortpflanzung ineinander über. In unserem Körper haben aber die verschiedenen Zellen ganz verschiedene Aufgaben übernommen. Wachstum und Fortpflanzung sind deshalb zwei verschiedene Vorgänge geworden. Beim Wachstum vermehren sich die Zellen unseres Körpers. Das Kind wächst heran zum Erwachsenen, und beim Erwachsenen vermehren und erhalten sich die Gewebe. Die Haut z. B. stößt täglich Millionen von Zellen ab, die täglich nachwachsen müssen. Das rote Knochenmark erzeugt täglich Milliarden von Blutkörperchen.

Für die Fortpflanzung dagegen werden in unseren ersten Lebenstagen einige Zellen abgesondert, die alle Möglichkeiten in sich bergen, sich aber nicht weiterentwickeln, nicht zu Muskeln, Bindegewebe, Blut ausdifferenzieren. Diese Zellen nennen wir Keimzellen. Der Körper umgibt sie mit Schutzhüllen und Hilfsorganen. Aus ihnen entstehen später die männlichen und weiblichen Fortpflanzungsorgane, die bei den Frauen Eier und bei den Männern Samen bilden.

Die weiblichen Fortpflanzungsorgane. Am Rande des kleinen Beckens liegen zwei Drüsen, so groß wie eine Feuerbohne, die Eierstöcke. Sie bergen zunächst einige hunderttausend Eianlagen, von denen aber nur 2—300 reif werden. Alle vier Wochen wächst in einem Bläschen (Graafschen Bläschen) ein Ei heran. Das Bläschen platzt, das reife Ei wird in die Bauchhöhle hinausgeschleudert. Es fliegt aber nicht weit, denn der Trichter des Eileiters fängt es auf und seine Flimmerhaare treiben es in den Eileiter hinein. Auf dem Flimmerstrom des Eileiters schwimmt es weiter bis in die Gebärmutterhöhle. Die Gebärmutter ist ein Hohlmuskel, der dazu bestimmt ist, das befruchtete Ei neun Monate lang zu bergen und zu ernähren. Die jungfräuliche Gebärmutter ist so groß wie eine kleine Birne und wiegt etwa 100 Gramm. Die Gebärmutter

Wachstum und Fortpflanzung.

liegt leicht nach vorn geneigt zwischen Mastdarm und Harnblase. Man kann an ihr den Gebärmuttergrund, den Gebärmutterkörper und den Gebärmutterhals unterscheiden. Mit der Außenwelt steht sie durch die Scheide, ein Hautrohr, in Verbindung. Die Mündung der Gebärmutter in die Scheide nennt man den äußeren Muttermund. Den Übergang des Gebärmutterkörpers in den Gebärmutterhals unterscheidet man als inneren Muttermund. Die Gebärmutter wird in ihrer Lage durch Bänder gehalten, die Mutterbänder, ernährt wird sie durch zwei kräftige Schlagadern. Die weibliche Scheide ist nach außen abgeschlossen durch die kleinen und großen Schamlippen. Zwischen den kleinen Schamlippen, dem Scheidenvorhof, mündet die Harnröhre. Die Scheide selbst ist ein dehnbarer Bindegewebsschlauch, der mit einer mehrschichtigen Schleimhaut ausgekleidet ist.

Je nachdem, ob in der Ampulle des Eileiters befruchtungsfähiger Samen

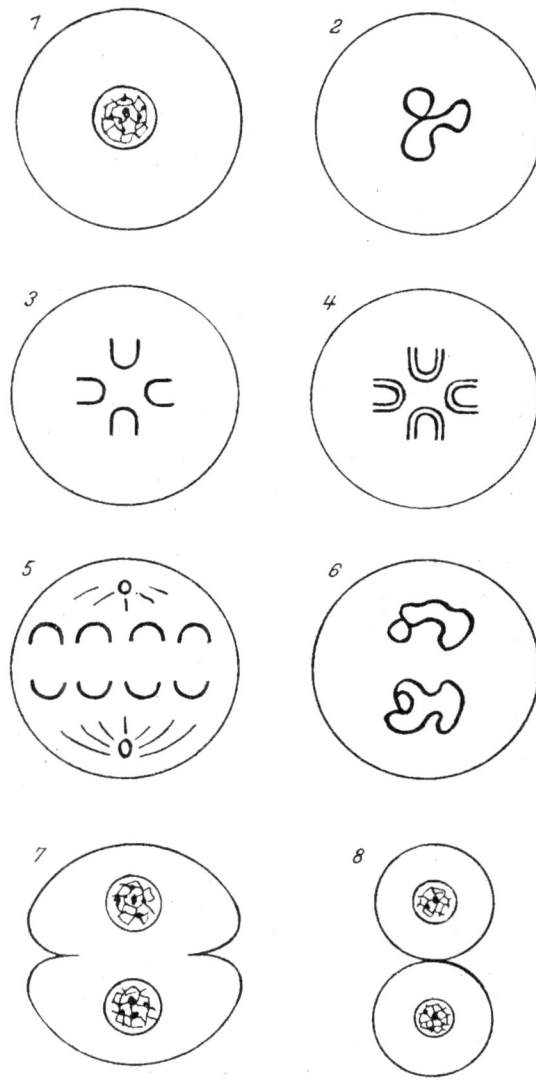

Abb. 57. Zellteilung (Mitose).
1 ruhender Zellkern   2 Faden des Chromatins
3 Kernschleifen   4 Kernschleifen
5 Äquatorialplatte   längs geteilt
7 2 neue Kerne, der   6 2 Chromatin-Fäden
   Zelleib teilt sich 8 2 neue Zellen

auf das Ei wartet oder nicht, ob also ein befruchtetes, einpflanzungsfähiges Ei in der Gebärmutter ankommt oder ein unbefruchtetes, bleibt die für die Einpflanzung vorgebildete Gebärmutterschleimhaut erhalten und die Schwangerschaft von 280 Tagen schließt sich an, oder die nun zwecklos gewordene Schleimhaut wird abgestoßen, wobei auch 80—100 ccm Blut verlorengehen. Diese vierwöchentliche Blutung, die bedeutet, daß ein Ei gebildet, aber nicht befruchtet wurde, nennt man Menstruation, Periode oder Regel.

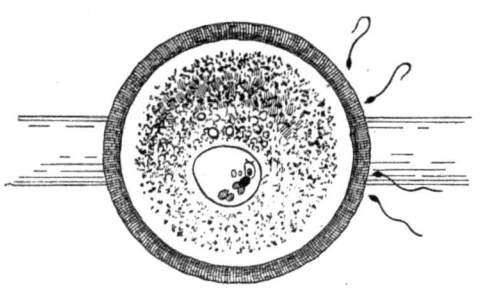

Abb. 58. Eizelle und 4 Samenfäden, etwa 250fach vergrößert; zur Veranschaulichung der Größe ist ein menschliches Haar bei derselben Vergrößerung quer dahinter gezeichnet.

Pflanzt sich ein befruchtetes Ei ein, dann wird der gesamte Körperhaushalt der Frau umgestaltet. Der mütterliche Körper muß das Kind mit ernähren, beatmen, seine Schlacken entfernen. Ein besonderes Ernährungsorgan, der Mutterkuchen, wird gebildet. Die Brustdrüsen, bisher nur in der Form angelegt, wachsen heran, so daß sie am Ende der Schwangerschaft Milch absondern können. Diesen ganzen Umbau steuert der gelbe Körper, der sich aus dem Graafschen Bläschen bildet, wenn das Ei befruchtet worden ist.

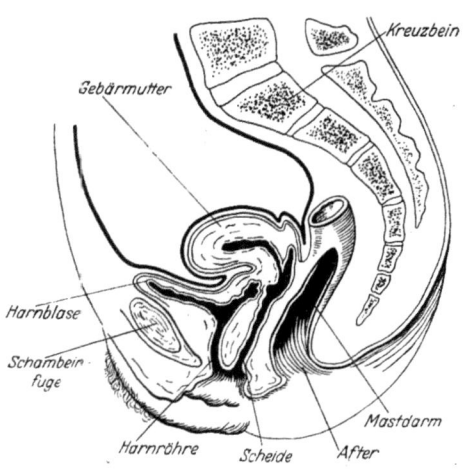

Abb. 59. Schnitt durch das weibliche Becken.

Die männlichen Keimdrüsen liegen beim Embryo auch im Bauchraum, wandern aber kurz vor der Geburt durch den Leistenkanal aus der Bauchhöhle hinaus in den Hodensack. Der Hoden ist erfüllt von Schläuchen, den Samenkanälchen, in denen aus den Samenmutterzellen die Samenfäden entstehen. Auf dem Hoden sitzt wie eine Kappe der Nebenhoden, der eine Flüssigkeit absondert, die die Samenfäden beweglich macht. Durch den

Wachstum und Fortpflanzung.

langen Samenleiter wird die Samenflüssigkeit nun zu den Samenblasen gebracht. Dann durchdringt der Samenleiter die Vorsteherdrüse und mündet in die untere Harnröhre. Von der Vereinigungsstelle ab haben Harn und Samen einen gemeinsamen Weg, zum Unterschied der Verhältnisse bei der Frau, bei der Harn- und Geschlechtsorgane voneinander getrennt sind. Die männliche Harnröhre verläuft im männlichen Glied, das für seine doppelte Aufgabe durch Schwellkörper tauglich gemacht wird. Diese Schwellkörper, drei an der Zahl, sind Bindegewebsschwämme, die für gewöhnlich weich und schlaff sind, sich aber so mit Blut füllen können, daß sie nun groß und prall-elastisch werden. Auf diese Weise wird aus der Harnröhre

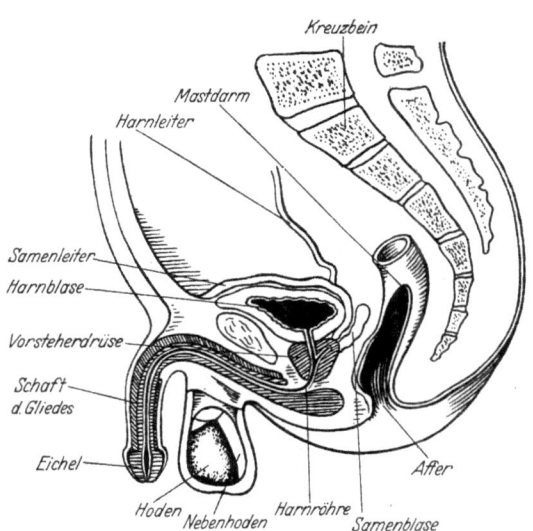

Abb. 60. Schnitt durch das männliche Becken.

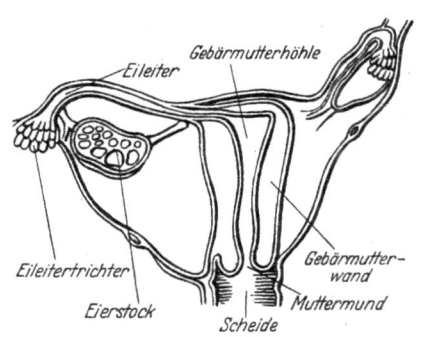

Abb. 61. Übersicht über die weiblichen Fortpflanzungsorgane.

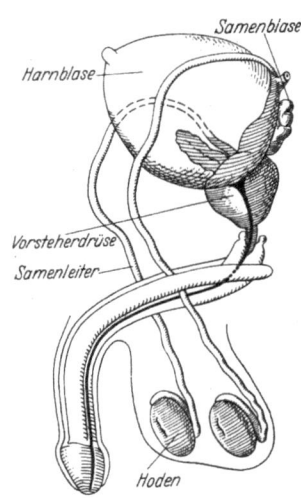

Abb. 62. Übersicht über die männlichen Fortpflanzungsorgane.

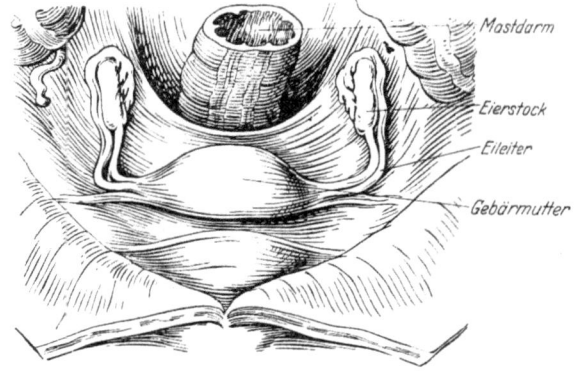

Abb. 63. Blick ins kleine Becken von oben.

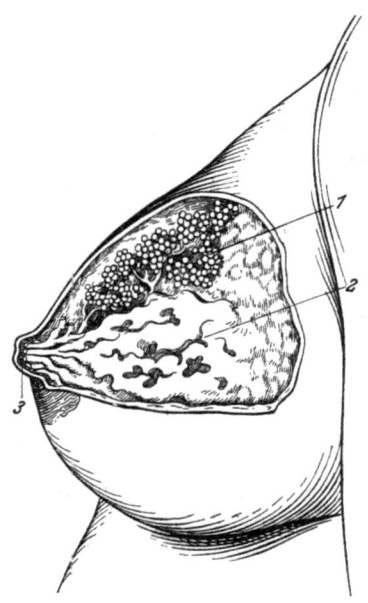

Abb. 64. Weibliche Brust, Milchdrüsen und Ausführungsgänge; oben der Bau eines Drüsenlappens schematisch gezeichnet.

1 Drüsenläppchen. 2 Milchgänge. 3 Mündungen der Milchgänge auf der Brustwarze.

das Begattungsorgan. Man unterscheidet an ihm Wurzel, Schaft und Eichel. Die verschiebliche Haut, die die Eichel in Ruhe bedeckt, nennt man Vorhaut.

Die befruchtete Eizelle bildet während ihrer Wanderschaft durch den Eileiter eine Hülle mit kleinen Zotten oder Würzelchen aus, die sich, in der Gebärmutter angekommen, in die Schleimhaut einsenken. Aus Gebärmutterschleimhaut und Zotten entsteht der Mutterkuchen, die Plazenta. Der Embryo liegt in zwei Hüllen, dem schon beschriebenen Chorion und einer inneren Hülle, dem Amnion. Durch viele Wandlungen seiner Gestalt wächst er heran, ist im ersten Monat 1 cm lang, im zweiten 4 cm usw., bis zum 5. Monat 25 cm und endlich am Ende des 10. Schwangerschaftsmonats, also am 280. Tag, 50 cm lang.

Die Gebärmutter folgt diesem Wachstum. Ihr Grund steigt aus dem kleinen Becken in den Bauchraum. Ende des 4. Monats ist dieser Zeitpunkt erreicht. Im 6. Monat steht er in Nabelhöhe, im 9. Monat am Rippenbogen, im 10. Monat senkt die Gebärmutter sich wieder. Der mütterliche Körper wird durch die Schwangerschaft stark belastet, mechanisch durch das Gewicht: (Frucht 3000 g, Mutterkuchen 1000 g, Fruchtwasser 1000 g, vergrößerte Gebärmutter 1000 g) — und im Stoffwechsel durch Ernährung, Beatmung und Ausscheidung. Diese

Belastungen führen zu Senk- und Plattfußbeschwerden, Krampfadern an den Beinen, in manchen Fällen auch Übelsein, Erbrechen und bei krankhaften Stoffwechselstörungen zu Krämpfen. Durch allerlei Störungen kann eine Schwangerschaft vorzeitig unterbrochen werden. In den ersten Monaten sprechen wir von Fehlgeburt, vom 6. Monat ab von Frühgeburt. Um alle diese Störungen zu vermeiden oder zu mildern, soll jede Schwangere von Anfang an zur Schwangeren-Beratungsstunde gehen.

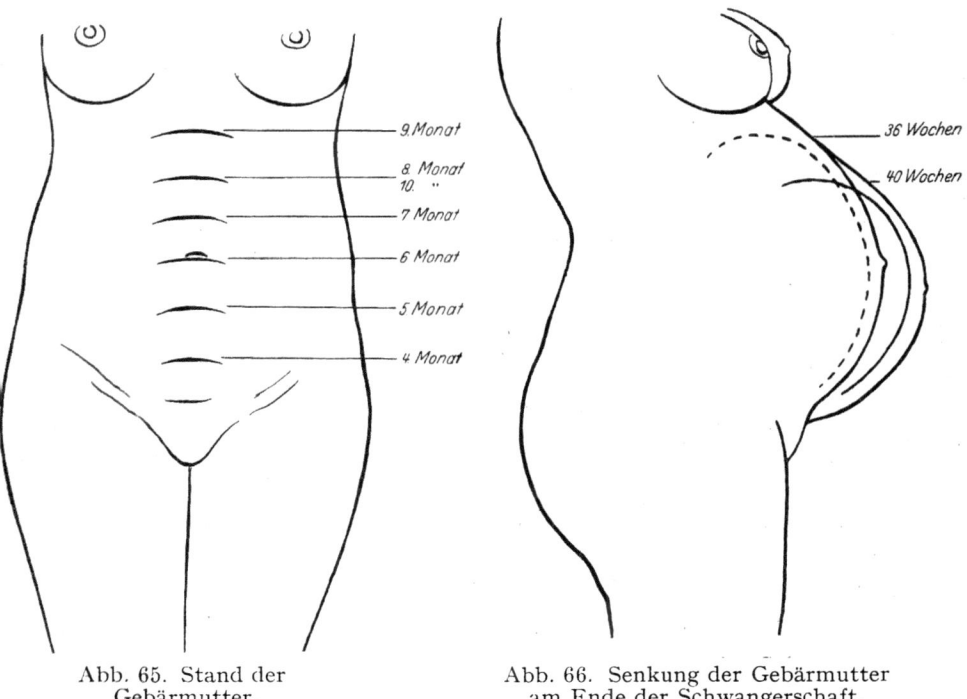

Abb. 65. Stand der Gebärmutter.

Abb. 66. Senkung der Gebärmutter am Ende der Schwangerschaft.

Es wachsen wohl alle Zellen und Gewebe, sie wachsen aber in ganz verschiedenem Zeitmaß. Der Säugling und das kleine Kind sind kein verkleinerter Erwachsener. Ihr Körper ist chemisch anders zusammengesetzt. Er ist z. B. viel wasserreicher, Neugeborene 75%, Erwachsene 66% Wasser, aber auch das Verhältnis der inneren Organe zueinander und die Maßverhältnisse der Gliedmaßen sind ganz anders als beim Erwachsenen. Am meisten fällt auf, daß der Kopf beim Neugeborenen $1/4$—$1/5$ der Körperlänge ausmacht, beim Erwachsenen nur noch $1/7$. Wie überall in der Natur beobachten wir, daß der Mensch nicht mechanisch gleichmäßig wächst, sondern in Rhythmen. Auf Zeiten starken Längenwachstums folgen Zeiten des Stillstandes oder des Breitenwachstums. Wir sprechen von Zeiten der Streckung und der Fülle. Sehr auffallend ist die Zeit der Fülle bis zum 4. Lebensjahr. Dann kommt zwischen dem 5. und 7. Lebensjahr eine starke Streckung, die wiederum kurz vor der sogenannten Reifezeit durch eine zweite Fülle abgelöst wird. Die Reifezeit selbst beginnt

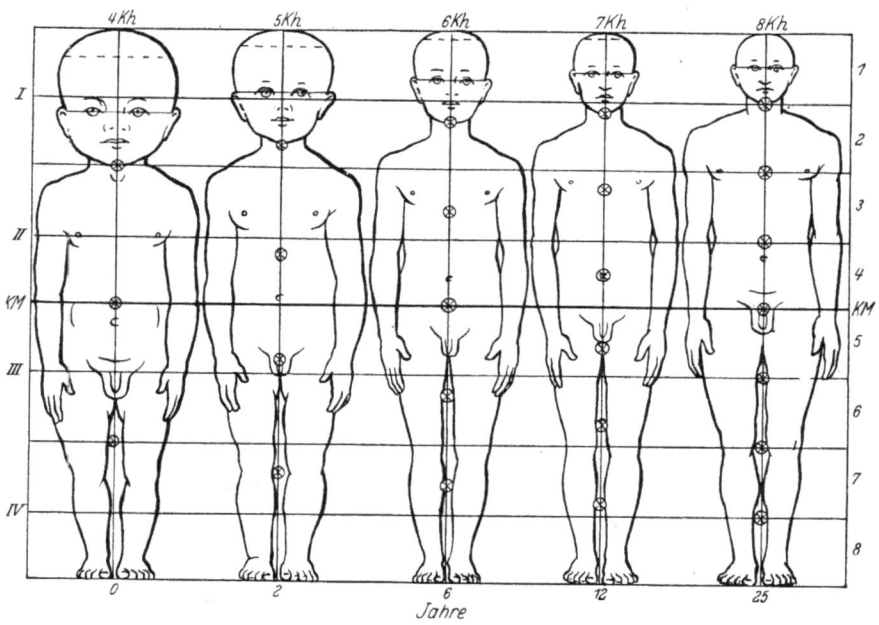

Abb. 67a. Maßverhältnisse des Körpers in verschiedenen Lebensaltern. (Nach Stratz.)

beim Mädchen im 11./12., beim Knaben im 13./14. Lebensjahr mit einer Streckung und endet beim Mädchen im 16., beim Knaben im 18. Jahr wiederum mit Fülle und Breitenentwicklung. In der Reifezeit werden die Körper völlig umgestaltet. Die sekundären Geschlechtsmerkmale werden herausgebildet. Aus dem Kind wird der Erwachsene. Es entwickeln sich die endgültigen Körperproportionen, die Behaarungstypen bei Mann und Frau, die Stimmlage. Mit der ersten Menstruation und der ersten Samenentleerung ist dieser Lebensabschnitt abgeschlossen. Es sei aber nicht vergessen, darauf hinzuweisen, das alle diese Wachstumsvorgänge vom

Wachstum und Fortpflanzung.

ersten bis zum 20. Lebensjahre mit deutlichen seelischen und geistigen Veränderungen verbunden sind.

Das Ergebnis der Entwicklungszeit sind der erwachsene Mann und die erwachsene Frau, denn der Mensch lebt nicht als neutrales Wesen. Mann

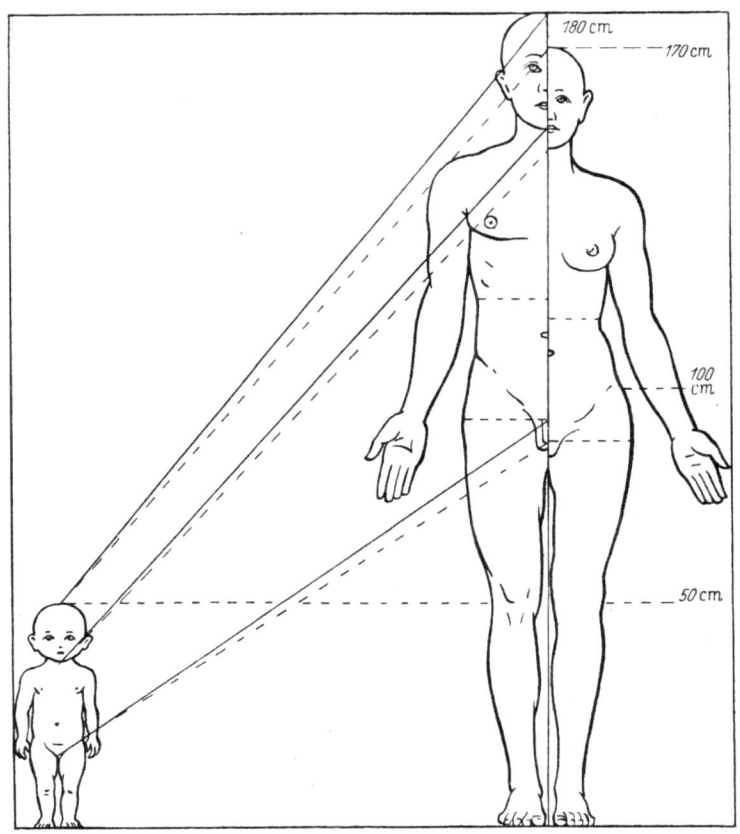

Abb. 67b. Das Wachstum vom Säugling zum Mann und zur Frau. (Nach Stratz.)

und Frau sind unterschieden in Körpergröße (Durchschnitt des Mannes 1,68 m, der Frau 1,56 m), im Körpergewicht, in der Verteilung der Gewebe und Organe. Der Anteil des Fettgewebes ist bei der Frau größer als beim Manne, verschieden ist der Knochenbau, zarter bei der Frau als beim Manne, das Becken weiter in seiner Öffnung, verschieden sind auch Anfälligkeit und Widerstandskraft; Frauen sind bei im allgemeinen größerer Anfälligkeit meist widerstandsfähiger gegen Krankheiten und Not als Männer. Es gibt aber hierin große persönliche Unterschiede.

Wenn zunächst einmal vom Bau des Menschen ganz allgemein gesprochen wird, so ist auch das nur bedingt richtig. Die Menschen sind nicht gleich. Jeder ist ein Individuum, eine einmalige Erscheinung. Um

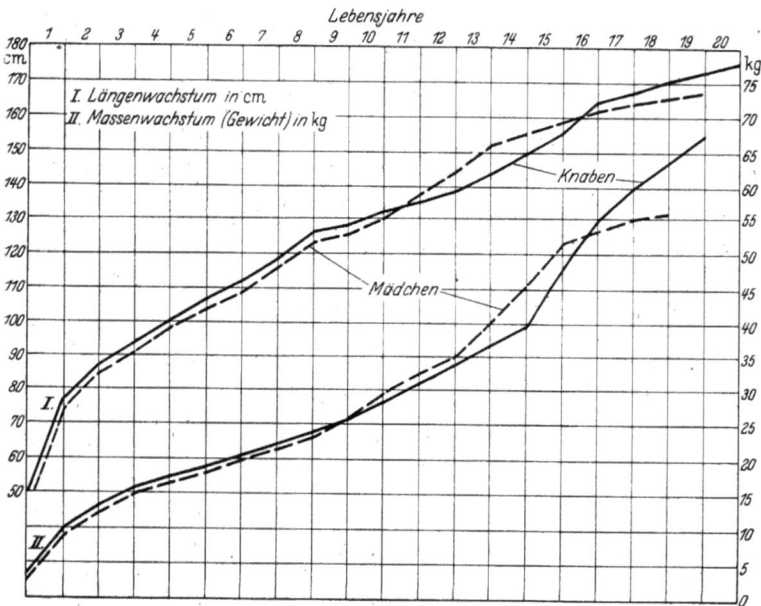

Abb. 67c. Der Verlauf des Wachstums in den ersten 20 Lebensjahren.

sich aber allmählich besser zurechtzufinden, hat man immer wieder versucht, die Menschen in Typen einzuteilen. Am allgemeinsten angenommen ist die Typeneinteilung von Ernst Kretschmer, der die rundlichen, kurzgliedrigen ,,pyknischen" Menschen unterscheidet von den schmalen, hochwüchsigen, schlanken ,,leptosomen". Als dritte Gruppe will er noch die kräftigen, athletischen abtrennen, worin ihm allerdings nicht alle Forscher folgen. Zu den Körpertypen gehören auch bestimmte Charaktereigenschaften und bestimmte Krankheitstypen. So liegt die Stimmung der kurzen Pykniker zwischen heiterer, weltoffener Zugänglichkeit und Melancholie. Wenn sie seelisch tiefer erkranken, werden sie manisch-

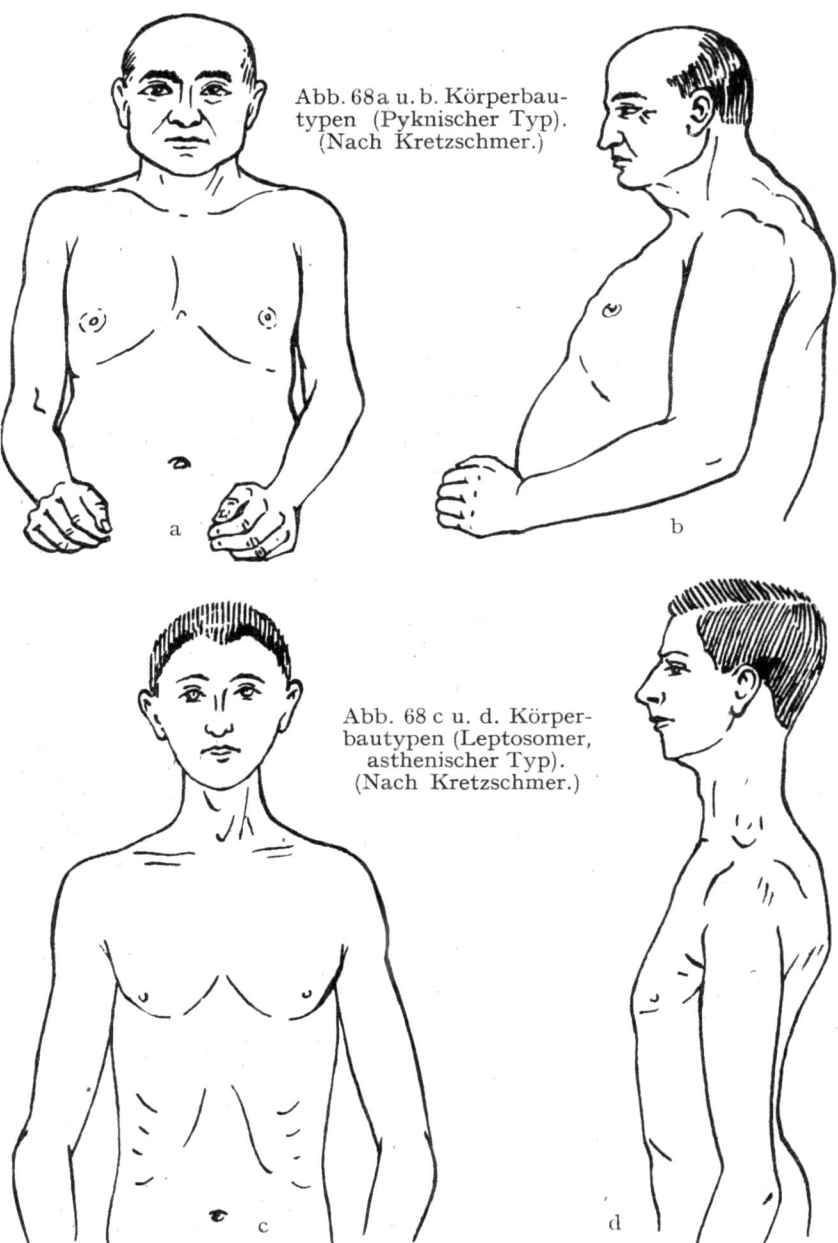

Abb. 68a u. b. Körperbautypen (Pyknischer Typ). (Nach Kretzschmer.)

Abb. 68 c u. d. Körperbautypen (Leptosomer, asthenischer Typ). (Nach Kretzschmer.)

depressiv. Körperlich leiden sie unter Kreislaufstörungen, Zuckerkrankheit, Gicht, Fettsucht. Die Schlankwüchsigen dagegen sind die Kühlen, Verschlossenen, Empfindlichen, Feinsinnigen, deren Stimmungslage zwischen krankhafter Reizbarkeit und schwärmerischer Ekstase schwankt. Wenn sie seelisch erkranken, werden sie schizophren. Ihre körperlichen Leiden sind vor allem Gewebsschwäche, Eingeweidesenkung, Magengeschwür. Umstritten ist ihre Neigung zu Tuberkulose.

7. Die Organe der Reizbarkeit und Reizverarbeitung.

a) Das Nervensystem.

Die vielen Gewebe und Organe des Menschen müssen zu einheitlichem, einträchtigem, aufeinander abgestimmtem Handeln vereinigt werden. Das ganze Menschenwesen muß auf die Einflüsse der Umwelt antworten, und zwar so, daß das Leben und die Gesundheit erhalten bleiben. Dazu müssen die Reize der Umwelt aufgenommen, verarbeitet und endlich das Ergebnis dieser Verarbeitung allen Organen mitgeteilt werden. Diesem Zweck der Reizaufnahme, Reizverarbeitung und schließlich Mitteilung an den ganzen Körper dienen die Sinnesorgane, die Nervensysteme und die Drüsen mit innerer Sekretion.

Die Träger der Reizaufnahme und Reizantwort sind die Nervenzellen, die aus Zelleib, Zellkern mit Kernkörperchen und einem oder mehreren Nervenfäden bestehen. Meist ist ein Nervenfaden lang und verbindet die Nervenzellen mit dem Sinnesorgan oder dem Erfolgsorgan, die kurzen Fäden verbinden die Nervenzellen untereinander. Die Einheit: Nervenzelle-Nervenfäden nennt man ein Neuron.

Der Mensch besitzt zwei Nervensysteme. Eines für den inneren Körperhaushalt. Es ist netzförmig und durchzieht und umspinnt alle Organe. Seine Tätigkeit wird uns nicht bewußt. Man nennt es deshalb das unbewußte, oder auch das sympathische, das Eingeweidenervensystem. Seine Fasern sind grau. Es hat nicht ein Zentrum, sondern viele im Körper verteilte Nervenknoten. Mit dem zentralen System steht es durch viele Fasern in Verbindung.

Eine größere Anzahl sympathischer Nervenknoten liegen rechts und links der Wirbelsäule. Sie sind miteinander durch Nervenfasern verbunden. So entsteht der sogenannte Grenzstrang. Von ihm ziehen Verbindungsfasern zum Rückenmark. Ein anderer Nervenknoten liegt vor dem Magen und ist als Sonnengeflecht allgemein bekannt.

Die Organe der Reizbarkeit und Reizverarbeitung. 73

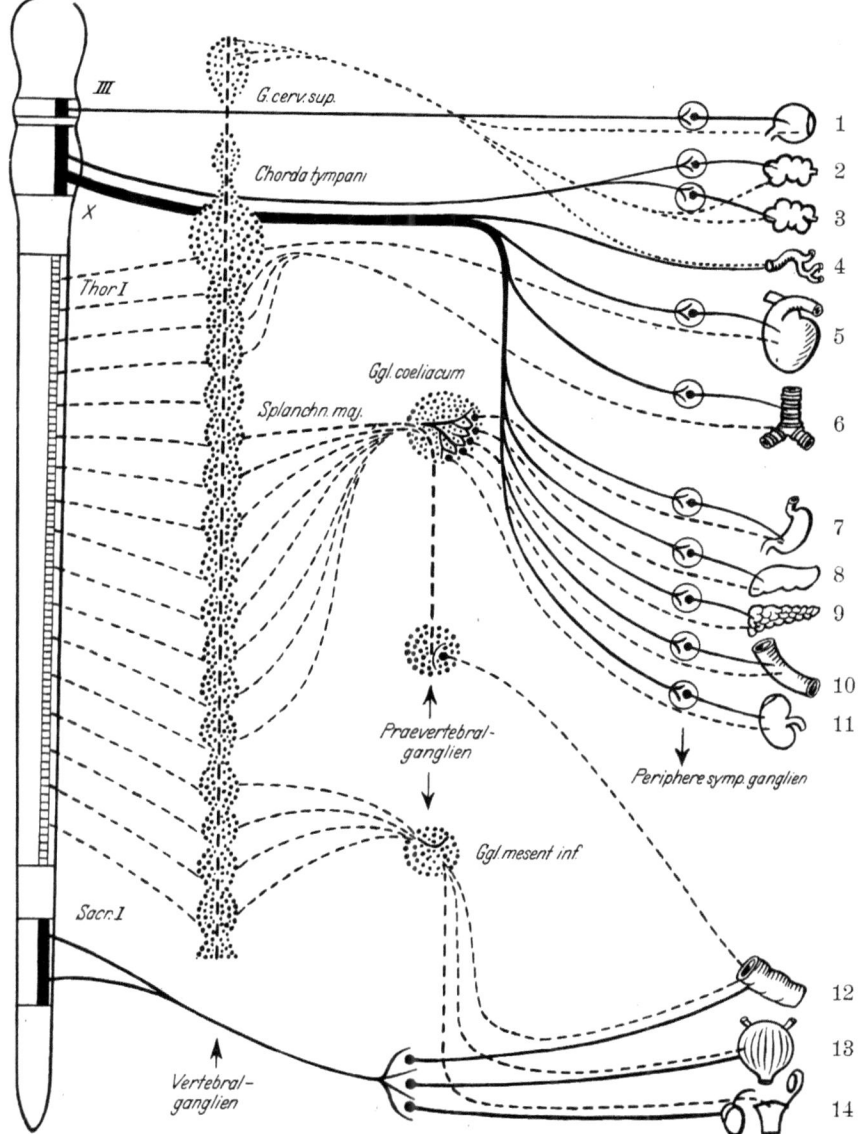

Abb. 69. Übersicht über das unbewußte Nervensystem.
Jedes Organ hängt an 2 Zügeln: Sympathikus − − − und Parasympathikus ———.
1 Auge 2 Tränendrüse 3 Speicheldrüsen 4 Blutgefäße 5 Herz 6 Luftröhre und Lunge 7 Magen 8 Leber
9 Bauchspeicheldrüse 10 Dünndarm 11 Nieren 12 Dickdarm, Mastdarm 13 Harnblase 14 Geschlechtsorgane. (Nach Harms.) Links schematisch das Rückenmark, rechts davon punktiert der Grenzstrang.

Alle inneren Organe werden von zwei sympathischen Nerven versorgt. Der eine treibt an, der andere hemmt. Den einen nennt man Sympathikus, den anderen Parasympathikus. Zum Parasympathikus gehört vor allen Dingen der zehnte Hirnnerv, der Vagus und die sympathischen Fasern aus dem untersten Rückenmarkabschnitt. Es ist also dafür gesorgt, daß alle Organe im Gleichgewicht bleiben. Arbeitet das Herz zu schnell, wird es vom Vagus beruhigt, arbeitet es zu langsam, vom Sympathikus angetrieben. Bestimmte Medikamente wirken auswählend auf die antreibenden oder hemmenden Fasern des sympathischen Nervensystems. Das gibt dem Arzt die Möglichkeit, bei Störungen regulierend einzugreifen.

Das zweite Nervensystem erzeugt unsere bewußten Handlungen. Es hat im Gehirn und Rückenmark eine Zentrale und heißt deshalb Zentralnervensystem. Die Neurone des Zentralnervensystems haben weiße, durch eine Markscheide isolierte lange Nervenfortsätze. Am Ende dieses Fortsatzes sitzt entweder eine Sinneszelle, oder er endet in einem Muskel, in einer Drüse. Das Neuron mit der Sinneszelle ist ein sensibles, ein reizaufnehmendes Neuron, das am Muskel endende ist ein motorisches, ein Befehlsneuron. Man nennt das eine auch zentripetal, weil es zum Zentrum hinläuft, das andere zentrifugal. Für jede Nervenarbeit sind mindestens zwei Neurone nötig. Die Sinneszelle nimmt den Reiz auf, der Nerv leitet ihn zur Nervenzelle. Die aufnehmende Nervenzelle schaltet um auf die befehlende. Von dieser geht der Reiz durch den Nerv hinaus

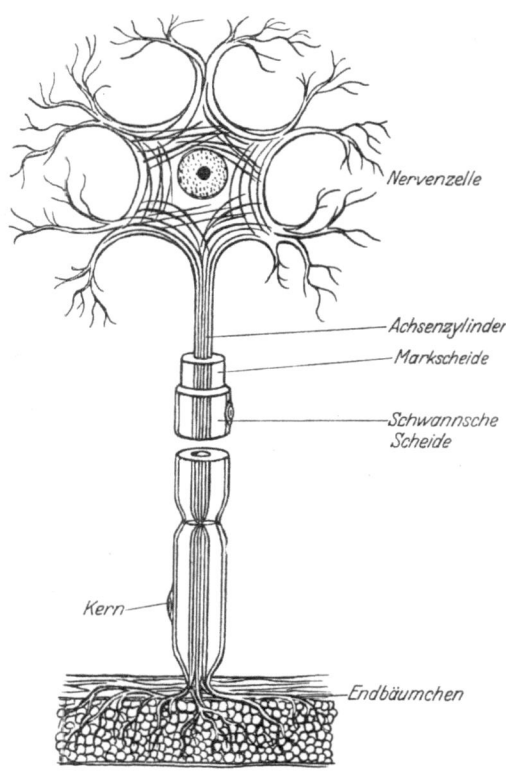

Abb. 70. Das Neuron. Schematisch.

Nervensystem.

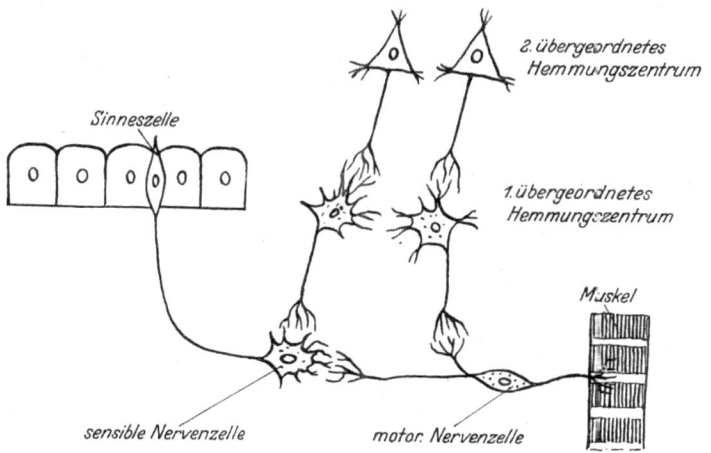

Abb. 71. Der Reflexbogen. [Nach Harms (dieser wiederum aus Plate)].

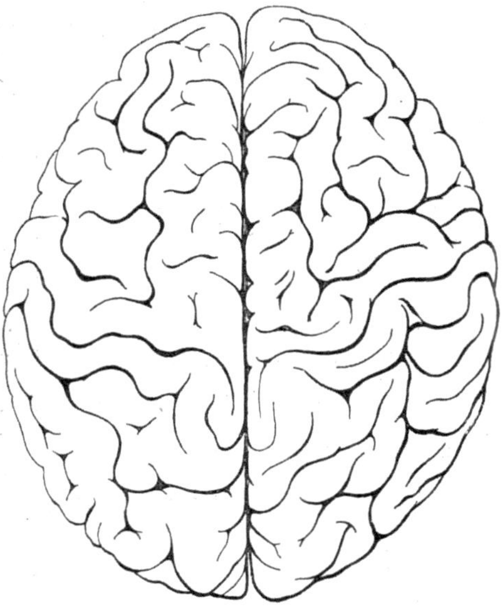

Abb. 72. Gehirn von oben.

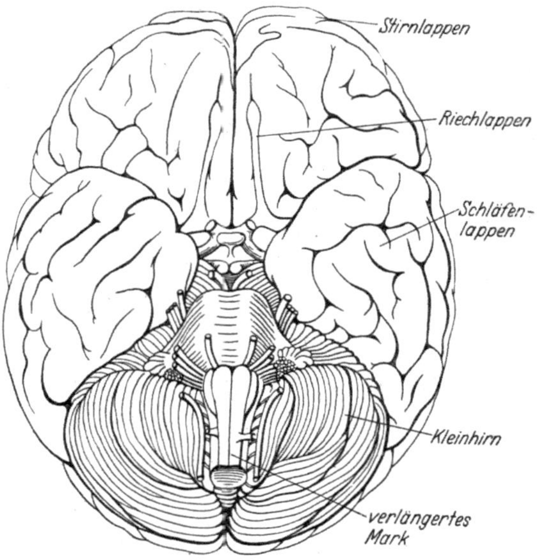

Abb. 73. Gehirn von unten.

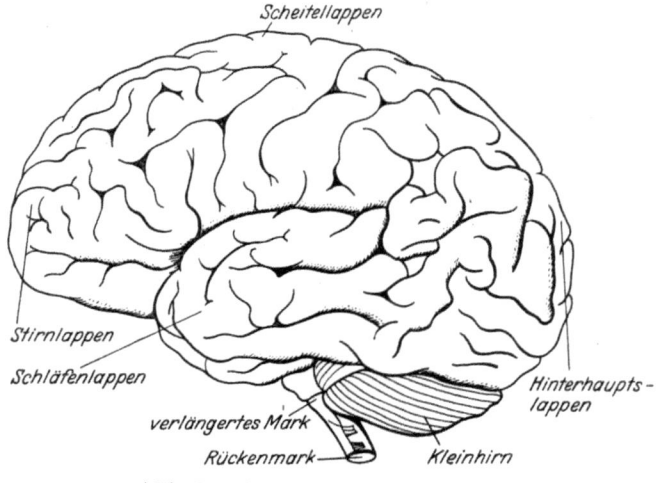

Abb. 74. Gehirn von der Seite.

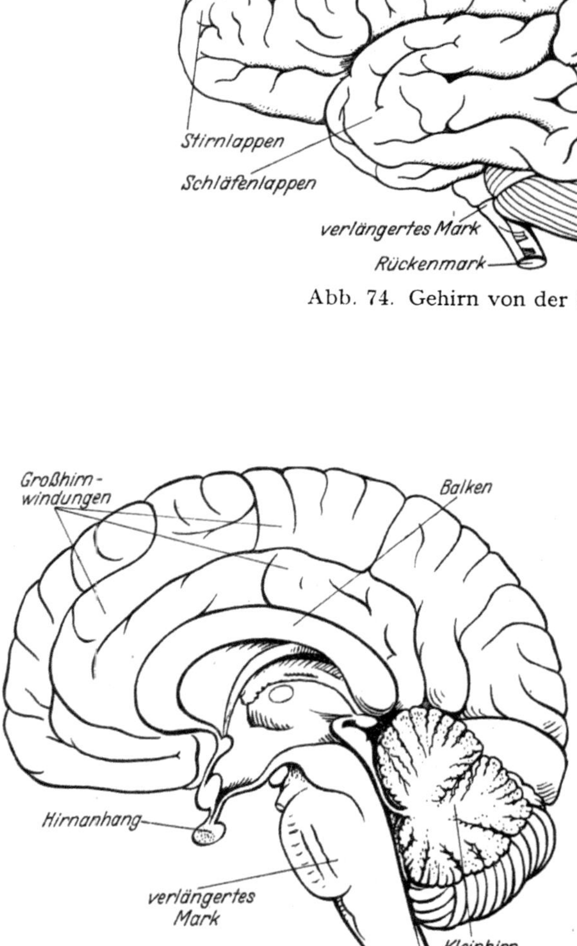

Abb. 75. Mittelschnitt durch das Gehirn.

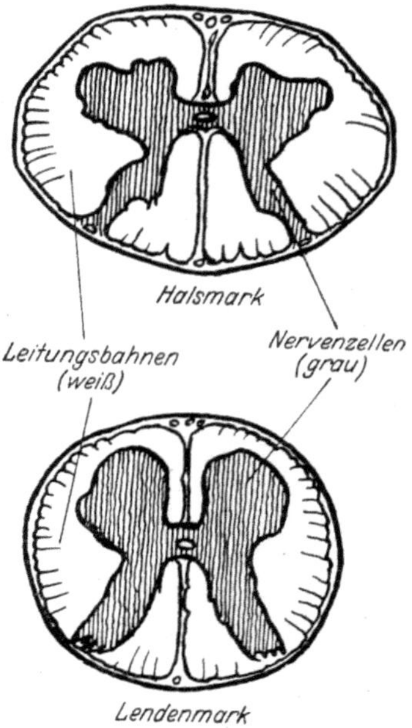

Abb. 76. Querschnitt durch das Rückenmark.

an den Muskel. Eine solche einfache Umschaltung geht noch ohne Bewußtsein vor sich. Wir nennen sie einen Reflex. Niedere Tiere haben nur Reflexe. Bei uns sind aber zwischen ankommendem Reiz und abgehendem Befehl fast stets Kontrollnervenzellen eingeschaltet. Wir nennen sie Hemmungen oder Hemmungsbögen, die ihren Sitz im Großhirn, und zwar in der Großhirnrinde haben. Uns werden die Sinneseindrücke bewußt. Wir erkennen und vergleichen den neuen Eindruck mit früheren. Erst dann geben wir Anordnungen an unsere Muskeln.

Das zentrale Nervensystem setzt sich zusammen aus Gehirn, Rückenmark, Nerven und Sinnesorganen. Das Gehirn baut sich auf aus dem Hirnstamm, dem Kleinhirn und dem Großhirn. Im Großhirn liegen die Nervenzellen außen in der Rinde, die deshalb grau aussieht. Innen ziehen die Verbindungsfasern von einem Hirnteil zum anderen. Deshalb ist das Hirnmark weiß. Umgekehrt ist's im Rückenmark. Alle Hirnteile bergen im Innern flüssigkeitsgefüllte Höhlen, die Hirnventrikel bzw. den Rückenmarkskanal. Um sich zu verständigen, hat man die einzelnen Teile des Gehirns benannt. Zunächst fällt die Trennung in eine rechte und linke Halbkugel

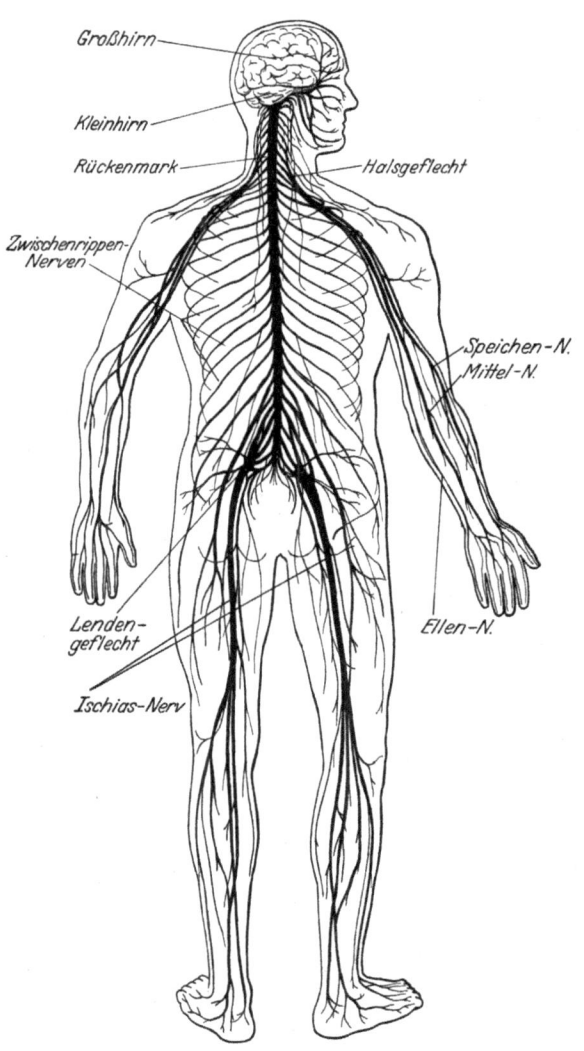

Abb. 77. Übersicht über das Zentralnervensystem.

(Hemisphäre) auf. Beide sind durch den sogenannten Balken miteinander verbunden. Die beiden Hirnhälften entsprechen der rechten und linken Körperhälfte und zwar kreuzen sich die von ihnen ausgehenden Nervenbahnen, so daß zur rechten Körperhälfte die linke Hirnhemisphäre gehört und umgekehrt. Dann sehen wir einzelne große Lappen: Vorderhauptslappen, den Schläfenlappen, die Scheitellappen, Hinterhauptslappen. Um die Oberfläche zu vergrößern, hat die Hirnrinde sich vielfach eingesenkt und gewunden. Alle diese Windungen haben Namen. Die Hirnanatomen haben auch bestimmte Felder für das Sehen, Hören, Riechen, Schmecken, für die Bewegungen der Beine und Arme herausgefunden. Unter dem Hinterhauptslappen liegt in zwei Halbkugeln das Kleinhirn, durch den Lebensbaum in der Mitte verbunden. Alle Hirnteile endlich münden in den Hirnstamm, geteilt in die Brücke, Vierhügelgegend, verlängertes Mark. Ohne scharfe Grenze geht das verlängerte Mark ins Rückenmark über. Am Hirnstamm sehen wir aber noch einige einzelne Bildungen: da ist der Trichter mit dem Hirnanhang, ferner die Epiphyse oder Zirbeldrüse.

Aus dem Gehirn entspringen zwölf Nervenpaare. Der erste ist der Riechnerv, der zweite der Sehnerv. Bekannt ist noch der fünfte, der dreiteilige, der siebente, der Gesichtsnerv, der achte, der Hörnerv, der zehnte, der schweifende oder Vagus. So wie aus dem Gehirn die Hirnnerven, entspringen aus dem Rückenmark die Spinalnerven und zwar an jedem zu einem Wirbel gehörigen Körperabschnitt ein Paar (Segmente des Rückenmarks und der Nerven). In der Brust- und Bauchgegend ist diese Anordnung am schönsten zu sehen. Zwischen jedem Rippenpaar verläuft ein Zwischenrippennerv. In der Hals- und Beckengegend aber verflechten sich eine Anzahl solcher Nervenwurzeln. Aus ihnen treten große Arm- und Beinnerven hervor. Diese Nervenstränge bestehen im Innern aus weißen, isolierten Nervenfasern, die nach außen noch durch eine Nervenscheide geschützt sind. Es sind durchweg gemischte Nerven, d. h. sie führen im selben Strange sensible und motorische Fasern.

Die Drüsen mit innerer Absonderung.

In stetiger Wechselwirkung mit dem unbewußten Nervensystem stehen die Drüsen der inneren Absonderung. Auch sie nehmen teil an der Körperregierung. Sie ordnen den Stoffwechsel, das Wachstum, den Blutdruck, den Blutzuckergehalt. Sie lenken die großen Rhythmen des Geschlechtslebens, der Schwangerschaft. Dabei arbeitet fast niemals nur eine Drüse, sondern sie wirken, wie die Spieler eines Orchesters, zusammen.

Nervensystem.

Die Drüsen geben ihre Stoffe ans Blut, das sie mitnimmt und überall im Körper umherträgt. Man nennt sie deshalb auch Blutdrüsen. Die Stoffe haben verschiedene Namen: Inkrete (innere Absonderungsstoffe), oder Hormone, was so viel heißen soll wie Anregungsstoffe. Von oben nach unten aufgezählt sind es: die Zirbeldrüse, deren Bedeutung man noch nicht genau kennt, der Hirnanhang, eine der wichtigsten innersekretorischen Drüsen — er beeinflußt das Wachstum, den Stoffwechsel, die Geschlechtsorgane. Dann kommt die Schilddrüse, sie regelt vor allen Dingen den Stoffwechsel. Zuviel Schilddrüsensaft macht unruhig, übererregt (Basedowsche Krankheit), zu wenig macht träge. Die neben ihr liegenden kleinen Drüsen, die Nebenschilddrüse, entgiften den Stoffwechsel. Werden sie entfernt, stirbt der Mensch unter Krämpfen. Die Thymusdrüse oder innere Brustdrüse leitet das Wachstum bis zum 15. Lebensjahr. Sie wird danach abgelöst von den Keimdrüsen. Die Nebennieren regeln Blutdruck und Blutzucker, ihr Einfluß, besonders der Nebennierenrinde erstreckt sich auf den ganzen Sympathikus. Die Langerhansschen Inseln in der Bauchspeicheldrüse sind in vieler Beziehung ihr Gegenspieler. Wenn die Nebennieren den Blutzucker erhöhen, so erniedrigen sie ihn. Den Beschluß bilden die Keimdrüsen, deren Saft Temperament, Arbeitslust, ja

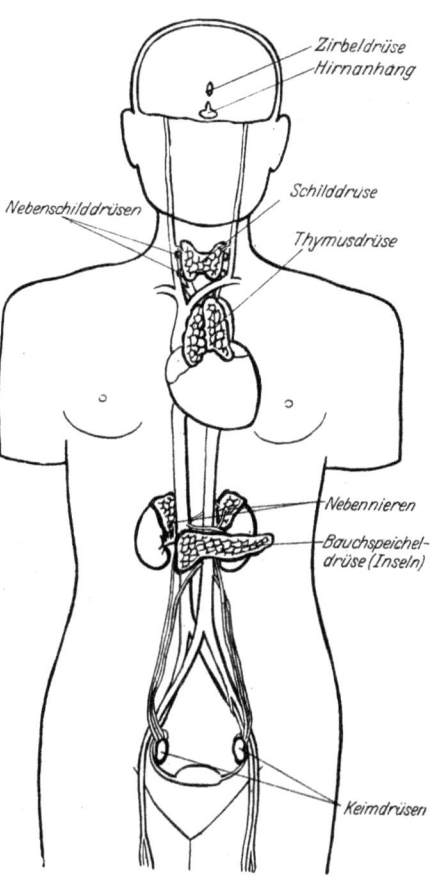

Abb. 78. Übersicht über die Drüsen mit innerer Absonderung.

das ganze äußere Aussehen des Menschen bestimmen. In mancher Beziehung allerdings geben alle Organe Hormone an das Blut ab. Genau wissen wir das von der Haut, die gleichsam die Harmonie im Konzert der innersekretorischen Drüsen herstellt.

Zusammenklang von bewußtem und unbewußtem Nervensystem und Drüsen mit innersekretorischer Sekretion.

In drei Schichten baut sich die Körperregierung auf. Noch zu den Geweben selbst gehören die Drüsen mit innerer Sekretion, die wie alle Organe an den beiden Zügeln des Sympathikus und Parasympathikus hängen und darüber wacht das bewußte, zentrale Nervensystem. Immer sehen wir das Bestreben zum Ausgleich. Antrieb und Hemmung halten sich immer die Waage, so daß die Körpertemperatur, der Blutdruck, der Blutzucker, der Stoffwechsel, Herzschlag und Atmung immer wieder in eine Mittel- und Ruhelage zurückkehren. Obwohl dieses Getriebe im ganzen ohne unser Bewußtsein sich regelt, empfinden wir doch, ob alles in Ordnung ist, oder ob sich Störungen eingestellt haben. Unsere Stimmung, unsere Arbeitskraft hängen ab vom Leben im Körper und umgekehrt beeinflussen unsere Erlebnisse, die Vorgänge in unserem Bewußtsein auch den Herzschlag, die Atmung, die Arbeit des Magens und Darms. Ja, selbst die Widerstandskraft gegen Krankheiten ist nicht unabhängig davon, ob wir mutig oder ängstlich sind; denn der Mensch ist nicht ein Hormontier wie alle Wirbeltiere, sondern hat sein Bewußtsein dazu erworben. Beim Menschen ist das Zentralnervensystem die letzte, entscheidende Instanz geworden.

b) Die Sinnesorgane.

Man spricht von fünf Sinnen. Genau genommen hat unser Gehirn aber viel mehr Außenposten. Es sind:

Der Sinn für das Licht: Sehen;
der Sinn für Schallwellen: Hören;
der Sinn für Gase: Riechen;
der Sinn für gelöste Stoffe: Schmecken;
die beiden Sinne für lange Wellen: Wärme- und Kältesinn;
die mechanischen Sinne: Tastsinn, Gleichgewichts- und Schweresinn;
und endlich der Warnungssinn: der Schmerz.

Das Auge.

Die meisten Vorstellungen des Menschen gehen in den Gesichtssinn ein. Das Auge ist unser wichtigstes Sinnesorgan. Der eigentliche Sehvorgang spielt sich in der Netzhaut ab, die ein ausgestülptes Stück Gehirn darstellt. Allerdings wird dort nur der Lichteindruck aufgenommen. Bewußt wird das Ereignis erst in der Großhirnrinde. In der Netzhaut liegen

Die Sinnesorgane.

Stäbchen für die Aufnahme von hell und dunkel und Zapfen für die Unterscheidung der Farbe. Die Netzhaut wird ernährt von der Aderhaut, die zugleich mit ihrem schwarzen Pigment störende Reflexe im Auge verhütet. Nach außen abgeschirmt und beschützt ist das Auge durch die Lederhaut, deren vorderster Teil klar und durchsichtig geworden ist und deshalb Hornhaut heißt. Die Hornhaut ist ein Teil des optischen Apparates. In unserem Auge entstehen wirkliche, umgekehrte Bilder. Zum optischen Apparat gehören außer der Hornhaut die Augenkammern, die Linse und der Glaskörper. Die Linse ist verstellbar. Sie dient zur Fern- und Naheinstellung des Auges. Durch besondere Muskeln können wir sie entspannen; dann ist sie stärker gewölbt und bricht das Licht stärker. Dies ist die Einstellung auf die Nähe. Lassen die Muskeln nach, dann wird die Linse durch ihre Aufhängebänder flachgezogen, und das ist die Einstellung auf die Ferne. Um die Lichtmenge regeln zu können, liegt vor der Linse eine Blende, die Iris, mit einem Loch in der Mitte, der

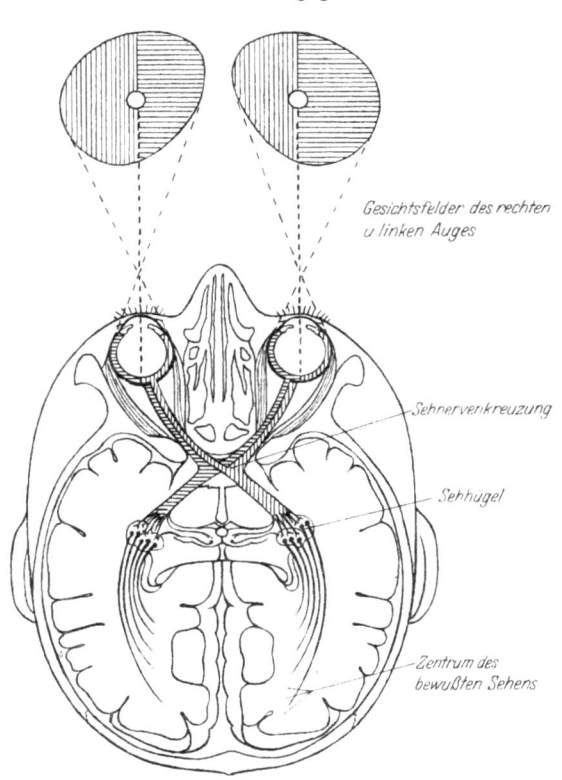

Abb. 79. Die Sehnervenkreuzung.

Pupille. Im Sonnenlicht ist die Pupille eng, im Dunkeln ist sie weit. Das Auge wird auf den jeweiligen Gegenstand mit Hilfe von sechs Muskeln eingestellt. Sie sind in drei Paaren angeordnet, so daß wir das Auge nach oben und unten, rechts und links wenden und auch nach innen und außen drehen können. Auge, Sehnerv, Augenmuskeln liegen eingebettet in der Augenhöhle, die nach vorn abgeschlossen ist durch die Augenlider. Die Augenlider schützen das Auge; sie sind nach vorn bewehrt mit einem

Doppelkranz von Haaren, den Wimpern. Die Vorderfläche des Auges wird beständig überspült von einer dünnen Salzlösung, der Tränenflüssigkeit. Sie stammt aus den beiden Tränendrüsen, die über dem äußeren Augenwinkel liegen. Im inneren Augenwinkel werden die Tränen

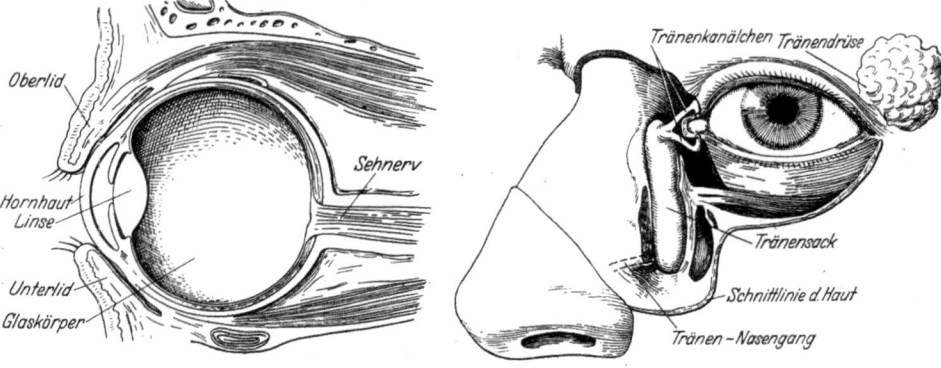

Abb. 80. Schnitt durch das Auge in der Augenhöhle.

Abb. 81. Der Tränenapparat.

abgeleitet. In zwei Punkten öffnen sich die Tränenkanälchen, die in den Tränensack münden. Der Tränensack hat einen Ausgang nach der Nase, so daß Entzündungen von einem Organ zum anderen übergehen können.

Die Betrachtung des Augenhintergrundes liefert dem Arzt wichtige Einblicke in die inneren Vorgänge im Körper. Die Untersuchung des Pupillenreflexes zeigt ihm gewisse Störungen im Nervensystem an.

Das Gehörorgan.

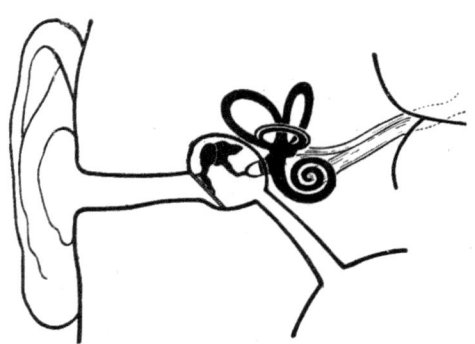

Abb. 82. Schema des Ohrs.

Im Ohr sind zwei Sinnesorgane vereinigt: das eine nimmt Schallwellen auf, das andere kontrolliert die Lage des Kopfes im Raume. Sie liegen gemeinsam im Felsenbein. Die Schnecke ist das Gehörorgan, die drei Bogengänge das Gleichgewichtsorgan. In der Schnecke liegt eine feine Membran, die Reißnersche Membran, die zusammen mit dem

Die Sinnesorgane.

Cortischen Organ die Schallwellen aufnimmt. Alle übrigen Teile des Ohres sind nur für die Schall-Leitung verantwortlich. Die Schnecke ist von Hörwasser umgeben. Das innere Ohr hat zwei durch elastische Häute verschlossene Fenster, ovales und rundes Fenster. Mit dem ovalen Fenster ist der Steigbügel verwachsen, das dritte der drei Gehörknöchelchen, die im Mittelohr oder der Paukenhöhle liegen.

Diese drei Gehörknöchelchen heißen: Hammer, Amboß und Steigbügel. Der Hammerstiel sitzt flach auf dem Trommelfell, das den äußeren Gehörgang von der Paukenhöhle trennt. Vor dem äußeren Gehörgang sitzt die Ohrmuschel. Sie fängt die Schallwellen auf, leitet sie in den Gehörgang. Nun schwingt das Trommelfell. Die Gehörknöchelchen übertragen die Schwingungen auf das ovale Fenster. Das Hörwasser des Innenohrs kann schwingen, weil das runde Fenster elastisch nachgibt. Die Schwingungen des Hörwassers werden auf das Cortische Organ übertragen.

Durch einen Gang steht die Paukenhöhle mit dem Rachenraum in Verbindung. Es ist die Eustachische Röhre oder Ohrtrompete. Sie dient dem Druckausgleich zwischen Außenluft und Paukenhöhle.

In den drei Bogengängen ist auch Flüssigkeit. In diese Flüssigkeit ragen Sinneshärchen hinein, die jede Bewegung dieser Flüssigkeit empfinden und melden. Die Bogengänge stehen in den drei Raumebenen. Wenn wir also den Kopf seitwärts neigen oder vorwärts beugen oder drehen, werden stets die betreffenden Sinneshärchen gereizt, so daß wir auch bei geschlossenen Augen die Lage unseres Kopfes und die Bewegungen unseres Kopfes kontrollieren können.

Der Temperatursinn und die mechanischen Sinne sind in der Haut verteilt (s. Abb. 83).

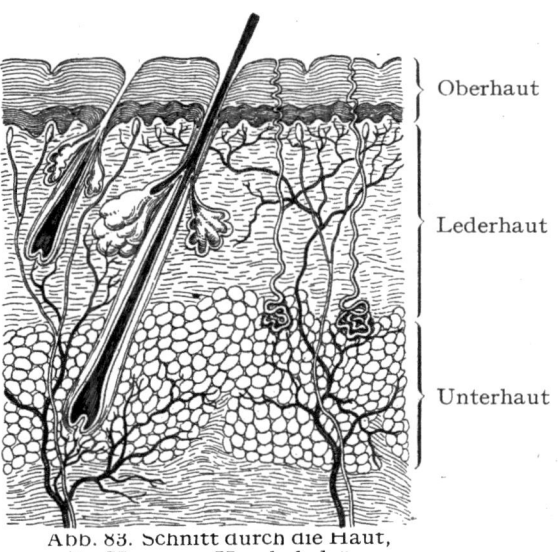

Abb. 83. Schnitt durch die Haut, mit Haaren, Haarbalgdrüsen, Schweißdrüsen, Tastkörperchen.

Der Geruchssinn

liegt im obersten Teile der Nase (s. S. 51).

Der Geschmackssinn

hat seinen Sitz in den Geschmacksknospen der Zunge (s. S. 42).

c) Die Haut.

Unsere Haut ist nicht nur die Grenze unseres Körpers nach außen, sondern sie ist ein lebenswichtiges Organ. Ihre erste und wichtigste Aufgabe ist es, den Körper vor Verdunstung zu schützen. Die Hornschuppen der Haut machen das Leben an der Luft überhaupt erst möglich.

Die Hauptaufgaben der Haut sind:
Schutz vor Verdunstung;
Wärmeregulierung;
Schutz vor mechanischen Angriffen;
Schutz vor chemischen Angriffen: Wasser, Säuren, Laugen;
Schutz vor Fremdkörpern, Bakterien;
Schutz vor Licht und Aufnahme von Licht;
Bildung von Immunstoffen;
Innere Absonderung.

Die Haut ist nicht nur ein sehr großes Organ (2 qm Oberfläche, 12 kg Gewicht — ebenso schwer wie die Knochen), sondern auch ein sehr vielgestaltiges. Ihre Hauptteile sind: die Oberhaut, Epidermis mit der basalen Keimschicht, in der immer neue Zellen gebildet werden, darüber viele Schichten, in der diese Zellen allmählich sich in Hornschuppen umbilden. Zur Oberhaut gehören auch die Haare und Nägel. Die nächste Schicht ist die Lederhaut, Cutis. Sie besteht aus einem Geflecht von Bindegewebsfasern. In ihr liegen in zwei oder drei Schichten die ernährenden Blutgefäße, die Nervenendigungen (Tastkörperchen), Wärme-Kälte-Punkte und endlich die verschiedenen Drüsen. Die Knäueldrüsen oder Schweißdrüsen sondern eine salzige Flüssigkeit ab, die bei der Wärmeregulierung eine große Rolle spielen. Die ebenfalls zur Haut gehörenden Milchdrüsen der Frau sind umgebildete Schweißdrüsen. Die Haare senken sich schräg in die Lederhaut ein, und an ihrem Unterende sitzt die Haarwurzel oder auch Haarpapille. Dort wächst das Haar. Umkleidet ist der Haarschaft mit einer Scheide. An jedem Haar sitzt seitlich eine Haarbalgdrüse oder Talgdrüse, die ein Fett absondert, um Haut und Haar geschmeidig zu erhalten und gegen Nässe zu schützen. An jeder Haarwurzel setzt außerdem ein kleiner Muskel an, der das Haar aufrichten kann. Bei diesem Aufrichten drückt er auf die Talgdrüse und massiert den Talg aus. An manchen Körperstellen sind die Talgdrüsen umgebildet, z. B. im äußeren Gehörgang oder am Lidrand. Die dritte Hautschicht ist das Unterhautbindegewebe oder Unterhautfettgewebe. Es besteht aus ganz lockeren Bindegewebsfasern, so daß man an vielen Teilen des Körpers die Haut gegen die darunter liegenden Muskeln verschieben kann. An anderen Stellen sind dicke Trauben von Reservefett in das Unterhautbindegewebe eingelagert, z. B. an der Bauchhaut.

Die Haare sind verschieden stark, verschieden lang, z. B. auf dem Kopfe, an den Augenbrauen, den Augenlidern, in den Achselhöhlen, über der Schamgegend, bei den Männern im Gesicht. Aus derselben Masse, nämlich aus Horn, sind die Nägel gebildet, die die Endglieder der Finger und Zehen schützen. Der Nagel liegt auf einem Nagelbett. Den Hautrand, der ihn umgibt, nennt man Nagelfalz. Vom Nagelbett aus wird er immer aufs neue gebildet, so wie er sich am vorderen Ende abnutzt bzw. beschnitten wird.

Die äußere Haut geht an allen Körperöffnungen in Schleimhaut über: am Rand der Augenlider in die Bindehaut, an der Nasenöffnung in der zylindrischen Flimmerepithel. An den Lippen verschwinden Haare, Talgdrüsen, das Fett des Unterhautgewebes, so daß die Blutgefäße rot durch die Oberhaut schimmern, dann schließt sich das mehrschichtige Plattenepithel der Mundhöhle an. Am After grenzen verhornende Oberhaut und Zylinderepithel der Dickdarmschleimhaut aneinander, an der Harnröhrenmündung das kubische (würfelförmige) Epithel der Harnröhre. Die mehrschichtige, plattzellige Scheidenschleimhaut geht allmählich in die Außenhaut über. Die Schleimhäute sind feucht, sie enthalten keine Talgdrüsen, keine Schweißdrüsen, dafür Schleimdrüsen.

8. Ausschnitte aus der topographischen Anatomie.

Die Brusthöhle.

Entfernt man die vordere Brustwand, so sieht man zunächst, vom feuchtglänzenden Lungenfell überzogen, die beiden Lungen: die rechte mit ihren drei Lungenlappen und die linke mit zwei. Vom Herzen kann man nur ein kleines Stück sehen, das in der bogenförmigen Aussparung der linken Lunge sichtbar wird. Zieht man die inneren Kanten der Lungen beiseite, so kann man das Herz übersehen. Uns zugewandt ist die rechte

Kammer und der rechte Vorhof, von der linken Kammer sehen wir nur einen schmalen Streifen, der linke Vorhof schaut nach hinten. Wir sehen die großen Venen in den rechten Vorhof münden. Noch mehr fällt der Bogen der Aorta auf, aus dem drei Gefäße für den Kopf und die Arme

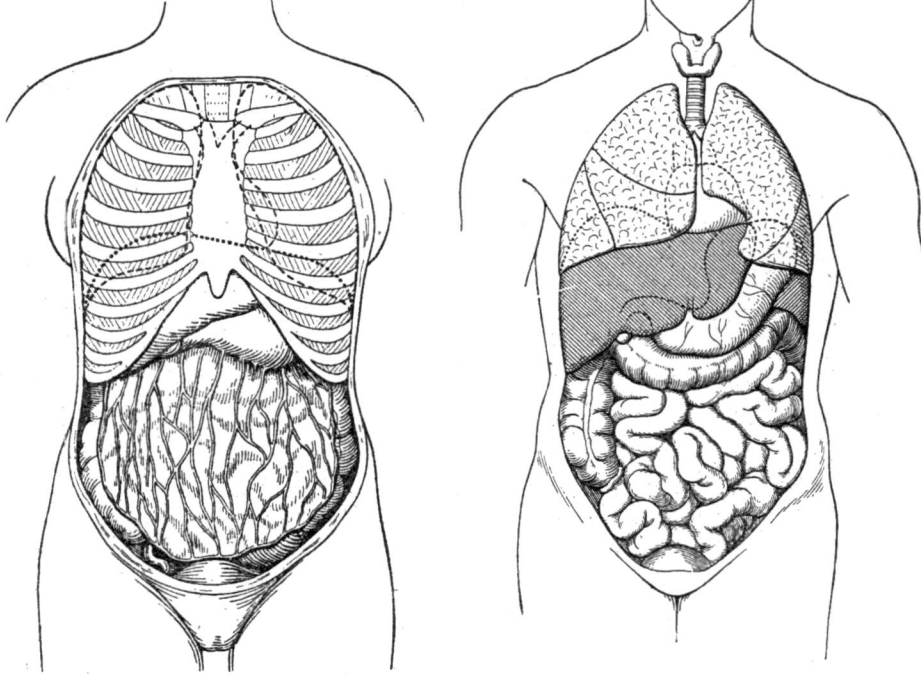

Abb. 84. Brust und Bauchhöhle. Oberste Schicht.

Abb. 85. Brust und Bauchhöhle von vorn.

entspringen. Wir sehen auch die Lungenwurzel. Entfernen wir nun Herz und Lunge aus dem Brustraum, so können wir dicht vor der Wirbelsäule Luftröhre und Speiseröhre verfolgen und die Zwerchfellkuppel überschauen. Sie wird von drei Schlitzen durchbrochen, einem für die Aorta, einem zweiten für die Hohlvene und einem dritten für die Speiseröhre. Die Wirbelsäule springt weit nach vorn hervor. Die Rippen bilden zu beiden Seiten tiefe Buchten nach hinten, in denen die Lungen liegen. Rechts und links neben der Wirbelsäule erkennen wir, durch das Rippenfell hindurchschimmernd, den Grenzstrang des Sympathikus.

Der Bauchraum.

Öffnet man die Bauchhöhle, so sieht man zunächst nur das Netz, einen zarten Vorhang mit Fetttraübchen. Erst nachdem man dieses Netz entfernt hat, kann man die Baucheingeweide sehen. In der Mitte winden sich die Dünndarmschlingen. Oben zieht der Querdarm durch den Raum. Außerdem sehen wir noch ein kleines Eckchen vom Magen. Erst wenn wir die Bauchdecken stärker beiseiteziehen, können wir den Dickdarm verfolgen. Er entschwindet uns aber sowohl rechts wie links nach hinten. Da Leber, Magen, Milz hinter den Rippen verborgen sind, entfernen wir noch den vorderen Teil des Brustkorbes. Jetzt erscheint rechts oben die große Leber. An ihrem vorderen Rande lugt die grüne Gallenblase hervor. Wir erkennen den Magen, der allerdings bei der Leiche eine glatte, rundliche Form hat, die ganz und gar von seiner lebendigen Gestalt abweicht. Nun nehmen wir Magen und Darm heraus, dann können wir die Rückwand des Bauchraumes überblicken. Links oben

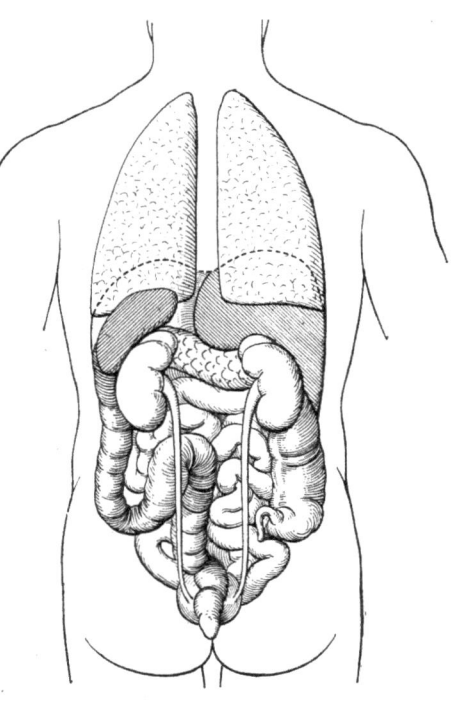

Abb. 86. Brust und Bauchorgane von hinten.

schmiegt sich die Milz an die Zwerchfellkuppel an. Die langgestreckte Bauchspeicheldrüse zieht vom Zwölffingerdarm zur Milz. Von der zwölften Rippe bis zum zweiten Lendenwirbel runden sich rechts und links die beiden Nieren, die oben als Mützchen die Nebennieren tragen. Abb. 41. Aus dem Nierenbecken entspringen die beiden Harnleiter, die sich bis ins kleine Becken hineinziehen und rechts und links in die Harnblase münden. Alle diese Organe an der Rückwand des Bauchraumes liegen außerhalb des Bauchfells, d. h. sie sind nur an der Vorderseite mit einer einfachen Lage des Bauchfells überzogen. An der Rückfläche des Bauchraumes sehen wir außerdem die mächtige Bauchschlagader und die untere Hohlvene nach unten bzw. nach oben ziehen. Beide gabeln sich vor dem Eintritt ins kleine Becken.

Der Bauchraum geht nach unten in den Raum des kleinen Beckens über, in dem vorn die Harnblase liegt, hinten der Mastdarm, zwischen beiden die Geschlechtsorgane, also bei Frauen Gebärmutter und Scheide, bei den Männern Vorsteherdrüse, Samenblasen. Die Eierstöcke und Eileiter liegen an der Grenze zwischen Bauchraum und kleinem Becken.

Die Schädelhöhle.

Hat man durch einen kreisförmigen Sägeschnitt die Schädeldecke abgetrennt, so sieht man zunächst die harte Hirnhaut mit ihren bläulich schimmernden Blutleitern. Trennt man vorsichtig die harte Hirnhaut ab, so entdeckt man, daß sie sich in einer Mittelfalte zwischen die beiden großen Hälften einsenkt. Beim Aufschneiden der harten Hirnhaut fließt reichlich Hirnwasser ab. Es kommt nun die weiche Hirnhaut zum Vorschein, von der man die Spinnwebenhaut lose abziehen kann, während die eigentliche weiche Haut das ganze Gehirn umschließt. Wir lösen jetzt die Spinnwebenhaut ab und haben das Großhirn mit seinen vielen Windungen vor uns liegen. Wir heben das Gehirn heraus, um es zu härten und von oben und unten betrachten zu können, und erblicken nun den Schädelgrund; vorn die Höhlung für die beiden Stirnlappen, rechts und links die Ausbuchtungen für die Schläfenlappen. Deutlich springen die beiden Felsenbeine rechts und links hervor, die in sich das innere Ohr bergen. Nach hinten senkt sich der Schädelgrund ab. Diese Gegend nimmt den Hirnstamm und die beiden Kleinhirnhälften auf. Durch das Loch im Hinterhaupt tritt das Rückenmark aus dem Schädel in den Wirbelkanal aus.

Die Körpergegenden.

Um sich rasch und sicher über die Lage einer Wunde oder irgendeiner anderen Krankheitserscheinung verständigen zu können, hat man sich auf bestimmte Bezeichnungen der Körpergegenden geeinigt.

Zunächst bedeutet: oben — immer nach dem Scheitel, unten — nach den Fußsohlen, vorn — nach dem Gesicht, hinten — nach dem Rücken hin. Die Bezeichnungen bleiben die gleichen, ob der Körper steht oder liegt. Am liegenden Körper ist also der Bauch nicht oben, sondern vorn; der Rücken nicht unten, sondern hinten.

Halbiert man den Körper durch eine senkrechte Ebene in der Mitte von vorn nach hinten, so ergibt sich weiterhin für jeden Punkt entweder eine Lage in der Mitte, d. h. in der Mittelebene, oder rechts oder links seitlich

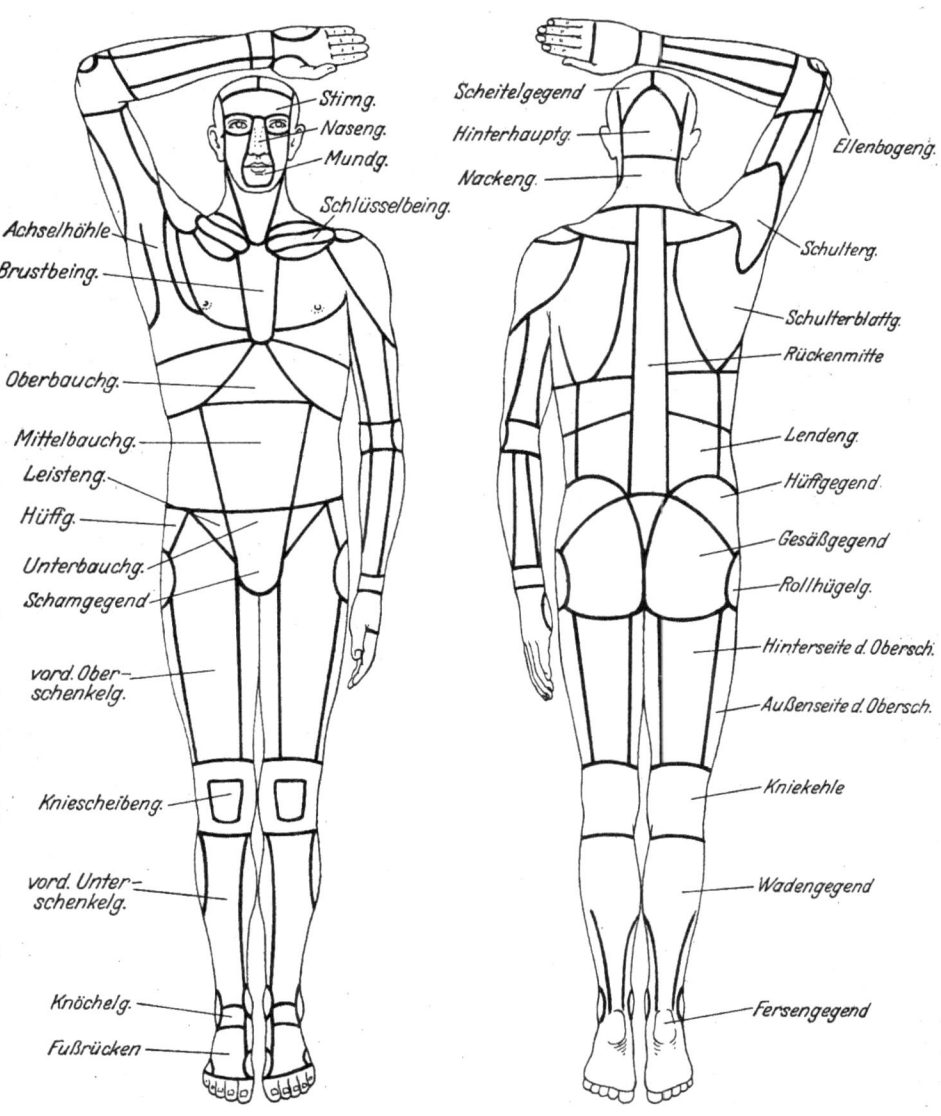

Abb. 87. Einteilung der Körperoberfläche in die verschiedenen Gegenden. Vorderseite.

Abb. 88. Einteilung der Körperoberfläche in die verschiedenen Gegenden. Rückseite.

davon. Diese Mittelebene (Symmetrieebene) teilt den Körper in zwei symmetrische Hälften. Die rechte und linke Körperhälfte entsprechen sich in ihrem Bau wie Spiegelbilder. Auch die inneren Organe sind zum Teil paarig vorhanden und gleichmäßig auf die Körperhälften verteilt; nur einige, einzeln vorhandene Organe liegen nicht symmetrisch zur Mittelebene.

An den Gliedmaßen bezeichnet man die der Körpermitte zugewandte Seite als die innere, die abgewandte als die äußere. Am Bein und Oberarm ist eine Mißdeutung nicht möglich, anders am Unterarm bei verschiedener Drehstellung. Die Bezeichnung Vorder- und Hinterseite, Innen- und Außenseite gilt hier, wenn bei herunterhängendem Arm die Hohlhand nach vorn gewandt ist. Die Außenseite ist also die daumenwärts, die Innenseite die kleinfingerwärts gelegene. Um Mißdeutungen zu entgehen, vermeidet man am Unterarm die Bezeichnung innen und außen und spricht gewöhnlich von Daumen- und Kleinfingerseite.

Am Körper unterscheidet man Kopf, Hals, Rumpf, obere und untere Gliedmaßen und die drei Körperhöhlen: die Schädelhöhle mit dem Wirbelkanal als Anhang, die Brust- und die Bauchhöhle. Die in den Körperhöhlen liegenden inneren Organe nennt man auch Eingeweide.

Am Kopf unterscheidet man folgende Gegenden: Scheitel, Stirn, Hinterhaupt, Schläfen, Augenbrauen, Augen (oberes und unteres Lid, innerer und äußerer Augenwinkel), Nase (Nasenrücken, Nasenflügel), Mund (Ober- und Unterlippe), Kinn, Kieferwinkel, Ohr (vor, unter, hinter dem Ohr). Man unterscheidet auch von dem unbehaarten Gesicht die behaarte Kopfhaut (der Übergang: Haargrenze).

Den Hals teilt man in den Vorderhals (Hals im gebräuchlichen Sinne) und den Hinterhals oder Nacken ab. Durch den Unterkieferrand und die beiden Kopfhalter wird am Halse ein Viereck begrenzt, das bei rückwärts gebeugtem Kopf die Gestalt eines Papierdrachens hat. Eine dem Zungenbein entsprechende Linie teilt das Viereck in zwei Dreiecke. Das obere liegt mit der Spitze nach oben, nach dem Kinn zu; der mittlere Teil desselben heißt Unterkinngegend. Das untere, mittleres Halsdreieck im engeren Sinne, liegt mit der Spitze nach unten. Die Grube oberhalb des Brustbeins heißt Drosselgrube. Seitlich von den Kopfhaltern liegen die seitlichen Halsdreiecke, deren Grundlinien von den Schlüsselbeinen gebildet werden (Spitze nach oben). Im mittleren Halsdreieck ist der Kehlkopf fühlbar, häufig springt er auch etwas hervor (Adamsapfel). Die Schilddrüse unterhalb des Kehlkopfes ist nur bei krankhafter Vergrößerung fühl- und sichtbar.

Körpergegenden. 91

Bei der Betrachtung der Brust gewahrt man in der Mitte die etwas flachere Brustbeingegend; hier liegt die Haut wenig verschieblich auf dem Knochen. Seitlich von der Brustbeingegend befinden sich die rechte und linke Brustgegend mit den Brustwarzen, beim Weibe mit den Brüsten. Zwischen Hals und Brust wölben sich die Schlüsselbeine sanft vor; sie teilen die oberen und unteren Schlüsselbeingruben, leichte Einsenkungen der Oberfläche, ab. Bei fettarmen Menschen springen die Schlüsselbeine stark vor, die Gruben sind tief eingesunken; auch die Rippen, Rippenbogen und der Schwertfortsatz zeichnen sich deutlich ab. Unterhalb des Armansatzes liegt die Achselhöhle.

Die Bauchgegend zerlegt man durch zwei horizontale Linien in drei übereinander liegende Abschnitte. Die eine Linie verbindet die beiden tiefsten Punkte der Rippenbögen, die andere die beiden vorderen Darmbeinstacheln; so grenzen sich die Oberbauch-, Mittelbauch- und Unterbauchgegend ab.

Die Oberbauchgegend zeigt einen mittleren, dreieckigen Teil zwischen den Rippenbögen, eigentliche Oberbauchgegend, dessen stumpfe Spitze vor dem Schwertfortsatz auch Magengrube genannt wird. Die seitlichen Teile der Oberbauchgegend liegen vor den unteren Rippen; die Bauchhöhle ragt ja in den unteren Abschnitt des Brustkorbes hinein.

Die Mittelbauchgegend zeigt in der Mitte den eingezogenen Nabel (Narbe des Nabelschnuransatzes); darum bezeichnet man ihren mittleren Teil auch als Nabelgegend. Ihre seitlichen Teile nennt man auch Weichen.

Die Unterbauchgegend zeigt in der Mitte die Schamgegend, seitlich über den Leistenbeugen die Leistengegenden. Die Leistenbeuge trennt Bauch und Oberschenkel.

Am Rücken unterscheidet man die Schulterblattgegend, die Gegend über, unter dem Schulterblatt und zwischen den Schulterblättern. Zwischen dem unteren Rippenrand und dem Hüftbeinkamm liegt beiderseits die Lendengegend; sie entspricht der Mittelbauchgegend vorn. In der Mittellinie des Rückens sind die Enden der Wirbeldornfortsätze fühlbar, bei mageren Personen auch sichtbar.

Richtlinien: Um die Lage eines Punktes am Rumpfe genau zu bestimmen, denkt man sich noch einige senkrechte Linien auf der Körperfläche gezogen: durch die Seitenränder des Brustbeins die Brustbeinlinien, durch die Brustwarzen die Brustwarzenlinien, durch die unteren Winkel der Schulterblätter die Schulterblattlinien. Da die Brustwarzenlinie bei Frauen infolge der verschiedenen Form der Brüste eine verschiedene Lage hat, nimmt man an ihrer Stelle als Richtlinie auch eine durch die Mitte des Schlüsselbeins gezogene Senkrechte. Neben der mittleren Achsellinie durch die Mitte der Achselhöhle nimmt man auch noch eine vordere durch den vorderen Rand, eine hintere durch den hinteren Rand der Achselhöhle an. Zur weiteren Ortsbestimmung zählt man auch ab, über welcher Rippe oder über welchem Zwischenrippenraum der betreffende Punkt liegt, oder man zählt am Rükken die Dornfortsätze und bestimmt danach die Höhe. Bei der Abzählung der Rippen ist zu bedenken, daß vorn das Schlüsselbein die erste Rippe überdeckt.

Am Becken unterscheidet man seitlich die Hüftgegend, hinten das Gesäß, das durch die Gesäßfalte vom Oberschenkel abgegrenzt wird. Die beiden Gesäßhälften werden durch die Gesäßspalte getrennt. Die Gegend vor dem After heißt Damm.

Obere Gliedmaßen: Am Oberarm unterscheidet man: Schulter-, Vorder-, Hinter-, Innen- und Außenseite; am Unterarm: Vorder-, Hinter-, Daumen-, Kleinfingerseite; an der Hand: Handrücken (Streckseite), Hohlhand (Beugeseite) mit Daumen- und Kleinfingerballen; an den Fingern: Beuge-, Streck-, Daumen- und Kleinfingerseite. Zwischen Ober- und Unterarm liegt an der Beugeseite die Ellenbeuge.

Untere Gliedmaßen: Am Oberschenkel liegt über dem äußeren Rollhügel die Rollhügelgegend. Ferner unterscheidet man Vorder-, Hinter-, Innen-, Außenseite. Zwischen Ober- und Unterschenkel liegt vorn die Gegend des Kniegelenks, in der Mitte die Kniescheibe, hinten die Kniekehle. Am Unterschenkel: vordere, innere, äußere, hintere Seite mit Wadengegend, äußerer und innerer Knöchel. Am Fuß: Fußrücken oder Spann, Ferse (Hacke), Fußsohle mit innerer und äußerer Sohlenkante, Groß- und Kleinzehenballen.

C. Krankheitslehre.

Bearbeitet von
Professor Dr. H. Frh. v. Kreß, Berlin.

I. Allgemeines.

1. Das Wesen der Krankheiten.

Anpassungsfähigkeit des Menschen. Die Lebensvorgänge des Menschen spielen sich nicht in ständigem Gleichmaß ab. Bewegung wechselt mit Ruhe. Die Tätigkeit der einzelnen Organe und Organgruppen, z. B. der Verdauungsorgane, nimmt in dauerndem Wechsel zu und ab. Abgesehen von diesen regelmäßigen Schwankungen empfängt der menschliche Körper auch mannigfaltige Reize aus der Umwelt, die auf seine Verrichtungen fördernd oder hemmend einwirken. So erleben wir sommerliche Wärme und winterliche Kälte mit einem Temperaturunterschied von 50° und mehr. So nehmen wir in der Nahrung und sonstwie Stoffe mit erregender und lähmender Wirkung auf, ertragen Witterungseinflüsse, Licht- und elektrische Strahlen, große körperliche Anstrengungen, psychische Belastungen usf. Allen diesen Schwankungen sucht sich der menschliche Körper anzupassen, und er besitzt dazu bis zu einem gewissen Grade auch die Fähigkeit.

Der Mensch ist gesund, solange seine Anpassungsfähigkeit den Reizwirkungen gewachsen ist. Ein Übermaß an Reizen stört das innere Gleichgewicht, Organverrichtungen werden gehemmt oder übermäßig gesteigert: der Mensch erkrankt.

Krankheit ist also ein Vorgang gesteigerter oder gehemmter Verrichtungen, die sich nicht ohne weiteres ausgleichen, weil die Grenze der Anpassungsfähigkeit überschritten ist, kurz: eine Störung in den normalen Verrichtungen des Körpers. Nur muß man dabei bedenken, daß es keine allgemeingültige und feste Grenze zwischen Gesundheit und Krankheit gibt.

Die Krankheitsanlagen.

Krankheitsveranlagung. Jeder Mensch hat seine eigene Norm. Die Leistungs- und Widerstandsfähigkeit der einzelnen Menschen ist verschieden groß. Ein Reiz, der bei dem einen schon eine Krankheit auslöst, wird von dem anderen noch gut vertragen.

Es gibt Menschen, die sogar auf Reize, die von anderen überhaupt nicht empfunden werden, schon in übermäßiger Weise antworten, z. B. Hautjucken und Quaddelbildungen nach Genuß von Erdbeeren u. dgl. bekommen. Wir bezeichnen dies als Überempfindlichkeit (Anaphylaxie). Auch gegenüber gewissen Arzneimitteln oder artfremdem Eiweiß besteht bei manchen Menschen eine derartige Anaphylaxie. Aus der Veranlagung zu einer derartigen Überempfindlichkeit können bestimmte Krankheiten entstehen, die als allergisch bezeichnet werden. Allergisch ist abgeleitet von dem Wort „Allergie", welches einen Zustand veränderter Reizbeantwortung bedeutet. Als allergisch bedingt werden heute eine Reihe von Krankheiten aufgefaßt, wie z. b. das Bronchialasthma, die Nesselsucht, ekzematöse Hautveränderungen und manche rheumatischen Erkrankungen. Eine bekannte Krankheit dieser Art ist der Heuschnupfen, bei überempfindlichen Menschen durch die Pollenkörner blühender Gräser hervorgerufen.

Die verschiedene Ansprechbarkeit auf die Reize bedingt auch eine verschiedene Empfänglichkeit für sonstige Krankheiten, ohne daß ein allergischer Zustand vorliegt. Wir sprechen dann von Disposition zu einer bestimmten Krankheit. Eine solche Disposition kann angeboren sein als Erbanlage, oder sie kann erworben sein durch Umwelteinflüsse, wie schlechte Lebenshaltung, Überanstrengung, Berufseinflüsse, Alkoholismus u. dgl. mehr. Je nach Alter, Geschlecht und Rasse kann eine Krankheitsdisposition verschieden sein. Für das Entstehen von Krankheiten haben also sowohl die Erbanlagen als auch die Umwelteinflüsse eine ursächliche Bedeutung. Dabei kommt einmal der Erbanlage, das andere Mal einem oder mehreren Umwelteinflüssen die maßgebliche und führende Rolle zu.

Das, was man als „anfällig" bezeichnet, ist größtenteils der Ausdruck einer vererbten Krankheitsneigung. Hierfür spricht, daß erbgleiche (eineiige) Zwillinge häufiger an derselben Krankheit erkranken als einfache Geschwister. Es wird auch der Verlauf von Krankheiten weitgehend von der Erbanlage bestimmt.

Die normale Entwicklung aller körperlichen und geistigen Merkmale eines Menschen vollzieht sich gemäß den Erbanlagen, die der Betreffende von seinen Eltern, überhaupt von seinen Vorfahren, empfangen hat. In den väterlichen und mütterlichen Keimzellen sind alle Erbanlagen enthalten. Einflüsse der Umwelt können die Erbanlagen hemmen oder fördern. Nie aber kann die Umwelt fehlende Erbanlagen ersetzen oder vorhandene etwa ganz ausmerzen. Die in den Keimzellen schlummernden Erbanlagen bleiben von den Umwelteinflüssen unberührt, wenn man von einigen wenigen Keimgiften absieht. Die Erbanlagen gehen, wie sie empfangen wurden, auf die nächste Generation über. Da nicht nur für die gesunden körperlichen und geistigen Merkmale, sondern manchmal auch für gewisse Krankheiten Erbanlagen vorhanden sind, können diese weitervererbt werden. Kommen Krankheiten allein aus der vererbten Anlage heraus zum Ausbruch und spielen Umwelteinflüsse keine oder kaum eine Rolle, dann spricht man von Erbkrankheiten.

Eine äußere Verletzung ist eine rein umweltbedingte Schädigung, deren Folgen aber bei verschiedenen Menschen nicht einheitlich sind. Angeborene Verschiedenheit der Festigkeit und Elastizität der Körpergewebe bedingen es, daß die gleiche Verletzung bei verschiedenen Personen verschiedenartige Auswirkungen hat. Auch darauf, wie der betroffene Organismus dann im Sinne der Heilbestrebungen auf eine solche Verletzung reagiert, sind Anlagebedingtheiten von Einfluß.

Die Wechselwirkung zwischen Umweltschädigung und vererbten Abwehrkräften tritt besonders deutlich bei Infektionskrankheiten zutage. Die Abwehrbefähigung des befallenen Organismus gestaltet sich sehr verschieden. Bei dem einen treten überhaupt keinerlei Krankheitszeichen auf, bei dem anderen überwinden die Abwehrkräfte die Krankheitskeime, und der dritte erliegt der Wirkung der Infektionserreger infolge ungenügender Abwehrfähigkeiten. Für die Tuberkulose ist als auslösende Ursache der Tuberkelbazillus, also ein Umwelteinfluß, anzusehen. Ob nun der einzelne Organismus die eingedrungenen Tuberkelbazillen abkapselt und unschädlich macht, oder ob die Bazillen eine fortschreitende Krankheit hervorrufen und in welcher Form und Schnelligkeit diese dann verläuft, ist eine Angelegenheit der mehr oder weniger großen Widerstandskraft des Organismus. Für diese ist erstens maßgebend die auf Vererbung beruhende mehr oder weniger große Abwehrfähigkeit, und zweitens ist von Bedeutung der zum Zeitpunkt der Infektion bestehende Allgemeinzustand. Je besser dieser ist, desto größer gestaltet sich die Abwehrkraft gegenüber dem Tuberkelbazillus.

Die Krankheitsursachen.

Auf Vererbung beruhende Anlagen und von außen kommende Einflüsse stellen demnach Krankheitsursachen dar. Es gibt Krankheiten, die allein auf eine ererbte Anlage zurückzuführen sind, und solche, bei denen lediglich der Umwelteinfluß die ursächliche Rolle spielt. Vielfach ist jedoch ein Zusammenwirken beider Faktoren gegeben, wie es eben am Beispiel der Infektionskrankheiten und mancher allergischer Krankheiten erläutert wurde. Handelt es sich um eine vorwiegend umweltbedingte Krankheit, dann ist nicht selten eine Kombination mehrerer nachteiliger Einflüsse an der Auslösung einer Krankheit beteiligt.

Vorwiegend auf Vererbung beruhen zahlreiche körperliche Mißbildungen, verschiedene Hautleiden, Anomalien der Augen, z. B. Kurzsichtigkeit, Farbenblindheit, grüner und grauer Star, die angeborene Taubstummheit, die Diathesen (im Kindesalter hervortretende Bereitschaften zu entzündlichen Erkrankungen, Krämpfen, englischer Krankheit usw.), die Bluterkrankheit, die Fälle von angeborenem Schwachsinn, erbliche Epilepsie, einige Geistes- und Nervenkrankheiten. Auch für die Stoffwechselkrankheiten (Zuckerharnruhr, Gicht, Fettsucht) sind erbliche Einflüsse festgestellt worden.

Aus der großen Zahl der äußeren Krankheitsursachen sind zu erwähnen: unzweckmäßige Lebensweise mit einem Mangel an Ruhepausen oder körperlicher Bewegung im Freien, fehlerhafte oder unzureichende Ernährung, Mißbrauch von Genußgiften, schlechte Wohnverhältnisse, ungesunde Beschäftigung, Schädigung durch Witterungseinflüsse (Erkältung), Erfrierungen und Verbrennungen, Wärme-, Licht-, Röntgenstrahlen, scharfe oder stumpfe Gewalteinwirkungen, Vergiftungen durch verdorbene Nahrungsmittel, Arzneistoffe, Giftgase oder sonstige gewerbliche Stoffe.

Vor allem ist das Eindringen von Krankheitserregern in den Körper (Infektion) ein Umstand, der bei mangelnder Widerstandsfähigkeit des Organismus zu Krankheitserscheinungen Veranlassung gibt.

Eine Gruppe krankhafter Störungen ist zurückzuführen auf Alters- und Aufbrauchserscheinungen der Gewebe und der Organe, worunter in besonders großer Häufigkeit die Altersveränderungen an den Arterien fallen.

Von zahlreichen Krankheiten sind uns die ursächlichen Bedingungen unbekannt, beispielsweise von den gutartigen und bösartigen Geschwülsten und den Leukämien.

Von Bedeutung für die Entstehung und den Verlauf von Krankheiten ist zweifellos oft seelisches Erleben wie Sorgen, Schuldgefühle, Angst und Unzufriedenheit. Diese Empfindungen können wesentlich dazu beitragen, daß ein Mensch Störungen der Funktion seiner Organe erleidet, daß eine Krankheit sich verschlimmert, daß die Heilung hinausgezögert wird oder überhaupt ausbleibt. Vielfach spürt der Erkrankende selbst

Krankheitsursachen.

gar nicht oder nur ganz dumpf, weshalb er gequält und beunruhigt, warum er unzufrieden mit sich ist und keinen Einklang mit der Umwelt findet. In solchem Zustand ist ein Mensch oft weit mehr in Gefahr zu erkranken, als wenn er einen schweren Schicksalsschlag erlitten hat.

Es gibt im Leben eines jeden Menschen Zeiten, in denen er besonders anfällig ist für Krankheitserscheinungen, die in der Hauptsache auf seelische Störungen zurückzuführen sind. Das ist immer dann der Fall, wenn für die Bewältigung neuer schwerer Aufgaben alle Kräfte benötigt werden. Es bleibt dann keine Reserve übrig, mit deren Hilfe eine zusätzliche seelische Belastung zu ertragen ist. Schon der Säugling, der auf gar keine Erfahrung in dieser Welt zurückgreifen kann, sondern von Grund auf lernen muß, sich im Leben zurechtzufinden, ist stark beansprucht. Wenn er leidet, weil ihm vorenthalten wird, was er an Pflege, Nahrung, Wärme, Zärtlichkeit und Zuwendung braucht, wird sein Gedeihen beeinträchtigt und er kann sogar mit Verdauungsstörungen erkranken. Die Einschulung stellt eine erhebliche Belastungsprobe dar. Kinder, die seelisch, geistig oder körperlich den Stand der Schulreife noch nicht erreicht haben, können dieser Belastung nicht standhalten. Auch Kinder, die in dauerndem Unfrieden mit ihren Eltern oder ihren Spielgefährten leben, sind den vielen neuen Aufgaben, die ihnen von der Schule gestellt werden, nicht gewachsen. Sie erkranken unter mancherlei Störungen, besonders solchen von seiten des unwillkürlichen Nervensystems. Eine Zeit besonderer Schwierigkeiten bedeutet die Pubertät. Es vollziehen sich tiefgreifende körperliche und seelische Wandlungen. Gleichzeitig müssen häufig mit der Schulentlassung und dem Eintritt in die Lehre neue Verantwortungen übernommen werden. Es ist verständlich, daß unter dem Druck solcher Beanspruchung junge Menschen oft beunruhigt, unsicher und schwankend sind. Die Mutterschaft erfordert nicht nur körperliche Umstellungen, sondern auch die Einstellung auf verantwortungsvolle seelische Aufgaben. Aufnahme und Lösung naher menschlicher Beziehungen können unter bestimmten Umständen für einen Menschen eine Belastung darstellen, der er sich nicht gewachsen zeigt. Eine gesteigerte Anfälligkeit für Erkrankungen besteht auch im Klimakterium. Viele Menschen dieser Altersstufe haben nämlich nicht allein die damit verbundenen körperlichen Veränderungen zu überwinden, wenn sie etwa weit über das Maß ihrer Kraft arbeiten müssen oder bedrückt sind von der Angst vor Alter und Krankheit und der Sorge für die wirtschaftliche Sicherstellung ihrer Angehörigen.

98 Krankheitslehre.

Einteilung der Krankheiten.

Die Erkrankungen der Organe bezeichnet man im allgemeinen als **innere Krankheiten**; Krankheiten, die durch äußere Gewalteinwirkung entstehen, als **äußere Krankheiten**. Die Unterschiede haben sich aber immer mehr dadurch verwischt, daß auch eine Reihe von Organerkrankungen der Kunst des Chirurgen zugänglich geworden ist. In den Krankenhäusern haben wir Abteilungen für innere und äußere Krankheiten und für Erkrankungen bestimmter Organe, wie: Augen, Ohren, Nase, Hals, Frauenkrankheiten, Geschlechtskrankheiten, Geistes- und Nervenkrankheiten. Eine Krankheit kann örtlich begrenzt sein, wie etwa ein kleiner Furunkel — **örtliche (lokale) Erkrankung**; sie kann auch den ganzen Körper in Mitleidenschaft ziehen — **Allgemeinerkrankung**. Wir unterscheiden auch zwischen schnellverlaufenden (**akuten**) und langsamverlaufenden (**chronischen**) Krankheiten, sowie zwischen übertragbaren und nicht übertragbaren Krankheiten.

2. Der Verlauf der Krankheiten.

Die Krankheiten können zu vollständiger Genesung, d. h. zu einer Wiederherstellung des ungestörten Ablaufs der Verrichtungen führen, oder zu einer unvollkommenen Genesung (Besserung) oder zum Tode. Zuweilen wiederholt sich die Krankheit, nachdem schon die Genesung eingesetzt hat: Rückfall der Krankheit (**Rezidiv**). Einige Krankheiten neigen auch nach langen Zwischenzeiten völliger Gesundheit zu Rückfällen (z. B. Gelenkrheumatismus).

Die Behandlung der Krankheiten (**Therapie**) geschieht durch vielerlei Mittel: Bettruhe, zweckmäßige Ernährung (Diät), Anwendung physikalischer Heilmethoden, Arznei, operative Eingriffe usw.

Bei unheilbaren Krankheiten sucht man die Mißempfindungen der Kranken zu mildern.

Zur Feststellung der Krankheit (**Diagnose**) gehören ihre Vorgeschichte, die aus etwaigen Aufzeichnungen (Akten) und durch Befragen des Kranken oder anderer Personen ermittelt wird, die Untersuchung, zuweilen noch die Beobachtung des Krankheitsverlaufs. Aus der körperlichen Verfassung des Kranken, dem Krankheitsbefund und dem Verlauf ergibt sich für den Arzt ein Bild, aus dem er nach allgemeinen Erfahrungen für den Ausgang eine günstige oder ungünstige Voraussage (**Prognose**) stellen kann; freilich wird die Prognose bei schweren Krankheiten, in

Verlauf der Krankheiten.

denen unberechenbare Zufälle eintreten können, immer zweifelhaft bleiben.

Vorgeschichte. Vor Beginn der Untersuchung ist eine Aufnahme der Vorgeschichte (Anamnese) notwendig. Sie hat festzustellen, aus was für einer Familie der Kranke stammt, welche gesundheitlichen Verhältnisse in der Familie herrschen, insbesondere welche Krankheiten etwa auffallend hervorgetreten sind.

Man begnügt sich für gewöhnlich damit, die Gesundheitsverhältnisse der Eltern und Geschwister, bei Verheirateten auch des Ehegatten und der Kinder, zu ermitteln. Zur Feststellung erblicher Krankheitsanlagen ist es notwendig, die Ermittlung auf weitere Vorfahren, möglichst auch auf die Seitenverwandtschaft, auszudehnen.

Von Bedeutung sind ferner die körperliche und geistige Entwicklung des Kranken, die Krankheiten, die er in der Kindheit und später durchgemacht hat, da sie zuweilen im Zusammenhange mit der vorliegenden Krankheit stehen, der Beruf und Schädigungen durch ihn, die wirtschaftlichen Verhältnisse, ein etwaiger Unfall. Wichtig sind auch Mißbrauch von Alkohol, Tabak und anderen Suchtmitteln (Morphium, Kokain, Schlafmittel). Sodann sind der Beginn der Krankheitserscheinungen, die Beschwerden des Kranken sowie der Verlauf der Krankheit bis zur Übernahme der Pflege festzustellen.

Je nach ihrer Art und ihrem Sitz rufen die Krankheiten am Körper verschiedene Krankheitserscheinungen (Symptome) hervor: allgemeine, örtliche und Organerscheinungen. Allgemeine Krankheitserscheinungen sind: Mattigkeit, Kopf-, Kreuz- und Gliederschmerzen, Hitze- oder Kältegefühl, Unlust zum Essen, unruhiger Schlaf, Fieber, d. h. Steigerung der Körperwärme, Benommenheit, Kräfteverfall usw. Örtliche Krankheitserscheinungen oder solche von seiten innerer Organe sind z. B. Druckschmerz, Schwellung, Rötung, Verfärbung der Haut, oder Husten und Auswurf, Stiche beim Atmen, Erbrechen, Durchfall usw.

Die von dem Kranken geäußerten Klagen nennt man subjektive Beschwerden, die durch die Untersuchung festgestellten Erscheinungen den objektiven Befund.

Diagnose wie Prognose werden vom Arzt gestellt, von dem auch die Therapie festgelegt wird. Eine Krankenpflegeperson, die sich damit befassen wollte, würde Kurpfuscherei treiben und dem Kranken schaden, weil ihre Ausbildung anders geartet ist als die ärztliche.

Dagegen sind gewisse Kenntnisse über Krankheitserscheinungen (Symptome) notwendig, da sie als Grundlage für die dem Pflegepersonal obliegenden Krankenbeobachtungen dienen.

II. Die Krankheitserscheinungen.

1. Allgemeines Verhalten des Kranken.

Wir beobachten Störungen im Aussehen und Befinden des Kranken, Abweichungen der Körpertemperatur, der Herztätigkeit, der Atmung, der Ausscheidungen, des Schlafs, ferner Entzündungen, Ohnmachten, Kollaps.

Körperwärme.

Die normale Körpertemperatur des Erwachsenen liegt morgens tiefer und abends höher in den Grenzen von etwa 36,2° und 37,0°. Je jünger der Mensch ist, desto eher erreicht er diese abendliche Temperaturgrenze; alte Leute pflegen auch abends unter 37,0° Temperatur zu haben. Kleine Abweichungen von diesen Normalzahlen kommen vor, ohne daß eine Störung vorzuliegen braucht. Sie sind individuell. Erhöhungen der Körperwärme können bedingt sein durch Wärmestauungen, sind aber im allgemeinen das Zeichen eines Abwehrkampfes, welchen der Körper mit eingedrungenen Krankheitserregern aufgenommen hat. Die in den Körper eingedrungenen Gifte und Bakterien üben einen Reiz auf das Wärmezentrum im Gehirn aus, den dieses mit Temperaturerhöhung, Fieber, beantwortet. Ein Fieber über 42° kommt deshalb nicht zustande, weil vorher das Wärmezentrum gelähmt wird. Fieber hat den Nutzen, daß es die Lebenstüchtigkeit der Bakterien herabsetzt und die Abwehrfähigkeit der Körpersäfte und der weißen Blutkörperchen steigert. Es hat aber gleichzeitig den Nachteil, daß es empfindliche Zellen wichtiger Organe schädigt, auf den Blutdruck senkend wirkt und so zu Kollapszuständen Veranlassung geben kann. Jedes Fieber ist mit einer Steigerung der Verbrennungsvorgänge im Körper verbunden. Es führt zu Abmagerung, weil die Bestandteile der Zellen zur gesteigerten Wärmebildung herangezogen werden. Wir bezeichnen geringe Erhöhungen bis zu 38,5° als leichtes Fieber, bis 39,5° als mäßiges Fieber, über 39,5° als hohes Fieber. Auch das Fieber zeigt tägliche Schwankungen wie die normale Temperatur; es ist gewöhnlich abends höher als morgens. In manchen Fällen verhält es sich aber auch umgekehrt, so daß die Steigerung auf den Morgen fällt (z. B. zuweilen bei Tuberkulose).

Die Temperatur sinkt unter 36°, wenn hohes Fieber plötzlich abfällt, oder nach starken Blutungen, Operationen, bei bedrohlicher Kreislaufschwäche (Untertemperatur, Kollapstemperatur).

Bei manchen Krankheiten beginnt das Fieber mit einem Schüttelfrost. Hierbei ziehen sich die Körpermuskeln, besonders am Kiefer, in fortwährenden krampfhaften Zuckungen zusammen, so daß der Körper geschüttelt wird und die Zähne klappern. Schüttelfröste können auch während einer Krankheit wiederholt auftreten.

Zur Messung dient das Thermometer (Wärmemesser). Es besteht aus einer luftleeren, haarfeinen, zugeschmolzenen Glasröhre, deren unteres Ende erweitert ist. In dieser Erweiterung befindet sich gewöhnlich Quecksilber. Dieses Metall dehnt sich bei Erwärmung gleichmäßig aus und ist darum zur Messung besonders geeignet. Wird das Quecksilber erwärmt, so steigt es in der Röhre hoch; bei Abkühlung sinkt es wieder herunter. Neben der Röhre befindet sich eine Einteilung nach Graden; beide sind von einem weiteren schützenden Glasrohr umschlossen.

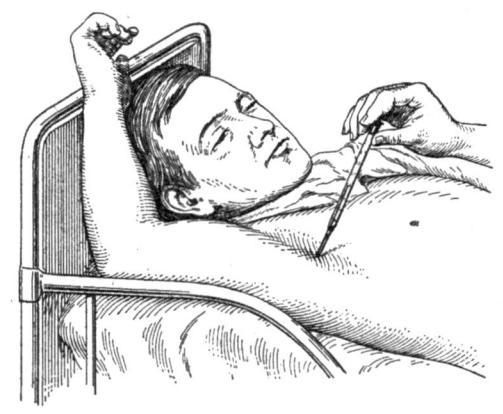

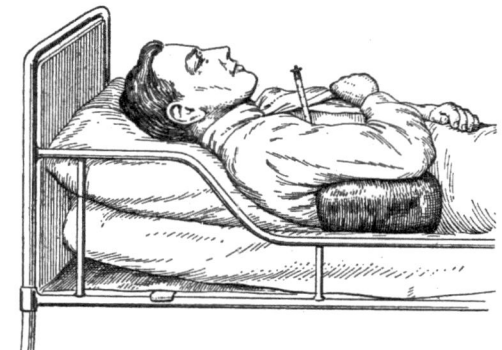

Abb. 89. Messung der Körperwärme in der Achselhöhle.

Für die Wärmemessung geht man im allgemeinen von zwei Punkten aus: dem Gefrier- oder Nullpunkt, an dem das Wasser gefriert, und dem Siedepunkt, an dem es siedet. Den Abstand zwischen beiden Punkten teilt man nach Celsius in 100°; die ältere Einteilung in 80° nach Réaumur wird nicht mehr gebraucht.

Die Eigenwärme des Menschen kann auf 41—42° steigen und bis 35° sinken. Ein Thermometer zur Messung der Körperwärme braucht also nur den geringen Spielraum von 35—42° zu umfassen. Da schon geringe Temperaturschwankungen für den Krankheitsverlauf eine Bedeutung gewinnen, sind die Grade noch in Zehntelgrade geteilt. Alle Fieberthermometer, die in den Handel gebracht werden, müssen nach gesetzlicher Vorschrift amtlich geprüft sein.

Zur Messung der Körperwärme legt man das untere Ende des Thermometers in die entblößte, gut abgetrocknete Achselhöhle und läßt den Arm fest an die Brust, die Hand an die entgegengesetzte Schulter legen, damit das Quecksilber allseitig umschlossen ist. Nach 10 Minuten hat das langsam steigende Quecksilber den höchsten Stand erreicht. Dann liest man den Stand der Quecksilbersäule ab und entfernt das Thermometer wieder aus der Achselhöhle. Bei den jetzt ausschließlich gebrauchten Maximalthermometern bleibt die Quecksilbersäule auf dem erreichten Höhepunkt stehen, auch wenn das Thermometer aus der warmen Achselhöhle entfernt wird. Die sog. Minutenthermometer ergeben schon nach fünf Minuten den höchsten Stand.

Zur Messung der Körperwärme kann man das Thermometer auch in den After einführen, dazu muß es vorher mit Öl oder Vaseline eingefettet werden. Diese Art der Messung ist besonders bei Säuglingen und kleinen Kindern, die den Arm nicht fest andrücken, empfehlenswert. Man achte aber darauf, daß das Kind ruhig liegt, damit das Thermometer nicht im After zerbricht, und man halte das Thermometer während der Messung fest. Im After ist die Körperwärme schon nach fünf Minuten ermittelt. Die Aftertemperatur ist etwa um 0,5° höher als die Temperatur in der Achselhöhle. Vor und nach dem Gebrauch ist das Thermometer mit verdünntem Spiritus, Sublimat u. dgl. zu reinigen.

Auch im Munde kann die Körperwärme gemessen werden; sie ist hier um etwa 0,2° höher als in der Achselhöhle.

Vor dem Einlegen des Thermometers überzeugt man sich, ob die Quecksilbersäule mit ihrem obersten Ende auch unter 36,0° steht; sonst faßt man das Thermometer an seinem oberen Ende fest in die Faust und schleudert diese dann mit einem Ruck nach unten, wobei die Faust das Thermometer ganz fest hält, so daß es nicht fortfliegen kann. Bei einiger Übung gelingt dies sehr bald.

Die Temperaturmessung wird mindestens zweimal täglich, am Morgen gegen 7 und am Nachmittag gegen 5 Uhr, vorgenommen. In besonderen Fällen wird der Arzt häufigere Messungen anordnen. Die Messungen werden auf der Fiebertafel durch Punkte eingetragen, die Punkte durch Striche verbunden, so daß eine Kurve entsteht.

Die Fieberkurven zeigen in ihrem Verlauf Unterschiede. Bei einzelnen Krankheiten verläuft die Fieberkurve fast regelmäßig in derselben eigentümlichen Weise, so daß sie für die Krankheitsfeststellung mit verwertet werden kann. In leichten, rasch vorübergehenden Fällen ansteckender Krankheiten ist natürlich auch das Fieber wenig ausgesprochen, die Kurve kurz und nichtssagend. In allen schweren Fällen zeigt die Fieberkurve drei deutliche Abschnitte (Stadien): Anstieg,

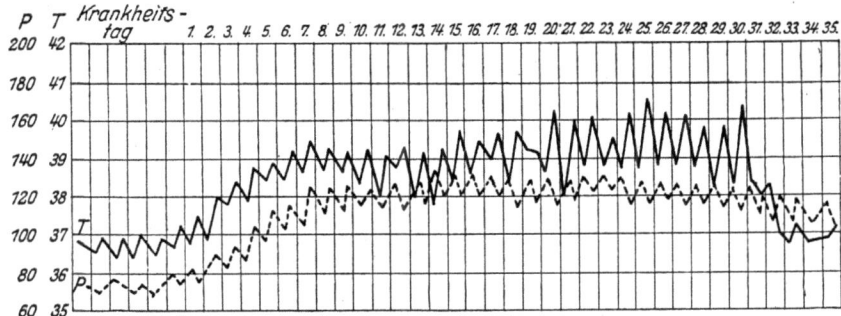

Abb. 90. Fieberkurve mit langsamem Anstieg und gleichmäßiger Höhe.

Höhe, Abfall oder Abstieg. Der Anstieg kann plötzlich oder erst in mehreren Tagen die Höhe erreichen. Die Zeitdauer der Höhe ist nach dem Krankheitsverlauf verschieden lang. Die Schwankungen zwischen Morgen- und Abendtemperatur betragen dabei nicht mehr als 1° (kontinuierliches Fieber) oder mehr als 1° (remittierendes Fieber), oder es wechselt Fieberanstieg mit normaler Temperatur im Laufe eines Tages (intermittierendes Fieber).

Bei manchen Krankheiten sinkt die Temperatur ganz plötzlich und schnell zur Norm oder sogar darunter (Krisis), bei andern läuft sie allmählich in einem Zeitraum von

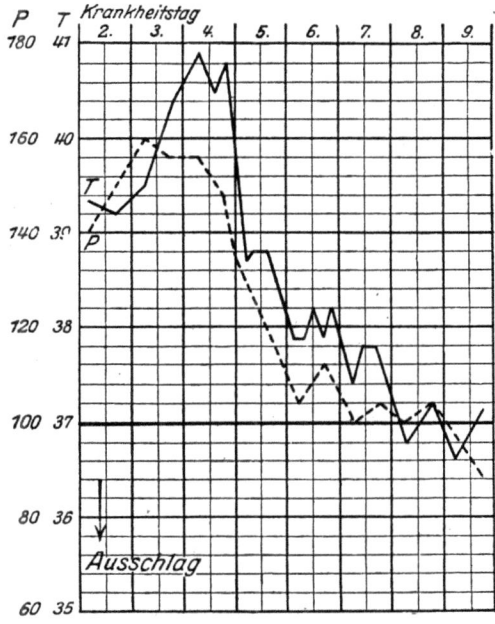

Abb. 91. Fieberkurve mit raschem Anstieg und Abfall.

mehreren Tagen ab (Lysis). Nimmt die Krisis einen günstigen Ausgang, so ist der Temperaturabfall begleitet vom Ausbruch eines warmen großperligen Schweißes, dem Eintritt ruhiger Herztätigkeit und ruhigen Schlafes. Niemals darf der Kranke in diesem Zustande gestört werden.
Begleiterscheinungen des Fiebers. Bei fieberhaften Krankheiten besteht immer eine erhöhte Tätigkeit der Organe, insbesondere auch der blutbildenden, und damit ein erhöhter Stoffwechsel; deswegen ist auch die Zahl der Pulsschläge und der Atemzüge vermehrt (erhöhter Bedarf an Sauerstoff).

Weitere Begleiterscheinungen sind: Kopfschmerzen, Kreuz- und Gliederschmerzen, gerötetes Gesicht, Durst, trockene Zunge und trockene Haut, häufig auch Schweißbildung, dunkler Urin, Schlaflosigkeit, Benommenheit, die sich zur Bewußtlosigkeit steigern kann. Bei hohem Fieber treten oft Delirien ein: Der Kranke redet im Halbschlaf durcheinander; er hat wirre Traumbilder, Sinnestäuschungen, d. h. er deutet seine Wahrnehmungen falsch, sieht Erscheinungen, hört Geräusche, die nicht vorhanden sind. Gleichzeitig besteht häufig Unruhe, vermehrter Bewegungsdrang; der Kranke drängt aus dem Bett. In diesem Zustande bedarf er dauernder Aufsicht.

Puls.

Bei allen Kranken ist die Widerstandskraft des Herzens von größter Bedeutung. Zur Beurteilung der Herztätigkeit dient der Puls. Er kann an allen Stellen gefühlt werden, wo Schlagadern nahe unter der Haut liegen. Am besten fühlt man ihn an der Speichenschlagader (Radialpuls), dicht oberhalb des Handgelenks an der Beugeseite des Unterarms. Man legt Mittel- und Zeigefinger mit sanftem Druck auf die Haut und fühlt den stoßweisen Anschlag der Blutwelle. Auch jede andere oberflächliche Schlagader kann zum Pulsfühlen benutzt werden, wie die Schläfen- und Halsschlagader, die Fußschlagadern hinter dem inneren Knöchel und auf dem Fußrücken, wenn etwa die Unterarme unter einem Verband liegen oder fehlen. Schließlich kann man auch den Herzschlag selbst durch die auf die Gegend der Herzspitze aufgelegte Hand fühlen. Fühlt man den Pulsschlag weder

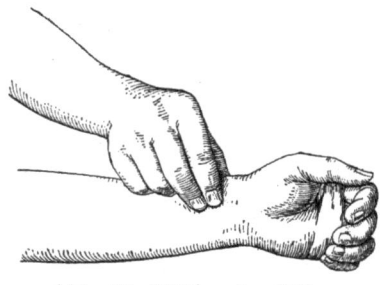

Abb. 92. Fühlen des Pulses.

an einer Schlagader noch am Herzen, so muß man versuchen, ob man den Herzschlag mit dem über der Herzspitze aufgelegten Ohre hören kann.
Bei dem Fühlen des Pulses sind festzustellen:
a) **Die Zahl der Pulsschläge.** Ein gesunder Mensch hat in der Ruhe etwa 72 Schläge in einer Minute. Durch körperliche und geistige Erregungen, ebenso im Fieber kann die Zahl der Herzschläge sich erhöhen. Bei Fieber soll die Höhe der Körperwärme bei normalem Krankheitsverlauf der Pulszahl entsprechen, also bei 40° Körperwärme 120 Herzschläge in einer Minute. Eine wesentlich geringere Zahl von Herzschlägen in der Minute, als man der Fiebersteigerung entsprechend erwarten sollte, ist charakteristisch für manche Krankheiten, z. B. Typhus. In anderen Fällen kann sich hierdurch eine Störung der Herztätigkeit kundgeben.

b) **Die Gleichmäßigkeit der Pulsschläge**, sowohl in der Reihenfolge, indem ein Pulsschlag genau mit derselben Zeitfolge auf den anderen folgt, als auch in dem Ausschlag der Pulswelle selbst. Dieser soll immer gleich hoch sein. Eine leichte, nicht krankhafte Unregelmäßigkeit der Pulsschläge findet sich bei Kindern und nervös-labilen Erwachsenen. Bei diesen ist der Puls während der Einatmung etwas beschleunigt, bei der Ausatmung verlangsamt.

c) **Die Spannung des Pulses**, also ob die Schlagader sich sehr weich oder prall gespannt (bis zur Härte) anfühlt.

Wir sprechen demnach von einem ruhigen Puls, von einem beschleunigten bzw. gleichmäßigen oder unregelmäßigen Puls, von einem weichen oder harten Puls. Der Puls kann auch hüpfend sein, indem die Pulswelle ganz schnell gegen den fühlenden Finger an- und wieder abspringt. Ein schwacher und sehr rascher Puls zeigt immer einen ernsten Zustand von Kreislaufschwäche an, besonders dann, wenn er unregelmäßig wird und aussetzt.

Zur genauen Feststellung des Blutdrucks dienen besondere Apparate (Blutdruckmesser nach Riva-Rocci u. a.).

Atmung.

Der gesunde Erwachsene macht etwa 16 ruhige, gleichmäßige Atemzüge in der Minute. Durch Erregung und Anstrengung wird die Atmung vorübergehend beschleunigt. Man zählt die Atemzüge an den Bewegungen des Brustkorbes.

Die Atmung kann bei Erkrankungen beschleunigt, oberflächlich, auffallend tief, verlangsamt, unregelmäßig, behindert sein. Eine Beschleunigung der Atmung zeigt nicht ohne weiteres eine Behinderung an. So ist die Zahl der Atemzüge immer vermehrt bei Fieber, ohne daß die Atmung dabei behindert ist. Behinderte Atmung bedeutet: der Kranke empfindet Luftmangel, Atemnot (Dyspnoe); dabei ist zwar die Atmung gewöhnlich beschleunigt, sie kann aber auch nur vertieft sein. Bei Herz- und Lungenkrankheiten zum Beispiel, bei denen durch mangelhafte Herztätigkeit oder durch Ausfall größerer Lungenbezirke die Sauerstoffzufuhr beschränkt ist, besteht Atemnot und beschleunigte Atmung.

Werden die oberen Luftwege verengt, so ist besonders die Einatmung erschwert, verlängert und oft von einem lauten, ziehenden Geräusch begleitet. Dies ist z. B. bei Kehlkopfdiphtherie der Fall. Starker Kropf, der die Luftröhre zusammendrückt, bewirkt eine ähnliche Erscheinung. Charakteristisch für diese mechanisch bedingte Atemnot sind bei der Einatmung mehr oder weniger starke Einziehungen in den Schlüsselbeingruben, in den Zwischenrippenräumen und in der Magengrube unter den Rippenbögen.

Die Ausatmung ist erschwert, wenn die Lunge erweitert und ihre Elastizität vermindert ist.

Bei hochgradiger Atemnot sitzt der Kranke mit ängstlichem Gesichtsausdruck, nach Luft ringend im Bett; die Atemhilfsmuskeln arbeiten angestrengt mit, das Gesicht ist bläulich verfärbt. Vorübergehende Anfälle hochgradiger Atemnot kennzeichnen die asthmatischen Zustände.

Im Zusammenhang mit schweren Herz- und Gefäßleiden zeigt die Atmung ein eigentümliches Verhalten: die Einatmung wird allmählich tiefer, dann wieder flacher, darauf tritt eine Atempause ein (Cheyne-Stokessche Atmung).

Die Zahl der Atemzüge wird auf der Fiebertafel vermerkt.

Krankheiten der Atmungsorgane sind fast immer von Husten begleitet. Er kann durch einen Kitzel, z. B. im Rachen oder Kehlkopf, oder durch einen anderen Reiz bedingt sein (Reizhusten); in der Mehrzahl aller Fälle aber beruht er darauf, daß in den Luftwegen oder Lungen eine übermäßige krankhafte Absonderung stattfindet und entleert werden soll. Es ist zu beobachten, ob der Husten mit Auswurf einhergeht oder trocken ist, ob er hart, bellend, leise, unterdrückt ist, wie oft er sich wiederholt, ob er schnell vorübergeht oder lange, quälend und krampfhaft anhält. Auch auf geringes Hüsteln, das nur hin und wieder auftritt, ist zu achten. Die Menge des Auswurfs, seine Farbe: grau, gelb, grünlich, rostfarben; seine Beschaffenheit: dünnflüssig, dickflüssig, zäh, geballt, schleimig, eitrig, blutig; sein Geruch: fade, stinkend, muß bemerkt werden. Der Auswurf wird in einem mit Desinfektionslösung gefüllten und zugedeckten Speiglase gesammelt, damit ihn der Arzt sehen und beurteilen kann.

Ausscheidungen.

a) Stuhlgang.

Der gewöhnliche Stuhlgang ist geformt oder dickbreiig. Häufiger, dünner, schleimiger oder wässeriger Stuhl (Durchfall, Diarrhöe) ist immer ein Zeichen beschleunigter Darmtätigkeit und einer Darmerkrankung. Oft ist der Durchfall von krampfartigen Schmerzen im Leib (Koliken) begleitet. Bei Entzündungen des Dickdarms, z. B. bei Ruhr, besteht häufiger und schmerzhafter Drang zum Stuhl, obwohl schließlich nur noch etwas Schleim entleert wird (Stuhlzwang).

Verstopfung beruht am häufigsten auf einer Trägheit des Dickdarms oder dessen Verkrampfung.

Die Farbe des Stuhls hängt in erster Linie von der aufgenommenen Nahrung ab. Bei gewöhnlicher gemischter Kost ist sie bräunlich, nach reichlichem Milchgenuß gelblich, nach dem Genuß von dunklen Kirschen, Heidelbeeren und bluthaltiger Nahrung schwarzbraun, nach grünem Gemüse schwarzgrün. Auch Arzneien färben mitunter den Stuhl, z. B. geben Wismut und Eisen Schwarzfärbung.

Fehlt die Gallenzufuhr im Darm (Verschluß der Gallengänge, Gallensteine), so sieht der Stuhl häufig infolge des Gehalts an unverdautem Fett weißlich oder grau aus.

Beimengungen von Blut, das aus dem Magen oder den oberen Darmabschnitten stammt, also verdaut ist, färben den Stuhl schwarz (teerartig). Wenn die Blutung aus der Nähe des Afters stammt, z. B. aus Hämorrhoiden — erweiterten Venen am After oder im unteren Mastdarm — oder aus einem Mastdarmkrebs, so bleibt die Blutfarbe unverändert.

Dem Stuhl kann auch Schleim oder Eiter beigemengt sein. Mitunter finden sich unverdaute Nahrungsmittel und Würmer (Wurmeier sind nur mikroskopisch nachzuweisen).

Zuweilen zeigt der Stuhlgang eine auffällige Form: bandförmig, bleistiftförmig, schafkotartig; das deutet auf krampfhafte Zusammenziehung des Darmrohres oder Verengerung durch eine Geschwulst.

Der gewöhnliche Geruch des Stuhls beruht auf der Zersetzung (Fäulnis) der Eiweißstoffe durch Darmbakterien. Fleischarme Kost, Milchkost, zuweilen auch Durchfall, vermindern den Geruch. Träge Darmtätigkeit, ungewöhnliche Gärungs- und Fäulnisvorgänge vermehren ihn.

Benommene Kranke lassen den Stuhlgang unter sich, sonst erfolgt unfreiwilliger Stuhlabgang bei Lähmung des Afterschließmuskels.

b) Harn (Urin).

Der normale Harn wird klar, bernsteingelb in einer täglichen Menge von 1—1$^1/_2$ Liter entleert (vgl. Harnuntersuchung). Die Menge der aufgenommenen Flüssigkeit ist natürlich von maßgebender Bedeutung für die Menge des Harns. Bei gewöhnlicher Flüssigkeitsaufnahme (etwa 1$^1/_2$ Liter täglich) ist auffallende Verminderung oder Vermehrung der Harnmenge ein Krankheitszeichen.

Bei starkem Schweiß und Durchfall ist die Menge vermindert, ebenso bei Fieber und bei Nieren- und Herzkrankheiten. Vermehrt ist die Menge namentlich bei der Zuckerkrankheit und bei einer bestimmten Form der Nierenerkrankung (Schrumpfniere).

Je geringer die Harnmenge ist, um so dunkler ist gewöhnlich die Farbe. Blutbeimengungen färben den Harn rötlich, fleischwasserartig. Auch Arzneien können die Farbe des Harns verändern. Wird Galle nicht in den Darm ausgeschieden, sondern in der Leber gestaut und vom Blut aufgenommen (Gelbsucht), so färbt sich der Harn bierbraun.

Trübungen des Harns werden durch Harnsalze oder Harnsäure oder aber auch durch Beimengungen von Eiter verursacht.

Bei Zuckerkrankheit ist Zucker im Harn nachzuweisen.

Bei Blasenkrankheiten werden die Kranken oft von schmerzhaftem Harndrang gequält. Es kommt vor, daß der Harn unfreiwillig abgeht (Blasenschwäche, Blasenlähmung) oder gar nicht gelassen werden kann (Harnverhaltung); bei benommenen Kranken ist immer auf die Harnentleerung zu achten, der Blasenstand über der Schamfuge zu kontrollieren.

Anhang: Harnuntersuchung.

Zur Feststellung einer Krankheit oder zu ihrer Beobachtung notwendige Untersuchungen von Blut, Auswurf, Harn, Stuhl, Magensaft usw. auszuführen ist Sache des Arztes oder im Krankenhaus der hierfür besonders vorgebildeten technischen Assistentin, jedoch muß jede Krankenpflegeperson in der Lage sein, die einfachen Harnuntersuchungen selbständig und zuverlässig auszuführen.

In der Krankenpflege ist die tägliche Menge des Harns zu messen, dabei ist auf sein Aussehen und seinen Geruch zu achten.

Bei der Untersuchung ist von jedem Harn festzustellen:

Harnuntersuchung. 109

1. Die Reaktion: Sauer oder laugenhaft (alkalisch).
2. Das spezifische Gewicht, d. h. wieviel Gramm wiegt 1 Ltr. Harn.
3. Der Gehalt an Eiweiß.
4. Der Gehalt an Zucker.

Die **Reaktion** des normalen Harns ist gewöhnlich sauer. Zur Prüfung dient die Untersuchung mit Lackmuspapier. Blaues Lackmuspapier wird durch sauren Harn rot, rotes Lackmuspapier durch alkalischen Harn blau gefärbt. Neutrale oder alkalische Reaktion muß nicht ein Zeichen von Krankheit sein, es kann auch die Reaktion durch die Art der Ernährung bedingt sein. Nach reichlicher pflanzlicher Kost ist der Harn neutral oder gar alkalisch.

Normaler Harn, frisch gelassen, ist klar; er trübt sich nachträglich durch das Ausscheiden von Harnsalzen. Bei längerem Stehen zersetzt er sich unter Entwicklung von Ammoniak.

Bei Blasenerkrankungen kann der Harn sich bereits vor der Entleerung ammoniakalisch zersetzen.

Das **spezifische Gewicht** einer Flüssigkeit gibt das Verhältnis derselben zu dem Gewicht der gleichen Menge von Wasser an. Eine Flüssigkeit vom spezifischen Gewicht 1,5 ist also eineinhalbmal so schwer wie Wasser.

Das spezifische Gewicht des Harns wird mittels des Urometers gemessen. Dies ist eine Eintauchspindel, ähnlich einem Thermometer, das am unteren Ende mit Quecksilber beschwert ist. Das Urometer wird in einen mit dem zu prüfenden Urin gefüllten Zylinder eingetaucht; an einer Marke wird die Eintauchtiefe abgelesen. Das spezifische Gewicht des normalen Harns schwankt zwischen 1,005 und 1,030 (für gewöhnlich bezeichnet als 1005 und 1030). Je größer der Gehalt des Harns an festen Bestandteilen ist, um so höher ist das spezifische Gewicht.

Eiweißprobe. Der Harn eines gesunden Menschen ist frei von Eiweiß. Zuweilen finden sich aber auch beim Gesunden nach reichlichen Mahlzeiten und großen körperlichen Anstrengungen Spuren davon. Im allgemeinen ist der Gehalt von Eiweiß im Harn das Zeichen für eine Erkrankung der Nieren.

Vor jeder chemischen Untersuchung wird der Harn filtriert. Soll Sammelharn längere Zeit aufbewahrt werden, so setzt man ihm einige Kristalle Thymol zu oder überschichtet ihn mit Chloroform oder Toluol.

Die einfachste Eiweißprobe ist die Kochprobe. In ein Reagenzglas wird so viel filtrierter Harn eingegossen, daß etwa ein Viertel des Röhrchens gefüllt ist. Dann erhitzt man den Harn über einer Spiritus- oder

Gasflamme. Ist Eiweiß vorhanden, so tritt nach dem Kochen eine Trübung ein, die nach dem Zusatz von einigen Tropfen verdünnter Essigsäure nicht verschwindet. Alkalischer Harn ist vor der Kochprobe mit einigen Tropfen verdünnter Essigsäure anzusäuern.

Statt der Essigsäure kann man den in jedem Haushalt vorhandenen Speiseessig benutzen. Auf diese Weise läßt sich in jedem Haushalt eine Eiweißreaktion mit Sicherheit durchführen.

Unabhängig von der Kochmöglichkeit ist die Sulfosalizylsäureprobe. Man gibt zu dem zu ein Viertel mit Harn gefüllten Reagenzglas ein bis zwei Tropfen $20^0/_0$ige Sulfosalizylsäure. Bei Trübung ist die Probe positiv. Sie ist besonders empfindlich.

Um die Menge des im Harn enthaltenen Eiweißes zu bestimmen, benutzt man den Esbachschen Eiweißmesser. Hierzu ist ein besonderes Probierröhrchen erforderlich. Es wird zuerst bis zur Marke U (Urin) mit filtriertem Harn, dann bis zur Marke R (Reagens) mit dem fertig käuflichen Esbachschen Reagens gefüllt. Dann wird das Probierröhrchen mit dem Gummistopfen verschlossen und gut durchgeschüttelt; nach 24 Stunden wird die Niederschlagsmenge abgelesen. Die auf dem Probierröhrchen eingeätzten Zahlen geben den Eiweißgehalt in Promille an.

Zuckerprobe. Der Harn eines gesunden Menschen ist frei von Zucker. Nur nach sehr großen Kohlehydratmahlzeiten oder einmaligem übermäßigen Genuß von Zucker findet sich vorübergehend Zucker im Harn. Der Harn Zuckerkranker wird meist in reichlicher Menge entleert, bei verhältnismäßig hohem spezifischen Gewicht.

a) Probe nach Nylander. Dem Harn wird im Reagenzglas ein Zehntel seiner Menge fertige Nylandersche Lösung zugesetzt. Dann wird gekocht. Ist Zucker vorhanden, so entsteht ein schwarzer Niederschlag. Die Nylandersche Probe ist wohl die gebräuchlichste; sie ist auch sehr empfindlich. Sie ist aber positiv nach Gebrauch mancher Arzneimittel, z. B. Salol, Antipyrin, Sulfonal, nach Gebrauch von Rhabarber oder Sennestee. Darum ist der positive Ausfall der Nylanderschen Probe nicht sicher beweisend für Zucker.

b) Probe nach Trommer. In ein Reagenzglas mit 5—8 ccm Harn werden etwa 2 ccm $10^0/_0$iger Kali- oder Natronlauge zugesetzt, dann fügt man unter kräftigem Schütteln tropfenweise eine $10^0/_0$ige Lösung von Kupfersulfat hinzu, bis die hellblaue Lösung sich eben anfängt zu trüben. Jetzt erhitzt man die Mischung, am besten an der Oberfläche der Flüssigkeit, bis zum beginnenden Sieden. Ist Zucker vorhanden, so bildet sich zuerst an der erwärmten Stelle eine gelbliche Trübung, die sich bald über die ganze Flüssigkeit verbreitet und sich als gelber oder roter feinkörniger

Niederschlag absetzt. Die Trommersche Probe ist unter Umständen in sehr harnsäurereichem Harn positiv, auch wenn kein Zucker vorhanden ist.

c) Probe nach Fehling. Man mischt von den beiden Lösungen I und II gleiche Teile und bringt sie zum Kochen. Dann bringt man aus einem zweiten Reagenzglas etwas Urin hinzu, bei Vorhandensein von Zucker tritt eine gelbrote Färbung auf. Die Fehlingsche Probe hat die geringste Anzahl von Fehlerquellen.

d) Gärprobe. Man mischt in einem Reagenzglas Harn mit einem erbsengroßen Stück frischer Preßhefe unter Umschütteln und füllt die Mischung in ein sogenanntes Gärungsröhrchen, das mit Quecksilber abgeschlossen wird. Im Brutschrank entwickelt sich aus dem Zucker Kohlensäure. Aus der Menge der innerhalb 24 Stunden entwickelten Kohlensäure kann man dann den Zuckergehalt berechnen.

Die Menge des Zuckers kann mit Hilfe eines Polarisationsapparates gemessen werden.

Auf besondere Anordnung des Arztes können auch von Krankenpflegepersonen noch einzelne andere einfach auszuführende Harnuntersuchungen vorgenommen werden.

a) Probe auf Azeton. Azeton tritt bei schwerer Zuckerkrankheit im Harn auf. Es wird durch die Legalsche Probe festgestellt. Dem Harn werden einige Tropfen einer frisch zubereiteten wässerigen Lösung von Natriumnitroprussid zugefügt und ein Tropfen Ammoniak- oder Natronlösung. Die nun tiefrot gefärbte Flüssigkeit wird mit Eisessig versetzt. Bei Vorhandensein von Azeton wird die Farbe burgunderrot, bei negativem Ausfall verschwindet die rote Farbe.

b) Diazoprobe. Hier sind zwei Lösungen erforderlich, Diazo I und Diazo II. Zwei Tropfen der Lösung I werden mit 5 ccm der Lösung II vermischt. Dazu kommt die gleiche Menge Harn und ein Achtel der Gesamtmenge Ammoniak. Für die Diazoprobe sind meist besondere Röhrchen im Gebrauch, auf die eine entsprechende Einteilung eingeätzt ist. Nach kräftigem Schütteln entsteht bei positiver Diazoprobe ein roter Schaum. Ist die Farbe des Schaums gelb, so ist die Reaktion negativ.

c) Urobilin und Urobilinogen. Bei Störung der Lebertätigkeit treten im Harn Urobilin und Urobilinogen auf. Man versetzt den Harn mit der gleichen Menge 10%igem Zinkazetat und filtriert. Bei positiver Urobilinreaktion leuchtet die Flüssigkeit nach einigen Minuten grün auf bei seitlichem Einfall von Licht (Fluoreszenz). Setzt man dem Harn einige Tropfen Ehrlichs Reagens zu, so tritt bei vermehrtem Urobilinogengehalt in der Kälte Rotfärbung auf.

d) **Gallenfarbstoff.** Bei ausgesprochener Gelbsucht enthält der Harn Gallenfarbstoff. Überschichtet man den Harn mit einer 1%igen Jodtinktur, so tritt an der Berührungsstelle ein grüner Ring auf.

Schlaf.

Der Schlaf ist namentlich bei fieberhaften Krankheiten häufig gestört oder unruhig. Der gesunde Mensch hat einen ruhigen Schlaf und ist durch äußere Einwirkung meist leicht zu erwecken und schnell munter. Kranke sind oft vor dem Einschlafen unruhig, fahren auch im Schlaf auf und erwachen, wobei die Atmung beschleunigt sein kann. Schlafsucht kann andererseits ein gefahrdrohender Zustand sein. Hoch fieberhafte Kranke haben während des Schlafs oft Delirien, sprechen vor sich hin, phantasieren, sind unruhig oder liegen auch manchmal benommen, völlig zusammengesunken, leise vor sich hinmurmelnd auf demselben Fleck.

Entzündungen.

Entzündungen entstehen sowohl an den Organen wie auch an äußeren Wunden durch das Eindringen von Krankheitskeimen in den Körper. Die Entzündung ist eine Abwehrvorrichtung des Körpers, um die eingedrungenen Krankheitserreger bzw. deren Gifte aufzufangen und unschädlich zu machen. Die Entzündung hat vier **Hauptmerkmale: Rötung, Hitze, Schwellung, Schmerz** (vgl. S. 249).

Ohnmacht.

Ohnmacht ist eine rasch eintretende Bewußtlosigkeit, die durch Blutleere des Gehirns hervorgerufen wird. Der Puls ist klein und meist langsam, die Atmung oberflächlich. Legt man den Kopf des Ohnmächtigen tief, um die Blutzufuhr zum Gehirn zu begünstigen, so kehrt das Bewußtsein bald zurück. Schwache und blutleere Menschen, Genesende, die nach langem Krankenlager zum erstenmal aufstehen, besonders aber auch Kranke, die große Blutverluste erlitten haben, werden leicht ohnmächtig.

Kollaps.

Mitunter tritt im Verlauf schwerer Krankheiten, auch im Anschluß an eine innere Blutung, ein plötzlicher Verfall der Kräfte auf. Der Puls wird klein und schnell, die Atmung beschleunigt, das Gesicht wird blaß, die Körperhaut kühl, die Temperatur sinkt. Zuweilen genügt auch eine geringe Anstrengung, um bei einem Kranken, der sich sonst leidlich befunden hat, einen solchen Kräfteverfall (Kollaps) hervorzurufen. Es handelt sich hier um ein Versagen des Kreislaufes; das Blut versackt dabei in die weitgestellten Gefäße des Bauchraumes und das Gehirn wird blutarm.

2. Die Erscheinungen besonderer Art.

Hauterscheinungen.

Die Haut kann mannigfaltige Veränderungen aufweisen. Zunächst in der Farbe. Das Gesicht ist bei fieberhaften Krankheiten oft auffallend gerötet und zuweilen mit leichtem Schweiß bedeckt. Infolge schlechter Blutfüllung kann die Haut blaß bis wachsweiß sein. Die Blässe ist besonders an den Lippen, am Zahnfleisch oder an der Augenbindehaut auffallend, sie wird durch starke Blutarmut, Blutungen (Blutleere) oder durch Erkrankungen des Blutes verursacht. Besteht bei Krankheiten die Gefahr einer inneren Blutung, z. B. bei Typhus aus den Darmgeschwüren, so ist auf das Auftreten plötzlicher Blässe, die gewöhnlich auch von Pulsveränderungen begleitet wird, besonders zu achten.

Eine eigentümliche fahle, graue Farbe zeigt die Haut oft bei Krebskranken.

Die Haut kann gelb verfärbt sein (Gelbsucht); beginnende Gelbfärbung zeigt sich am deutlichsten an der weißen Lederhaut des Auges.

Die Haut kann im Gesicht, besonders an den Lippen, auch an den Fingern, bläulich verfärbt sein bei behinderter Atmung und schwacher Herztätigkeit (das Blut ist mit Kohlensäure überladen).

Schwarzblaue Hautverfärbungen, die allmählich in grünliche und gelbliche Flecken übergehen, finden sich nach stumpfer Gewalteinwirkung (Schlag, Stoß, Fall u. dgl.). Auch manche Hautkrankheiten bringen eine Verfärbung der Haut mit sich. Schließlich kann eine Hautverfärbung ihre Ursache in bestimmten Arzneimittelwirkungen oder in bestimmten Organerkrankungen haben.

Die gesunde Haut ist prall und elastisch. Bei erschlaffter Haut bleibt eine erhobene Falte einige Zeit stehen. Die Haut kann im ganzen leicht gedunsen sein, z. B. bei Ausschlagskrankheiten. Sie kann aber auch durch eine Überfülle von Gewebsflüssigkeit teigig geschwollen sein, so daß Fingerdruck eine Delle hinterläßt. Die Schwellung wird dadurch verursacht, daß der Abfluß der Gewebsflüssigkeit (Lymphe) erschwert ist (Lymphstauung). Sie kann aber auch durch Verstopfung einer großen Hohlader bewirkt sein; dann tritt nämlich aus dem gestauten Blut übermäßig viel Blutflüssigkeit in das Gewebe. Oder die teigige Hautschwellung ist eine allgemeine, weil die Herz- oder Nierentätigkeit versagt. Bei hochgradiger allgemeiner Stauung findet sich auch in den Körperhöhlen Flüssigkeit.

Eine plötzliche Schwellung der Gesichtshaut, insbesondere der Augenlider, zeigt häufig den Beginn einer akuten Nierenentzündung an.

Eine Reihe von Krankheiten geht mit Veränderungen an der Haut einher, so z. B. die Infektionskrankheiten Masern, Scharlach, Röteln, Fleckfieber, Typhus, wobei es zu fleckförmigen Hautausschlägen kommt. Einen quaddelförmigen Hautausschlag finden wir bei der Nesselsucht, die durch Überempfindlichkeit gegen bestimmte Stoffe, beispielsweise Eiweiß, Federn, Säuren, Mehle, hervorgerufen wird. Bläschenförmige Ausschläge kommen bei den Ekzemen vor. Die Bläschen platzen leicht, nässen stark und bedecken sich später mit Krusten. Bei Kindern wird ein solcher krustenbildender Hautausschlag durch Eitererreger hervorgerufen. Als Herpes bezeichnet man einen Bläschenausschlag, der häufig gruppenförmig an den Lippen oder im Gesicht sitzt und sich nicht selten bei hoch fieberhaften Erkrankungen, z. B. der Lungenentzündung, findet. Empfindliche Menschen bekommen diese schmerzhaften Bläschen mitunter nach dem Genuß bestimmter Nahrungsmittel. Bei den echten Pocken kommt es ebenfalls zu Bläschenbildung, die vereitern und zu schmerzhaften Pusteln werden. Viele Hauterkrankungen gehen mit Schuppenbildung einher. Die bekannteste ist die Schuppenflechte, deren silberhelle Schüppchen leicht abzukratzen sind.

Bei einigen Erkrankungen kommt es ohne äußere Verletzung plötzlich zu Blutungen unter der Haut. Bevorzugt ist die Gegend der Gelenke. Man nennt diese Blutungen Purpura. Sie können stecknadelknopf- bis linsengroß sein, wie z. B. bei der rheumatischen Purpura, aber auch fünfmarkstückgroße violettrote Flecken bilden, wie bei der Werlhofschen Erkrankung.

Lymphknoten.

Bei zahlreichen Krankheiten findet sich Schwellung der Lymphknoten, sie sind hart und rundlich, oft von erheblicher Größe. Sie können unter der Haut verschieblich oder fest mit ihr verbacken sein. Als Begleiterscheinung akut entzündlicher und fieberhafter Krankheiten sind sie gewöhnlich schmerzhaft. Lymphdrüsenschwellungen zeigen sich besonders bei der Lymphdrüsentuberkulose, bei einigen schweren Blutkrankheiten, bei der Syphilis und auch beim Krebs. Ein Merkmal der syphilitischen Lymphknotenschwellung ist ihre Unempfindlichkeit.

Die Lymphdrüsentuberkulose tritt meist im Kindesalter auf. Sie befällt besonders gern die Lymphdrüsen an der Lungenwurzel, oft auch die Lymphdrüsen am Hals und solche in der Grube oberhalb des Schlüsselbeins. Die geschwollenen und entzündeten Lymphknoten können später mit der Haut verwachsen, erweichen und durch die Haut durchbrechen. Solcher Durchbruch bedingt dann eine langdauernde Fisteleiterung.

Von den Blutkrankheiten macht besonders die Weißblütigkeit (Leukämie) ausgedehnte Lymphdrüsenschwellungen. Die Drüsen sind dabei meist ziemlich weich und unter der Haut verschieblich. Eine sehr bösartige Erkrankung der Lymphdrüsen ist die Hodgkinsche Krankheit (Lymphogranulomatose). Die Lymphdrüsenschwellung beginnt dabei oft am Hals, ergreift dann später eine Lymphdrüsengruppe nach der anderen und geht mit Fieber und Milzschwellung einher.

Gelenke.

Eine akute Entzündung eines Gelenkes geht einher mit starker Schwellung und hochgradiger Schmerzhaftigkeit bei Bewegungsversuchen und bei Berührung. Besonders gefährlich sind eitrige Gelenkentzündungen im Anschluß an Verletzungen, die bis in das Gelenk hineinreichen. Akute Entzündung mehrerer Gelenke findet sich beim akuten Gelenkrheumatismus. Dieser entsteht meist als Folge von Erkrankungen der Mandeln, der Nasennebenhöhlen oder der Zähne, von wo aus die Giftstoffe schubweise in den Körper gelangen. Die Patienten haben Fieber, heftige Schmerzen in den befallenen Gelenken und auffallend starke Schweißausbrüche. Oft stellt sich im Zusammenhang mit dem akuten Gelenkrheumatismus eine Entzündung im Herzmuskel oder an der Herzinnenhaut ein.

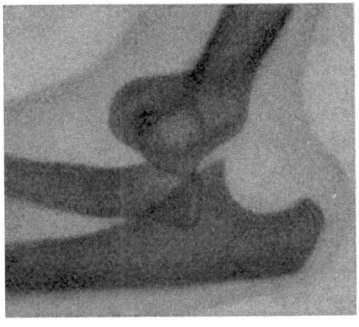

Abb. 93. Verrenkung des Ellbogengelenkes (Röntgenbild). Das Oberarmgelenkende liegt vor der Gelenkfläche des Unterarms.

Bei chronischen Entzündungen ist die Schwellung nicht immer so stark ausgesprochen, auch die Schmerzhaftigkeit pflegt geringer zu sein.

In vielen Fällen tritt hier eine allmählich zunehmende Versteifung des Gelenks ein (chronischer Gelenkrheumatismus). Auch die tuberkulöse Erkrankung der Gelenke, die meist nur an einem Gelenk auftritt, zieht sich über längere Zeit hin und hat einen ausgesprochenen chronischen Verlauf. Viele Gelenkentzündungen neigen zu Rückfällen. Eine entzündliche, rheumatische Erkrankung der Wirbelsäule ist die Bechterewsche Krankheit. Hierbei findet sich eine Entzündung der kleinen Wirbelgelenke und eine Verknöcherung des Bandapparates der Wirbelsäule. Diese Patienten haben einen steifen Körper und können daher Bewegungen ihres Kopfes kaum mehr ausführen.

Bei älteren, vorwiegend bei fettleibigen Menschen findet man häufig knöcherne Wülste und Zacken, besonders im Bereich der Kniegelenke, wodurch eine Bewegungseinschränkung bedingt ist und Knirschen und Schwellung des Gelenkes nachweisbar sind (deformierende Gelenkerkrankung).

Verrenkungen. Bei direkten Gewalteinwirkungen (Stoß oder Schlag) oder bei indirekten (Fall) kann das eine Gelenkende gegen das andere so weit verschoben werden, daß die Gelenkflächen ihren normalen Kontakt miteinander aufgeben, die Gelenkverbindung gelöst wird. Dabei kommt es immer zu einer mehr oder weniger ausgedehnten Zerreißung der Gelenkkapsel und zu einer Blutung in und um das Gelenk. Die Gegend des verrenkten Gelenkes ist geschwollen. Das Gelenk ist auf Druck schmerzhaft, es kann nicht aktiv bewegt werden. Die äußere Form der Gelenkgegend ist gegenüber der Norm durch die Verschiebung der Gelenkenden verändert. Das betreffende Glied ist für gewöhnlich verkürzt, z. B. der Arm bei Verrenkung des Schultergelenkes. Es gibt auch angeborene Verrenkungen, z. B. eines oder beider Hüftgelenke (vgl. S. 119).

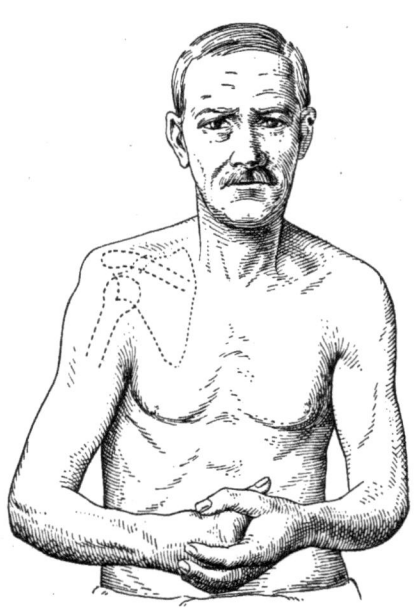

Abb. 94. Verrenkung des rechten Schultergelenks. Die Knochenumrisse sind punktiert. Der Oberarmkopf liegt nicht auf, sondern vor der Gelenkgrube des Schulterblattes.

Durch äußere Gewalteinwirkung kann ein Bluterguß im Gelenk entstehen, durch den die Gelenkgegend anschwillt. Das Gelenk ist bei Bewegungen und bei Betastung schmerzhaft, aber nicht so schmerzhaft wie bei einer akuten Entzündung.

Eine Verstauchung ist die Überspannung eines Gelenks. Dabei kann es zu einer Zerreißung der Gelenkkapsel und der Gelenkbänder kommen, mit Blutung, Schwellung und starker Schmerzhaftigkeit. Das Gelenk kann infolge der Schwellung und Schmerzhaftigkeit nicht bewegt werden, oder nur unter großen Schmerzen. Die Gelenkverbindung als solche ist aber nicht zerstört.

Knochen.

Von den Veränderungen am Knochensystem sind einige durch Erbanlagen vorbestimmt und nicht als eigentliche Krankheiten zu bezeichnen. Dazu gehört unter anderem die mangelhafte Entwicklung des knöchernen Brustkorbes, der bei manchen Menschen flach und schmal bleibt. Ein stark nach vorn vorspringendes Brustbein (Hühnerbrust) ist meist eine Folge der englischen Krankheit.

Die englische Krankheit (Rachitis) beginnt in der Regel im Säuglings- oder Kleinkindalter. Sie ist eine Allgemeinerkrankung, deren auffallendes Zeichen eine Kalkarmut der Knochen ist, die hervorgerufen wird durch mangelhafte Zufuhr oder Verwertung von Vitamin D. Dadurch verbiegen sich die Knochen bei Belastung, ja bereits durch den Muskelzug. Eine Folge der Kalkarmut ist auch die mangelhafte Verknöcherung an den Knorpelknochenzonen. Die Knochenlücken am Schädel (Fontanellen) bleiben auffallend lange offen und die Schädelknochen weich. An den Rippen finden sich am Übergang vom knöchernen zum knorpligen Teil Auftreibungen (rachitischer Rosenkranz), es finden sich Verdickungen der Gelenkenden, Verdickungen der Knochen, vor allen Dingen an den unteren Gliedmaßen. Die Zahnbildung ist in der Regel verzögert. Sie ist unregelmäßig. Die Zähne sind schlecht entwickelt und stehen vielfach falsch. Im späteren Entwicklungsalter ist die Rachitis selten, hier zeigen sich gewöhnlich nur die Folgeerscheinungen früherer Erkrankungen.

An der Wirbelsäule können die normalen Krümmungen vermindert oder vermehrt sein. Eine Abflachung der normalen Brustwirbelsäulenverkrümmung oder gar ihre Umkehr in das Gegenteil (hohler Rücken), Verkrümmung nach der Seite (Skoliose) oder nach hinten (Kyphose). Diese Wirbelsäulenverbiegungen sind gewöhnlich eine Folge der englischen Krankheit. Die Tuberkulose der Wirbelkörper führt gleich-

falls zu Formveränderung der Wirbelsäule. Bei ihr sinkt ein erkrankter Wirbelkörper zusammen. Dadurch kommt es in der Regel zu einem mehr oder weniger starken Knick, der nach hinten vorspringt (Gibbus).
Knochenbrüche. Durch direkte oder indirekte Gewalteinwirkung auf den Knochen entstehen Trennungen des Knochengewebes, wenn die Gewalt größer ist als die Widerstandsfähigkeit des Knochens.

Man unterscheidet vollständige und unvollständige Knochenbrüche. Bei den unvollständigen ist der Knochen nicht vollständig durchtrennt, insbesondere ist die Knochenhaut unverletzt. Die äußerlich wahrnehmbaren Erscheinungen sind nicht besonders kennzeichnend. Die vollständige Durchtrennung solcher Knochen, die fest miteinander verbunden sind, z. B. am Schädel oder Becken, verursachen an der äußeren Form des Knochens kaum auffallende Veränderungen. Anders ist es bei vollständigen Brüchen der langen Röhrenknochen an den Gliedmaßen. Hier ist der Knochen an der Bruchstelle beweglich. Durch die Einwirkung der Gewalt im Augenblick des Unfalles oder durch Muskelzug werden die Bruchenden gegeneinander verschoben, unter Umständen die Bruchenden gegeneinander abgeknickt. Dadurch ist die Form des Gliedes verändert. Infolge der Blutung kommt es zu einer Schwellung. Kennzeichnend ist weiter der Schmerz und die Unfähigkeit, das gebrochene Glied zu bewegen.

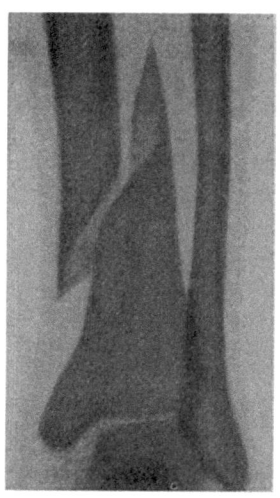

Abb. 95. Bruch des Schienbeins (Röntgenbild).

Bei der Heilung eines Knochenbruches bildet sich an der Bruchstelle ein neues verknöcherndes Gewebe (Kallus). Der Kallus wird zunächst im Übermaß gebildet, so daß an der Bruchstelle eine Verdickung entsteht. Das überflüssige Gewebe wird vom Körper wieder aufgesaugt, so daß sich die Verdickung allmählich zurückbildet.

Wenn sich die Bruchenden nicht knöchern vereinigen, sondern nur durch Bindegewebe, bleibt die Bruchstelle beweglich. Es entsteht ein sogenanntes falsches Gelenk (Pseudarthrose).

Besonders gefährlich sind diejenigen Knochenbrüche, bei denen neben der Knochenverletzung noch eine Wunde in der Haut und in den Weichteilen besteht, die mit der Bruchstelle in Verbindung steht (offene, sogenannte komplizierte Knochenbrüche). Die besondere Gefahr dieser

Verletzungen liegt darin, daß eine etwa auftretende Infektion auch die Knochen an der Bruchstelle ergreift.

Angeborene Mißbildungen.

Für die Krankenpflege kommen nur diejenigen Mißbildungen in Betracht, die nicht von vornherein Lebensunfähigkeit bedingen, sondern durch operative oder orthopädische Behandlung gebessert werden können. Die wichtigsten sind:

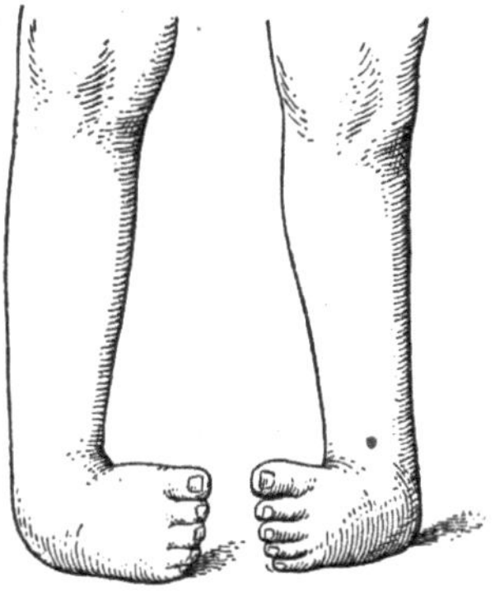

Angeborener Klumpfuß. Hierbei steht der Fuß mehr oder weniger nach innen gedreht, so daß die innere Sohlenkante nach oben, die äußere nach unten zeigt, die Fußsohle also mehr oder weniger stark nach innen zu gerichtet ist.

Angeborene Klumphand. Bei ihr fehlt am Vorderarm die Speiche zum Teil oder ganz. Die Hand steht speichenwärts stark abgeknickt.

Überzählige Finger. Verwachsungen einzelner Finger miteinander. Fehlen von Fingern.

Angeborener Schiefhals.

Angeborene Verrenkung des Hüftgelenkes, einseitig oder

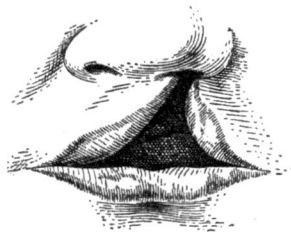

Abb. 96 Doppelseitiger Klumpfuß.

doppelseitig. Während die vorher aufgeführten Mißbildungen gleich bei der Geburt erkennbar sind, wird die angeborene Hüftgelenksverrenkung für gewöhnlich erst bemerkt, wenn das Kind zu laufen anfängt. Charakteristisch ist der stark hinkende, watschelnde Gang.

Spaltbildungen in der Oberlippe, einseitig oder doppelseitig (Hasenscharte).

Gaumenspalte. Hierbei ist der weiche und der knöcherne Gaumen in der Mittellinie nicht vereinigt, so daß Nase und Mundhöhle miteinander in Verbindung stehen. Beim

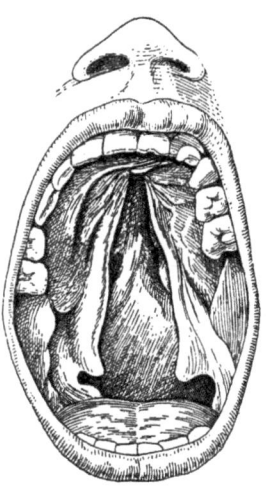

Abb. 97. Hasenscharte.

Abb. 98. Wolfsrachen.

Wolfsrachen geht der Spalt noch durch den Kieferbogen hindurch. Diese Mißbildungen erschweren die Ernährung der Neugeborenen, insbesondere das Saugen, ungemein.

Übermäßige Absonderung von Gehirnwasser (Wasserkopf). Spaltbildungen am Schädel und an der Wirbelsäule.

Gehirn und Rückenmark, Nervensystem.

Auf Reizungen und Erkrankungen des Gehirns und des Nervensystems deuten: Zuckungen, Muskelzittern, Krämpfe, Lähmungen, Bewußtseinsstörungen.

Die Krämpfe treten entweder als kurze, rasch aufeinanderfolgende Muskelzuckungen (klonische Krämpfe) auf — wenn sie sich über den ganzen Körper ausdehnen, nennt man sie Konvulsionen. Oder sie bestehen in einer lange anhaltenden Zusammenziehung der Muskeln (tonische Krämpfe, Starre) — wenn sie über den Körper verbreitet sind: Tetanus.

Eine Mischung beider Krampfformen findet sich bei der Epilepsie (Fallsucht). Bei den epileptischen Krampfanfällen besteht Bewußtlosigkeit, Starre der weitgeöffneten Pupillen, anfänglich Blässe, später blaurote Verfärbung des Gesichts. Häufig beißt sich der Epileptiker beim Krampfanfall in die Zunge, und oft erleidet er beim Hinfallen auch andere Verletzungen. Oft fühlt er aber auch den Anfall kommen und kann sich rechtzeitig sichern.

Bei Hysterikern können ähnliche Anfälle auftreten, doch ist hier das Bewußtsein niemals ganz erloschen, und die Pupillen sind nicht starr; gewöhnlich verletzt sich der Kranke beim Anfall nicht.

Allgemeine Krämpfe treten zuweilen auch bei Schwangeren während der Geburt und im Wochenbett auf (Eklampsie), desgleichen bei akuten und chronischen Nierenkrankheiten.

Kinder zeigen häufig eine auffallende Neigung zu Krämpfen (Krampfbereitschaft), wie z. B. bei der Spasmophilie, die einen Zustand von Übererregbarkeit des Nervensystems mit sich bringt und auf einer Störung des Kalkstoffwechsels beruht.

Krämpfe einzelner Muskeln entstehen durch Überanstrengung, z. B. des Wadenmuskels beim Schwimmen.

Nervöse Menschen zeigen häufig Zuckungen der Gesichtsmuskulatur, insbesondere bei Erregungen. Zitterbewegungen finden sich auch bei alten Leuten und bei besonderen Nervenkrankheiten.

Gelähmt ist ein Muskel, dessen Bewegungsfähigkeit aufgehoben ist. Ein gelähmter Muskel magert ab. Schlaffheit und Abmagerung von

Muskeln entstehen indessen auch ohne Lähmung bei längerem Nichtgebrauch; doch erholen sich solche Muskeln beim Gebrauch sofort wieder.
Lähmungen können auf einzelne Muskeln, Muskelgruppen, beschränkt sein. Sie können aber auch eine Hälfte des Körpers, einen Arm oder ein Bein oder beide Beine und beide Arme betreffen. Diese ausgedehnten Lähmungen beruhen immer auf Krankheiten des Rückenmarks und des Gehirns. Bei Lähmungen einer Gesichtshälfte sind die Augenlider oft unbeweglich, der Mundwinkel ist herabgesunken, die Zunge ist schwer beweglich, die Sprache vielfach behindert.

Die Reflexe der Haut (Schleimhaut) und Muskeln (Sehnen) sind bei verschiedenen Nervenkrankheiten gestört, entweder gesteigert oder herabgesetzt bzw. ganz aufgehoben. So können die Pupillen, die sich bei Lichteinfall verengen, starr sein. Der Hornhaut- und Bindehautreflex, der sich bei Berührung der Hornhaut oder Bindehaut in Lidschluß äußert, kann fehlen, ebenso der Würgreflex, der bei Berührung der Rachenschleimhaut auftritt. Der Kniescheibenreflex kann aufgehoben sein usf.

Auge.

Die Augenbindehaut ist bei einer Entzündung (Katarrh) gerötet und geschwollen; sie sondert schleimige oder schleimig-eitrige Flüssigkeit ab, die über Nacht eintrocknet und die Lidränder verklebt. Die Entzündungen der Bindehaut neigen zu chronischem Verlauf. Besonders gefährlich ist die Übertragung von Trippereiter auf die Augenbindehaut. Diese eitrige Entzündung entwickelt sich gewöhnlich sehr stürmisch, führt zu hochgradiger Schwellung und zum Verschluß der Lider. Der Eiter greift die Hornhaut an, bildet hier Geschwüre, die häufig den Verlust des Auges oder infolge der Narbenbildung Blindheit verursachen.

Die Entzündungen der Bindehaut, noch mehr der Hornhaut, rufen Tränenträufeln und Lichtscheu hervor. Eine besondere, hauptsächlich bei Kindern vorkommende Form von Bindehautentzündung ist die skrofulöse, die durch das Aufschießen kleiner Knötchen am Hornhautrand gekennzeichnet ist. Die Knötchen wandeln sich in kleine Geschwürchen um, die dann nach einiger Zeit wieder verschwinden. Bei dieser Erkrankung handelt es sich um eine Überempfindlichkeitsreaktion gegenüber Giften des Tuberkelbazillus. Auch Geschwüre der Hornhaut können Auswirkungen einer Tuberkulose sein, sofern sie nicht nach einer äußeren Verletzung auftreten.

Schiefstellung der Augen (Schielen) wird durch Lähmung einzelner Augenmuskeln bewirkt. Nicht selten wird eine auffällige Vortreibung der Augäpfel beobachtet (Glotzauge), z. B. bei der Basedowschen Erkrankung, welche auf übermäßiger Tätigkeit der Schilddrüse beruht.

Ohr.

Übermäßige Absonderung der Talgdrüsen im Gehörgang führt zur Bildung von braunen Pfröpfen von Ohrenschmalz, die schließlich den Gehörgang ausfüllen und Schwerhörigkeit bewirken. Die Furunkulose des Gehörgangs ist eine Infektion der Haarbalgdrüsen durch Eitererreger und geht einher mit starker Schwellung und äußerster Schmerzhaftigkeit des Gehörgangs und der Ohrmuschel.

Bei Schmerzen im Ohr ist auch an eine Mittelohrentzündung zu denken. Sie schließt sich häufig an Entzündungen der Mund- und Rachenhöhle an. Kleine Kinder verraten Schmerzen im Ohr durch häufiges Aufschreien, Weinen und Greifen nach dem empfindlichen Ohr. Die Dauer einer unkomplizierten Mittelohrentzündung erstreckt sich durchschnittlich auf 2 bis 3 Wochen. Es besteht heftig bohrender und klopfender Schmerz, hohes Fieber und Abnahme der Hörfähigkeit. Oft erfolgt sehr bald der spontane Durchbruch des Eiters durch das Trommelfell. In zahlreichen Fällen ist es jedoch nötig, daß vom Arzt rechtzeitig eine Durchstechung des Trommelfells vorgenommen wird, um eine weitere Ausbreitung der Entzündung auf den Warzenfortsatz, das Innenohr und die Hirnhäute zu vermeiden.

Die Entfernung von Fremdkörpern aus dem Gehörgang muß immer dem Arzt überlassen werden, niemals darf der Versuch gemacht werden, sie mit Instrumenten zu entfernen (drohende Verletzung des Trommelfells).

Nase.

Eine entzündliche Schwellung (Katarrh) der Nasenschleimhaut, verbunden mit starker Absonderung, ist der Schnupfen, dessen akute Form durch ein Virus hervorgerufen wird. Bleibende Veränderung der Nasenschleimhaut durch infektiöse Einflüsse oder durch langdauernde Einwirkung bestimmter Staubarten oder ätzender Gase führen zum chronischen Schnupfen. Manche chronischen Entzündungen gehen mit einer Schwellung der Schleimhaut einher, wodurch die Nasenatmung behindert wird. Der Volksmund bezeichnet diesen Zustand als Stockschnupfen. Kommt es zu einem Schwund der Schleimhaut, dann führt Bakterieneinwirkung zu Zersetzung des Nasensekrets, und es finden sich auf der Schleimhaut übelriechende Borken (Stinknase).

Furunkel im Bereich der Nase, besonders an den Nasenflügeln, müssen immer ernst genommen werden, da die Bakterien bei Einbruch in die Blutgefäße leicht in das Schädelinnere gelangen und dort eine lebensgefährliche Thrombose der Blutleiter verursachen können.

Mundhöhle.

Die Schleimhaut der Lippen, der Zunge und des Mundes ist bei fiebernden Kranken trocken und oft borkig belegt; auch Zähne und Zahnfleisch zeigen schmierigen Belag. Mitunter kommt es bei fieberhaften Erkrankungen, bei Magen- und Darmkrankheiten, auch bei mangelhafter Mund- und Zahnpflege zu Entzündungen der Mundschleimhaut, die mit der Bildung kleiner Geschwürchen verbunden sein kann.

Bei chronischer Quecksilbervergiftung zeigt sich der Saum des Zahnfleisches entzündet, grau und schmierig belegt, oft auch geschwürig zerfallen und leicht blutend. Bei Bleivergiftung entsteht am Zahnfleischrand der sog. schwarzgraue Bleisaum. Bei Umgang oder Behandlung mit Quecksilber bedarf es daher einer sorgfältigen Mundpflege. Mangelhafte Entwicklung der Zahnkronen und des Schmelzes, unregelmäßige Zahnstellung sind Folgen der englischen Krankheit.

Häufige Ursachen einer fieberhaften Erkrankung ist die Entzündung der Gaumenmandeln, die geschwollen und gerötet erscheinen und stippchenförmige eitrige Beläge zeigen. Dabei bestehen Schluckbeschwerden und gewöhnlich Anschwellungen der Lymphknoten am Halse (vgl. auch Diphtherie und Angina).

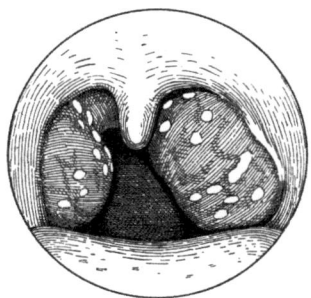

Abb. 99. Entzündliche Schwellung der Gaumenmandeln mit stippchenförmigen, eitrigen Belägen.

3. Die Magen- und Darmkrankheiten.

Hervortretende Zeichen einer Magenkrankheit sind Appetitlosigkeit, belegte Zunge, Übelkeit, Aufstoßen, Brennen in Speiseröhre und Schlund (Sodbrennen), Geruch aus dem Munde, Schmerzen in der Magengegend und Erbrechen.

Das Erbrochene besteht meist aus Speisebrei oder auch nur aus Schleim, der zuweilen gallig verfärbt ist. Das Erbrochene kann Blutbeimengungen enthalten, es kann aber auch nur aus Blut bestehen. Das

Blut kann frisch, schwarzrot aussehen (Magengeschwür) oder bräunlich zersetzt und übelriechend sein (kaffeesatzartiges Erbrechen bei Magenkrebs). Bei Tuberkulösen tritt nach einer Lungenblutung zuweilen Blutbrechen ein, wenn das Blut nicht ausgehustet, sondern verschluckt worden ist. Erbrechen findet sich auch oft als Zeichen einer Gehirnkrankheit oder zu Beginn einer Infektionskrankheit, z. B. Scharlach.

Der Leib kann bei Magen- und Darmleiden eingezogen oder aufgetrieben sein. Ersteres bei starken Durchfällen, letzteres bei starker Gasfüllung (Meteorismus), oder durch Flüssigkeitsansammlung in der Bauchhöhle (Aszites).

Eine Entzündung der Magenschleimhaut (Gastritis) kann verursacht werden durch Nahrungsfehler wie durch Vergiftungen. Es finden sich Appetitlosigkeit, Magendruck, häufig Erbrechen, belegte Zunge, unangenehmer Geruch aus dem Munde, mitunter Fieber. Die chronische Gastritis führt meist zu Gewichtsabnahme. Aus einer chronischen Gastritis kann sich ein Geschwür (Ulcus) entwickeln. Hierunter versteht man nicht etwa einen Abszeß, sondern einen rundlichen Defekt der Magenschleimhaut. Das Magengeschwür geht einher mit starken Schmerzen, die sich gewöhnlich einige Zeit nach dem Essen einstellen. Sodbrennen und Erbrechen sind manchmal lästige Begleiterscheinungen. Ein Ulcus stellt sich häufig auch am Anfangsteil des Zwölffingerdarms ein. Lebensbedrohliche Komplikationen eines Ulcus sind starke Blutungen und Durchbruch in die Bauchhöhle.

Krebserkrankungen des Magens führen rasch zu zunehmender Abmagerung und Blutarmut.

Eine bakterielle Infektion des Darmes kann zum Bild des akuten Darmkatarrhs Veranlassung geben. Dabei treten Durchfälle und kolikartige Schmerzen auf.

Eine häufige und gefährliche Krankheit ist die Entzündung des Wurmfortsatzes (Appendizitis). Sie beginnt plötzlich mit Leibschmerz, Übelkeit, Brechreiz, Fieber und Pulsbeschleunigung. Die stärkste Druckempfindlichkeit findet sich in der rechten Unterbauchgegend. Wegen der Gefahr eines Durchbruchs des Eiters in die Bauchhöhle mit der Folge einer tödlichen Bauchfellentzündung ist die möglichst frühzeitige Operation erforderlich.

Ein Darmverschluß (Ileus) ist dadurch ausgezeichnet, daß kolikartige Schmerzen, Übelkeit und Brechreiz verbunden sind mit Verhalten von Stuhl und Winden. Es kann bei diesem Zustand zu Koterbrechen kommen.

Blutungen aus dem After können verschiedene Ursachen haben. Manchmal rühren sie her von kleinen Schleimhautrissen am Afterring, die starke Schmerzen auslösen. Oft erfolgen die Blutungen aus Hämorrhoiden. Immer ist an die Möglichkeit eines Mastdarmkrebses zu denken.

4. Die Krankheiten der Drüsen mit innerer Absonderung.

Die große Bedeutung der Drüsen mit innerer Absonderung ergibt sich aus den Ausfallserscheinungen bei Erkrankungen dieser Drüsen. Nicht nur bestimmte Störungen im Nervensystem, Stoffwechsel und Wachstum werden dadurch ausgelöst, sondern die Harmonie aller körperlichen und seelischen Vorgänge wird gestört. Alle diese Störungen können bedingt sein durch eine Unterfunktion oder eine Steigerung der Tätigkeit dieser Drüsen. Die einzelnen Drüsen wirken auf die anderen Drüsen mit innerer Absonderung teils fördernd, teils hemmend ein, so daß die Erkrankung einer Drüse auch Störungen in der Tätigkeit anderer Drüsen hervorrufen kann.

Schilddrüse.

Ein völliges Versagen der Schilddrüsenfunktion, z. B. beim Fehlen der Drüse infolge operativer Herausnahme, führt zu dem besonders bei Frauen vorkommenden Myxödem. Dieses besteht in einem Darniederliegen aller Lebensvorgänge, geistiger Stumpfheit, Verlangsamung des Stoffwechsels, eigenartigen Hautveränderungen in Form einer polsterartigen Schwellung der Haut im Gesicht, am Nacken, Hand- und Fußrücken. Abweichend vom gewöhnlichen Ödem hinterläßt der Fingerdruck keine Delle. Die Haut der Myxödemkranken ist trocken, der Puls langsam, die Körpertemperatur abnorm niedrig. Bei Jugendlichen führt Fehlen oder Unterfunktion der Drüse zum Kretinismus. Das Körperwachstum ist gehemmt, die Knochen sind plump und die Genitalentwicklung ist mangelhaft. Die Zunge ist oft auffallend dick. Zuweilen ist das Krankheitsbild mit Schwachsinn kombiniert.

Den Gegensatz zum Myxödem bildet die Basedowsche Krankheit, welche auf einer Steigerung der Schilddrüsentätigkeit beruht. Hierbei findet sich eine große Erregbarkeit des ganzen Nervensystems. Der Stoffwechsel ist stark gesteigert, die Schilddrüse meist vergrößert. Die Augen zeigen in leichten Fällen einen besonderen Glanz, in ausgeprägten Fällen treten die Augäpfel immer mehr vor, bis ausgesprochenes Glotzauge entsteht. Die Krankheit wird deswegen auch als Glotzaugenkrankheit bezeichnet. Trotz oft guten Appetits kommt es zu hochgradiger

Abmagerung mit allgemeinem Kräfteverfall und Herzschwäche. Vermehrte Hautfeuchtigkeit, Pulsbeschleunigung und leichte Erhöhung der Körpertemperatur sind charakteristisch für die Überfunktion der Schilddrüse.

Nebenschilddrüsen.

Die an der Hinterfläche der Schilddrüse gelegenen vier Nebenschilddrüsen haben enge Beziehungen zum Kalkstoffwechsel. Beim Fehlen oder infolge von Schädigungen dieser Drüsen sinkt der Kalkgehalt des Blutes ab, was zum Krankheitsbild der Tetanie führt und sich durch gesteigerte Erregbarkeit der peripheren Nerven und durch Krampfzustände der Muskulatur äußert. Bei geschwulstartiger Vergrößerung oder vermehrter Tätigkeit der Nebenschilddrüse treten charakteristische Knochenerkrankungen auf. Der Kalk wird aus den Knochen herausgezogen, und es erhöht sich der Kalkgehalt des Blutes.

Thymusdrüse.

Sie hat Beziehungen zum Körperwachstum. Nach Abschluß des Wachstums bildet sie sich regelmäßig zurück. Erfolgt dieser Rückgang vorzeitig, dann kann Zwergwuchs mit auffallender Knochenbrüchigkeit die Folge sein. Bei Kindern, welche aus ganz geringfügigen Ursachen heraus plötzlich starben, fand man nicht selten eine abnorm große Thymusdrüse.

Nebennieren.

Ihre Zerstörung, meist infolge von tuberkulöser Erkrankung, führt zur Addisonschen Krankheit. Es kommt zu fortschreitender Muskelschwäche, zu Braunfärbung der Haut und zu zunehmender Abmagerung. Der Blutdruck ist sehr niedrig, auch der Blutzuckergehalt ist vermindert.

Langerhanssche Inseln der Bauchspeicheldrüse.

Ihr Hormon stellt das Insulin dar, dessen Bedeutung für den Kohlehydratstoffwechsel bei der Besprechung der Zuckerharnruhr erörtert wird.

Hypophyse.

Diese dem Gehirn anhängende Drüse gliedert sich in einen vorderen und hinteren Anteil. Hormone des Vorderlappens üben einen bestimmenden Einfluß auf das Wachstum und auf die Entwicklung sämtlicher Drüsen mit innerer Sekretion, besonders der Keimdrüsen, aus. Eine gesteigerte Funktion des Vorderlappens führt im Kindes- und Jugendalter zum Riesenwuchs. Setzt die Überfunktion erst ein, wenn das Wachstum zum Abschluß gekommen ist, dann bildet sich eine Vergrößerung bzw. Verbreiterung aller sogenannten Gipfelteile (Hände, Füße, Nase, Zunge, Unterkiefer) aus, und dieses Zustandsbild wird als **Akromegalie** bezeichnet. Leichte akromegale Erscheinungen treten normalerweise während der Schwangerschaft auf, während welcher auch eine Schwellung der Hypophyse nachweisbar ist. Verkümmert der Vorderlappen der Hypophyse oder fällt er einem zerstörenden Krankheitsprozeß zum Opfer, dann beobachtet man bei Kindern einen **Zwergwuchs**, bei Erwachsenen eine fortschreitende schwere **Abmagerung**. Im ersteren Fall bleibt die Entwicklung der Keimdrüsen aus, im letzteren verfallen diese einer Rückbildung. Eine Erkrankung, die bei einer bestimmten Geschwulst des Hypophysenvorderlappens auftritt, ist die Cushingsche Krankheit, deren Hauptmerkmale Fettsucht an Gesicht und Rumpf, Blutdrucksteigerung und Zuckerausscheidung im Harn sind. Bei Erkrankungen des Hinterlappens der Hypophyse kommt es zu Störungen im Wasserhaushalt, zum Diabetes insipidus mit vermehrter Harnausscheidung und starkem Durst der Kranken. Ein Hormon des Hypophysenhinterlappens kann diesen Zustand beeinflussen. Hinterlappenhormone wirken auch erregend auf die Muskulatur des Darms und der Gebärmutter.

Keimdrüsen.

Ihr Fehlen oder ihre Verkümmerung hemmt das Körperwachstum, verhindert die Entwicklung der typischen Geschlechtsmerkmale und beeinflußt das geistige und seelische Leben. Das allmähliche Nachlassen der Keimdrüsentätigkeit bei der Frau bedingt das „Klimakterium", welches durch Aufhören der Regelblutung, durch Hitzewallungen, Angstgefühle, Ohnmachtsanfälle und reizbare seelische Stimmungslage gekennzeichnet ist. Werden die Eierstöcke einer Erkrankung wegen vor dem natürlichen Eintritt des Klimakteriums operativ entfernt oder in ihrer Funktion durch Röntgenbestrahlungen gehemmt, so setzen die klimakterischen Erscheinungen gewöhnlich in einer schweren Form ein, unter der die Kranken sehr leiden.

5. Die Krankheiten des Stoffwechsels.

Die wichtigste ist die Zuckerharnruhr (Diabetes mellitus), die auf einer Störung in der Bildung und im Verbrauch des Zuckers im Körper beruht. Sie ist eine Konstitutionskrankheit, bei der erbliche Anlagen und hormonale Einflüsse eine große Rolle spielen. Deshalb tritt sie auch oft gemeinsam mit anderen auf Erbanlage beruhenden Krankheiten auf, wie Fettsucht, Aderverkalkung und Gicht. Familienweises Vorkommen ist nicht selten. Erkrankungen bestimmter Organe, wie der Bauchspeicheldrüse, der Leber und der Hypophyse, können Diabetes hervorrufen. Das von der Bauchspeicheldrüse gebildete Hormon, Insulin, wirkt hemmend auf die Bildung von Zucker aus dem Glykogen der Leber ein, während das Hormon der Nebenniere (Adrenalin) mobilisierend wirkt.

Die Zuckerharnruhr beginnt allmählich mit Mattigkeit, starkem Durst und Abmagerung. Dabei ist der Appetit oft gesteigert. Weitere Erscheinungen sind Hautjucken und Neigung zu eitrigen Hautinfektionen. Harn wird in großen Mengen ausgeschieden, und das spezifische Gewicht des Harns ist entsprechend seinem Zuckergehalt erhöht. Es muß bei Zuckerkranken stets die ganze Urinmenge während 24 Stunden gemessen werden; die Zuckermenge wird aus dem gemischten Urin bestimmt.

Den im Verlaufe des Diabetes gefürchtetsten Zustand stellt das Koma diabeticum dar. Dieses kann plötzlich einsetzen und in wenigen Stunden tödlich enden. Häufig gehen aber leichtere Erscheinungen voran, Müdigkeit, Gähnen mit Aufseufzen, Unruhe, Wadenkrämpfe, Gliederschmerzen, Appetitmangel. Die Atmung wird beschleunigt und vertieft, die Atmungsluft riecht nach Azeton, der Puls wird rasch, schließlich tritt Bewußtlosigkeit auf. Durch Insulingaben läßt sich der tödliche Ausgang meist vermeiden, der Zustand ist aber stets sehr bedrohlich und erfordert die größte Aufmerksamkeit der Pflegeperson schon bei den Anfangserscheinungen.

In gleicher Weise ist auch die Insulinwirkung zu überwachen. Durch Überdosierung können gefährliche Zustände eintreten, wie Schwäche, Schwindel, motorische Unruhe, Gähnen, Schwitzen, Heißhunger, Verwirrtheit, Benommenheit, Krämpfe, schließlich der Tod. Besonders gefährdet sind Kinder und Jugendliche. Die Krankenpflegeperson soll deshalb stets Traubenzuckerlösungen, Zuckerwasser oder Zuckerlimonaden bereithalten, um diesen Zuständen schon in ihrem Beginn entgegenzuwirken.

Von anderen Stoffwechselkrankheiten seien noch die Gicht und die Fettsucht erwähnt.

Die Gicht

tritt in der Regel zum erstenmal in Form eines nächtlichen Anfalles von sehr schmerzhafter Entzündung im Grundgelenk einer der beiden großen Zehen auf. Das Gelenk schwillt an und wird hochrot. Die Schmerzen sind oft unerträglich. Später können auch andere Gelenke befallen werden, die dann dauernd verdickt bleiben können, namentlich an den Händen, die oft knollige Verdickungen aufweisen und in ihrer Gebrauchsfähigkeit schwer behindert sind. Diese Verdickungen finden sich zumal bei nicht behandelten Fällen. Bei chronischer Gicht finden sich als charakteristische Erscheinung sogenannte Tophi besonders an den Ohrmuscheln als schmerzlose, weißliche Knötchen von Stecknadelkopf- bis Erbsengröße. Sie sind Ablagerungen von harnsauren Salzen (Uraten). Die Gicht ist eine ausgesprochen erbliche Krankheit.

Die Fettsucht

besteht in krankhafter Zunahme des Körperfettes, die teils als Folge übermäßigen Essens, teils auf Abweichungen bestimmter Drüsen mit innerer Sekretion beruht. Die Gefahren der Fettsucht liegen in der damit meist verbundenen Herzschwäche. Entfettungskuren dürfen nur auf ärztliche Anordnung und unter ärztlicher Kontrolle vorgenommen werden. Insbesondere ist vor dem Gebrauch nicht ärztlich verordneter Drüsenpräparate zu warnen. (S. a. S. 195).

6. Die Krankheiten des Herzens und der Gefäße.

Eine Leistungsschwäche des Herzens führt zu Stauungen in dem Teil des Gefäßsystems, welcher dem leistungsschwachen Herzabschnitt vorgelagert ist. Versagt das linke Herz, dann ist dieses nicht imstande, die ihm durch die Lungenvenen zuströmenden Blutmengen hinreichend weiterzubefördern, und dadurch kommt es zur Blutstauung im Lungenkreislauf. Atemnot, besonders bei körperlichen Anstrengungen, in schweren Fällen aber auch bereits im Liegen, ist die Folge. Gestaltet sich die Lungenstauung sehr hochgradig, dann kann ein Austritt von Blutflüssigkeit in die Lungenbläschen stattfinden, wodurch das Krankheitsbild des Lungenödems entsteht. Hörbares Rasseln in den Luftwegen des von heftigster Atemnot gequälten Kranken und blutig-schaumiger Auswurf kennzeichnen diesen Zustand. Beim Nachlassen der Leistung des rechten Herzens staut sich das Blut in den großen Venen, die in den rechten Vorhof einmünden, an. Die Stauung pflanzt sich dann immer weiter stromaufwärts fort, so daß es auch zur Blutstauung in der Leber und in den Venen des ganzen großen Körperkreislaufs kommt. Infolge davon treten Schwellungen (Ödeme) in den Füßen und Beinen, auch in den Händen und Armen auf. Druck auf die Schwellungen läßt eine Delle zurück. Die Stauung kann auch zu Ergußbildungen in der Bauchhöhle und in den Rippenfellräumen führen.

Die Ursachen einer Leistungsschwäche des Herzens können mannigfacher Art sein. Bei langdauerndem **hohen Blutdruck** ist das Herz stark überlastet, weil es sein Blut immer gegen den erhöhten Widerstand im Gefäßsystem entleeren muß. Veränderungen am Klappenapparat (**Herzklappenfehler**) bedingen stets eine Mehrarbeit eines Herzabschnitts. Verengerungen eines Klappenrings bedeuten ein Strömungshindernis, dessen Überwindung dem Herzen Mehrarbeit aufbürdet. Bei Schlußunfähigkeit eines Klappenrings strömt Blut, das den Klappenring bereits passiert hat, rückläufig wieder durch den schlußunfähigen Klappenring. Die nutzlos hin und her pendelnde Blutmenge steigert die Arbeit des Herzens. Gegenüber solchen Mehrbelastungen kann die Muskulatur des Herzens mit der Zeit versagen. Leistungsschwach kann ein Herz auch dadurch werden, daß seine Muskulatur einem **entzündlichen Krankheitsprozeß** unterliegt oder infolge einer krankhaften Veränderung der **Herzkranzgefäße** ungenügend mit Blut versorgt wird. Entzündliche Herzerkrankungen stellen sich häufig im Zusammenhang mit Infektionskrankheiten ein. Besonders oft wird das Herz bei der Diphtherie und beim Gelenkrheumatismus geschädigt. Letzterer verursacht in zahlreichen Fällen die bleibenden Herzklappenfehler.

Die dauernde aufmerksame Überwachung des Pulses (s. S 104) und der Atmung (s. S. 105) durch die Pflegerin ist für die ärztliche Beurteilung einer Herzschwäche und für die darauf sich aufbauenden Behandlungsmaßnahmen von großer Wichtigkeit. Die laufende Kontrolle des Körpergewichts gibt darüber Aufschluß, ob sich Ödeme verstärken oder zurückbilden, nachdem jeder Liter zurückgehaltener Flüssigkeit das Körpergewicht um ein Kilogramm vermehrt.

Für die Pflege ist zu betonen, daß eine erschwerte Atmung bei Herzkranken deren Lagerung mit erhöhtem Oberkörper erfordert. Bei flacher Lage verstärkt sich das Gefühl von Atemnot. In schweren Fällen bringt sogar erst das Sitzen in einem bequemen Lehnstuhl Erleichterung. Bei Kranken mit Herzwassersucht ist die Flüssigkeitszufuhr auf einem sehr niedrigen Maß zu halten, besonders in den Nachmittags- und Abendstunden. Mit der Flüssigkeit muß auch der Kochsalzgenuß eingeschränkt werden, weil salzarme Kost entwässernd wirkt.

Unter den Krankheiten der Blutgefäße ist die wichtigste die **Verkalkung der Schlagadern**. Der Gehirnschlag ist häufig auf eine Verkalkung der kleinen Gehirnarterien zurückzuführen. Bei Verkalkungen der Herzkranzgefäße machen sich oft Anfälle von heftigsten Schmerzen in der Herzgegend mit Angstgefühl geltend (Angina pectoris). Zuweilen verursacht dieses Leiden plötzlichen Herztod (Herzschlag).

Erweiterungen der Venen (Krampfadern) finden sich vielfach an den Beinen. Stellenweise bilden die Krampfadern große Knoten Die Haut über den Krampfadern ist häufig verdünnt. Durch die schlechte Ernährung der Haut entwickeln sich nicht selten Geschwüre an den Unterschenkeln, die eine sehr geringe Neigung zur Heilung zeigen. Ihre Gefahr beruht darauf, daß infolge der Verlangsamung des Blutstroms in den erweiterten Venen sich Gerinnsel bilden können (Thrombose). Die Abstoßung eines solchen Gerinnsels und seine Weiterbeförderung mit dem Blutstrom bedingt eine lebensbedrohliche Verstopfung von Lungenarterien (Lungenembolie). Plötzlich auftretende Atemnot, oft Schmerzempfindungen bei der Atmung, Kollapserscheinungen und nicht selten blutiger Auswurf charakterisieren diesen Zustand. Notwendig ist die sofortige Zuziehung eines Arztes.

7. Die Krankheiten der Lunge und des Brustfells.

Zu unterscheiden ist zwischen den Erkrankungen der Luftröhre und ihren Verästelungen und Erkrankungen des eigentlichen Lungengewebes. Der akute Bronchialkatarrh ist eine sehr oft vorkommende Krankheit, meist durch Infektionen hervorgerufen, wobei Erkältungen häufig mitspielen. Aus dem akuten Bronchialkatarrh kann ein chronischer werden, dieser kann aber auch von vornherein in schleichender Form beginnen. Staubeinwirkungen durch verschiedene Berufe können die Ursache sein. Länger dauernde Bronchialkatarrhe sind tuberkuloseverdächtig, besonders wenn sie sich an eine Grippe anschließen.

Als Folgezustände von Lungenkrankheiten, die mit Schrumpfung des Lungengewebes einhergehen, können Erweiterungen der Bronchien (Bronchiektasien) auftreten, für welche heftige, besonders morgens auftretende Hustenanfälle charakteristisch sind mit Entleerung großer Mengen eines im Glase dreischichtigen Auswurfs, oben eine schaumigschleimige Schicht, in der Mitte trübe Flüssigkeit und am Boden Eiter.

Anfälle krankhafter Zusammenziehung der feinen Bronchialäste rufen das Bronchialasthma hervor, bei dem konstitutionelle Bedingungen und Überempfindlichkeit gegenüber bestimmten Stoffen eine sehr wichtige Rolle spielen.

Unter den Erkrankungen des Lungengewebes sind die wichtigsten die Lungenentzündung und die Lungentuberkulose. Die Lungenentzündung tritt in zwei Formen auf, als von den Bronchien herdförmig in das Lungengewebe hinabsteigende Entzündung (Bronchopneumonie) und als die, ganze Lungenlappen befallende sog. kroupöse Pneumonie. Über letztere und Tuberkulose s. S. 163 und 149. Die Bronchopneumonie befällt vorwiegend kleine Kinder und alte Leute, entsteht auch gelegentlich als Komplikation anderer Infektionskrankheiten wie Masern, Typhus, Grippe, oder bei hinfälligen Menschen im Verlaufe eines langen Krankenlagers. Solche Leute sind deshalb öfters aufzusetzen, wobei sie zum ordentlichen Durchatmen angehalten werden müssen. Dies darf aber nur auf Anordnung des Arztes geschehen.

Eine weitere oft vorkommende Lungenerkrankung ist die dauernde **Erweiterung der Lungenbläschen**, das **Emphysem**, das meist erst nach dem 40. Lebensjahr auftritt und eine Atmungsverknappung verursacht, die bei allen körperlichen Anstrengungen zu Anfällen von Atemnot führen kann. Äußerlich erkennt man den Emphysematiker an dem faßförmig herausgewölbten Brustkorb.

Im Gefolge von Lungenentzündungen, auch dadurch, daß von irgendeinem Eiterherd aus bakterienhaltige Blutgerinnsel in die Lunge verschleppt werden, kann ein **Lungenabszeß** oder ein **Lungenbrand** (Gangrän) auftreten. Bei Lungenabszeß kommt es oft zum Durchbruch in einen Bronchus und plötzlicher Entleerung von großen Mengen (bis zu ½ Liter) Eiter. Bei der Lungengangrän ist der Auswurf schleimig-eitrig mit ausgesprochen fauligem, oft geradezu stinkigem Geruch.

Entzündliche Erkrankungen des Lungengewebes, die bis an den Lungenüberzug heranreichen, besonders häufig tuberkulöse Herde, können Entzündungen des Brustfells (**Pleuritis**) hervorrufen. Diese Entzündungen können ohne und mit Erguß in die Pleurahöhle verlaufen, man spricht dann von trockner oder feuchter Pleuritis. Die Ausschwitzungen (Exsudate) können sehr umfangreich sein. Unter der Einwirkung von Eitererregern kann der Erguß eitrig werden (Pleuraempyem).

8. Die Leber- und Gallenblasenerkrankungen.

Eine häufige, durch ein Virus hervorgerufene und bisweilen epidemisch auftretende entzündliche Erkrankung der Leber (**Hepatitis**) geht mit **Gelbsucht** (**Ikterus**) einher. Die Leber ist dabei geschwollen, und der Harn ist durch Beimengung von Gallenfarbstoff (Bilirubin) bierbraun gefärbt. Auch Giftstoffe können die Leberzellen derartig schädigen, daß es zur Gelbsucht mit Übertritt von Gallenfarbstoff in den Harn kommt. Man hat in den letzten Jahren Kenntnis davon bekommen, daß ein offensichtlich sehr widerstandsfähiges Virus durch Injektionen mit nicht sorgfältig sterilisierten Spritzen von einem Patienten auf den anderen übertragen werden kann. Nach einer Inkubationszeit von 10 bis 12 Wochen tritt dann der Ikterus in Erscheinung. Das Auskochen der Spritzen genügt nicht, um das widerstandsfähige Virus abzutöten, weshalb alle Spritzen und Kanülen, auch die Schnepper zur Blutentnahme, in einem Dampfsterilisator keimfrei gemacht werden sollten.

Wenn die bisher angeführten Lebererkrankungen einen ungünstigen Verlauf nehmen, dann stellt sich neben Fieber, Pulsbeschleunigung und Benommenheit eine Zunahme des Ikterus bei einer Verkleinerung der Leber ein.

Gallenfarbstoffe treten auch regelmäßig in das Blut und in den Harn über, wenn der Hauptgallengang durch Steine oder Geschwülste verschlossen ist.

Es gibt noch bei einer gewöhnlich familiär auftretenden Anomalie der roten Blutkörperchen eine Form von chronischem Ikterus, der dadurch bedingt ist, daß die Blutkörperchen in übermäßig großer Zahl zerfallen und die dabei frei werdenden großen Blutfarbstoffmengen in Gallenfarbstoff umgewandelt werden. Bei dieser Form der Gelbsucht, die mit Blutarmut und Milzvergrößerung einhergeht, ist der Harn frei von Bilirubin.

Die Lebercirrhose, eine häufige Lebererkrankung, über die wir ursächlich nichts Sicheres wissen, nur in einzelnen Fällen vielleicht einen Alkoholismus anschuldigen können, ist gekennzeichnet durch die Vermehrung schrumpfenden Bindegewebes in der Leber. Dadurch werden die Pfortaderäste eingeengt, und es stellt sich zuerst abnorme Gasbildung in den Därmen, später ein Flüssigkeitserguß in der Bauchhöhle (Ascites) ein.

Erkrankungen der **Gallenblase** beruhen in der Mehrzahl der Fälle auf einer infektiösen entzündlichen Affektion der Gallenblasenwand. Vielfach kommt es auf dem Boden eines Katarrhs der Gallenblasenwand zur Ausbildung von Gallensteinen. Kranke mit Gallensteinen leiden häufig unter anfallsweise auftretenden, heftigen Koliken im rechten Oberbauch. Die Schmerzen strahlen in den Rücken und in die rechte Schulter aus und sind gewöhnlich von Übelkeit und Brechneigung begleitet.

9. Die Erkrankungen der Harnorgane.

Die entzündliche, beide Nieren gleichmäßig ergreifende Nierenerkrankung, **Glomerulonephritis,** tritt meist nach Infektionskrankheiten, besonders Anginen, auf. Ihre Hauptsymptome sind Blutdruckerhöhung und Ödeme, zunächst im Gesicht, dann auch an den Extremitäten und am Rumpf. Die Harnmenge ist geringer als normal. Der Harn ist trübe und enthält rote und weiße Blutkörperchen sowie Eiweiß. Die Patienten sind auffallend blaß und klagen über Druckempfindung in der Nierengegend.

Bei der nichtentzündlichen Form der Nierenerkrankung, der Nephrose, stehen Ödeme und starke Eiweißausscheidung im Vordergrund. Die Blutdrucksteigerung fehlt.

Die **Schrumpfniere**, durch Verdickung der Wand und Einengung des Lumens der kleinen Nierenarterien bedingt, zeigt eine sehr beträchtliche und konstante Blutdruckerhöhung. Die Harnmenge ist vermehrt, der Harn ist dünn und hat ein fixiertes spezifisches Gewicht von 1010. Versagt allmählich die Funktion der Nieren, dann entwickelt sich das Krankheitsbild der Harnvergiftung (Urämie) mit Appetitlosigkeit, Erbrechen, zunehmender Schläfrigkeit und schließlich Bewußtlosigkeit (Koma uraemicum). Die ständige Blutdruckerhöhung kann auch zu einem Versagen der Herztätigkeit und zu Gehirnschlag (Apoplexie) Veranlassung geben.

Eine **Entzündung des Nierenbeckens** (Pyelitis) erfolgt, wenn Bakterien auf dem Blutweg durch die Nieren hindurch in das Nierenbecken gelangen oder wenn die Keime aus der Harnblase durch die Harnleiter zum Nierenbecken aufsteigen. Die Krankheit geht mit Fieber, häufig auch mit Schüttelfrösten und Schmerzen in der Nierengegend einher. Im Harn finden sich zahlreiche weiße Blutkörperchen und Bakterien.

Das plötzliche Auftreten von **Koliken** in der Lendengegend wird meistens durch Nierenbeckensteine hervorgerufen. Die Schmerzen strahlen entlang den Harnleitern in die Blase aus, oft bis in die Innenseite der Oberschenkel. Charakteristisch für die Nierensteinkoliken sind rote Blutkörperchen im Harn.

Die **Entzündung der Harnblase** (Cystitis) entwickelt sich gewöhnlich dadurch, daß Bakterien durch die Harnröhre in die Blase eindringen. Ihre Symptome sind gehäufte Harnentleerung unter schmerzhaftem Harndrang, Schmerzen und Brennen hinter der Schamfuge.

10. Die Blutkrankheiten.

Eine **Blutarmut** (Anämie) kann bedingt sein durch starke Blutverluste, z. B. bei Unfällen, Operationen, Geburten, aber auch durch Mangel an Eisen. Als solche tritt sie häufig während der Schwangerschaft auf, weil die Frucht zu ihrem Aufbau Eisen benötigt und dieses dem mütterlichen Organismus entzieht. Die Kranken leiden unter Müdigkeit und zeigen starke Blässe ihrer Haut und Schleimhäute.

Eine besondere Form der Blutarmut ist die **perniciöse Anämie,** die vor der Einführung der Behandlung mit Leberpräparaten zum Tode führte. Außer den erwähnten Kennzeichen finden sich hierbei brennende Empfindungen an der Zunge, mitunter auch Gefühlsstörungen an den Gliedmaßen. Die Hautfarbe dieser Kranken ist fahl gelblich.

Die Weißblütigkeit oder **Leukämie** ist durch eine enorme Vermehrung weißer Blutkörperchen ausgezeichnet. Schwellung von Milz, Leber und Lymphdrüsen sind regelmäßige Begleiterscheinungen. Meist als chronisches Leiden, manchmal auch unter dem Bilde einer hoch fieberhaften akuten Erkrankung führen die Leukämien zum Tode. Sie können vorübergehend durch Röntgenbestrahlung oder Medikamente beeinflußt werden.

Die Bluterkrankheit oder **Hämophilie** ist ein erbliches Leiden, welches stets nur bei Männern auftritt, aber von den Frauen der Bluterfamilien auf männliche Nachkommen vererbt wird. Hierbei kommt es schon bei kleinen Verletzungen, z. B. Zahnextraktionen, zu lebensbedrohlichen Blutungen.

11. Die Unterleibskrankheiten.

Die Unterleibskrankheiten der Frauen machen außer Ausfluß und Blutungen nur wenig äußerliche Erscheinungen. Sie verursachen örtliche Schmerzen, Kreuzschmerzen, allgemeine Beschwerden und Beeinträchtigung des Befindens; bei entzündlichen Erkrankungen besteht zuweilen auch Fieber.

Am häufigsten handelt es sich um chronische Entzündungen des Gebärmutterhalses und der Gebärmutter, der Eileiter und Eierstöcke, um Lageveränderungen der Gebärmutter und um Geschwülste.

Bei den chronischen Entzündungen spielt der Tripper als Ursache eine große Rolle; indessen kommt auch eine Reihe anderer Ursachen in Betracht.

Die Lageveränderungen der Gebärmutter bestehen entweder in einer starken Vorwärtsbeugung (an Stelle der leichten normalen) oder in seitlicher Verlagerung oder in Rückwärtsbeugung. Der Gebärmuttergrund liegt im letzteren Falle nach hinten auf dem Mastdarm. Diese verhältnismäßig häufige Veränderung bewirkt Verstopfung, Kreuzschmerzen, Beschwerden beim Wasserlassen, Allgemeinbeschwerden. Sie wird gefährlich, wenn Schwangerschaft eintritt und die rückwärts gebeugte Gebärmutter sich nicht aufrichtet oder vom Arzt nicht aufgerichtet wird. Es kann dann, wenn nicht in den ersten Monaten eine Fehlgeburt auftritt, zu einer Einklemmung der sich vergrößernden Gebärmutter im kleinen Becken kommen. Im Vordergrunde stehen Harnbeschwerden; der Harn kann nicht mehr entleert werden.

Erschlaffen die Gebärmutterbänder, so senkt sich die Gebärmutter in die Scheide, sie kann in schweren Fällen zum Teil oder ganz vor der Scheide liegen (Gebärmuttervorfall).

Die gutartigen Geschwülste der Gebärmutter sind häufig gestielt (Polypen). Die von dem Muskelgewebe der Gebärmutter ausgehenden Muskelgeschwülste sind zwar auch gutartig, verursachen aber durch Größe, Blutungen, Zerfall mitunter erhebliche Beschwerden und Gefahren. Von den Eierstöcken gehen zuweilen blasige, mit Flüssigkeit gefüllte Geschwülste (Zysten) aus, die mächtigen Umfang erreichen und den Leib wie bei einer Schwangerschaft vergrößern können.

12. Die Geschwulstkrankheiten.

In jedem Gewebe kann an irgendeiner Stelle einmal eine übermäßige Wucherung der Zellen, eine Geschwulstbildung, einsetzen. So können Fettgeschwülste, Muskelgeschwülste, Bindegewebsgeschwülste und Epithelgeschwülste auftreten. Die gutartigen Geschwülste bleiben auf ihren Entstehungsort beschränkt, sind gegen die Umgebung abgekapselt und verursachen nur dadurch Beschwerden, daß sie bei größerer Ausdehnung benachbarte Organe drücken oder einengen, zuweilen zu Blutungen führen (Muskelgeschwülste der Gebärmutter) oder durch ihre Größe lästig werden.

Nun bilden das Bindegewebe und vor allem das Epithelgewebe aber auch Geschwülste, die in das Nachbargewebe und die Nachbarorgane hineinwuchern. Abgesprengte Zellen der Geschwulst werden durch die Lymph- oder die Blutbahn in entferntere Organe und in Lymphknoten verschleppt und bilden dort Tochtergeschwülste. Diese massenhafte Neubildung von Gewebe verbraucht sehr viel Nährstoffe auf Kosten der anderen Zellen, schädigt also den Körper im ganzen. Die Geschwülste neigen außerdem zum Zerfall, der den Kräfteverfall beschleunigt. Auch kann die Muttergeschwulst an lebenswichtigen Organen sitzen, z. B. am Magenausgang, und die Entleerung des Magens behindern. Dies sind die bösartigen Geschwülste. Die vom Bindegewebe ausgehenden heißen Sarkome, die vom Epithelgewebe ausgehenden Karzinome (Krebs).

Sie sind auch darum unheilvoll, weil sie außerordentlich häufig auftreten und weil nur dann eine Heilungsmöglichkeit besteht, wenn die

Behandlung zu Beginn der Krankheit einsetzt. Leider kommen die Kranken in vielen Fällen zu spät zur Behandlung.
Die eigentliche Ursache des Krebses ist bis jetzt noch nicht bekannt. Als gelegentliche Ursache wird die dauernde mechanische oder chemische Reizung bestimmter Körperstellen angesehen. Zum Beispiel erkranken Paraffinarbeiter häufig an einem Hautkrebs; auch nimmt man an, daß z. B. die Entstehung des Zungenkrebses durch die dauernde Reibung der Zunge an scharfen und schadhaften Zähnen begünstigt wird. Vorzugsweise, doch keineswegs ausschließlich, wird das höhere Alter vom Krebs befallen.

Der Krebs tritt an allen Stellen des menschlichen Körpers auf, bevorzugt jedoch bestimmte Organe. Die Haut erkrankt am häufigsten im Gesicht, besonders an der Unterlippe. Häufiger findet sich Krebs an der Zunge, am Kehlkopf, in der Speiseröhre, im Magen und Darm, besonders im Mastdarm, an der Gallenblase, an der Harnblase und bei der Frau an der Gebärmutter und der Brustdrüse.

Der Krebs bildet am Orte seiner ersten Entwicklung einen harten, schmerzlosen Knoten. Allmählich tritt im Innern des Knotens ein Zerfall des Krebsgewebes ein. Nach einiger Zeit finden sich Tochtergeschwülste der benachbarten Lymphknoten und später in anderen inneren Organen. Wegen der Schmerzlosigkeit des Beginns wird die Neubildung im Anfang sehr oft nicht bemerkt und nicht beachtet. Beschwerden entstehen gewöhnlich erst dann, wenn die Geschwulst eine größere Ausdehnung erlangt hat.

Der Krebs der Speiseröhre erzeugt allmählich sich steigernde Schluckbeschwerden. Die Speisen gelangen nur mühsam und unter Schmerzen in den Magen, passieren schließlich die verengte Stelle überhaupt nicht mehr, sondern werden wieder ausgewürgt. Die mangelhafte Ernährung erzeugt rasche Abmagerung.

Der Magenkrebs macht anfänglich unbestimmte Magenbeschwerden. Nach geschwürigem Zerfall tritt häufig Erbrechen von kaffeesatzähnlichem Mageninhalt (Blut) auf. Der Darmkrebs erzeugt Koliken, Verstopfung sowie Abgang von Blut und Schleim, besonders wenn er im Mastdarm sitzt.

Der Krebs der Gebärmutter kündigt sich durch unregelmäßige, zwischen der Menstruation auftretende Blutungen an. Besonders verdächtig sind Blutungen, wenn die Menstruation nach den Wechseljahren bereits ihr Ende erreicht hatte. Blutig-wässeriger oder eitriger, übelriechender Ausfluß entsteht erst, wenn die Geschwulst zerfallen ist. Beim Übergreifen der Geschwulst auf Blase und Mastdarm können auch Blasen- und Darmbeschwerden auftreten. Eine Reihe von Krebsen, wie z. B. der Brustdrüsenkrebs der Frau, der Krebs der Vorsteherdrüse des Mannes, der Lungenkrebs und der Nierenkrebs, setzen gern schon sehr frühzeitig ihre Tochtergeschwülste in die Knochen. Häufig erkennt man den Krebs erst dann, wenn die Patienten, durch unklare starke „rheumatische" Schmerzen oder durch plötzlich, bei leichteren Anstrengungen eingetretene Knochenbrüche beunruhigt, den Arzt aufsuchen.

Die Feststellung der Krankheit ist an den inneren Organen, namentlich in den Anfangsstadien, nicht immer leicht. Am Magen und Darm bietet die Röntgenuntersuchung eine wertvolle Unterstützung. Ohne frühzeitige Behandlung durch Operation oder Bestrahlung mit Radium bzw. mit Röntgenstrahlen führt das Leiden sicher zum Tode.

Das Krankenpflegepersonal ist berufen, bei der Bekämpfung der Krebskrankheit wesentlich mitzuhelfen, indem es Personen seines Wirkungskreises, die auch nur den leisesten Verdacht einer Krebskrankheit erregen, auf die Gefahr aufmerksam macht und an den Arzt verweist. Niemals soll eine Krankenpflegeperson krebsverdächtige Kranke selbst untersuchen oder gar behandeln, da jede hinauszögernde falsche Behandlung die Rettung des Kranken erschwert und unmöglich macht.

Bei der Pflege von Krebskranken muß die Pflegeperson ganz besonders gewissenhaft die in der Einführung gegebenen Anweisungen beachten und vorsichtig in ihren Äußerungen über die Natur der Krankheit sein.

III. Die Infektionskrankheiten.

1. Allgemeines.

Voraussetzung für die Entstehung einer Infektionskrankheit ist das Eindringen lebender Krankheitserreger in den Körper. Diesen Vorgang nennt man Ansteckung (Infektion).

Krankheitserreger.

Die Erreger (Krankheitskeime) sind kleinste pflanzliche oder tierische Gebilde, die nur unter dem Mikroskop gesehen werden können, zum Teil wegen ihrer Winzigkeit nicht einmal mit diesem erkennbar sind (ultravisible Erreger).

Die pflanzlichen Erreger gehören zu den Spaltpilzen (Bakterien). Die Bakterien können verschiedene Formen haben. Die einen sind kugel-

Infektionskrankheiten.   139

förmig und heißen daher Kokken, andere sind stäbchenförmig und heißen Bazillen, noch andere von Schraubenform heißen Spirillen. Im mikroskopischen Bilde liegen die Kokken zum Teil in Häufchen bei-

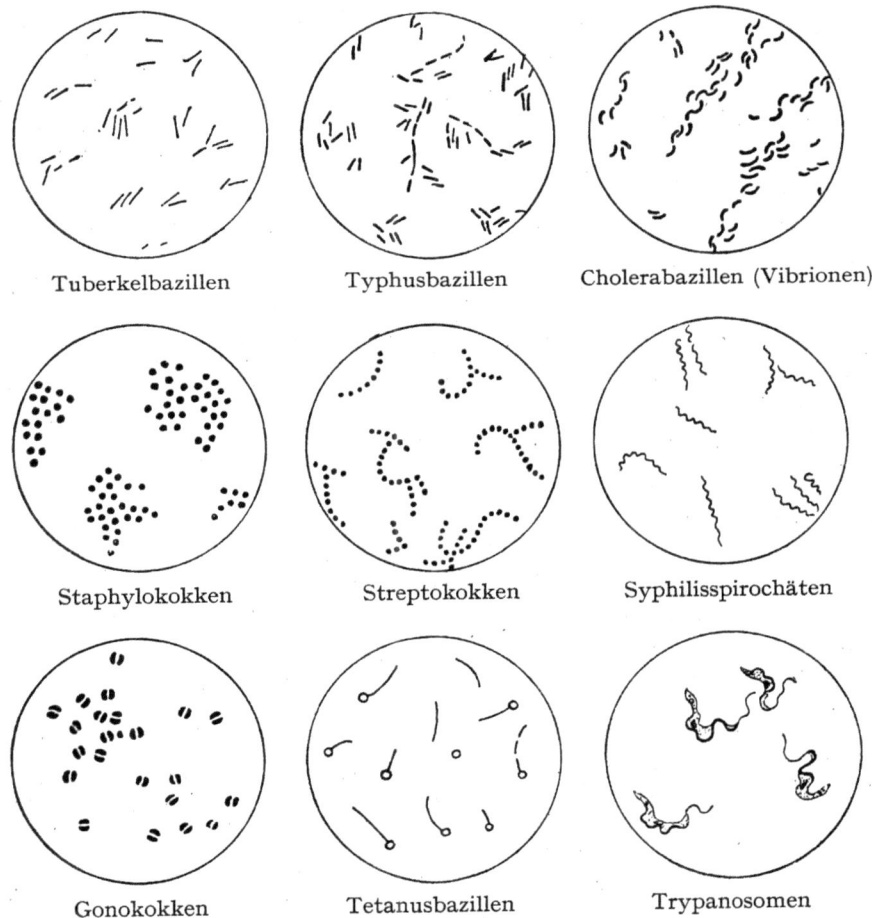

Abb. 100. Verschiedene Bakterienformen.

einander (Staphylokokken), oder sie bilden, aneinandergereiht, Ketten (Streptokokken). Bei einigen Arten liegen auch immer zwei Kokken, zuweilen wie die Hälften einer Semmel, beieinander (Diplokokken).

Es gibt eine große Anzahl von Spaltpilzen, die überall in der Natur vorkommen und durchaus harmlos sind. Alle Fäulnis- und Gärungsvorgänge beruhen auf der Anwesenheit und Mitwirkung von Spaltpilzen. Nur einige bestimmte, keineswegs etwa überall vorkommende Arten von Spaltpilzen sind für den Menschen gefährlich und verursachen, wenn sie in den Körper eindringen, Krankheiten.

Ihre schädliche Wirkung beruht darauf, daß sie sich durch Teilung im Körper, dem sie zugleich Nährstoffe und Sauerstoff entziehen, ungeheuer schnell vermehren und Gifte absondern. Da die Bakterien im menschlichen Körper nur eine beschränkte Lebensdauer haben, da ein Teil von ihnen also, während sich der andere weiter vermehrt, immer wieder abstirbt, so werden durch den Zerfall der abgestorbenen Bakterien auch die in ihnen enthaltenen Gifte frei und wirksam.

Jede der ansteckenden Krankheiten hat ihren bestimmten Erreger: der Tuberkelbazillus erzeugt Tuberkulose, der Diphtheriebazillus Diphtherie, der Typhusbazillus Typhus usw. Verschiedene Arten von Kokken bewirken die Wundkrankheiten (Entzündungen, Eiterungen, Kindbettfieber, Wundrose usw.). Nicht bei allen Infektionskrankheiten sind die Erreger bekannt. Viele von ihnen werden durch ultravisible Erreger, die zu den Virusarten gehören, hervorgerufen. Von diesen ist bemerkenswert, daß sie, um sich längere Zeit am Leben und vermehrungsfähig zu erhalten, auf menschliches, tierisches oder pflanzliches Gewebe angewiesen sind und nicht, wie die Spaltpilze, auf toten Nährböden gezüchtet werden können.

Auch die tierischen Erreger der Infektionskrankheiten sind einzellige Lebewesen. Vorwiegend sind es tropische Krankheiten, die durch tierische Erreger hervorgerufen werden. Die verbreitetste dieser Krankheiten, die auch in Europa vorkommt, ist die Malaria (siehe Seite 161).

Ansteckungsquellen.

Für die Ansteckung bildet zunächst der Kranke mit seinen Absonderungen die unmittelbare Quelle (Kontaktinfektion = Infektion durch unmittelbare Übertragung).

Aber nicht nur die unmittelbare Berührung mit dem Kranken bedeutet eine Gefahr. Die mit den Absonderungen entleerten Krankheitserreger bleiben noch mehr oder weniger lange Zeit lebendig und ansteckungsfähig. Gegenstände, die mit ihnen verunreinigt sind, Betten, Kleidungsstücke, Spielzeug, Bücher, Eßgeschirr usw., können noch längere Zeit die Krankheit übermitteln. Oder zum Beispiel die Entleerungen Typhuskranker gelangen, wie es auf dem Lande geschieht, auf den Mist und sickern von dort in einen nahe gelegenen undichten Brunnen; dann kann ein ganzer

Kreis von Menschen, der das Wasser des Brunnens benutzt, an Typhus erkranken. Oder Typhusbazillen gelangen in Milch und verbreiten auf diesem Wege die Krankheit.

Einzelne ansteckende Krankheiten wiederum werden durch Tiere übertragen. Eine Stechmückenart überträgt die Malaria von Malariakranken auf Gesunde. Kleiderläuse übertragen das Fleckfieber. Wenn pestkranke Ratten verenden, so verlassen die Rattenflöhe das tote Tier, springen Menschen an und können die Pest auf sie übertragen.

Eine andere Übertragungsart findet z. B. beim Wundstarrkrampf statt. Die Erreger des Wundstarrkrampfes (Tetanusbazillen) finden sich häufig in der Ackererde und im Straßenstaub und können durch erdbeschmutztes Schuhwerk auch in die Wohnstuben geschleppt werden. Wird nun eine Wunde mit bazillenhaltigem Staub oder Erdreich verunreinigt, so erkrankt der Betreffende an Wundstarrkrampf.

Eintrittspforten der Erreger.

Die **Eintrittspforten** für Bakterien im menschlichen Körper sind:

1. Die **Haut**. Hier genügen oft schon unscheinbare Verletzungen, kleinste Hautrisse, um eine **Wundkrankheit** entstehen zu lassen. Auch die Schleimhäute können, selbst in unverletztem Zustande, Eintrittspforten für Krankheitserreger sein, z. B. bei Tuberkulose.

2. Die **Atemwege und die Lunge**. Der an Diphtherie, Scharlach, Grippe, Tuberkulose usw. Erkrankte schleudert beim Husten, Niesen, Räuspern mit Krankheitserregern beladene Schleimtröpfchen von sich, die von Gesunden in der Umgebung eingeatmet werden (**Tröpfcheninfektion**), oder bazillenhaltiger Staub gelangt auf dieselbe Weise in den Körper (**Staubinfektion**).

3. Der **Verdauungsapparat**. In ihn gelangen Krankheitserreger, z. B. die Erreger von Typhus, Ruhr, mit der Nahrung oder auch dadurch, daß mit Krankheitsabsonderungen beschmutzte Finger an oder in den Mund gebracht werden (**Schmierinfektion**).

4. Die **Geschlechtsorgane** sind die hauptsächlichste Eingangspforte für die Erreger der Geschlechtskrankheiten.

5. Die **Frucht im Mutterleibe** kann bereits auf dem Blutwege von der erkrankten Mutter angesteckt werden (z. B. bei Syphilis).

Infektion und Krankheit.

Nun kommt nicht durch jede Infektion auch eine Krankheit zustande. Es genügt nicht allein, daß Krankheitserreger in den menschlichen Körper eindringen. Den Ausschlag gibt einmal die **Zahl** der eindringenden Bakterien; eine „massige" Infektion wird naturgemäß eher eine Krankheit auslösen als eine schwache, d. h. durch eine geringe Bakterienzahl verursachte. Auch die Lebenskraft der Bakterien spielt eine Rolle; sie können verhältnismäßig gutartig „abgeschwächt", sie können aber auch besonders bösartig und angriffsfähig sein. Vor allem kommt es aber auch auf den Menschen selber an, und hier ist die gesamte körperliche Verfassung und Disposition von ausschlaggebender Bedeutung (vgl. S. 94). Es gibt eine Reihe von Menschen, die gegen gewisse — nicht gegen alle — ansteckende Krankheiten überhaupt unempfänglich sind. Ebenso gibt es Menschen, die, ohne selbst zu erkranken, Krankheitserreger aufnehmen und weiterverbreiten können (gesunde Bazillenträger, z. B. bei Diphtherie), auch solche, die nach ihrer Genesung noch lange Zeit die Erreger in ihrem Körper beherbergen und dauernd oder gelegentlich ausscheiden (Dauerausscheider, z. B. bei Diphtherie und Typhus, s. S. 152, 157).

Auch die verschiedenen Lebensalter zeigen gewisse Unterschiede. Die ansteckenden Ausschlagskrankheiten befallen hauptsächlich Kinder, viel seltener Erwachsene.

Schutzvorrichtungen und Schutzstoffe.

Außer der allgemeinen Widerstandsfähigkeit gegen eindringende Bakterien besitzt der Mensch auch noch besondere Abwehrvorrichtungen und Schutzkräfte. Schon das gesunde Deckgewebe der Haut, der Atemwege und des Magendarmkanals setzt dem Eindringen von Bakterien Widerstand entgegen. Manche mit der Nahrung aufgenommene Bakterien können im Magen durch die Salzsäure des Magensaftes zerstört werden. Bestehende Katarrhe der Atemwege und des Magendarmkanals, eine verminderte Salzsäureabsonderung im Magen, begünstigen das Zustandekommen von Infektionen.

Dringen Bakterien in die Haut oder Schleimhaut ein und gelangen sie mit der Lymphe in die nächsten Lymphknoten, so können sie hier abgefangen und vernichtet werden.

Andere Schutzstoffe werden in den Zellen gebildet und in das Blut abgegeben, sobald Bakterien in den Körper eingedrungen sind. Diese Schutzstoffe wirken zum Teil als Gegengifte gegen die von den Bakterien gebildeten Gifte; zum Teil richten sie sich aber auch gegen die Bakterien selber, die sie zu zerstören suchen. Jede Art der gebildeten Schutzstoffe hat in diesem Abwehrkampf eine besondere Aufgabe zu erfüllen. Schließlich spielen auch die weißen Blutkörperchen eine Rolle, indem sie sich bei vielen ansteckenden Krankheiten stark vermehren, zu den Orten wandern, an denen sich die Bakterien angesiedelt haben, und hier einen Wall gegen die Bakterien bilden und sie „auffressen".

Schutzimpfung.

Man hat beobachtet, daß bei einigen Infektionskrankheiten die davon Genesenen gegen Neuerkrankungen geschützt sind, z. B. bei Pocken und Typhus. Worauf dieser oft während des ganzen Lebens verbleibende Schutz beruht, ist noch nicht mit voller Sicherheit nachgewiesen. Alles spricht aber dafür, daß es sich nicht um das Verbleiben von Schutzstoffen im Körper handelt, sondern daß die Körperzellen eine gewisse Änderung ihres Zustandes erfahren, welche das Haftenbleiben der betreffenden Krankheitserreger verhindert. Einen solchen Zustand müssen wir als einen ihnen von der Natur mitgegebenen Schutz bei den bereits erwähnten Personen annehmen, die überhaupt nie an der betreffenden Krankheit erkranken, obwohl sie der Ansteckung ebenso ausgesetzt sind wie andere Personen. Diesen natürlichen Schutz nennen wir eine natürliche Widerstandskraft = Resistenz. Man hat die Tatsache, daß ein Schutz gegen Neuerkrankungen durch das Überstehen der Krankheit erreicht wird, dazu benutzt, diese Krankheit in abgeschwächter Form durch Impfung auf Gesunde zu übertragen. Am bekanntesten ist die Schutzimpfung gegen Pocken. Da hier der Körper selbst aktiv beteiligt ist, indem er seine Abwehrvorrichtungen unter dem Einfluß der beigebrachten Krankheitsstoffe selbst zu bilden hat, so nennen wir diese Art von Schutzimpfung eine aktive Immunisierung. Im Gegensatz dazu steht die passive Immunisierung, bei welcher man die kurz nach einer Erkrankung im Blute selbst enthaltenen Schutzstoffe unmittelbar zu Vorbeugungs- und Heilungszwecken benutzt. (Einspritzung von Rekonvaleszentenserum oder Serum von Tieren, bei denen es durch eine bestimmte Behandlungsart zu einer starken Anreicherung von Schutzstoffen gekommen ist.) Der Schutz dieser passiven Immunisierung pflegt nur für kurze Zeit anzuhalten und zeigt dadurch schon, daß er auf anderen Vorgängen im Körper beruht als die aktive Immunisierung.

Inkubation.

Zwischen dem Eindringen der Krankheitserreger und dem Ausbruch der Krankheit vergeht immer eine gewisse Zeit (Inkubationszeit), die bei den einzelnen Krankheiten eine verschiedene Dauer hat. Diese Zeit brauchen die Bakterien, um sich im Körper zu vermehren, bis sie durch Zahl und Giftwirkung die Widerstandskräfte des Körpers überwinden.

Dauerausscheider, Bazillenträger.

Die Dauerausscheider bilden für die gesunde Umgebung eine dauernde Gefahr. Das gleiche gilt für die gesunden Bazillenträger. Es ist daher angezeigt, in der Umgebung eines Kranken auf Keimträger zu fahnden, besonders wenn die Quelle der Ansteckung sonst nicht zu ermitteln ist.

Immer ist es notwendig, daß nach der Gesundung Kontrolluntersuchungen ausgeführt werden: bei Diphtherie des Rachenschleims, beim Typhus des Stuhls und Harns, damit nicht Personen der Umgebung einer Ansteckung ausgesetzt werden. Schulkinder, die an Diphtherie erkrankt waren, dürfen erst dann die Schule wieder besuchen, wenn die Untersuchung des Rachenschleims mindestens zweimal ergebnislos geblieben ist.

Personen, die nach einem Typhus Bazillen ausscheiden, müssen besondere Vorsichtsmaßregeln (Desinfektion der Abgänge und Hände) gebrauchen und dürfen nicht in einem Nahrungsmittelbetrieb: Milchhandlung, Molkerei, Fleischerei, Bäckerei usw., beschäftigt werden, da sie hier allzu leicht einmal die Nahrungsmittel mit Bazillen, die an ihre Hände gelangt sind, verunreinigen könnten.

Absonderung des Kranken.

Die Wege, auf denen eine Ansteckung erfolgt, können oft sehr verwickelt und unklar sein; fast immer ist bei Einzelerkrankungen aber ein Kranker oder ein Mensch, der die Krankheitserreger ausscheidet, die ursprüngliche Quelle. Keinesfalls sind die Krankheitserreger wie die harmlosen Spaltpilze überall in der Natur verbreitet. Dadurch ist es möglich, die ansteckenden Krankheiten zu bekämpfen, indem man die Kranken absondert (isoliert), ihre Ausscheidungen desinfiziert und die Menschen ermittelt, die gesund umhergehen, aber Krankheitserreger ausscheiden. Eine vollkommene Absonderung ansteckend Kranker wird nur durch Verlegung in ein Krankenhaus erreicht; im Haushalt ist sie auch bei größter Sorgfalt der Pflegeperson nur selten möglich.

Epidemie, Endemie.

Befällt eine ansteckende Krankheit zahlreiche Personen und breitet sie sich über größere Bezirke aus, so spricht man von einer Epidemie. Tritt eine Krankheit immer wieder an demselben Ort oder in demselben Hause (derselben Häusergruppe) auf, so sagt man, die Krankheit ist hier endemisch (Endemie).

2. Einzelne Infektionskrankheiten.

Masern.

Erreger: Ein Virus. Inkubationszeit etwa 10 Tage. Die Masern sind eine überaus leicht übertragbare Kinderkrankheit. Erwachsene werden selten befallen. Die Krankheit beginnt nach etwa zehntägiger Inkubationszeit mit Fieber, Entzündung der Augenbindehaut (Lichtscheu), Schnupfen und einem eigenartigen harten, oft bellenden Husten. Im Munde, auf der Wangenschleimhaut sind kleine, weiße Flecken auf gerötetem Grunde kennzeichnend (Koplilksche Flecken). Am 3. bis 4. Krankheitstage beginnt unter erneutem Fieberanstieg der Hautausschlag hinter den Ohren, am Kinn, um den Mund herum; später zeigt er sich auch auf der Brust, an Armen, Beinen und am ganzen Rumpf. Die leicht erhabenen Flecken sind etwa linsengroß, rot, rund, gezackt oder eckig; oft gehen sie ineinander über. Mit sinkendem Fieber blaßt der Ausschlag ab. Es tritt eine kleienartige Schuppung ein. An Masern schließen sich nicht selten Lungenentzündung, Keuchhusten und Tuberkulose an.

Eine Behandlung der Masern mit Rekonvaleszenten-Serum ist möglich.

Pflegerische Maßnahmen: Schutz des Kranken vor Kälteeinflüssen, besonders auch in der Rekonvaleszenz. Feuchthalten der Zimmerluft durch Bronchitiskessel oder durch im Zimmer aufgehängte feuchte Tücher. Verdunklung des Zimmers wegen der Lichtscheu des Kranken. Nach der Genesung streng darauf achten, daß das Kind nicht mit Tuberkulosekranken in Berührung kommt.

Scharlach.

Erreger: Eine Streptokokkenart möglicherweise in Gemeinschaft mit einem Virus. Inkubationszeit 4—7 Tage.

Der Scharlach tritt in allen Lebensaltern, besonders aber im Kindesalter, auf.

Die Krankheit beginnt mit Erbrechen, Schüttelfrost oder öfterem Frösteln, hohem Fieber und Halsschmerzen. Meistens bildet sich in den ersten 24 Stunden der rote Ausschlag aus, zuerst an der Innenseite der Oberschenkel, dann im Gesicht und am Hals, bald am ganzen Körper; immer läßt der Ausschlag aber die Umgebung von Nase, Mund und Kinn frei (Scharlachmaske).

Die Rachenschleimhaut ist gerötet. Auf den Mandeln besteht oft grauweißer Belag. Die Halsdrüsen sind geschwollen. Die Zunge sieht himbeerfarben aus. In der 3. oder zu Anfang der 4. Woche beginnt die Abschuppung der Haut in großen Schuppen und Platten; an den Händen und Füßen kann sie oft in großen Fetzen abgezogen werden. Während man früher nur die mit dem charakteristischen Ausschlag einhergehenden Fälle als Scharlach ansprach, weiß man jetzt, daß häufig der Ausschlag fehlen und nur die Entzündung der Mandeln und des Rachens bestehen kann.

Als Nachkrankheit ist Nierenentzündung häufig, auch in Fällen, die ganz leicht und ohne Ausschlag verlaufen sind; daher sind immer nachträgliche Harnuntersuchungen notwendig. Häufig tritt auch eine Mittelohreiterung, bisweilen zusammen mit Gelenkerscheinungen eine Entzündung der Herzinnenhaut auf. Auch gegen Scharlach gibt es ein Heilserum.

Röteln.

Erreger: Ein Virus. Inkubationszeit 2—3 Wochen. Die Krankheit verläuft gutartig unter leichtem Fieber oder einem bald masern-, bald scharlachähnlichen Ausschlage, der nach 2—4 Tagen verschwindet. Häufig bestehen Schwellungen der Nackenlymphdrüsen. Zu fürchten sind Röteln nur bei schwangeren Frauen, weil mehrfach Mißbildungen am Kinde beobachtet wurden.

Windpocken.

Erreger: Ein Virus. Inkubationszeit 14 Tage. Windpocken (Spitzpocken, Wasserpocken) sind eine echte, höchst infektiöse Kinderkrankheit. Im Gesicht, zuweilen auch auf der behaarten Kopfhaut, am Rumpf, weniger an den Gliedmaßen treten linsengroße, von einem roten Hof umgebene Bläschen auf. Der Ausbruch ist häufig von leichtem Fieber begleitet. Die Bläschen trocknen nach kurzer Zeit ein. Das Allgemeinbefinden ist nur wenig gestört. Nach 1—1$^1/_2$ Wochen ist die Krankheit überstanden.

Pocken.

Erreger: Ein Virus. Inkubationszeit etwa 14 Tage. Die Pocken beginnen mit Schüttelfrost, Erbrechen, Kopfschmerzen, Kreuz- und Rückenschmerzen und meist hohem Fieber. Am 4. Krankheitstage kommt unter Fiebernachlaß gewöhnlich der Pockenausschlag zum Vorschein. Es bilden sich rote Flecken, zuerst im Gesicht, dann am Rumpfe und den übrigen Körperteilen. Aus den Flecken entwickeln sich Knötchen und dann Bläschen, die sich mehr und mehr erheben und auf der Kuppe bald eine Delle bilden. Der Inhalt der Bläschen ist eitrig. Stehen die Pusteln dicht beieinander, so schwillt die Haut unförmig an. Auch im

Rachen und in der Luftröhre können sich Pusteln bilden. Die Pusteln trocknen zu Krusten und heilen unter Narbenbildung. Schwere Fälle enden häufig tödlich.

In einer Reihe von Fällen nehmen die Pocken trotz schwerer Anfangserscheinungen einen milderen Verlauf, indem nur einige kleine Bläschen im Gesicht und am übrigen Körper zum Vorschein kommen.

Die Übertragung auf Gesunde kommt entweder durch Berührung mit den Kranken oder durch Gegenstände aus der Umgebung der Kranken (Kleidungsstücke usw.) zustande. Auch gesunde Personen, die mit Erkrankten in Berührung gekommen sind, können Zwischenträger sein. Ebenso kann die Übertragung durch ausgehusteten Schleim erfolgen.

In früheren Zeiten haben große Pockenepidemien zahllose Menschenleben vernichtet. Heute treten in Deutschland fast keine schweren Pockenfälle mehr auf; die vorkommenden Fälle betreffen gewöhnlich eingewanderte Ausländer. Dieser erfreuliche Umstand ist lediglich dem Schutze der Zwangsimpfung zu verdanken, die heute allein mit der ungefährlichen Kälberlymphe ausgeführt wird. Das Kalb oder die Kuh erkrankt nämlich an einer ähnlichen, aber viel weniger gefährlichen Pockenkrankheit, den Kuhpocken. Nimmt man aus einem solchen Kuhpockenbläschen etwas von der Flüssigkeit und bringt es durch einen kleinen Schnitt in die Haut eines Menschen, so entsteht an dieser Stelle eine Kuhpocke. Durch die Impfung werden nun im menschlichen Körper die gegen eine Pockenerkrankung wirksamen Abwehrvorrichtungen gebildet. Ein so geimpfter Mensch wird die wahren Menschenpocken fast niemals bekommen, und wenn er wirklich daran erkrankt, so werden sie milde und niemals tödlich verlaufen. Der Impfschutz hält oft nicht dauernd vor und muß deshalb erneuert werden. In Deutschland muß nach dem Impfgesetz jedes neugeborene Kind spätestens in dem auf sein Geburtsjahr folgenden Kalenderjahr geimpft werden. Im 12. Jahre soll eine Wiederimpfung erfolgen. Die Angriffe gegen den Impfzwang beruhen auf falschen Annahmen, zum Teil auf bewußten Entstellungen.

Grippe (Influenza).

Erreger: Vielleicht der Influenzabazillus oder auch ein unbekanntes Virus. Inkubationszeit 1—4 Tage.

Die Grippe tritt zwar manchmal auch vereinzelt auf, ist aber im ganzen eine ausgesprochen epidemische Krankheit, die oft ganze Länder zu gleicher Zeit befällt. Die einzelnen Epidemien tragen oft einen verschiedenen Charakter, sowohl im Sinne einer Gutartigkeit oder Bösartigkeit wie auch nach den Krankheitsbildern. Diese können sehr vielgestaltig sein. Am häufigsten sind akut auftretende Katarrhe der Luftwege, Schnupfen und Rachenkatarrhe, dazu Bindehautkatarrhe. Daneben bestehen Gliederschmerzen, Mattigkeit, Appetitmangel, Kopfschmerzen, Fieber. Viele Grippekranken klagen besonders über Schmerzen in den Augenhöhlen. Stets besteht die Gefahr von Komplikationen, und diese Komplikationen geben den einzelnen Epidemien ihre besondere Note, weil die eine oder andere Komplikation gerade bei dieser oder jener Epidemie besonders vorkommt. Die häufigsten Komplikationen sind Lungenentzündungen, besonders die Bronchopneumonie, Mittelohrkatarrhe und Entzündungen der Nebenhöhlen. Seltener sind Magen-Darm-Erscheinungen mit Erbrechen, Durchfällen und Koliken (Magen-Darm-Grippe). Sehr gefürchtet ist eine Beteiligung des Zentralnervensystems als sogenannte Kopfgrippe (Enzephalitis), die sich in schweren Gehirnerscheinungen wie Schlafsucht, Versagen der Sprache, Lähmungen u. dgl. äußert.

Der Verlauf der Grippe hängt wesentlich von dem Auftreten solcher Komplikationen ab. Immer aber ist die Rekonvaleszenz hingezögert. Die Kranken klagen noch längere Zeit über Abgeschlagenheit, wohl auch über Herz- und Atembeschwerden und mancherlei Neuralgien. Wegen der Gefahr der Komplikationen ist auch bei leichten Fällen Bettruhe angezeigt, jedenfalls bis zum Aufhören des Fiebers.

Keuchhusten.

Erreger: Ein dem Influenzabazillus ähnlicher Bazillus. Inkubationszeit 1—2 Wochen. Der Keuchhusten befällt besonders Kinder, nicht ganz selten auch Erwachsene. Zunächst stellt sich Husten ein, der zuweilen rauh, oft aber auch nicht besonders auffallend ist. In der 2. Krankheitswoche tritt der Husten gewöhnlich in krampfartigen Anfällen auf, die minutenlang dauern und häufig mit Erbrechen enden. Bei Kindern kommt es dabei zu beängstigenden Erstickungszuständen. Die Anfälle treten verschieden häufig auf (20—50 mal in 24 Stunden), nachts zuweilen häufiger als am Tage. Zwischen den Anfällen sind die Kranken meist verhältnismäßig munter. Nach etwa 4 Wochen, oft aber erst nach Monaten, lassen die Anfälle nach; Rückfälle sind häufig. Die Gefahr einer Luftröhren- oder Lungenentzündung droht. Bei kleinen Kindern ist infolge des häufigen Erbrechens die Ernährung gestört. Nicht ganz selten entwickelt sich nachher eine Tuberkulose.

Pflegerische Maßnahmen: Häufiges Erbrechen erfordert die konsequente Zufuhr von Nahrung unmittelbar nach Beendigung des Hustenanfalls. Die oft wirksame Freiluftbehandlung darf nur durchgeführt werden, wenn das ärztliche Einverständnis hierzu vorliegt. Sehr sorgfältig ist darauf zu achten, daß sich in der Umgebung keuchhustenkranker Kinder keine tuberkulösen Personen aufhalten.

Tuberkulose.

Erreger: Der Tuberkelbazillus. Sie ist die verbreitetste der bei uns einheimischen Seuchen. Die höchste Sterblichkeit haben das Säuglingsalter und das Erwachsenenalter von der Reifezeit ab, während sie im Kleinkind- und Schulalter gering ist.

Die Tuberkulose kann alle Organe befallen und schafft dadurch die verschiedensten Krankheitsbilder. Die häufigste und wegen ihrer Ansteckungsfähigkeit gefährlichste Tuberkuloseform ist die Lungentuberkulose, im vorgeschrittenen Stadium auch Lungenschwindsucht genannt. Gelangen Tuberkelbazillen in die Lunge, so setzen sie dort einen Erstherd, der bei den meisten Menschen folgenlos abheilt. Nur im Säuglingsalter führt dieser Erstherd oft zu einer schnell fortschreitenden Tuberkulose. Die Ursache, daß der Erstherd gewöhnlich folgenlos abheilt, liegt darin, daß die weitaus meisten Menschen eine angeborene Widerstandskraft gegen die Tuberkulose besitzen. Diese Widerstandskraft kann aber durch ungünstige äußere Verhältnisse, wie gehäufte Infektionen oder schlechte Ernährung, unhygienische Lebensweise und körperliche Überanstrengung, durchbrochen werden. In den Großstädten werden fast alle Menschen durch den dort ungemein weitverbreiteten Tuberkelbazillus gelegentlich infiziert. Die stattgehabte Infektion erkennen wir an der Tuberkulinprobe. Tuberkulin ist ein von dem Entdecker des Tuberkelbazillus Robert Koch aus Tuberkelbazillen hergestelltes Präparat, welches das Bazillengift, aber keine Tuberkelbazillen selbst enthält. In winzigsten Mengen durch Einreibung oder kleinste Hautverletzung in die Haut gebracht, erzeugt es bei tuberkulös Infizierten — und nur bei diesen! — charakteristische, bald vorübergehende und harmlose Hauterscheinungen. Durch diese Tuberkulinprüfungen ist der Beweis dafür erbracht, daß Infektion nicht dasselbe ist wie Erkrankung. Es braucht also keine unnütze Angst bei dem positiven Ausfall der Tuberkulinprobe zu entstehen, wenn auch dadurch der Anlaß zu einer genauen Untersuchung auf etwaige tatsächliche Erkrankungsanzeichen gegeben ist, die bei durch ihre Umgebung gefährdeten Kindern ab und zu wiederholt werden muß.

Wenn von dem ersten Herd, bei dem auch stets die dazugehörigen Lymphknoten ergriffen werden, lebendig gebliebene Tuberkelbazillen auf dem Blutweg verschleppt werden, oder wenn eine krank machende neue Infektion stattfindet, so kann es zu einem fortschreitenden Prozeß kommen. Die langsam sich ausbildenden Lungentuberkulosen verbergen sich anfänglich oft unter der Maske anscheinend harmloser Beschwerden (Schulterrheumatismus, Magenschmerzen u. a. m.). In den anfänglichen Stadien läßt sich die Diagnose vielfach nur mit Hilfe des Röntgenbildes sichern. Die Kennzeichen der fortgeschrittenen Lungentuberkulose sind Husten, schleimig-eitriger Auswurf, zuweilen mit Blutbeimengungen, unregelmäßiges Fieber, das morgens oft seinen höchsten Stand zeigt, Nachtschweiße, Abmagerung. Greift der Krankheitsprozeß auf ein Blutgefäß über, so kann eine schwere Blutung (Blutsturz) eintreten. Oft beginnen fortschreitende Tuberkulosen der Lunge akut, und das fieberhafte Krankheitsbild kann mit einer Grippe verwechselt werden. Nur das Röntgenbild deckt die auf keine andere Weise erkennbaren akut aufgetretenen Verschattungen (Frühinfiltrate) auf.

Je nachdem, ob Tuberkelbazillen im Auswurf sich nachweisen lassen oder nicht, unterscheiden wir zwischen „offener" und „geschlossener" Tuberkulose. Der Nachweis der Tuberkelbazillen gelingt nicht immer. Wenn der Lungenbefund auch bei fehlendem Bazillennachweis für die Annahme einer offenen Tuberkulose spricht, so bezeichnet man die Tuberkulose als „fakultativ-offen". Das Gesetz kennt die Begriffe „offen" und „geschlossen" nicht, sondern nur „ansteckende" Tuberkulose, zu der auch die fakultativ-offene gehört, und nichtansteckende. Die an ansteckender Lungentuberkulose leidenden Kranken sind die weitaus häufigste Ansteckungsquelle. Eine zweite Ansteckungsquelle kann in der ungekochten Milch von tuberkulosen Kühen liegen, durch deren Genuß lebende Tuberkelbazillen in den Verdauungskanal gelangen und Darm und Gekröselymphknoten infizieren können. Die Gefahr seitens der offentuberkulösen Kranken geht zunächst von dem bazillenhaltigen Auswurf aus. Wird solcher Auswurf unvorsichtig auf den Boden gespuckt und trocknet dort ein, so kann er mit dem Staub in die Atmungsluft anderer Menschen gelangen. Aber auch ohne Auswurf können Offentuberkulöse Bazillen weiterverbreiten. An den Wandungen der Luftwege bleiben beim Aushusten feine Schleimtröpfchen, die mit den Bazillen beladen sind, haften und können nun bei trockenem Husten, Niesen und hastigem Sprechen in die Luft geschleudert werden. Zunächst bleiben sie in der Luft schweben und gelangen damit in die Atmungsluft anderer Menschen, (Tröpfcheninfektion). Sie fallen dann zu Boden, trocknen an und geben ebenso wie der angetrocknete Auswurf zu einer Staubinfektion Anlaß. Kleinkinder, die auf dem Fußboden spielen, beschmieren sich die Hände damit, fahren mit den Händen in den Mund und bringen so die

Bazillen direkt auf die Mundschleimhaut (Schmier- und Schmutzinfektion).
Von der Lunge aus — ebenso vom Darm — können Bazillen auf dem Blut- oder Lymphwege zu allen anderen Organen gelangen und hier krankhafte Prozesse hervorrufen, so in den Knochen, Gelenken, Hirnhäuten, Nieren, Blase, Lymphknoten usw. In der Haut bewirkt die Tuberkulose geschwürige Veränderungen (Lupus — „fressende Flechte"). Der Einbruch von Tuberkelbazillen in die Blutbahn führt manchmal, besonders im Kindesalter, zur sogen. Miliartuberkulose, die häufig zum Tode führt und bei der sich in allen Organen massenhaft Tuberkelknötchen finden, auch in den Hirnhäuten.

Der Verlauf der Lungentuberkulose ist sehr wechselvoll. Auf Perioden weitgehender Besserung können jederzeit neue Krankheitsschübe folgen. So kann sich die Krankheit über viele Jahre hinwegziehen. Es gibt auch stürmischer verlaufende Formen. Entsprechende Behandlungsmaßnahmen (langdauernder Aufenthalt in Heilstätten, verschiedene chirurgische Verfahren in besonders gelagerten Fällen und neuere Medikamente) vermögen selbst in fortgeschrittenen Krankheitszuständen erhebliche Besserungen oder Heilungen zu bewirken. Eine längere Überwachung auch der scheinbar Geheilten ist unbedingt geboten. Früher offen gewesene Fälle können erst als dauernd geschlossen gelten, wenn mindestens 2 Jahre seit dem letzten Bazillennachweis vergangen sind und auch der Lungenbefund sich seitdem nicht wieder verschlechtert hat.

Pflegerische Maßnahmen: Neben Schonung in körperlicher und seelischer Beziehung ist die Kräftigung des Organismus durch reichliche Ernährung mit fett- und eiweißhaltiger Kost von größter Bedeutung für die Ausheilung jeglicher Tuberkulose. Auswahl und Herrichtung der Speisen sollen den meist darniederliegenden Appetit der Kranken anregen. Die Einhaltung der ärztlich angeordneten Liegekuren ist von der Pflegerin zu überwachen. An die hygienischen Grundsätze, vor allem an die Behandlung ihres Auswurfs, sind manche Kranke immer wieder zu erinnern. Teils zeigen die Kranken seelische Verstimmungen mit Unzufriedenheit, teils eine auffallend optimistische Einstellung zur Krankheit mit Neigung zu leichtsinnigem Verhalten. Diesen seelischen Abweichungen muß die Krankenpflegeperson durch verständnisvolles und freundliches, gegebenenfalls aber auch durch energisches und sicheres Wesen Rechnung tragen.

Wer dauernd Tuberkulöse pflegt, ist einer Ansteckung besonders ausgesetzt. Die Krankenpflegeperson hat deshalb die Anweisung zur Verhütung der Ansteckung mit Tuberkulose genau zu beachten.

Diphtherie.

Erreger: Der Diphtheriebazillus. Inkubationszeit 3—5 Tage. Bei Diphtherie erkranken besonders die Gaumenmandeln, Nase, Rachen, Kehlkopf, seltener Augenbindehaut, Scheidenschleimhaut und Wunden. Sie ist eine gefährliche Krankheit und befällt alle Lebensalter, vorzugsweise das Kindesalter.

In der Regel beginnt die Erkrankung mit Erbrechen, Schluckbeschwerden und mäßig hohem Fieber. Auf den geröteten und geschwollenen Mandeln zeigen sich grauweiße Flecke. Diese wachsen schnell, bilden eine zusammenhängende Haut und erstrecken sich oft auf Gaumenbögen und Zäpfchen. Bei Säuglingen besteht im Anfang häufig nur ein starker, oft blutiger Schnupfen. Die Halsdrüsen sind immer geschwollen.

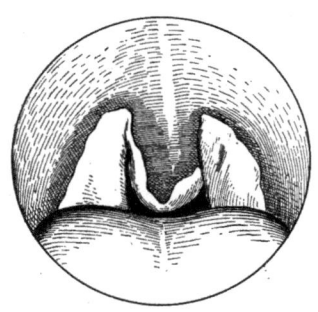

Abb. 101. Häutiger, zusammenhängender Belag auf Gaumenmandeln und Zäpfchen bei Diphtherie.

Greifen Schwellung und Belag auf den Kehlkopf über, so stellt sich quälender, harter Husten und Atemnot bis zur Erstickung ein. Bei der hörbar erschwerten Atmung werden auch die Rippenbögen und die Gegend unter den Rippen stark eingezogen. Bei Erstickungsgefahr muß durch Einführung eines Röhrchens in den Kehlkopf oder durch Luftröhrenschnitt und Einsetzen einer Kanüle für Luftzufuhr gesorgt werden.

Die Behandlung der Diphtherie besteht in Einspritzung von Diphtherie-Heilserum, das um so günstiger wirkt, je früher es angewandt wird. Es kann auch den gesunden Familiengliedern zum Schutz gegen die Erkrankung eingespritzt werden, wirkt aber hier nur eine verhältnismäßig kurze Zeit. Doch gibt es auch eine aktive Schutzimpfung, die länger vorhält.

Als Folgen der Diphtherie können Herzschwäche, Nierenentzündung und Lähmungen auftreten.

Der Kranke birgt nach der Genesung oft sehr lange Diphtheriebazillen auf den Mandeln und im Rachen; auch Gesunde seiner Umgebung können Bazillen beherbergen. Untersuchungen des Rachenschleims sind darum nach der Erkrankung notwendig und vorgeschrieben, wenn es sich um Schulkinder handelt.

Da eine Diphtherie von einer eitrigen Mandelentzündung nicht immer dem Aussehen nach unterschieden werden kann, ist in jedem irgendwie verdächtigen Falle eine Untersuchung des Mandelabstrichs auf Diphtheriebazillen zu veranlassen. Apparate zur Entnahme von Abstrichen werden von dem Staatlichen Medizinaluntersuchungsamt oder dem Hygienischen Universitätsinstitut, das in dem betreffenden Bezirk diese Untersuchungen ausführt, zur Verfügung gestellt. Sie bestehen aus einem keimfreien Glasröhrchen, an dessen Stöpsel ein Draht mit keimfreier Watte angebracht ist. Unmittelbar vor der Entnahme wird das Röhrchen geöffnet und die Watte mit sanftem Druck über die Mandeln geführt. Es ist darauf zu achten, daß nicht kurz vorher mit einer desinfizierenden Flüssigkeit gegurgelt worden ist, weil die Untersuchung danach in der Regel ergebnislos verläuft. Der Draht mit dem Wattebausch wird nach der Entnahme vorsichtig wieder in das Röhrchen gesteckt, so daß der an der Watte haftende Schleim nicht an das Glas kommt. Das Glas wird dann in eine Blech- und Holzhülle verpackt und mit dem ausgefüllten Begleitschein an das Untersuchungsamt geschickt.

Streng von der Diphtherie zu unterscheiden ist die Halsentzündung (Angina). Je nach ihrer Ursache tritt sie in verschiedenen Formen als katarrhalische oder eitrige Angina auf. Letztere unterscheidet sich von der Diphtherie dadurch, daß sich auf den geschwollenen und geröteten Gaumenmandeln einzelstehende Pfröpfe oder Eiterbeläge bilden. Jede Angina erheischt Vorsicht, weil sich im Anschluß daran Gelenkrheumatismus, Herzschädigungen und Nierenentzündungen einstellen können.

Die Pflegeperson hat bei Diphtheriekranken besonders sorgfältig den Puls zu überwachen und jede Änderung desselben alsbald dem Arzt mitzuteilen. Herzschädigungen, die oft nur aus geringfügigen und vorübergehenden Änderungen der Pulsbeschaffenheit zu erschließen sind, zwingen zu strengster Ruhigstellung des Kranken. Kleinste Anstrengungen können einen Herztod zur Folge haben. Wenn eine Kanüle nach Luftröhrenschnitt gelegt werden mußte, ist für ausgiebige Anfeuchtung der Zimmerluft zu sorgen. Die herausnehmbare Innenkanüle wird von Zeit zu Zeit durchgewischt und mit Lysollösung gesäubert.

Mumps (Ziegenpeter).

Erreger: Ein Virus. Inkubationszeit 18—22 Tage. Der Mumps (Ziegenpeter) tritt meist epidemisch auf unter Fieber und starker Schwellung einer Ohrspeicheldrüse. Die Erkrankung ist im allgemeinen gutartig. Unangenehme Komplikationen sind zuweilen Entzündungen der Bauchspeicheldrüse und der Hoden.

Übertragbare Genickstarre.

Erreger: Ein Diplokokkus. Inkubationszeit 2—3 Tage. Die übertragbare Genickstarre tritt in der Regel vereinzelt, zuzeiten auch in Epidemien auf. Sie gefährdet hauptsächlich Kinder bis zum vierten Lebensjahre, befällt aber auch Erwachsene. Die Erkrankung besteht in einer eitrigen Entzündung der weichen Hirnhaut und beginnt mit Erbrechen, Schüttelfrost und Kopfschmerzen. Die Erkrankten sind äußerst empfindlich gegen Berührungen und Bewegungen. Bald oder auch nach einigen Tagen tritt die kennzeichnende Nackensteifheit ein; der Kopf wird dabei gewöhnlich stark nach hinten gebeugt. Zuweilen führt die Erkrankung nach wenigen Stunden zum Tode, zuweilen vergehen unter starker Benommenheit, Erregungszuständen, Krämpfen mehrere Tage, bis die tödliche Herzschwäche eintritt. In anderen Fällen tritt im Laufe von Wochen und Monaten ein langsamer Kräfteverfall ein. Auch bei günstigem Verlauf der Krankheit bleiben zuweilen Störungen zurück: Schwerhörigkeit oder Taubheit, Schielen, Blindheit. Durch die rechtzeitige Anwendung neuerer Medikamente, besonders der Sulfonamide, hat sich die Prognose der übertragbaren Genickstarre wesentlich verbessert.

Immer ist im Beginn ein Nasenrachenkatarrh vorhanden. Die Krankheitserreger finden sich im Nasenrachenschleim und werden durch Husten und Niesen verbreitet. Auch Personen aus der Umgebung des Kranken haben bisweilen den Nasenrachenkatarrh und bergen die Krankheitserreger, können also die Krankheit, ohne selber krank zu sein, weitertragen. Aus dem großen Kreise der Angesteckten erkranken immer nur wenige, bei denen die Erreger aus dem Nasenrachenraum zu den Hirnhäuten wandern, an der Hirnhautentzündung.

Epidemische Gehirnentzündung.

Erreger: Ein Virus. Inkubationsdauer unbestimmt. Nachdem mehrere Tage allgemeine Erscheinungen: Fieber, Kopfschmerzen, Schwindel, Erbrechen, mitunter auch Leibschmerzen und Reißen in den Gliedern bestanden haben, stellt sich auffallende Schlafsucht ein oder es beginnen veitstanzähnliche Zuckungen. Danach verläuft die Krankheit chronisch; es besteht Steifigkeit und wachsartige Biegsamkeit der Glieder, die Bewegungen verlangsamen sich. Ein zunehmendes Siechtum bildet sich aus. Kinder zeigen nach der Genesung oft merkwürdige Veränderungen des Charakters. Die Übertragung der Krankheit erfolgt durch Nasenrachenschleim und Speichel, aber auch durch Stuhl und Harn.

Kinderlähmung.

Erreger: Ein Virus. Inkubationsdauer 1 Woche. Die epidemische Kinderlähmung (Poliomyelitis epidemica) befällt hauptsächlich Kinder, seltener auch Erwachsene. Sie beginnt gewöhnlich mit einem Katarrh der Atemwege oder auch des Magen-Darmkanals. Im ersten Stadium der Krankheit finden sich hohes Fieber, Kopfschmerzen, oft Nackensteifigkeit, Gliederziehen, Abgeschlagenheit, starkes Schwitzen, allgemeine Überempfindlichkeit gegen Berührungen und Geräusche. Nach einigen Tagen folgt das Stadium der Lähmung. Es treten schlaffe Lähmungen einzelner oder sämtlicher Gliedmaßen, bisweilen auch des Nackens und Rückens auf, die sich langsam wieder zurückbilden, häufig jedoch in einem Arm oder Bein oder in den Gliedmaßen einer Seite bestehen bleiben. Das gelähmte Glied bleibt im Wachstum zurück und verkrüppelt. Lebensgefährlich ist die Lähmung der Atemmuskulatur und des Atemzentrums. Nur mit Hilfe der sog. Eisernen Lunge können Kranke über das Stadium der Lähmung ihrer Atemmuskulatur hinweggebracht werden. Der Ansteckungsstoff ist im Nasen- und Rachenschleim und auch im Stuhl und Harn enthalten.

Bei der Kinderlähmung fällt der Pflegerin die wichtige Aufgabe zu, die gelähmten Gliedmaßen stets so zu lagern, daß bei etwaiger bleibender Lähmung die gelähmten Muskelgruppen nicht überdehnt werden. Durch eine solche Überdehnung wird nämlich die Brauchbarkeit der betreffenden Gliedmaßen noch schlechter. Die Beine sind gestreckt zu lagern und der Fuß muß im rechten Winkel dazu stehen. Hierdurch wird eine bleibende Spitzfußstellung verhütet. Die Lagerung kann auf einer Volkmannschen Schiene erfolgen (s. S. 261). Das Gesäß muß bei Lähmung der Gesäßmuskulatur und der Beine gehoben und auf ein hartes Polster gelagert werden. Lähmung der Rückenmuskulatur erfordert ein hartes Kissen in die Lendengegend.

Körnerkrankheit.

(Granulose, Trachom, ägyptische Augenkrankheit)

Die Körnerkrankheit ist eine chronische Erkrankung der Augenbindehäute. Sie beginnt mit einem einfachen Bindehautkatarrh. Der Kranke hat anfangs wenig Beschwerden. Langsam stellen sich Schmerzen und Hitze ein, und es kommt zu stärkerer, schleimig-eitriger Absonderung. Auf der Bindehaut der Augenlider entstehen körnerartige Knötchen, die wie Fleischwarzen aussehen und allmählich stärker anschwellen.

Infolge Zerfalls der Körner kommt es zur narbigen Schrumpfung der Augenlider; die Wimpern stellen sich nach innen, reiben die Hornhaut und entzünden sie. Das Sehvermögen nimmt mehr und mehr ab, und es kann schließlich Blindheit eintreten.

In den Gegenden, in denen die Krankheit heimisch ist, befällt sie vorzugsweise die Kinder. Solange Kinder an eitriger Absonderung leiden, dürfen sie die Schule nicht besuchen. In jedem Falle müssen sie gesondert sitzen, um die Mitschüler nicht anzustecken.

Der Ansteckungsstoff der Körnerkrankheit ist in den Absonderungen der Bindehäute enthalten. Die Übertragung erfolgt gewöhnlich durch gemeinsame Benutzung von Gebrauchsgegenständen, insbesondere von Waschgeräten, Hand- und Taschentüchern. Der Kranke sollte deshalb ein eigenes Bett, Waschgeräte, Hand- und Taschentücher benutzen.

Findet in einer Ortschaft oder in einem Bezirk, in dem die Körnerkrankheit herrscht, eine planmäßige Bekämpfung statt, so ist allen krankheitsverdächtigen Personen dringend zu raten, sich in der öffentlichen Sprechstunde einzufinden.

Typhus.

Erreger: Typhusbazillus. Inkubationszeit 2—3 Wochen. Der Typhus tritt häufig vereinzelt auf, zuweilen aber auch in Epidemien, wenn z. B. Trinkwasser (Brunnen oder Wasserwerk) oder Milch (Molkerei, Milchhandlung) durch Typhusbazillen verunreinigt werden. Auch die Übertragung von Mensch zu Mensch führt zuweilen zur Ausbreitung der Krankheit.

Die Krankheit beginnt allmählich mit Mattigkeit, Appetitlosigkeit, Kopfschmerzen unter langsamem Fieberanstieg. Die Lippen und die Zunge des Kranken sind trocken, rissig, oft borkig belegt. Der Kranke ist häufig benommen, liegt zusammengesunken auf demselben Fleck, liegt sich deshalb leicht durch. Sehr oft sind Durchfälle von eigentümlicher, erbsbreiartiger Beschaffenheit vorhanden; es gibt aber auch Fälle, wo sie fehlen und Stuhlverhaltung besteht. Häufig besteht Husten und schleimiger Auswurf (Luftröhrenkatarrh). In der 2. Krankheitswoche zeigen sich am Rumpfe rote, leicht erhabene Flecke (Roseola). Die Milz ist meist geschwollen. Im Dünndarm bilden sich Geschwüre; daher droht bei einem Typhuskranken immer die Gefahr einer Darmblutung oder des Durchbruchs eines Geschwürs in die Bauchhöhle. Die Pflegerin muß die Symptome dieser lebensbedrohlichen Komplikationen kennen, um sofort ärztliche Hilfe herbeizuholen. Eine Blutung verrät sich zunächst durch Blässe des Gesichts, verfallenes Aussehen, kalte Gliedmaßen, kleinen, raschen Puls, starkes Durstgefühl. Erst beträchtlich später wird dann bluthaltiger Stuhl entleert. Der Durchbruch eines Darmgeschwürs in die

Bauchhöhle verursacht gleichfalls das verfallene Aussehen und den kleinen, raschen Puls, daneben aber einen plötzlich einsetzenden, intensiven Leibschmerz.

Bei günstigem Krankheitsverlauf pflegt das Fieber 2—3 Wochen lang gleichmäßig hoch zu bleiben, um dann erst langsam wieder zur Norm abzufallen. Die Aufeinanderfolge der Pulsschläge ist bei Erwachsenen im Verhältnis zu dem hohen Fieber gewöhnlich verlangsamt.

Es gibt Fälle, wo nach der Ansteckung nur geringe Krankheitserscheinungen auftreten; namentlich bei Kindern nimmt der Typhus oft einen ganz milden Verlauf. Diese Fälle werden häufig gar nicht als Typhus beachtet und sind darum für die Weiterverbreitung gefährlicher als die schweren. Die Typhusbazillen werden im Stuhl und Harn ausgeschieden. Die Übertragung erfolgt am häufigsten durch die damit verunreinigten Hände. Die Pflegepersonen sind also besonders gefährdet. Die Abgänge müssen stets sorgfältig desinfiziert werden. Da im Blute des Typhuskranken, gewöhnlich von der Mitte der 2. Krankheitswoche ab, besondere Schutzstoffe nachgewiesen werden können, läßt sich der Krankheitsverdacht durch eine Blutuntersuchung sichern (Blutuntersuchung nach Gruber-Widal). Stuhl und Harn sind auch nach der Genesung auf Typhusbazillen zu untersuchen, um Dauerausscheider, die immer eine Gefahr für ihre Umgebung bilden, festzustellen.

Bei Ausbruch von Epidemien sind Schutzimpfungen zu empfehlen.

Eine meist erheblich milder verlaufende Form der Krankheit wird durch den Paratyphusbazillus hervorgerufen und als Paratyphus bezeichnet.

Mit Recht gilt der Typhus als diejenige Krankheit, deren Ausgang weitgehend abhängig ist von der Güte und Sorgfalt der Pflege. Von größter Wichtigkeit ist die ausreichende Ernährung, weil der Ernährungszustand des Kranken infolge der langen Fieberdauer erheblich leidet. Während des Fiebers soll die Kost flüssig-breiig, aber nahrhaft sein. Stößt die Nahrungsaufnahme wegen Benommenheit des Kranken auf Schwierigkeiten, dann entscheidet der Arzt, ob die Ernährung mittels einer Magensonde, die durch die Nase eingeführt wird, oder mit Hilfe von Nährklystieren zu erfolgen hat. Unerläßlich ist gewissenhafte Mundpflege. Bei ausgetrockneter Mundschleimhaut und trockner Zunge läßt man Brot oder Zwieback oder Apfelstücke kauen, um durch Anregung der Speichelsekretion die Mundhöhle anzufeuchten und zu reinigen. Bei behinderter Nasenatmung bringt man Nasensprays mit lauwarmer Kochsalzlösung zur Anwendung, um hierdurch die Nase durchgängig zu machen. Trockene Lippen werden mit Glyzerin befeuchtet. Zum Anfeuchten der Atmungsluft kann man Wasser im Krankenzimmer verdampfen lassen oder große nasse Tücher aufhängen. Häufiger Lagewechsel des Kranken ist deshalb nötig, damit Lungenkomplikationen und Durchliegen verhütet werden. Luftring oder Wasserkissen, tägliche Reinigung der Gesäßgegend und nachheriges Pudern gewähren auch Schutz gegen die Gefahr des Durchliegens, die besonders bei benommenen Kranken droht (s. auch S. 205). Bei Benommenheit des Patienten ist darauf zu achten, ob die Harnblase entleert wird. Benommene und delierende Kranke erfordern deswegen dauernde Bewachung, weil sie infolge plötzlich eintretender Verwirrungszustände oft das Bett verlassen, sich unter Umständen zum Fenster hinausstürzen.

Bakterielle Lebensmittelvergiftung.

Erreger: Bazillen aus der Paratyphusgruppe und Bazillen anderer Art, z. B. der Gärtnersche Bazillus Enteritidis.

Die Fleisch- und Wurstvergiftung tritt in zweierlei Form auf. Einmal können mit dem Fleisch Krankheitserreger in den Magen-Darmkanal aufgenommen werden, die sich hier weiter vermehren und die Erscheinungen eines mehr oder weniger stürmisch verlaufenden Magen-Darmkatarrhs verursachen. Die Krankheitserreger können dadurch im Fleische haften, daß das Tier vor der Schlachtung (Notschlachtung) erkrankt war, oder daß gesundes Fleisch nachträglich mit Krankheitserregern verunreinigt wurde, menschliche Dauerausscheider oder Bazillenträger spielen dabei eine verhängnisvolle Rolle. Natürlich entsteht die Krankheit nur dann, wenn rohes oder ungenügend gekochtes Fleisch gegessen wird.

Die andere Form der Fleischvergiftung wird durch einen Bazillus verursacht, der ohne Luftzufuhr im Innern von Würsten, Schinken, auch in Konserven wuchert und ein starkes Gift erzeugt, das nach dem Genuß solchen Fleisches oder Konserven sofort heftige Vergiftungserscheinungen — Erbrechen (kein Durchfall), Muskellähmungen, Sehstörungen usw. — verursacht (Botulismus).

Ruhr.

Erreger: Ruhrbazillus. Inkubationszeit 2—7 Tage. Die Ruhr ist eine Entzündung des Dickdarms mit Geschwürbildung. Sie beginnt mit heftigen Leibschmerzen und Durchfällen, die bald nur Schleim enthalten, fortwährendem, quälendem Stuhldrang (Stuhlzwang). Meist ist dem Schleim auch Blut beigemischt. Fieber ist vorhanden, kann aber auch fehlen. Da die Ruhrbazillen nur mit dem Stuhlgang der Kranken ausgeschieden werden, ist die Übertragung durch gründliche Sauberkeit leicht zu vermeiden. Unreifes Obst verursacht keine Ruhr, nur dadurch, daß es an sich leicht einen Magen-Darmkatarrh bewirkt, kann es das Entstehen einer Ruhr begünstigen. Auf dem Lande wird die Übertragung durch die unzähligen Fliegen begünstigt, die von den Abgängen der Ruhrkranken in die Küchen und auf die Nahrungsmittel gelangen. In der Behandlung der Ruhr haben sich die Sulfonamide außerordentlich gut bewährt.

Cholera.

Erreger: Cholerabazillus. Inkubationszeit 2—6 Tage. Die Cholera ist eine Darmerkrankung, die mit heftigem Erbrechen und Durchfällen auftritt. Die Stühle werden bald farblos, reiswasserähnlich. Die Harnabsonderung hört allmählich mit der zunehmenden Häufigkeit der flüssigen Stuhlgänge auf. Zu fortschreitender Austrocknung treten Erschöpfung, schmerzhafte Muskelkrämpfe, namentlich Wadenkrämpfe, hinzu. Der Kranke verfällt rasch.

Es gibt auch ganz leicht verlaufende Fälle, die sich nur in Unwohlsein und geringen Durchfällen äußern; für die Weiterverbreitung der Krankheit sind diese gefährlicher als die schweren, weil sie nicht erkannt werden.

In Deutschland ist die Cholera erloschen, doch ist immer an eine Einschleppung aus dem Auslande zu denken.

Fleckfieber.

Erreger: Eine Rickettsie, ein eben noch mikroskopisch sichtbarer Keim. Inkubationszeit 1—3 Wochen. Das Fleckfieber wird lediglich durch Läuse, vor allem durch Kleiderläuse, auf den Menschen übertragen. Die Erkrankung beginnt mit Schüttelfrost und sehr hohem Fieber. Es bestehen Kopf- und Kreuzschmerzen, meist auch schon im Beginn eine Bindehautentzündung, ,,Kaninchenauge". Der Kranke wird bald benommen. Nach einigen Tagen treten auf dem Bauch, bald am ganzen Rumpf und an den Gliedern, besonders auf den Handflächen und Fußsohlen, zahlreiche rote Flecken auf. Die Erkrankung, die in der Regel mehrere Wochen anhält, verläuft meist schwer und führt in vielen Fällen zum Tode durch Herz- und Kreislaufversagen. Um sich vor Ansteckung mit Fleckfieber zu schützen, muß man sich vor allem vor jeder Verunreinigung mit Läusen hüten.

Bei der Pflege von Fleckfieberkranken gelten die gleichen Grundsätze, wie sie bei der Besprechung des Typhus dargelegt wurden (S. 157).

Rückfallfieber.

Erreger: Eine Spirochäte. Inkubationszeit 5 Tage. Das Rückfallfieber wird in Europa durch Läuse übertragen. Dann tritt 5—7 tägiger Fieberanfall auf, auf den eine ebenso lange Pause folgt. Während des Anfalls besteht heftiges Krankheitsgefühl mit Kopf- und Gliederschmerzen. Die Zunge ist stark belegt, der Puls beschleunigt, die Milz als großer, weicher Tumor nachweisbar. Es wiederholen sich nun 3—4 immer kürzer werdende Anfälle in immer länger werdenden Pausen. Hiernach kann die Krankheit in völlige Genesung übergehen, oder die Anfälle wiederholen sich nach längerer fieberfreier Zeit. Die Krankheit verläuft selten tödlich. Doch kann sich ein Zustand schwerer Blutarmut an die Krankheit anschließen.

Milzbrand.

Erreger: Milzbrandbazillus. Inkubationszeit 2—3 Tage. Milzbrand ist eine ansteckende Tierkrankheit, welche besonders bei Rindern, Schafen, Schweinen und Pferden vorkommt, aber auch auf Menschen übertragbar ist.

Die Übertragung auf Menschen kommt namentlich in Gewerbebetrieben zustande, in denen Körper, Felle, Wolle, Haare usw. an Milzbrand erkrankter und verendeter Tiere beseitigt oder den veterinärpolizeilichen Vorschriften zuwider verarbeitet werden. Gefährdet sind also insbesondere Abdecker, Schlächter, Fellhändler, Gerber, Wollsortierer, Arbeiter in Roßhaarspinnereien, Lumpenhandlungen, Bürsten-, Pinsel- und Papierfabriken. Erkranken können endlich auch solche Personen, die das Fleisch milzbrandkranker Tiere genießen.

Der Milzbrandbazillus bildet Dauerformen, Sporen, die sich im trockenen Zustande Jahre hindurch lebensfähig erhalten und an den Fellen, der Wolle und den Haaren an Milzbrand erkrankter und verendeter Tiere haften.

Die Krankheit verläuft in drei verschiedenen Formen, als Karbunkel, als Lungen- und Darmentzündung.

Der Milzbrandkarbunkel entsteht dadurch, daß die Krankheitskeime in kleine Verletzungen der Haut eindringen.

Lungenmilzbrand entsteht durch Einatmen von Sporen oder Bazillen und kommt namentlich bei Personen vor, die mit den Fellen, der Wolle oder den Haaren milzbrandkranker Tiere zu tun haben; auch Lumpenarbeiter sind gefährdet.

Darmmilzbrand entsteht in der Regel durch den Genuß von Fleisch milzbrandkranker Tiere und verläuft in Form eines schweren Magen-Darmkatarrhs.

Die Krankheit kommt in der Regel kurze Zeit nach der Infektion zum Ausbruch und verläuft zuweilen in einer stürmischen, gewöhnlich aber in einer chronischen Form.
In den stürmisch verlaufenden Fällen erfolgt in fast allen Fällen der Tod. Die chronische Form der Erkrankung kann Monate und selbst Jahre dauern und endigt bei etwa 50% der Erkrankten tödlich.

Tollwut.

Erreger: Ein Virus. Inkubationszeit 15—60 Tage. Die Tollwut ist eine ansteckende Tierkrankheit, die in erster Linie bei Hunden, Wölfen, Füchsen und Katzen, seltener bei Pferden, Rindern und anderen Haustieren vorkommt und von diesen auch auf den Menschen übertragen werden kann.

Die Krankheit entsteht durch Biß an Tollwut leidender Tiere. Nach einem kurz dauernden Erregungsstadium mit Schlingmuskelkrämpfen, die schon beim bloßen Anblick einer Flüssigkeit ausgelöst werden (Wasserscheu), kommt ein Stadium „rasender Wut", an welches sich Lähmungen anschließen, die mit dem Tode endigen. Nur die aktive Schutzimpfung nach Pasteur kommt als Behandlungsart in Betracht, die in Berlin durch das Robert-Koch-Institut durchzuführen ist.

Maul- und Klauenseuche.

Erreger: Ein Virus. Inkubationszeit 4—8 Tage. Wird gelegentlich von krankem Vieh durch rohe Milch oder beim Melken, Viehpflegen auf Menschen übertragen. An Lippen, Zunge und Wangen entstehen schmerzhafte Bläschen, die geschwürig werden, im Verlauf von einigen Wochen abheilen.

Rotz.

Erreger: Rotzbazillus. Inkubationszeit 4—8 Tage. Der Rotz ist eine ansteckende Tierkrankheit, die bei Pferden, Eseln, Maultieren, auch bei Katzen vorkommt, auf den Menschen übertragbar und für diesen besonders gefährlich ist.

Die Übertragung auf Menschen kommt besonders bei Pferdepflegern und Personen, die mit erkrankten oder gefallenen Pferden zu tun haben, wie Roßschlächtern, Abdeckern usw., vor.

Malaria — Wechselfieber.

Die Malaria wird durch den Stich einer bestimmten Art von Stechmücken (Anopheles) übertragen. Der Erreger ist kein Bakterium, sondern gehört dem Tierreich an. Er ist kleiner als die roten Blutkörperchen, dringt in diese ein, vermehrt sich dort und zerstört sie. Durch die Zerstörung der roten Blutkörperchen kommen die Keime in die Blutbahn und befallen neue rote Blutkörperchen. Jedes derartige Ausschwärmen der Krankheitserreger ruft Schüttelfrost mit hohem Fieber hervor. Es gibt verschiedene Arten von Wechselfieber, bei denen die Fröste jeden dritten oder an jedem vierten Tage auftreten. In besonders schweren Formen kommt es zu täglichen Schüttelfrösten. Besonders gefährlich ist die Malariaform, die als Tropenfieber bekannt ist.

Papageienkrankheit.

Erreger: Ein Virus. Die Papageienkrankheit ist eine unter dem Bilde schwerer Grippe, Lungenentzündung oder Unterleibstyphus verlaufende Krankheit, die durch kranke Papageien, besonders Wellensittiche, übertragen wird. Auch Übertragungen von Person zu Person sind erfolgt. Die Ansteckung erfolgt sehr leicht; besonders die mit Papageien handelnden Personen, aber auch die Besitzer kranker Vögel sind daher stark gefährdet. Zum Schutz gegen diese Krankheit ist ein besonderes Gesetz erlassen worden, welches den Verkauf kranker oder auf Krankheit verdächtiger Papageien verbietet und den Handel mit Papageien an eine Genehmigung knüpft.

Bangsche Krankheit.

Erreger: Der Bangbazillus. Inkubationszeit wenige Tage. Die Bangsche Krankheit tritt vielfach bei Kühen auf; ihr Erreger, ein Bazillus, führt zum vorzeitigen Kalben. Der Erreger kann auch auf den Menschen übertragen werden, und das entstehende Krankheitsbild ist gekennzeichnet durch ein lang sich hinziehendes Fieber bei verhältnismäßig wenig gestörtem Allgemeinbefinden. Die Feststellung der Krankheit ist mit Hilfe einer Agglutinationsprobe möglich. Hauptsächlich werden Melker und sonstige mit der Wartung von Kühen betraute Personen durch unmittelbare Berührungsinfektion ergriffen. Aber auch Genuß roher Milch kann zu Übertragungen der Krankheit führen.

Tularämie.

Erreger: Bakt. tularense. Die Tularämie ist in erster Linie eine Erkrankung der frei lebenden Nagetiere (Hasen, Kaninchen, Eichhörnchen, Ratten), die durch den Stich blutsaugender Insekten infiziert werden. Für die Übertragung auf den Menschen kommen einmal der unmittelbaren Berührung mit den inneren Organen, zum anderen dem Genuß mangelhaft gekochten Fleisches kranker Tiere praktische Bedeutung zu. Die Erkrankung beginnt unter dem Bilde der Grippe. Es entwickelt sich dann an der Stelle der Infektion, z. B. einer Hautabschürfung an der Hand, ein Geschwür; die Lymphdrüsen schwellen schmerzhaft an und vereitern häufig. Wahrscheinlich kann die Infektion auch durch die unverletzte Haut erfolgen. Die Krankheit dauert durchschnittlich 3 bis 4 Wochen, ist jedoch wegen eines hochgradigen Schwächezustandes von mehrmonatiger Arbeitsunfähigkeit gefolgt. Besonders gefährdet sind Jäger, Wildbrethändler, Hausfrauen und Küchenpersonal. Die Erkrankung tritt vor allem in den Wintermonaten auf; sie ist jedoch bei uns selten. Eine größere Zahl von Erkrankungen wurde in Mähren-Schlesien beobachtet.

Weilsche Krankheit (Ikterus infectiosus).

Erreger: Eine Spirochäte. Inkubationszeit 7 Tage. Der Erreger ist ein Parasit der Ratte. Die Übertragung auf den Menschen geschieht durch verunreinigtes Trinkwasser. Die Krankheit verläuft mit plötzlich einsetzendem hohem Fieber, heftigen Muskelschmerzen, Gelbsucht und Nierenschädigung. In schweren Erkrankungsfällen kann eine Kreislaufschwäche zum Tode führen.

Aktinomykose (Strahlenpilzerkrankungen).

Der Strahlenpilz lebt als Schmarotzer auf Getreidegrannen. Werden solche in den Mund genommen, so kann er auf diesem Wege in den Körper eindringen. Zunächst bilden sich am Kiefer und am Mundboden harte Infiltrationen, die erweichen und Fisteln bilden, aus dem Eiter mit kleinsten, kaum noch wahrnehmbaren gelben Körnchen fließt. Es kann dann zu weiteren Wucherungen in den verschiedensten Organen kommen, besonders Lungen, Brustfell und Brustwand.

Die Krankheit ist glücklicherweise beim Menschen selten, bei den Tieren häufiger.

Lungenentzündung (kroupöse Pneunomie).

Erreger: Pneumokokkus. Während die bisher genannten Krankheiten entweder unmittelbar oder durch einen Zwischenträger von Mensch zu Mensch übertragen werden können, ist die Lungenentzündung eine nicht übertragbare Infektionskrankheit. Sie beginnt im allgemeinen plötzlich mit einem Schüttelfrost aus voller Gesundheit heraus und verläuft dann unter schnell einsetzendem hohem Fieber mit Seitenstichen und Kurzatmigkeit. Der Auswurf ist rotbraun (rostfarben). Gefahrvolle Komplikationen drohen von seiten des Kreislaufapparates, dessen Unterstützung einen wesentlichen Bestandteil der Behandlung bildet. Nach 5- bis 7 tägigem hohem Fieber pflegten früher die Kranken plötzlich unter starkem Schweißausbruch zu entfiebern (kritische Entfieberung). In selteneren Fällen sank die Temperatur allmählich ab (lytische Entfieberung). Unter dem Einfluß neuerer Arzneistoffe, der Sulfonamide und des Penicillins, erfährt die Fieberdauer bei kroupösen Pneumonien eine ganz wesentliche Abkürzung. Häufig macht sich bei Kranken mit schwerer Lungenentzündung eine große Unruhe geltend mit Delirien, die namentlich bei Alkoholikern auftreten.

Gelenkrheumatismus (Polyarthritis acuta).

Erreger unbekannt. Auch der akute Gelenkrheumatismus ist nicht von Person auf Person übertragbar. Der akute Gelenkrheumatismus zeichnet sich durch schmerzhafte Entzündung und Schwellung mehrerer Gelenke unter Auftreten mehr oder weniger hohen Fiebers aus. Er befällt hauptsächlich Personen vom zweiten bis vierten Jahrzehnt. Ein äußerer Anlaß liegt oft in Durchnässung, Zugluft und sonstigen Erkältungen. Er ist dadurch besonders gefährlich, daß der Herzklappenapparat in Mitleidenschaft gezogen wird, indem es zunächst zu einer Erkrankung der Herzinnenhaut (Endokarditis) kommt, welche eine Schlußunfähigkeit oder Verengerung der Herzklappen zur Folge haben kann.

3. Die Geschlechtskrankheiten.

Weicher Schanker.

Erreger: ein in Kettenform liegender Bazillus. Die Geschwüre des weichen Schankers treten meist in Mehrzahl (im Gegensatz zum harten Schanker — Syphilis) an den äußeren Geschlechtsteilen auf, sind schmerzhaft und gelegentlich mit entzündlichen Schwellungen der Leistendrüsen, die zur Vereiterung neigen, verbunden (sogen. Bubonen).

Tripper.

Der Tripper wird durch einen semmelförmigen Diplokokkus (Gonokokkus) hervorgerufen. Die Erkrankung wird durch den Geschlechtsverkehr übertragen und befällt beim Manne die Harnröhre, bei der Frau Harnröhre und Scheide. Die Schleimhaut ist im Anfange hochrot entzündet und sondert eine eitrige Flüssigkeit ab. Der Eiter enthält die ansteckenden Gonokokken. Besteht der Ausfluß längere Zeit, so erzeugt er zuweilen an den äußeren Geschlechtsteilen kleine Wärzchen, die spitzen Feigwarzen (spitze Kondylome).

Die Krankheit kann auch auf Blase, Harnleiter, Nieren, ferner bei der Frau auf Gebärmutterhals, Gebärmutterhöhle, Eileiter, Eierstöcke und Beckenbauchfell, beim Manne auf die Geschlechtsdrüsen übergehen. Die eitrige Entzündung der Eileiter und des Beckenbauchfells (Unterleibsentzündung) führt zu schwerer und dauernder Schädigung dieser Organe, auch zur Unfruchtbarkeit. Ebenso bewirkt beim Manne die Entzündung der Geschlechtsdrüsen häufig Unfruchtbarkeit.

Außer der Schleimhaut der Geschlechts- und Harnorgane werden auch andere Schleimhäute leicht befallen, so die Schleimhaut des Afters und des Mastdarms, die von dem über den Damm fließenden Trippereiter infiziert wird. Ganz besonders gefährlich ist aber die Übertragung des Trippereiters auf das Auge. Die Augenbindehaut der Neugeborenen wird während der Geburt leicht von der kranken Mutter infiziert. Darum ist die Hebamme verpflichtet, nach jeder Geburt in die Augen des Neugeborenen je einen Tropfen Höllensteinlösung, die der Erkrankung sicher vorbeugt, einzuträufeln.

Zuweilen entstehen bei Tripper eitrige Gelenkentzündungen — gewöhnlich wird nur ein Gelenk befallen — und Entzündungen der Herzinnenhaut und Regenbogenhaut.

Ausfluß aus den Geschlechtsteilen (weißen Fluß) haben viele Frauen aus anderen Ursachen, ohne daß sie tripperkrank sind. Andererseits kann in manchen Fällen von Tripper, besonders bei längerem Bestehen der Krankheit, der Ausfluß sehr gering sein. Nur der Nachweis der Krankheitserreger stellt die Krankheit fest.

Die Tripperkrankheit ist also außerordentlich gefährlich und bedarf sorgfältigster Behandlung und Pflege. Bei der Pflege ist vor allem darauf zu achten, daß kein Eiter in die Augen kommt. Der Kranke muß die Hände sauberhalten, darf nicht mit den Händen in die Augen fahren und muß ein besonderes Handtuch für das Gesicht haben. Kinder dürfen nicht mit Kranken in demselben Bett schlafen, namentlich werden kleine Mädchen dabei von der kranken Mutter leicht angesteckt. Tripperkranke kleine Mädchen dürfen nicht mit gesunden zusammen in derselben Wanne baden; darauf ist in Kinderheimen, Solbädern usw. besonders zu achten. Auch durch den Gebrauch desselben Handtuchs zum Abtrocknen nach dem Bade kann die Erkrankung bei kleinen Mädchen übertragen werden.

Syphilis.

Die Syphilis (Lues) kommt dadurch zustande, daß die Syphiliserreger (Spirochäten) in eine wenn auch noch so kleine Wunde und von da in das Blut gelangen. Sie sind in den feuchten Absonderungen syphilitischer

Körperstellen, im Blute, in der Milch und in sämtlichen Säften syphilitisch erkrankter Personen vorhanden.

In der Regel wird Syphilis durch den Geschlechtsverkehr übertragen. Einige Wochen nach der Ansteckung bildet sich an den äußeren Geschlechtsteilen ein Knötchen, aus dem ein Geschwür mit scharfem Rande und harter Umgebung wird (harter Schanker). Die Erreger wandern gleichzeitig auf dem Lymphwege weiter, die Lymphknoten der Leistengegend schwellen an. Kennzeichnend ist die Unempfindlichkeit des Geschwürs und der Lymphknotenschwellung. Das Geschwür kann oft ziemlich unscheinbar sein oder an verborgenen Stellen, z. B. bei der Frau am Muttermund, sitzen und daher leicht übersehen werden. Eine Zeitlang später erscheint ein Ausschlag auf der Haut; auch dieser Ausschlag kann geringfügig sein und übersehen werden. Weiterhin bilden sich breite Feigwarzen an den Geschlechtsteilen, um den After, zuweilen unter der Brust oder zwischen den Zehen, überall da, wo sich Haut an Haut legt. Sie sind meist mit einer wässerigen Schmiere bedeckt und sehr ansteckend. Nach Monaten oder Jahren treten plötzlich neue Krankheitserscheinungen auf, Geschwüre im Rachen entstehen, der Kehlkopf wird befallen, die Stimme wird heiser, die Knochen und inneren Organe erkranken. Endlich nach langer Zeit können schwere Krankheiten des Gehirns und Rückenmarks die Folge der Syphilis sein.

Die Krankheit ist heilbar, wenn rechtzeitige und genügende ärztliche Behandlung erfolgt.

Die Syphilis der Frau bewirkt häufig Fehlgeburten und Frühgeburten; sie wird auch in der Schwangerschaft von der kranken Mutter auf die Frucht übertragen. Die lebenden Früchte können äußere Zeichen der Syphilis tragen (angeborene Syphilis); sehr häufig findet sich ein Blasenausschlag, namentlich an Handtellern und Fußsohlen. Manche Kinder, die scheinbar gesund geboren sind, zeigen erst nach kürzerer oder längerer Zeit Krankheitserscheinungen, andere bleiben ohne sichtbare Erkrankung, gedeihen aber schlecht und werden schwachsinnig, epileptisch oder geisteskrank. Nur selten werden solche Kinder dauernd gesund erhalten.

Die Syphilis wird im Gegensatz zum Tripper nur durch Wunden übertragen, die freilich so unbedeutend sein können, daß sie nicht bemerkt werden. Am ansteckendsten sind die Geschwüre und Feigwarzen an den Geschlechtsteilen. Bei der Krankenpflege besteht also eine gewisse Gefahr der Ansteckung.

Die syphilitische Erkrankung kann auch durch Untersuchungen des Blutserums und der Hirn-Rückenmarksflüssigkeit festgestellt werden (Wassermannsche Reaktion u. a.).

Tierische Parasiten.

4. Die Wundinfektionen.

Auch auf Wunden können Infektionskeime übertragen werden. Durch die unversehrte Haut dringen Infektionskeime nicht hindurch, wohl aber kann die allerfeinste, dem Auge nicht einmal sichtbare Verletzung der Haut den Krankheitserregern das Eindringen in den Körper gestatten. Die gewöhnlichen Erreger gehören den kugelförmigen Spaltpilzen an (Staphylokokken und Streptokokken); doch kann auch durch andere Bakterien eine Wundkrankheit verursacht werden, z. B. durch Diphtheriebazillen, Wundstarrkrampfbazillen, Gasbrandbazillen (vgl. S. 250).

5. Die tierischen Parasiten.

Unter den tierischen Parasiten nehmen den wichtigsten Platz ein die

Eingeweidewürmer.

Die Eingeweidewürmer pflanzen sich durch Eier fort, die sie im Darm der befallenen Menschen ablegen; von dort gelangen die Eier mit dem Kot an die Außenwelt, entwickeln sich im feuchten Boden oder Wasser weiter und können nun auf irgendeinem Wege, meist durch Unsauberkeit oder Unachtsamkeit, in andere Menschen eindringen. Die Eingeweidewürmer sind nicht als harmlose Bewohner des Darms aufzufassen, da sie mancherlei Krankheitserscheinungen hervorrufen können. Sobald ihre Anwesenheit im Körper festgestellt ist, muß deshalb für ihre Entfernung gesorgt werden.

a) Die Madenwürmer (Oxyuris vermicularis). Etwa 1 cm lang, halten sich im unteren Dünn- oder Dickdarm auf. Die geschlechtsreifen Weibchen wandern, meist nachts, aus dem After aus, um ihre Eier abzulegen. Der starke Juckreiz erzeugt Kratzen, wodurch die Würmer zerquetscht werden. Die Eier gelangen an die Finger, unter die Nägel und können von dort bei ungenügender Sauberkeit wieder in den Mund gelangen. Im Darm bilden sich dann von neuem Würmer. Bei der Suche nach den Würmern und Eiern ist auf die Umgebung des Afters zu achten.

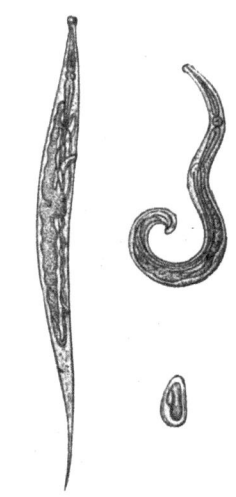

Abb. 102. Madenwurm, links Weibchen, rechts Männchen, Ei.

b) Der Peitschenwurm (Trichocephalus dispar). 4—5 cm lang, dünn. Seine Eier gelangen mit verunreinigter Nahrung in den Mund und von diesem in den Darm, wo sie sich zu Würmern entwickeln. Mit dem peitschenartigen vorderen Ende bohren sie sich in die Darmschleimhaut, meist des Blinddarms, ein, können okkulte Blutungen und Bauchfellentzündungen hervorrufen. Wenn die Eier mit dem Kot ausgeschieden sind, können sie im feuchten Boden als Larven jahrelang leben bleiben. Kinder, die auf solchem Boden spielen, ebenso Erwachsene bei Gartenarbeit oder durch Genuß von nicht genügend gereinigtem Gemüse (Rohkost!) können auf diese Weise die Eier aufnehmen.

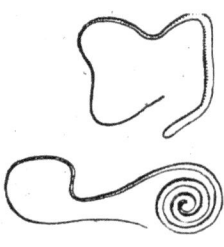

Abb. 103. Peitschenwurm.

c) Der Spulwurm (Ascaris lumbricoides). 20—40 cm lang, lebt im Dünndarm und ist häufig so zahlreich, daß er Darmstörungen verursachen kann. Die aus den Eiern sich entwickelnden Larven gelangen durch die Darmwände in die Pfortader und von dort in die Lunge, um über die Speiseröhre wieder in den Magen und Darm zurückzuwandern. Seine Eier und Larven können ebenso wie die des Peitschenwurms im feuchten Boden leben und von dort aus zu neuen Infektionen führen.

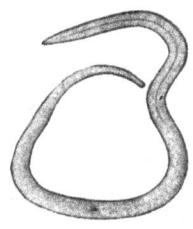

Abb. 104. Spulwurm (¹/₃ verkleinert).

d) Der Haken- oder Palisadenwurm (Ankylostoma duodenale). 10—18 mm lang. Die Mundöffnung hat kräftige Haken, mit denen sich der Wurm in die Darmschleimhaut des Zwölffingerdarms und übrigen Dünndarms einbohrt und sie zerfrißt. Die Eier entleeren sich mit dem Stuhl und entwickeln sich ebenfalls im Wasser und in feuchter Erde. Sie können dann sowohl durch den Mund in den Menschen eindringen wie auch durch die unversehrte Haut, etwa beim Barfußgehen. Diese Art Wurmkrankheit kommt besonders vor in Bergwerken, Tunneln, Ziegeleien u. dgl., wo Menschen in feuchter Erde zu arbeiten haben. Es kann dadurch das Bild schwerster Blutarmut (perniziöser Anämie) entstehen.

e) Die Bandwürmer. Die Bandwürmer gelangen nur durch den Zwischenwirt in den Menschen. Ihre Eier werden von einem Tier aufgenommen, in dessen Magen werden die Eihüllen verdaut, die frei werdenden Parasiten wandern durch die Magenwand in die Muskeln und kapseln sich hier ein (Finnen, Zystizerken). Die im ausgewachsenen, geschlechtsreifen Zustande im Dünndarm lebenden Bandwürmer bestehen

Eingeweidewürmer.

aus dem Kopf, mit sogenannten Saugnäpfen, zum Teil auch mit Hakenkränzen zum Anhaften an der Darmschleimhaut und den Gliedern, die aus dem Kopf durch Knospung und Teilung entstehen und nach Form und Größe schwanken.

Der Rinderbandwurm (Taenia saginata) ist in Deutschland der häufigste Bandwurm. Er wird 4—8 m lang, seine Glieder 11—14 mm, der Kopf 2—2½ mm. Am Kopf sind vier Saugnäpfe, keine Haken. Er wird durch Genuß rohen, finnigen Rindfleisches übertragen. Seine Glieder können ohne Stuhlgang abgehen.

Der Schweinebandwurm (Taenia solium) wird bis 3½ m lang, seine Glieder bis 8 mm breit. Sein stecknadelkopfgroßer Kopf trägt Saugnäpfe und einen Hakenkranz. Seine Glieder gehen nicht von selbst ab, sondern nur mit dem Stuhlgang. Die Übertragung erfolgt nur durch Genuß rohen, finnigen Schweinefleisches.

Der Fischbandwurm (Botriocephalus latus) wird bis zu 9 m lang, seine Glieder bis 2 cm breit. Der Kopf ist lancettförmig mit zwei seitlichen flachen Sauggruben. Er kommt nicht nur beim Menschen, sondern auch bei einigen Tieren vor, wie Hunden und Katzen. Die Infektion erfolgt, wenn infizierte Fische, besonders Hechte, roh oder nur

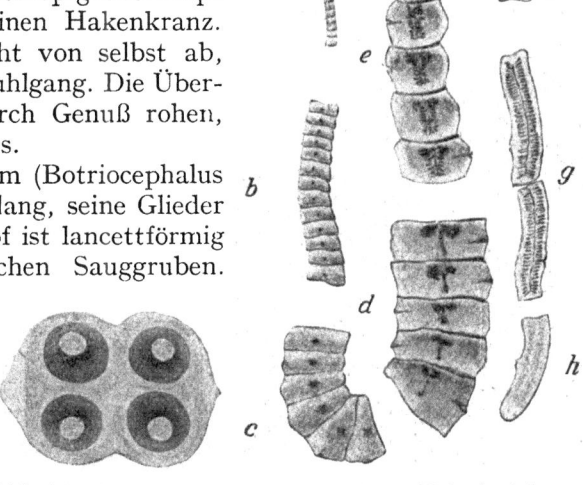

Abb. 105. Rinderbandwurm, a Kopf und Hals, b—h junge bis reife Glieder, Kopf ohne Hakenkranz.

wenig gesalzen verzehrt werden. Er ist hauptsächlich im Nordosten und Südosten Europas verbreitet, in Deutschland besonders in der Gegend des Kurischen Haffes.

Die Krankheitserscheinungen infolge von Bandwürmern können harmloser, aber auch, besonders beim Fischbandwurm, sehr schwerer Art sein. Die häufigsten Erscheinungsformen sind Kopfschmerzen, Schwindel, Abgespanntheit, Übelkeit, Aufstoßen, Heißhunger, abwechselnd mit Appetitmangel, mitunter Koliken. Der Fischbandwurm erzeugt oft das

Bild schwerster Blutarmut (perniziöser Anämie wie beim Hakenwurm). Bei Bandwurmkuren ist stets darauf zu achten, daß auch der Kopf ausgestoßen wird, da aus diesem sich sonst der ganze Bandwurm wieder bildet.

Ein weiterer Bandwurm ist der **Hundebandwurm** (Taenia echinococcus). Er ist sehr klein (s. Abb. 107), seine Eier werden auf den Menschen durch damit behaftete Hunde übertragen. Hunde mit Bandwurm sollen daher in keiner Familie gehalten werden. Aus den in den menschlichen Darm gelangten Eiern entstehen junge Entwicklungsformen, die nach Durchwanderung der Darmwand in die verschiedensten Organe verschleppt und dort bis zu kindskopfgroßen blasenartigen Geschwülsten (Echinokokkus) anwachsen können. An der Innenwand der Blasen haften die sogenannten Skolizes, die späteren Köpfe des Hundebandwurms mit Saugnäpfen und Hakenkränzen. Die Entfernung von Echinokokken kann nur durch oft sehr eingreifende Operationen erfolgen.

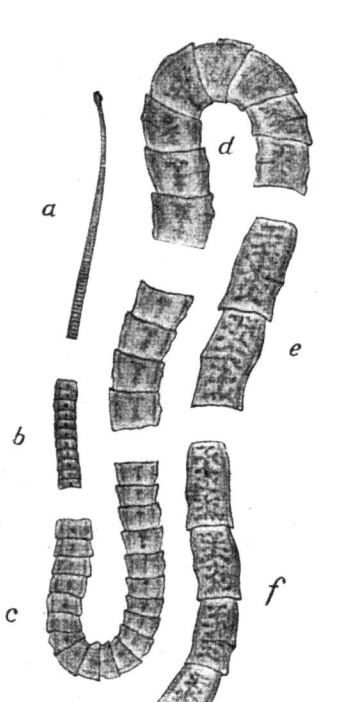
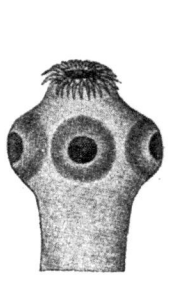
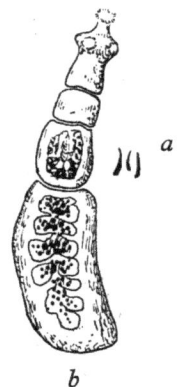

Abb. 106. Schweinebandwurm, a Kopf und Hals, b—f junge bis reife Glieder, Kopf mit Saugnäpfen.

Abb. 107. Hundebandwurm, a natürl. Größe, b vergrößert.

f) **Trichinen.** Die Trichine ist ein kleiner Wurm, dessen Larve als Muskeltrichine in den Muskeln des Schweines eingekapselt lebt und sehr widerstandsfähig gegen Räuchern, Kälte, kurze Erhitzung ist. Das Schwein infiziert sich durch das Fressen von Ratten, die Trichinen beherbergen.

Drei bis vier Tage nach dem Genuß von trichinösem Schweinefleisch treten als Folge der Ansteckung mit Trichinen im Darm die ersten Störungen auf mit Übelkeit, Erbrechen, Durchfällen, Koliken, Gesichtsschwellungen. In der zweiten Woche — vom neunten Tage ab — beginnt die Einwanderung der Trichinen in die Muskeln unter Fieber und äußerst heftigen Schmerzen der angeschwollenen Muskeln. In leichten Fällen bilden sich die Erscheinungen wieder zurück, in schweren Fällen tritt der Tod ein. Die Krankheit ist seit Einführung der gesetzlichen Fleischbeschau glücklicherweise sehr selten geworden.

g) Katzenleber-Egel. Etwa 1 cm langer, blattförmiger Wurm, der zu den Saugwürmern gehört. Er bewohnt die Gallengänge von Katzen, Hunden, Seehunden und anderen Fischfressern und gelegentlich auch des Menschen. In Deutschland wird er beim Menschen nur am Kurischen Haff gefunden.

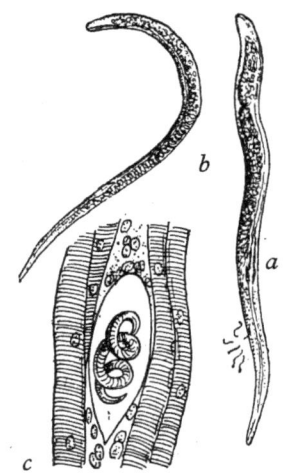

Abb. 108. Trichine, a Weibchen, b Männchen, c Muskeltrichine.

Weitere tierische Parasiten.

Läuse: Kopfläuse finden sich nur auf der Kopfhaut, Kleiderläuse am Körper (und in den Kleidern, Nahtstellen), Filzläuse in der Schamgegend, bei großer Verbreitung auch am Körper. Die Eier (Nissen) werden an den Haaren abgelegt. Durch den Juckreiz und das unaufhörliche Kratzen entstehen zahlreiche Schrunden auf der Haut, häufig auch nässende Entzündungen (Ekzeme). Die langen Kopfhaare der Frauen verkleben und verfilzen dabei (Weichselzopf) zuweilen derartig, daß nichts übrigbleibt, als sie dicht über der Haut abzuschneiden.

Die Kleiderlaus ist die Hauptüberträgerin des Fleckfiebers. Bei reichlicher Anwesenheit von Kleider- und Filzläusen zeigen sich zahlreiche Bißstellen als kleine dunkelblaue Flecke auf der Haut und können zu Verwechslungen mit Hautblutungen Veranlassung geben.

Gegen Kopfläuse gebraucht man Sabadillessig (Kopfwickel), gegen Filzläuse graue Salbe und andere Mittel. Verlauste Kleider kommen in den Desinfektionsapparat.

Flöhe und Wanzen. Bei Kranken aus unsauberen Verhältnissen ist die Haut oft mit Flohstichen übersät.

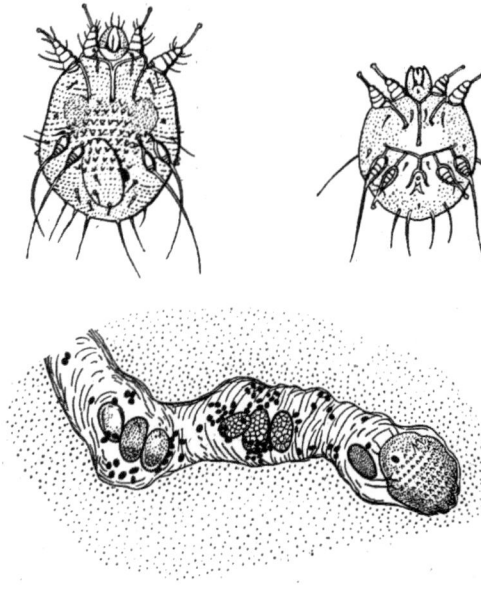

Abb. 109. Krätzmilbe, weibliche groß, männliche klein, Milbengang.

Wanzenbisse bilden rote, stark juckende Quaddeln.

Die Krätze (Skabies) wird durch die Krätzmilbe hervorgerufen. Sie bohrt sich in die Haut ein und legt in den Gängen ihre Eier ab. Der starke Juckreiz veranlaßt Kratzwunden und Ekzeme. Die ersten Krätzestellen finden sich gewöhnlich in der zarten Haut zwischen den Fingergrundgelenken, in der Ellenbeuge und Kniekehle. Später verbreitet sich die Krätze über die ganze Körperhaut mit Ausnahme des Gesichts.

Gegen die Krätze werden Perubalsam und andere Mittel verwandt. Die Kleider müssen desinfiziert werden.

D. Ernährung.

Bearbeitet von
Professor Dr. H. Frh. v. Kreß, Berlin.

I. Grundlagen der Ernährung.

1. Nährstoffe und Bestandteile der Nahrung.

Die Nahrung liefert die Stoffe zum Aufbau, zur Erhaltung, zur Wärmebildung und zur Arbeitsleistung unseres Körpers. Je nach dem Lebensalter und nach der körperlichen Beanspruchung ist der Bedarf verschieden. Auch Jahreszeit, Klima, Körpergröße, Geschlechtsunterschied und Konstitution bedingen unterschiedlichen Bedarf. Die mit der Nahrung eingeführten Stoffe werden zum Teil mit Hilfe des eingeatmeten Sauerstoffs im Körper verbrannt (oxydiert) oder zum Aufbau verwendet. Die Verdauungsorgane führen die Zerlegung der mit den Nahrungsmitteln zugeführten Nährstoffe bis zu gewissen Grundbestandteilen durch. Nach Aufnahme durch die Darmwand gelangen diese auf dem Blut- und Lymphwege in den Körper, wobei die Leber besonders den Neuaufbau körpereigener Bestandteile vermittelt. Dem Aufbau dienen im wesentlichen das **Eiweiß** und die **Mineralstoffe**, der Wärmebildung und Kraftentfaltung dienen hauptsächlich die **Kohlehydrate** und **Fette**. Letztere dienen durch Ablagerung in Geweben und Haut auch als Stütz- und Schutzsubstanz. Eine vermittelnde Rolle spielt das **Wasser**, und eine wichtige Ergänzung bilden die sogenannten **Vitamine**.

Wasser.

Wasser ist ein Hauptbestandteil unseres Körpers und auch der meisten Nahrungsmittel. Wir können Wasserverluste und Durst viel weniger ertragen als das Hungern. Erkrankungen mit großem Wasserverlust (z. B. bestimmte Durchfälle) führen schnell zu lebensgefährlichen Zuständen. Der Austausch zwischen den einzelnen Organen, der Transport der Stoffwechselprodukte und die Quellung der einzelnen Zellen leiden unter dem Wasserverlust.

Bei der Kost müssen wir daran denken, daß eine Wasserzufuhr nicht nur durch Getränke und Suppen stattfindet, sondern daß auch Obst und die meisten Gemüsezubereitungen hauptsächlich Wasser enthalten. Der Wasserhaushalt ist eng verknüpft mit dem Mineralstoffwechsel.

Mineralstoffe.

Das richtige Mischungsverhältnis der Mineralstoffe zueinander sorgt für normale chemische Reaktion der Körpersäfte. Die hauptsächlichsten Mineralstoffe sind: Natrium-, Kalium- und Magnesiumsalze der Chlorwasserstoffsäure, Kohlensäure, Phosphorsäure und Schwefelsäure. Im Körper selbst spielt das Kochsalz (Natriumchlorid) eine besondere Rolle. Es hat wasserbindende Eigenschaften und übt deshalb einen Einfluß auf die Wasserabgabe durch die Nieren aus. Eine kochsalzarme Ernährung wirkt daher wasserausscheidend und wird zur Überwindung von Wassersucht benutzt. Der Kochsalzzusatz zur Nahrung hat vornehmlich einen Genußwert durch seinen würzigen Geschmack. Schon die natürlichen unzubereiteten Nahrungsmittel enthalten für unsere Ernährung ausreichende Mengen von Kochsalz. Die kochsalzärmste Nahrung ist die pflanzliche Rohkost, während die meisten bearbeiteten Nahrungsmittel, wie Wurst, Brot und gesalzene Butter, erhebliche Kochsalzmengen enthalten.

In den Knochen befinden sich vor allem Kalksalze, die uns besonders durch Milch und Käse, kalkhaltiges Wasser und auch Kartoffeln zugeführt werden. Von den grünen Pflanzen versorgt uns z. B. Spinat mit Eisen zur Bildung von Blutfarbstoff. Daneben enthalten der Körper und die Nahrung noch kleine Mengen von Aluminium, Arsen, Bor, Brom, Fluor, Jod, Kupfer, Mangan, Silizium, Zink.

Eiweiß.

Der Körper verbraucht regelmäßig Eiweiß beim Aufbau und Verschleiß der Körperzellen und im Zellstoffwechsel. Deshalb muß durch die Nahrung regelmäßig Eiweiß zugeführt werden. Die notwendige Menge an Nahrungseiweiß ist davon abhängig, ob in den einzelnen Nahrungsmitteln genügend vollwertige Eiweißbausteine vorhanden sind. Nicht alle Nahrungsmittel enthalten gleichwertige Eiweißbausteine. Wir sprechen deshalb von einer verschiedenen biologischen Wertigkeit des körperfremden Eiweißes, je nachdem es imstande ist, körpereigenes Eiweiß zu ersetzen. Setzt man die Wertigkeit des Milcheiweißes mit 100 an, so ergibt sich folgende Tabelle über die biologische Wertigkeit der Eiweißsorten:

Milcheiweiß 100
Fleischeiweiß 90
Kartoffeleiweiß 80
Weizeneiweiß 50
Bohnen- und Erbseneiweiß 25

Kohlehydrate.

Dem Betriebsstoffwechsel dienen die Kohlehydrate, indem sie durch Verbrennung Wärme und damit Energie spenden. Die Kohlehydrate sind Kohlenwasserstoffverbindungen, die in Stärke und Zucker enthalten sind. Kohlehydratträger unter den Lebensmitteln sind Mehl und sonstige Getreideprodukte, wie Flocken, Grieß, Graupen, Grütze, Brot, Teigwaren, ferner der Zucker; von den Gemüsen besonders die Kartoffeln und schließlich die Hülsenfrüchte. Im Körper ist das Kohlehydrat als Traubenzucker im Blut vorhanden (Blutzuckerspiegel). Soweit ein Überschuß an Traubenzucker vorhanden ist, wird er besonders in Leber und Muskeln als sogenannte tierische Stärke (Glykogen) gespeichert.

Fette.

Wir unterscheiden tierische und pflanzliche Fette der Nahrung (Butter, Tran, Schmalz, Talg, pflanzliche Öle). Letztere werden aus ölhaltigem Samen (Olive, Mohn, Erdnuß, Sonnenblumenkerne, Leinsamen u. a.) ausgepreßt. Die Margarine ist ein Mischfett, das aus Walöl und pflanzlichen Ölen besteht. Chemisch bestehen sie aus den sogenannten Fettsäuren, deren Mischungsverhältnis bei den flüssigen und festen Fetten verschieden ist. Soweit die Fette nicht sofort verbrannt werden, werden sie an besonderen Depotstellen abgelagert. Die fettähnlichen Stoffe (Lipoide, Lezithin, Cholesterin) sind für den Aufbau bestimmter Körperbestandteile, wie Nervensubstanz und Blut, wichtig. Lipoidreiche Nahrungsmittel sind Eigelb und Hirn.

Vitamine.

Ernährt man Versuchstiere nur mit den reinen Grundnährstoffen: Eiweiß, Fett und Kohlehydraten, so stellen sich schwere, sogar tödliche Erkrankungen ein (Mangelkrankheiten, Avitaminosen); hierdurch lernte man die Bedeutung der sogenannten Ergänzungsstoffe (Vitamine) kennen, durch deren Vorhandensein eine Nahrung erst vollwertig wird und durch deren Darreichung derartige Krankheiten verhindert oder geheilt werden. Im einzelnen ist die Wirkungsweise der Vitamine noch nicht bekannt. Wir wissen nur, daß schon sehr kleine Mengen genügen, um uns gesund zu erhalten. Eine Reihe von Vitaminen sind in ihrer chemischen Zusammensetzung erforscht worden.

Wir unterscheiden folgende Vitamine:

Vitamin A. Fettlöslich, wird aus dem Pflanzenfarbstoff Karotin gebildet. Es bildet einen Schutz gegen Infektionskrankheiten und spielt deshalb auch bei der Ernährung Infektionskranker eine wichtige Rolle, ferner schützt es gegen Erkrankungen der Haut und Schleimhaut. Bei Mangel an Vitamin A findet sich nicht selten Nachtblindheit. Die Hauptquellen des Vitamin A sind: Lebertran und Leber, ferner Butter, Eigelb und Milch, von den Pflanzen grüner Salat, Spinat, Karotten, Tomaten, Grünkohl.

Vitamin B. Wasserlöslich, ist besonders reichlich in der Hefe vorhanden. Infolge seiner Wasserlöslichkeit geht das Vitamin B beim Kochen bis zu 50% in das Kochwasser über und damit vielfach der menschlichen Ernährung verloren. Wir unterscheiden beim Vitamin B einen Bestandteil, dessen Vorhandensein einen Schutz gegen Nervenentzündungen (Beri-Beri) bildet. Dieses Vitamin B ist außer in der Hefe reichlich enthalten in Fleisch, Eigelb, Hülsenfrüchten, grünem Salat, Schoten, Nüssen und besonders reichlich in dem Vollkorn unserer Getreidearten bzw. im Keimling dieser Körnerfrüchte. Infolgedessen hat Vollkornbrot und Schwarzbrot einen fünffach höheren Gehalt an Vitamin B als Weißbrot.

Vitamin B hat einen entscheidenden Einfluß auf das Wachstum. Es ist hauptsächlich enthalten neben der Hefe im Eiereiweiß, ferner in der Leber, im Fleisch, im Eigelb und geringer in Milch, Kartoffeln, Weißkohl und Spinat. Zum Vitamin B gehört auch eine Substanz, die auf die Regulierung unserer Blutergänzung wirkt. Sie ist in den Leberextrakten, die zur Behandlung von schwerer Blutarmut verwendet werden, ferner im Ei, in den Getreidekeimlingen und natürlich in der Hefe vorhanden.

Vitamin C. Wasserlöslich, sogenannte Askorbinsäure. Ein Verlust der Nahrung an Vitamin C kann deswegen leicht eintreten, weil durch die Wasserlöslichkeit ein Übergang in das Kochwasser und durch die gleichzeitige Hitzeempfindlichkeit eine völlige Zerstörung des Vitamins erfolgen kann. Auch gegen den Zutritt von Luft ist Vitamin C empfindlich; ferner nimmt bei längerem Lagern während der Wintermonate der Gehalt der Nahrungsmittel an Vitamin C gleichmäßig ab. Wir sind also sehr leicht einer Verarmung an Vitamin C ausgesetzt. Das Vitamin C bildet einen Schutz gegen Skorbut und gegen die sogenannte Möller-Barlowsche Krankheit der Säuglinge, die sich in Hautblutungen, Schleimhaut- und Knochenhautblutungen äußert. Bei vielen Infektionskrankheiten (Typhus, Pneumonie) steigt unser Bedarf an Vitamin C. Hauptquellen sind für uns: Kohlrabi, Meerrettich, Petersilie, Apfelsinen, Zitronen, Hagebutten, schwarze Johannisbeeren, Erdbeeren, Grünkohl, Rosenkohl, Weißkraut, Sauerkraut, Tomaten und Kartoffeln. Mit Rücksicht auf die oben erwähnte Hitzeempfindlichkeit des Vitamin C müssen wir uns regelmäßig kleine Mengen dieser Nahrungsmittel ungekocht als sogenannte Frischkost zuführen. Konserven enthalten weniger Vitamin C als Frischgemüse, sind aber nicht frei an Vitamin C. Da wir Kartoffeln vielfach in größeren Mengen zu uns nehmen, sind sie auch in gekochtem Zustande noch eine wesentliche Vitamin-C-Quelle für uns.

Vitamin D. Fettlöslich. Seine Bildung aus einer Vorstufe ist abhängig von der Einwirkung ultravioletter Sonnenstrahlen. Bei ungenügender Zufuhr mit der Nahrung entsteht infolge schlechter Kalkanlagerung im Knochen beim wachsenden Menschen die Rachitis (englische Krankheit). Als Medikament dient uns der vitamin-D-haltige Dorschlebertran. Durch den geringen Gehalt von Vitamin D in unseren Nahrungsmitteln erklärt sich das leichte Entstehen von Rachitis bei falscher Ernährung und mangelnder Belichtung des wachsenden Körpers. Die Frauenmilch enthält nicht sehr viel Vitamin D, auch die Kuhmilch nur wenig.

Im Vergleich hierzu enthält wesentlich mehr Vitamin D Eidotter, Hering, Bückling und Sprotten. Die grünen Pflanzen sind arm an diesen Vitaminen, nur dadurch, daß der menschliche Körper imstande ist, in seiner Haut Vitamin D unter der Einwirkung von ultravioletten Strahlen zu bilden, sind wir bei gesunder Lebensweise gegen Mangelkrankheit geschützt.

Vitamin E ist in sehr vielen unserer Nahrungsmittel enthalten, besonders in den Keimlingen der Getreidekörner. Es hat eine Einwirkung auf die Fortpflanzung.

Es bestehen vielerlei Anhaltspunkte dafür, daß innige Beziehungen zwischen den Vitaminen und Hormonen bestehen. Die Vitamine nehmen vielfach Einfluß auf die Entwicklung der Hormondrüsen und treten in Wechselwirkungen zu den Hormonen (Vitamin C und Nebenniere, Vitamin A und Schilddrüse, Vitamin D und Nebenschilddrüse).

So wie schon kleine Mengen von Vitaminen zur Gesunderhaltung des Körpers ausreichen, kann ein Überangebot mancher Vitamine zu Erkrankungen führen. Auch eine gegenseitige fördernde und hemmende Wirkung der Vitamine ist bekannt. Aus all diesen Gründen ist es ratsam, jede Kost möglichst abwechslungsreich und gemischt zusammenzusetzen, um Mangelkrankheiten zu vermeiden. Das gilt besonders für die Krankenkost, wenn aus irgendwelchen Gründen eine Beschränkung einzelner Nahrungsmittel und Nährstoffe durchgeführt werden muß.

Geschmacks- und Aromastoffe.

Sie sind in tierischen und pflanzlichen Nahrungsmitteln enthalten. Wir gewinnen sie durch ,,Extrahieren" aus dem Fleisch in der Bouillon, aus den Gemüsen in der Gemüsebrühe. Zahlreiche Pflanzen dienen uns durch den Gehalt ihrer Blätter, Wurzeln oder Samen an schmackhaften ätherischen Ölen als Gewürze. Durch Rösten, Braten, Gären entstehen Röstprodukte und andere Geschmacksstoffe. Alle diese Stoffe beeinflussen die Absonderung der Verdauungssäfte und damit den Appetit. Vielfach haben sie auch eine allgemeine belebende Wirkung.

Faserstoffe.

Mit den Nahrungsmitteln werden uns auch Bestandteile zugeführt, die als Zellwände die wertvollen Substanzen der Pflanzen einschließen. Sie sind mit den Kohlehydraten verwandt, aber schwer oder überhaupt nicht verdaulich. Für die normale Darmtätigkeit haben sie aber eine wichtige Aufgabe, nämlich durch mechanischen Reiz die Darmbewegung anzuregen.

2. Nährwert und Nahrungsmenge.

Wie entsteht nun aus den genannten Stoffen eine ausreichende Nahrung? Die Beurteilung des Nährwertes ausschließlich nach dem Wärmewert, d. h. dem Gehalt der Nahrung an ,,Kalorien", ist eine einseitige Betrachtung. Entsprechend den Methoden der Physik messen wir die Wärmemenge mit der Kalorie, d. h. derjenigen Wärmemenge, die notwendig ist, um 1 Liter Wasser von 15° C auf 16° C zu erwärmen. Für die Nährstoffe ergeben sich hierbei für 1 g Kohlehydrate und 1g Eiweiß je 4,1 Kalorien, für 1 g Fett 9,3 Kalorien. Fette und Kohlehydrate können sich als Brennstoffe gegenseitig im gewissen Umfange vertreten, wobei 1 g Fett ebensoviel Wärme bildet wie 2,3 Kohlehydrate. Es ist zwar richtig, daß neben Fett und Kohlehydraten auch Eiweiß wärmespendend wirken kann, doch ist die Eiweißverbrennung im Körper unvollständig. Es werden hierbei Harnstoff und Harnsäure gebildet, die als unverwertbare ,,Schlacken" durch den Harn ausgeschieden werden müssen, während die Verbrennung der Fette und Kohlehydrate nur Kohlensäure und Wasser übrig läßt. Es ist deshalb unwirtschaftlich, den Baustein ,,Eiweiß" als ,,Brennstoff" zu benutzen, wahrscheinlich sogar ungünstig. Nach den neuen Forschungen wissen wir, daß der Wärmewert für die Beurteilung einer Ernährung nicht allein ausreicht. Maßgebend ist vielmehr der richtige Gehalt an allen Nährstoffen, einschließlich Mineralstoffen und Vitaminen. Da wir jedoch Zahlenwerte für Mineralstoffe und Vitamine nicht zuverlässig kennen, bleibt die Kalorienberechnung vorerst noch ein wichtiger Anhaltspunkt.

Den Kalorienbedarf des ruhenden nüchternen Menschen nennt man den Grundumsatz. Er läßt sich durch den Verbrauch an Sauerstoff bestimmen und ist verschieden nach Alter, Geschlecht, Körpergröße und Körpergewicht. Der Kalorienbedarf steigert sich bei höherer Arbeitsleistung, bei größerem Wärmeverlust und bei länger dauerndem Fieber. Auch die Tätigkeit der inneren Drüsen (Hormone), besonders Schilddrüse und Hypophyse, steht im Zusammenhang mit den Verbrennungsvorgängen (Basedowsche Krankheit und Fettsucht). Ferner spielt die Verschiedenheit der Rassen (z. B. Eskimos und Neger) eine Rolle. Für den ruhenden, nicht fiebernden Kranken können wir einen Kalorienbedarf von 25 Kalorien pro Kilogramm Körpergewicht annehmen.

Der Bedarf steigt bei leichter Arbeit auf 35—40 Kalorien pro kg,
mittlerer Arbeit auf 40—50 Kalorien pro kg,
schwerer Arbeit auf 45—60 Kalorien pro kg.

Als richtiges Verhältnis der Aufbau- und Brennstoffe zueinander rechnen wir im übrigen für einen 70 kg schweren Menschen:
für Eiweiß etwa 1 g je Kilogramm = 70—80 g etwa am Tag,
für Fett 50—70 g am Tag und
Kohlehydrate 400—500 g pro Tag.

Das Eiweißminimum, d. h. diejenige Eiweißmenge, die bei ausreichender Kohlehydrat- und Fettaufnahme unbedingt zugeführt werden muß, beträgt 0,4 bis 0,8 g pro kg Körpergewicht.

Nährwert und Nahrungsmenge.

Es ist wohl möglich, sich mit rein pflanzlicher Kost ausreichend zu ernähren, nur ist hierbei zu berücksichtigen, daß die Zufuhr an hochwertigem pflanzlichem Eiweiß, wie Getreidevollkorn und Nüssen, gewisse Schwierigkeiten bereitet. Andererseits ist es nicht berechtigt, den tierischen Nahrungsmitteln von vornherein schädliche Wirkungen zuzuschreiben. Richtig ist aber sicher, daß für unser Volk und Klima, entsprechend den Produkten unseres Bodens, eine aus pflanzlichen und tierischen Nahrungsmitteln gemischte Kost die zweckmäßigste ist, wobei die tierischen Nahrungsmittel den kleineren Anteil haben sollen. Pflanzliche Rohkost kann als Krankenkost für bestimmte Fälle eine wichtige Rolle spielen!

Ein Überangebot von Nahrung führt zu schlechter Ausnutzung durch die Verdauungsorgane und zu Gesundheitsschädigung. Die Ausnutzung und Verwertbarkeit der zugeführten Nährstoffe ist nicht gleichmäßig. Sie hängt vom Gehalt an unverdaulichen Schlackenstoffen und vom Nahrungsgemisch ab.

Bei der Zusammenstellung von Gerichten und Speiseplänen ist auch der Sättigungswert genügend zu berücksichtigen. Alle Fette haben hohen Sättigungswert, von den Eiweißträgern besonders Fleisch, von den Kohlehydraten Vollkornbrot und Kartoffeln.

Die in den üblichen Nahrungsmitteln enthaltenen Nährstoffe sowie ihren Kalorienwert, nachdem die Marktware vom Abfall befreit ist, zeigt folgende Tabelle:

100 g abfallfreie, rohe Nahrung enthalten:	Eiweiß g	Fett g	Kohlehydrate g	Kalorien, wirklicher Nutzwert	Auf 100 g Marktrohware kommt Abfall g
Rindfleisch	19	25	—	300	26
,, mittelfett	20	8	—	150	20
,, mager	21	4	—	115	16,5
,, geräuchert	27	15	—	237	20
Schweinefleisch, fett	16	34	—	362	20
,, mittelfett ...	18	21	—	255	18
,, mager	20	7	—	140	16,5
,, geräuchert ..	24	14	—	220	16,5
,, gepökelt	18	8	—	140	16,5
Kalbfleisch, fett	19	11	—	171	26
,, mager	22	3	—	111	16,5
Hammelfleisch, fett	17	29	—	330	26
,, mittelfett ...	19	7	—	135	20
,, mager	20	4	—	111	16,5
Fleischkonserven, Rind- und Schweinefleisch gemischt ..	19	13	—	190	—
Reh	20	2	—	90	16,5
Hase	23	1	—	95	15

180 Ernährung.

100 g abfallfreie, rohe Nahrung enthalten:	Eiweiß g	Fett g	Kohlehydrate g	Kalorien, wirklicher Nutzwert	Auf 100 g Marktrohware kommt Abfall g
Hirsch	21	4	—	110	16,5
Herz	17	12	—	170	5
Hirn	9	9	—	110	—
Kalbsmilch	28	0,4	—	100	—
Knochenmark	3	83	—	780	—
Leber	21	6	—	135	5
Lunge	18	3	—	95	11
Nieren	18	5	—	110	5
Zunge	16	17	—	210	5
Ente	21	4	—	125	16 ⎫
Fasan	23	2	—	111	12 ⎪
Gans	14	44	—	445	12 ⎬ ohne Federn
Huhn	20	5	—	118	15 ⎪
Taube	22	1	—	97	25 ⎪
Kapaun	24	8	—	174	12 ⎭
Blutwurst	20	12	—	180	3
Leberwurst	14	23	—	250	2
Mettwurst	19	41	—	430	1
Schlackwurst	20	25	—	300	1
Schinken, roh, mager	24	10	—	190	—
„ gekocht	24	16	—	230	—
Sülzwurst	22	22	—	290	3
Zervelatwurst (Dauerwurst)	24	46	—	500	1
Fischwurst	19	9	—	150	1
Flunder	17	1	—	66	50
„ geräuchert	23	1	—	100	50
Kabeljau, Schellfisch	16	0,3	—	60	50
Hering, grün	15	7	—	155	50
„ gesalzen	20	17	—	220	50
„ mariniert	19	15	—	200	16
Bückling	20	10	—	150	30
Frische Flußfische	18	2	—	80	49
Fischkonserven	22	2	—	100	5
Eier (1 Ei = 50 g)	14	11	0,6	150	13
Vollmilch	3,4	3,4	4,7	63	—
Handelsmilch	3	2,7	4,5	54	—
Magermilch	3,4	0,1	4	30	—
Käse, fett	26	30	2,1	376	—
„ halbfett	31	14	2,5	250	—
„ mager	38	2	3	167	—
Quark	19	0,6	2,3	85	—
Butter	0,8	84,5	0,5	785	—
Schweineschmalz	0,1	99,5	—	920	—
Räucherspeck	8,8	67,9	—	630	7,4
Rindertalg	0,1	99,5	—	920	—
Margarine	0,5	83	0,5	770	—
Pflanzenfett	—	99,8	—	920	—
Weizenbrot	6,8	0,5	57	240	—
Roggenbrot	6	0,8	54	220	—
Pumpernickel	7,6	1,1	44	207	—

Nährwert und Nahrungsmenge.

100 g abfallfreie, rohe Nahrung enthalten:	Eiweiß g	Fett g	Kohlehydrate g	Kalorien, wirklicher Nutzwert	Auf 100 g Marktrohware kommt Abfall g
Zwieback	8	2	73	320	—
Eierzwieback	12	4	61	300	—
Keks	7	10,4	73	390	—
Bohnen	26	2	47	310	—
Erbsen	23	2	52	290	—
Linsen	26	2	53	290	—
Weizenmehl, mittelfein	12	1,5	71	305	—
Roggenmehl, 94%	8,7	1,5	72	300	—
,, 82%	8	1,5	74	308	—
,, 70%	6,9	1,1	76	310	—
Hafermehl, Flocken	14	6,7	65	360	—
Maismehl (Mondamin)	9	2,1	75	316	—
Maisstärke (Maizena)	0,8	—	83	330	—
Kartoffelmehl	3,6	0,3	75,2	326	—
Kartoffeln	2,1	0,1	21	80	—
Graupen	10	2,3	73	300	—
Grieß	11,5	0,7	76	300	—
Reis	8	0,5	77	330	—
Nudeln	12	0,7	73	340	—
Blumenkohl	2,5	0,1	4	15	33
Bohnen, grün	3	0,1	6	30	4
Erbsen, grün	5	0,2	10	60	62
Grünkohl	5	0,9	10	30	60
Rotkohl	2	0,1	4	15	10
Weißkohl	1,5	0,1	4	15	20
Sauerkraut	1	0,3	5	15	—
Rosenkohl	5	0,1	7	25	10
Wirsing	3	0,1	4	15	31
Kohlrabi	2,5	0,1	6	20	16
Kohlrüben	1	0,1	7	28	33
Mohrrüben	1	0,1	4	20	20
Karotten	1	0,1	9	25	20
Rote Rüben	1	0,1	7	30	10
Teltower Rüben	3	0,1	12	26	20
Sellerie	1	0,1	9	20	23
Rettich	2	0,1	8	20	8,5
Zwiebeln	1	0,1	9	20	16,5
Meerrettich	3	0,1	15	25	8,5
Spargel	2	0,1	2	15	20
Spinat	2	0,1	2	15	25
Kopfsalat	1	0,1	2	8	30
Brunnenkresse	1,9	0,1	0,5	8	10
Gurken, frisch	0,6	0,1	1	5	22
,, sauer	0,4	0,1	1,3	5	—
Dörrgemüse	14	1,6	55	150	—
Steinpilze, frisch	5	0,4	5	36	20
,, getrocknet	35	3	36	210	—
Pfifferlinge	2	0,4	5	23	20
Äpfel	0,4	—	14	40	17
Äpfel getrocknet	1	0,1	60	200	—

100 g abfallfreie, rohe Nahrung enthalten:	Eiweiß g	Fett g	Kohlehydrate g	Kalorien, wirklicher Nutzwert	Auf 100 g Marktrohware kommt Abfall g
Birnen	0,4	—	14	40	3
,, getrocknet	2	0,1	60	200	5
Pflaumen	0,8	—	17	45	4
Pflaumen getrocknet (ohne Steine)	2	0,1	65	170	—
Backobst	1,5	—	60	150	—
Kirschen, frisch	0,8	—	16	45	4,5
Weintrauben	0,7	—	18	61	2
Rosinen	2	0,1	64	230	7,5
Korinthen	1,6	0,1	69	230	4
Johannisbeeren, frisch	1	—	10	20	2
Erdbeeren, frisch	1	—	9	21	—
Stachelbeeren, frisch	0,9	—	10	20	—
Apfelsinen	0,8	—	14	37	28
Bananen	1	—	23	93	32
Apfelmarmelade (½ Zucker)	1	—	61	235	—
Preißelbeeren	0,5	—	41	160	—
Erdbeermarmelade	0,5	—	65	240	—
Pflaumenmarmelade	1,5	—	56	220	—
Gemischte Marmelade	0,3	—	65	240	—
Walnuß (ohne Schalen)	17	58	13	650	—
Honig	0,3	—	80	300	—
Kunsthonig	—	—	80	300	—
Rohrzucker	—	—	99,9	390	—
Rübenzucker	—	—	99,9	390	—
Kakao, schwach entölt	22	23	33	410	—
,, stark entölt	26	13	41	360	—
Schokolade (55% Zucker)	7	22	65	450	—
Zitronensaft	0,1	0,1	9	32	—

3. Die Zubereitung der Nahrung.

Die Zubereitung der Nahrungsmittel ist als Vorbereitung für die Verdauung unentbehrlich. Auch die roh genießbaren Nahrungsmittel müssen neben der Säuberung vielfach durch Quellen oder Zerkleinern vorbereitet werden. In den meisten Fällen ist die Anwendung von Wärme unentbehrlich. Zellwände und Bindegewebe werden hierdurch gelockert und gesprengt, wichtige Geschmacksstoffe durch Braten und Rösten erst gebildet. Durch übermäßige Wärmezufuhr kann jedoch viel Schaden angerichtet werden. Eiweiß kann in seinem Wert vermindert werden, Vitamin C kann zerstört werden. Deshalb gilt als Regel: Erhitze so kurz wie möglich.

Man unterscheidet bei der Hitzezubereitung

Kochen. Garmachen in Wasser; ausschließlich nur dort anzuwenden, wo die Brühe vollständig gebraucht wird. Beispiel: Gemüsebrühe, Fleischbrühe.
Dämpfen. Garmachen in Wasserdampf. Die Nahrungsmittel kommen mit der Flüssigkeit nicht unmittelbar in Berührung, ein Auslaugen ist daher unmöglich. Beispiel: Kartoffeln, Gemüse (Blumenkohl), Fisch, Puddings im Wasserbad.
Dünsten. Garmachen im eigenen Saft; evtl. unter Zusatz von wenig Fett. Beispiel: Gemüse (Spinat, Kohl), Fisch.
Schmoren. Garmachen im geschlossenen Topf unter Zusatz von Fett und wenig Wasser. Beispiel: Schmorbraten, Rouladen.
Braten. Garmachen mit wenig Fett bei hoher Temperatur. Beispiel: Gebratenes Fleisch, Bratkartoffeln.
Backen. a) Garmachen im Fettopf. Beispiel: Geröstete rohe Kartoffeln (Strohkartoffeln, Pommes frites).
b) Garmachen durch heiße Luft. Beispiel: Brot, Kuchen, Aufläufe, gegrilltes Fleisch.

Zur Vermeidung der erwähnten Verluste wenden wir deshalb bei der Gemüsezubereitung besser das Dämpfen oder Dünsten mit wenig Fett an. Für die genügende Zufuhr an Vitamin C sorgt eine Beigabe von kleinen Mengen rohen Gemüses zu dem bereits gekochten oder Rohkost als Ergänzungsnahrung.

4. Die Aufbewahrung der Nahrungsmittel.

Alle Nahrungsmittel sind in ihrer Haltbarkeit begrenzt. Durch die Einwirkung von Wärme und Feuchtigkeit, Pilzen und Bakterien treten insbesondere bei unsachgemäßer Aufbewahrung Zersetzungen ein, die leicht die Speisen für den menschlichen Genuß wertlos oder gar schädlich machen können (Fleisch-, Fisch- und Wurstvergiftungen). Eine besondere Gefahr liegt dabei darin, daß der Geschmack des verdorbenen Fleisches (z. B. auch bei Hackfleisch) nicht verändert zu sein braucht.

Auch unsachgemäß hergestellte und aufbewahrte Konserven können verderben; der Deckel des Verschlußgefäßes ist in solchem Falle oft ausgebeult. Zu warnen ist auch vor dem Genuß von Kartoffelsalat, der längere Zeit aufbewahrt war.

Beschädigte Emaillegeschirre sowie Gefäße aus Kupfer oder Zink dürfen für die Aufbewahrung besonders säurehaltiger Speisen niemals verwendet werden.

Da durch das Verderben von Nahrungsmitteln nicht nur die Gesundheit gefährdet wird, sondern auch Volksvermögen und Nahrungsgut verlorengehen, ist eine sachgemäße Lagerung von Vorräten erforderlich. Kühle, trockene und gut lüftbare Räume dienen der Frischerhaltung. Für frisch gekochte Speisen ist die Aufbewahrung in einem Kühlschrank oder in Kaltluftkammern zu empfehlen. Auch häufiger Temperaturwechsel ist nicht günstig für die Frischhaltung. Man muß ferner berücksichtigen, daß geruchsempfindliche Nahrungsmittel nicht mit starkriechenden zusammengelagert werden sollen.

Die verschiedenen Konservierungsmethoden sind erforderlich, um uns in der erzeugungsschwachen Jahreszeit mit dem Nötigen zu versehen. Pasteurisieren, Sterilisieren, Trocknen, Pökeln, Räuchern und Einsäuern sind die wichtigsten Verfahren, bei deren richtiger Anwendung keine gesundheitsschädlichen Veränderungen der Nahrungsmittel verursacht werden. Dagegen sind Farbzusätze und ähnliche nur zur Schönung erfolgende Beigaben möglichst zu beschränken.

5. Die Nahrungsmittel.

Milch.

Die Kuhmilch enthält Eiweiß, Fett, Milchzucker und, besonders bei Grünfütterung der Kühe, reichlich Vitamin A. Außerdem ist sie eine der wichtigsten Quellen für die Kalkzufuhr. Durch Erkrankung der Kühe oder Verunreinigung der Gefäße kann Milch mit Bakterien infiziert und dadurch zum Krankheitsüberträger werden (Tuberkulose, Bangsche Krankheit, Typhus, Paratyphus). Um diesen Übelständen und der Möglichkeit von Milchfälschungen zu begegnen, ist durch das Reichsmilchgesetz die Beaufsichtigung der Milchkühe, Stallungen, Molkereien und Verkaufsstellen geregelt.

Bei längerem Stehen setzt sich durch die Einwirkung von Milchsäurebazillen das geronnene Milcheiweiß ab, es entsteht die sogenannte Dickmilch, aus der u. a. Quark gewonnen werden kann. Der Quark ist ein leicht verdauliches und in der Krankenkost vielfach verwendbares Produkt von 25% Eiweißgehalt.

Mit Hilfe von Lab wird ebenfalls durch Eiweißausfällung Käse bereitet, der bei bestimmten Temperaturen dem Reifeprozeß unterworfen wird. Wir unterscheiden je nach dem Ausgangsmaterial vollfette und halbfette Käse, ferner je nach der Festigkeit harte oder streichbare Käse. Durch Zusatz von Gewürzen oder Pilzen werden noch besondere Geschmackswirkungen erreicht. Yoghurt und Kefir entstehen durch Zusatz bestimmter Gärungserreger zur Milch. Butter wird durch Schlagen oder Zentrifugieren des abgeschöpften Rahms erzeugt. Sie enthält 85% Fett und nur 0,7% Eiweiß und Kohlehydrate. Meist ist ihr noch Kochsalz zugesetzt. Ungesalzene Butter wird oft unter der Bezeichnung Teebutter in den Verkehr gebracht. Die beim Buttern zurückbleibende Buttermilch wird wegen ihres säuerlichen Geschmacks auch von Kranken gern getrunken und ist wegen ihrer Bekömmlichkeit für viele Formen der Krankenkost verwendbar.

Margarine wird aus Pflanzenfetten und -ölen mit tierischen Fetten gemischt. Sie ist frei von Vitaminen, sonst aber ein vollwertiges Nahrungsfett.

Ei.

Der Nährwert der Eier wird besonders für die Krankenkost oft überschätzt. Das Hühnerei enthält zwar hochwertiges Eiweiß neben Fett und Lipoiden, doch wären 15 Eier am Tag erforderlich, um den Eiweißbedarf zu decken. Der Gehalt an Vitamin D hängt wiederum vom Futter der Hühner ab. Das rohe Ei, besonders mit Wein oder Kognak versetzt, ist keineswegs leicht verdaulich, günstiger ist das weichgekochte Ei zu beurteilen. Die Hauptverwendung findet das Ei zur Geschmackssteigerung der Speisen, ferner als Lockerungs- und Bindemittel.

Fleisch.

Fleisch und Fisch enthalten hochwertiges Eiweiß. Fleischspeisen haben zudem einen besonders starken Sättigungswert, während Fisch wegen seiner leichten Verdaulichkeit den Magen schneller verläßt. Ein Unterschied zwischen Fisch und Fleisch besteht nur in der Hinsicht, daß bei Fischen, den meisten Geflügelarten und Kalbfleisch das Bindegewebe lockerer ist als bei den übrigen Fleischsorten. Viele Fleischarten enthalten außerdem noch erhebliche Mengen Fett. Durch die amtliche Fleischbeschau wird die Übertragung von Krankheiten von Tieren auf Menschen unterbunden.

Körnerfrüchte.

Die Getreidekörner enthalten in der Kleberschicht Eiweiß und im Mehlkern Stärke. Die äußere Hülle wird von Faserstoff gebildet. Vitamine und Mineralstoffe sind hauptsächlich in der Kleberschicht und in der Schale enthalten. Graupen sind enthülste und abgeschliffene Gersten- und Weizenkörner. Graupen aus unreifem Dinkel heißen Grünkern. Durch Zerquetschen der ganzen Körner entstehen Flocken und Grützen. Durch verschiedene Mahlverfahren entstehen Grieß und die einzelnen Mehlsorten. Die feinen Mehle sind zwar leichter zu lagern und einfacher backtechnisch zu verwerten, sie enthalten aber nur Stärke, während die höher ausgemahlenen Mehle (von 82% aufwärts) teilweise Kleber und Kleie und damit auch Eiweiß, Vitamine und Mineralstoffe enthalten. Aus ihnen werden die deshalb höher zu bewertenden Kommiß- und **Vollkornbrote** hergestellt. Für die Bekömmlichkeit des Brotes ist auch entscheidend der Säuregehalt und der Feuchtigkeitsgrad. Knäckebrot ist ein Flachbrot aus Vollkornmehl, das wegen seiner leichten Zerfallbarkeit auch für die Krankenkost vielfach verwertbar ist.

Gemüse.

Als Gemüse bezeichnen wir verschiedene Pflanzenteile wie Wurzeln und Knollen, Stengel, Blätter und Früchte. Die Gemüse sind wasserreich. Sie enthalten zum Teil kleine Mengen Eiweiß, zum Teil größere Mengen Kohlehydrate in Form von Stärke und Zucker (Wurzeln und Knollen). Ihr großer Faserstoffgehalt, der bei den einzelnen Sorten und in den einzelnen Jahreszeiten wechselt, bildet für die Verdaulichkeit unter Umständen eine Erschwerung, dient jedoch andererseits zur Anregung der Darmtätigkeit. Die Gemüse sind die Hauptquellen für die **Mineralstoffzufuhr**, ebenso ist ihr **Vitamingehalt** bedeutend. Auf die Würzstoffe der Gemüse wurde schon hingewiesen. Mineralsalze und Vitamine machen die Gemüse zu wichtigen Bestandteilen unserer Ernährung und kommen uns besonders bei rohem Genuß zugute. Durch Kochen und Auslaugen werden sie uns vorenthalten. In der Krankenkost werden deshalb auch frische Preßsäfte von Gemüsen verwendet. Hülsenfrüchte sind reich an Eiweißstoffen, die aber schlecht ausnutzbar sind, und reich an Kohlehydraten. Die aus den Hülsenfrüchten hergestellten Mehle sind leichter verdaulich.

Eine besondere Erwähnung verdienen noch die Kartoffeln, da sie neben geringen Mengen von hochwertigem Pflanzeneiweiß 20% Stärke und reichlich alkalische Salze sowie Vitamin C enthalten. Infolge ihrer vielfachen Zubereitungsmöglichkeiten sind sie für uns ein billiges Hauptnahrungsmittel.

Obst.

Der Nährwert des Obstes beruht ähnlich wie der der Gemüse auf seinem Gehalt an Mineralstoffen und Vitaminen. Der Eiweiß- und Fettgehalt ist gering, dagegen ist vielfach Kohlehydrat in Form von Zucker vorhanden. Trockenobst enthält besonders viel Zucker. Der saure Geschmack läßt keine Rückschlüsse auf den Zuckergehalt der Früchte zu. Er ist lediglich durch die verschiedenen Fruchtsäuren bedingt. Die Pektinstoffe spielen eine Rolle bei der Geleebildung; bei bestimmten

Obstkuren (geschabter Rohapfel) üben sie heilenden Einfluß auf den Darm aus. Durch Auspressen von frischem Obst und anschließendes Filtrieren oder Pasteurisieren entstehen die sogenannten Süßmoste (Apfelsaft). Sie sind wertvolle Erfrischungsgetränke und werden auch in Form von **Safttrinktagen** in der Krankenkost verwendet. Während die meisten Obstsorten leicht abführend wirken, hat der Genuß von Heidelbeeren durch ihren Tanningehalt eine stopfende Wirkung.

Nüsse.

Nüsse enthalten neben hochwertigem Eiweiß und Kohlehydraten reichlich Fett (Nußöl) und sind deshalb wertvolle pflanzliche Nahrungsmittel, deren verstärkter Neuanbau Förderung verdient. Ohne Nüsse ist pflanzliche Rohkost schlecht vollwertig zu gestalten.

Genußmittel.

Sie vermitteln anregende und belebende Reize für die Tätigkeit der Verdauungsorgane und des Nervensystems. Ihre Gefahr besteht darin, daß leicht eine Gewöhnung und damit eine Schädigung des Körpers eintritt. Bier, Wein und Branntwein können zwar durch Verbrennung im Körper kaloriensparend wirken, sie sind aber trotzdem keine Nahrungsmittel. **Kaffee** kann durch seinen Koffeingehalt bei Erschöpften und bestimmten Herzkranken eine erwünschte Anregung bringen. Die Wirkung des Teins im **Tee** ist nicht so stark. **Kakao** enthält Theobromin, daneben aber auch Eiweiß und Fett und damit einen gewissen Nährwert, besonders bei der Zubereitung mit Milch. Wasserkakao und Tee wirken hemmend auf die Darmtätigkeit (Tanningehalt). Viel größere Beachtung verdienen unsere **einheimischen Tees**, besonders Hagebutten, Apfelschalen, Brombeerblätter, Pfefferminz und Kamillen als tägliche Getränke und in der Krankenkost. Mate ist ein südamerikanisches Getränk, das mit dem chinesischen Tee verwandt ist.

II. Die Krankenkost.

Grundsätze.

Zur Überwindung vieler Krankheitszustände hat sich immer mehr die Regelung der Ernährung, die sogenannte **Diät**, durchgesetzt. Durch eine Auswahl unter den Nahrungsmitteln, durch eine Beschränkung der Zufuhr überhaupt und durch bestimmte Zubereitungsarten hat sich eine eigene diätetische Küchentechnik entwickelt.

Diät besteht keineswegs immer aus Schleimsuppe oder Weißbrot, sie braucht auch nicht immer fleischfrei oder salzarm zu sein. Im Gegenteil, was dem einen Kranken erlaubt ist, kann für den anderen verboten sein. Es gibt kein Diätschema, dessen Gebrauch ja sehr einfach wäre. Auch in der übrigen Krankenbehandlung müssen wir ja zwischen verschiedenen Möglichkeiten die richtige auswählen. Oft ist eine starke Beschränkung der Nahrungszufuhr nicht zu umgehen, besonders bei akuten Erkrankungen, wo der Körper schon von selbst die Nahrung verweigert. Wir benutzen hierfür gern kurzdauerndes Fasten. Werden Diätkuren über längere Zeit durchgeführt, müssen wir darauf bedacht sein, alle notwendigen Nährstoffe zu verabfolgen, also auch Vitamine und Mineralstoffe. Es gibt Diätformen, welche diesen Ansprüchen nicht immer genügen. Nicht selten ist eine betonte Zufuhr einzelner Nahrungsstoffe geradezu die Grundlage der „Heilkost", etwa in der pflanzlichen Rohkost.

Immer wird bei der Krankenernährung zu berücksichtigen sein, daß Bettlägerige einen geringeren Kalorienbedarf haben als Arbeitende, mit Ausnahme der langdauernd Fieberkranken. Durch schlechten Appetit, allgemeine Unlust und Mattigkeit wird die Durchführung der Diät oft erschwert. Hier gilt es, durch Anregung des Appetits und unter genügender Berücksichtigung von Geruch, Farbe und Geschmack nachzuhelfen. Ein wortlos hingestellter und lieblos gefüllter Teller entspricht nicht diesen Anforderungen. Dagegen wird ein kleiner Bissen, fast in Form einer Kostprobe, in sauberer Aufmachung und mit einem freundlichen Wort viel öfter zum Ziele führen. Ist doch schon beim Gesunden die Tätigkeit der Verdauungssäfte von solchen Dingen abhängig.

So hat sich von selbst für viele Krankenhäuser die Notwendigkeit ergeben, neben einer in der Großküche hergestellten Massenverpflegung in einer besonderen Diätküche Krankenkost herzustellen, die allen Ansprüchen individueller Behandlung gerecht werden kann. Das ist keine Übertreibung, es entspricht vielmehr den gleichen Gesichtspunkten, die bei der Auswahl und Dosierung von Arzneien zu berücksichtigen sind.

Hierzu gehört auch eine geschickte Organisation der Essensausgabe, die dafür zu sorgen hat, daß Wärmeverluste vermieden werden und das Aussehen der Speisen nicht leidet.

1. Allgemeine Kostformen.

Für diejenigen Kranken, für die eine besondere Ernährungsbehandlung nicht erforderlich ist, z. B. viele chirurgische Kranke, Geschlechtskranke, Augenkranke und andere, genügt eine nach den allgemeinen hygienischen

Allgemeine Kostformen.

und wissenschaftlichen Forderungen aufgestellte Kostform, die sich möglichst an die landesübliche Hausmannskost anpassen soll. Manche Krankenhäuser haben auch den Versuch unternommen, durch eine Auswahl zwischen zwei oder drei Gerichten den Wünschen der Kranken selbst entgegenzukommen und so durch Einschränkung von Abfällen sparsamer zu wirtschaften. Solche Kostformen sind entweder die häufig als **erste Form** bezeichnete **Vollkost**, bei der mit Ausnahme der kompakten Nahrungsmittel wie Hülsenfrüchte u. ä. alles verabfolgt wird, oder die als **zweite Form** bezeichnete **Schonkost** für Bettlägerige und Genesende. Sie besteht aus leichtverdaulichen Nahrungsmitteln mit milden Gewürzen und wenig Fett.

Die Schonkost kann sich etwa folgendermaßen zusammensetzen:

Suppen, erlaubt: Brühe mit Einlage, Milch-, Mehl-, Nudel-, Reis-, Grieß-, Sago-, Graupen-, Grünkern-, Haferschleimsuppe. — **Verboten:** Kohl-, Hülsenfruchtsuppe, alle scharfen und gewürzten Suppen (Würfelsuppe).

Fleisch, Fisch, Wurst, erlaubt: Kalbfleisch, Kalbshirn, Kalbsmilch, zartes mageres Rindfleisch, zartes Geflügel (Taube, Huhn), magere Fische gekocht, gekochter Schinken, weiche Mettwurst. — **Verboten:** Schweinefleisch, Hammelfleisch, halbfettes und fettes Rindfleisch, Pökel- und Räucherfleisch, Leber, Nieren, fette Fische (Aal, Karpfen, Lachs), geräucherte und marinierte Fische, harte Würste. Alle fetten und scharfgewürzten Soßen.

Eier, erlaubt: Rohe Eier, evtl. geschlagen, weichgekochte Eier, Rührei, Omelett. — **Verboten:** Hartgekochte Eier, Soleier, Setzeier, Eierkuchen.

Fette, erlaubt: Butter, ebenso gute Margarine; erlaubt auch Öl zum Dünsten. — **Verboten:** Schmalz, Talg.

Käse, erlaubt: Quark ohne Gewürz, Gervais, Butterkäse, milder Camembert. — **Verboten:** Alle festen und scharfen Käse.

Gemüse, erlaubt: Spinat, Blumenkohl, zarte grüne Bohnen und grüne Erbsen (gegebenenfalls durchgeschlagen), Spargel, Karotten, Mohrrüben (gegebenenfalls durchgeschlagen), Kartoffeln als Brei und Salzkartoffeln. — **Verboten:** Alle Kohlarten, Sauerkraut, Kohlrüben, Hülsenfrüchte, Pilze, Sellerie, Rettich, Radieschen, rote Rüben, Bratkartoffeln, Kartoffelsalat.

Obst, erlaubt: Passiert als Apfelmus, Aprikosenmus oder als wenig gesüßtes Kompott von Äpfeln, weichen Birnen, Pfirsichen, Erdbeeren, Heidelbeeren, Himbeeren, ferner Bratapfel oder Rohobst in Form von geschabtem Apfel, frische Erdbeeren, weiche Pfirsiche, weiche Birnen. — **Verboten:** Essigkompotts.

Salate, erlaubt: Kopfsalat, Rapunzel, Endivien, Escarol, Salat von geschälten Tomaten mit Öl und Zitrone.

Breie und Puddings von Reis, Grieß, Mondamin, Sago mit wenig gesüßtem Fruchtsaft oder Vanillentunke.

Gebäck: Weißbrot, Röstbrot, Zwieback, Knäckebrot, Grahambrot, Mürbegebäck.

Getränke: Malzkaffee, chinesischer Tee, Mate, Hagebuttentee, Pfefferminztee, Apfelschalentee, Milch, Buttermilch, Yoghurt, Fruchtmilch, Süßmoste.

Statt der noch vielerorts üblichen flüssigen und breiigen Kost, der sogenannten dritten Form, ist es zur Erfüllung der oben aufgestellten Forderungen notwendig, entweder für die wichtigsten Krankheitsgruppen, Sonderkostformen bereitzuhalten oder eine Küchenorganisation zu treffen, die eine Zusammenstellung dieser Sonderkostformen aus gewissen gemeinsamen Grundformen erlaubt. Letztere Möglichkeit wird aber immer nur ein Behelf sein können.

2. Sonderkostformen.

Fastenkuren.

Beim Vollfasten ist eine Einleitung durch dreitägiges Vorfasten mit rohem Obst, grünen Salaten oder Gemüsefrüchten erforderlich. Während der eigentlichen Fastenkur werden je nach Anordnung entweder frische Fruchtsäfte oder Frucht- und Kräutertees, auch Pflaumenwasser, in Mengen von 200—1000 ccm am Tag gereicht. Gleichzeitig wird eine Darmreinigung erstrebt mit Glaubersalz oder leichten Abführtees oder Einläufen. Das Fastenbrechen muß vorsichtig durchgeführt werden, der Aufbau der Kost kann nur langsam vollzogen werden. Man beginnt entweder mit schwachgesalzener Schleimsuppe, evtl. mit Zusatz von Gemüsesaft, oder dicker Kartoffelsuppe, Tomaten-, Apfelsuppe.

Fastenkuren verlangen eine besondere innere Einstellung des Kranken, sie können niemals erzwungen werden. Sie sind auch nicht für alle Menschen ertragbar. Die Durchführung wird durch gesonderte Unterbringung wesentlich erleichtert. Bettruhe ist keineswegs immer erforderlich. Aufenthalt im Freien, vielfach auch gleichzeitig Gymnastik, Luftbäder, Packungen, Duschen oder Teilbäder sind zweckmäßig. Niemals darf auf eigene Faust ohne ärztliche Aufsicht gefastet werden!

Leichter durchführbar ist sogenanntes Saftfasten an einzelnen oder zwei bis drei aufeinanderfolgenden Tagen, an denen 600—1000 ccm ungesüßte Fruchtsäfte oder Süßmoste oder Gemüsesäfte verabfolgt werden.

Rohkost.

Die pflanzliche Rohkost nimmt in der Krankenkost mit Recht eine besondere Stellung ein. Sie ermöglicht eine intensive Zufuhr von Vitaminen und basischen Mineralstoffen, sie ist kochsalzarm und wirkt vielfach harntreibend. Manchen Kranken wird man sie nur in Form von Gemüsesäften verabfolgen können. Wenn Rohkost eine vollwertige Nahrung darstellen, also auch genügend Eiweiß und Kalorien enthalten soll, muß sie neben Gemüse und Obst aus reichlich Nüssen, Haferflocken, Zucker, Milch, Sahne und Öl, evtl. Vollkornbrotzusatz bestehen. Unter diesen Gesichtspunkten verdient besondere Beachtung das Bircher-Benner-Müsli:

Ein gestrichener Eßlöffel voll Haferflocken wird 12 Stunden lang mit 3 Eßlöffel Wasser eingeweicht. Ein roh geriebener Apfel wird zusammen mit einem Eßlöffel Kondensmilch oder Sahne mit einem Teelöffel Zitronensaft, 20 g geriebenen Nüssen oder einem Eßlöffel Bienenhonig daruntergemengt. Statt der Äpfel können auch andere Obstarten der Jahreszeit verwendet werden, statt Hafer-, auch Weizenflocken. 245 g Müsli enthält 232 g Kalorien.

Im übrigen verlangt die Zubereitung der Rohkost eine besondere Sorgfalt. Gemüse und Obst müssen sorgfältig gewaschen werden. Vielfach ist eine Zerkleinerung auf der Reibe erforderlich. Salate werden mit Öl und Zitrone und Gewürzkräutern zubereitet (Zwiebel, Knoblauch, Schnittlauch, Petersilie, Bohnenkraut, Dill, Kümmel, Wacholderbeeren, Estragon, Sauerampfer u. a.). Statt der Nüsse können auch Nußpasten verwendet werden.

Kost bei fieberhaften Erkrankungen.

Kurzdauernd Fiebernde können ohne weiteres fasten, sie brauchen jedoch einen Ersatz des erhöhten Flüssigkeitsverlustes. Hierfür kommen die verschiedenen Tees, Fruchtsäfte, Süßmoste, Gemüsesäfte, gegebenenfalls auch Eis in Frage. Immer muß die Grundkrankheit berücksichtigt werden, denn z. B. Erkrankungen des Magens und Darms oder der Nieren verlangen besondere Rücksicht in der Kost. Bei langanhaltenden fieberhaften Erkrankungen ist es oft notwendig, den daniederliegenden Appetit zu fördern und gleichzeitig für einen ausreichenden Ersatz der Grundnährstoffe zu sorgen. Genügende Kalorienzufuhr wird besonders durch Zucker, Traubenzucker, Butter, Sahne, Ei in nicht zu großen Mengen erzielt. Appetitanregung erreicht man durch milde Säuren wie Buttermilch oder Gemüseaspik, Obstkaltschalen, Fruchtgelees, auch durch milde Fleischbrühen und Gemüsebrühen oder leicht angebratene und gegrillte Fleischspeisen. Auf die Zufuhr von Vitamin C ist bei vielen fieberhaften Erkrankungen besonderer Wert zu legen (Apfelsinen, Tomaten, Hagebutten, grüner Salat, Beerenobst).

Kost für Magen- und Darmkranke.

Bei Erbrechen und Durchfällen ist oft kurzdauerndes Fasten erforderlich. Ganz sinnlos ist es, das Durstgefühl bei anhaltendem Erbrechen durch Getränke stillen zu wollen, da hierdurch häufig (besonders bei Verengung des Magenausgangs) nur neues Erbrechen ausgelöst wird. Allenfalls kommen kleine „Eispillen" in Frage. Oft wird Ergänzung des Flüssigkeitsverlustes durch Tropfeneinläufe oder Infusion erforderlich sein.

Auch bei frischer Magenblutung ist einige Tage Fasten unvermeidlich, allenfalls „Eispillen" in kleiner Menge und Mundspülen mit Kamillentee oder Salbeitee. Dann langsamer Kostaufbau durch kleine Mengen eisgekühlter Milch oder Milch-Sahnen-Mischung oder Buttermilch, später Zulagen von Zwieback, eingeweichtem Weißbrot und Übergang zu schwachgesüßten Breien.

Bei gesteigerter Säure- und Saftbildung des Magens muß die Zufuhr von flüssigen Speisen und Getränken herabgesetzt werden und die sogenannten Säurelocker vermieden werden, z. B. Kaffee, Alkohol, Zigaretten, in Fett Gebratenes, Paniertes, Geräuchertes, Gepökeltes, scharfe Säuren und Gewürze, harte Speisen wie Gurkensalat, hartes Obst u. ä. Oft gelingt es auch, die Brechneigung dadurch zu dämpfen, daß man die flüssigen und festen Speisen nicht gleichzeitig, sondern in zeitlichem Abstand von etwa 1 Stunde voneinander verabfolgt. Dämpfend auf die Säure- und Saftbildung wirken kleine Mengen Butter, Sahne, Öl, lockere Eierspeisen und nicht selten auch fein zubereitete Rohkost.

Zur Ausheilung von Magengeschwüren ist eine längere Zeit durchgeführte Ernährungskur erforderlich, für die vielfach noch sogenannte „Ulkusschemata" verwandt werden. Als Beispiel sei nur die „Sippykur" genannt, deren Prinzip in einer fett- und kohlehydratreichen Kost mit häufigen kleinen Portionen besteht. Sehr oft aber ist es schon frühzeitig möglich, Gemüse gekocht oder feine grüne Salate, ferner Knäckebrot oder auch gekochte Fleischspeisen zu verabfolgen.

Bei Magensaftmangel ist es im Gegensatz hierzu notwendig, durch milde Gewürze und Säuren und leichtes Anbraten die Magentätigkeit anzuregen.

Bei Darmverstopfung überwiegt meist der Darmkrampf als Ursache. Hierfür ist eine Kost erforderlich, die nur zarte Gemüse neben leicht verdaulichem Eiweiß und Kohlehydratträgern, also milde Ballaststoffe für den Dickdarm, enthält. Im Gegensatz hierzu muß bei schlaffem Darm

Kost bei Nieren- und Kreislauferkrankungen. 193

zur Anregung der Darmtätigkeit schlackenreiche Kost in Form von grobem Brot und grobem Obst und Sauerkraut, auch Hülsenfrüchte, verabfolgt werden. Manche mit Durchfällen einhergehenden Darmentzündungen lassen sich durch sogenannte Rohapfelkuren ausheilen. Man gibt etwa 1 bis 2 Pfund mit Schale und Gehäuse roh geriebene Äpfel über den Tag verteilt ohne jeden Zusatz anderer Speisen und Getränke. Auch die Erdbeerkur in Form von 1 bis 2 Pfund frischen Erdbeeren kommt für eine bestimmte Form von Durchfällen (Sprue) in Frage. Sonst wird bei Darmkatarrhen eine vorübergehende Verabfolgung von Schleimsuppen und Breien erforderlich sein. Stopfwirkung kann erreicht werden durch Heidelbeeren, schwarzen Tee und Rotwein.

Kost bei Gallenblasenerkrankung.

Hierbei sind entsprechend den mannigfaltigen Krankheitsbildern recht verschiedene Kostzusammenstellungen möglich. Fast immer wird es sich um die Beschränkung und Auswahl der Fette handeln, von denen am besten frische Butter zuträglich ist. Oft wird es notwendig sein, die Eiweißzufuhr zugunsten der kohlehydratreichen Kost zurückzustellen. Besonders die zarteren stärke- und zuckerhaltigen Nahrungsmittel, wie Grieß, Nudeln, Sago, kommen hierfür in Frage. Vom Gemüse sind stets nur die zarteren Blatt- und Wurzelgemüse brauchbar, ebenso die grünen Salate. In manchen Fällen kann auch eine geeignete Rohkost verabfolgt werden, ebenso passierte Kompotte. Bei akuten, fieberhaften Gallenblasenerkrankungen ist stärkste Nahrungseinschränkung und vorübergehendes Fasten unumgänglich. Eisgekühlte Zubereitungen werden von Gallenkranken meist nicht vertragen.

Kost bei Nieren- und Kreislauferkrankungen.

Bei den für Nierenkranke zweckmäßigen Diätformen unterscheidet man eine flüssigkeitsarme und flüssigkeitsreiche, eine kochsalzarme und eine eiweißarme Kost. Diese Kostformen müssen häufig miteinander verbunden werden. Den Nieren obliegt als Aufgabe die Ausscheidung der stickstoffhaltigen Schlacken und der Salze, vornehmlich des Kochsalzes. Bei einer akuten entzündlichen Erkrankung der Niere wird das geschädigte Organ dadurch geschont, daß man das Kochsalz in der Nahrung aufs äußerste einschränkt, ebenso die Eiweißstoffe. Der Stickstoff der Eiweißkörper, der nicht zum Neuaufbau von Zellen Verwendung findet, wird nämlich im Körper in Harnstoff ungewandelt, dessen Ausscheidung eine bedeutende Leistung der Niere darstellt. Zur sicheren und raschen

Ausheilung jener akuten Nierenerkrankungen, die mit Blutdrucksteigerung und Schwellungen (Ödemen) infolge der Zurückhaltung von Wasser und Kochsalz einhergehen, ist es am besten, den Kranken einige Tage lang völlig dursten und hungern zu lassen. Chronische Nierenerkrankungen, die eine mangelhafte Ausscheidung der stickstoffhaltigen Schlackensubstanzen bedingen, erfordern naturgemäß eine eiweißarme,

Tabelle des Kochsalzgehaltes der wichtigsten Speisen (mg %) nach Schall.

Rindfleisch	0,11	Blumenkohl	0,04
Kalbfleisch	0,13	Kohlrabi	0,09
Schweinefleisch	0,1	Kohl, sonst	0,06—0,09
Aal	0,021	Sauerkraut	0,73
Flußfische	0,01—0,06	Rüben	0,06
Seefische: Kabeljau	0,16	Rettich	0,12
Seezunge	0,41	Sellerie	0,25
Ölsardinen	0,12	Salate	0,13
Kaviar	3,0	Tomaten	0,1
Ei	0,084	Melone	0,01
Eigelb	0,03	Gurke	0,07
Kuhmilch	0,16	Zwiebel	0,05
Sahne	0,13	Spargel	0,06
Butter, ungesalzen	0,69	Spinat	0,21
Margarine	1,56	Obst: Kernobst	0,002—0,03
ungesalzen	0,1	Steinobst	0,003—0,1
Palmin	0,002	Beeren	0,001—0,02
Quark	0,18	Rosine	0,16
Gervais, ungesalzen	0,13	Backpflaumen	0,08
Rahmkäse, ungesalzen	0,2	Korinthe	0,09
Mehle	—	Nüsse	0,002—0,1
Hafergrütze	0,028	Pilze etwa	0,03
Haferflocken	0,2	getrocknet	0,17
Reis	0,006	Schokolade	0,07
Mais (Mondamin, Maizena)	0,06	Kakao	0,12
Zwieback	0,046	Gewürze: Kapern	0,2
Teigwaren: Nudeln	0,067	Maggi	1,8
Makkaroni	0,067	Senf	2,6
Kartoffeln, geschält	0,082	Zwiebel	0,03
Gelbe Erbsen	0,1		
Weiße Bohnen	0,09	Getränke: Bier	0,016
Grüne Erbsen	0,05	Lagerbier	0,16
		Weißbier	0,015

daneben aber oft flüssigkeitsreiche Ernährung. Letztere ist deswegen angezeigt, weil die chronisch kranke Niere häufig die Fähigkeit verliert, einen konzentrierten Harn zu bereiten. Zur Ausscheidung der Schlacken ist deshalb viel Lösungsmittel, d. h. viel Wasser nötig. Andere chronische Nierenerkrankungen zeichnen sich dadurch aus, daß mit dem Urin überaus große Eiweißmengen ausgeschieden werden und gleichzeitig die

Gewebe des Körpers Flüssigkeit und Salz festhalten. Diese Formen benötigen zum Ausgleich des großen Eiweißverlustes hinreichend Eiweiß in der Nahrung, jedoch eine weitgehende Beschränkung der Salz- und Flüssigkeitszufuhr. Bei flüssigkeitsarmer Kost gilt es, das Durstgefühl durch Kompotte und Obst zu dämpfen. Bei eiweiß- (d. h. frei von tierischem Eiweiß) armer Kost ist es für den Appetit zweckmäßiger, durch Gemüsebratlinge oder ähnliche Zubereitungen „Fleischersatz" zu bieten. Bei der kochsalzarmen Kost muß durch Rösten, Braten und Gewürzkräuter genügend Geschmacksreiz in die Speisen gebracht werden. Nur als Ergänzung darf der sogenannte „Salzersatz" verwendet werden.

Die kochsalzarme Kost findet auch mit Erfolg Anwendung bei erhöhtem Blutdruck. In Verbindung mit der flüssigkeitsarmen Kost bildet sie die Grundlage für die Ernährung Herzkranker. Bei diesen ist außerdem zu beachten, daß die Auftreibung des Magens und Darms durch blähende Gerichte, wie Kohl und Hülsenfrüchte, Gurkensalat, zu lebensbedrohlichen Zuständen führen kann. Eine besondere Form der salzarmen Kost sind die bereits erwähnte Rohkost und die Säftetage.

Kost bei Gicht.

Bei der Gicht (s. S. 128) spielt für die Entstehung der Krankheitsäußerungen die Erhöhung des Gehalts der Körpersäfte an harnsauren Salzen eine wichtige Rolle. Diese bilden sich im Zusammenhang mit dem Abbau der Zellkerne. Die für Gichtiger zweckmäßige Diät wird deshalb alle Nahrungsmittel ausschalten, die sich durch großen Reichtum an Zellkernen auszeichnen. Hierzu gehören die inneren Organe der Schlachttiere (Leber, Nieren, Kalbsbries, Hirn), daneben aber auch das Muskelfleisch und ganz besonders der Fleischextrakt. Milch, Eier, Käse enthalten keine Zellkerne und sind infolgedessen erlaubt. Eine vorwiegende Pflanzenkost, auch in Form der Rohkost, mit reichlich Flüssigkeitszufuhr, daneben Kartoffeln und Brot ist für Gichtkranke empfehlenswert. Manche Weinsorten führen bei Disponierten häufig zu Gichtanfällen. Bei fettleibigen Gichtigern ist eine allgemeine Beschränkung der Nahrungsmenge zweckdienlich.

Kost bei Fettsucht.

Von dem in der Kost zugeführten Eiweiß können beim gesunden Erwachsenen nur geringe Mengen angesetzt werden. Auch von den Kohlehydraten, soweit sie nicht zur Unterhaltung der Verbrennungsprozesse nötig sind, speichert der Körper bloß wenig als Glykogen in der Leber und in den Muskeln. Überschüssige Kohlehydrate kann aber der Körper in Fett umwandeln und stapeln. Aus überschüssigem Fett in der Nahrung macht er menschliches Fett und setzt dieses zusammen mit den in Fett umgewandelten überschüssigen Kohlehydraten im Unterhautbindegewebe und in den Fettlagern in der Bauchhöhle und um die Nieren herum an. Bei überreichlicher Nahrungsaufnahme kann somit das Bild der Mastfettsucht entstehen. Oft spielen aber auch in der Ausbildung einer Fettsucht Störungen verschiedener Drüsen (Schilddrüse, Keimdrüsen, Hypophyse) eine Rolle. Neben der Behandlung einer etwaigen Drüsenkrankheit ist in jedem Fall von Fettsucht eine Beschränkung und eine gewisse Auswahl der Nahrungsmittel erforderlich. Man wird oft eine Verminderung der Kalorienzufuhr auf 12 bis 15 Kalorien pro Kilogramm Körpergewicht für kurze Zeit durchführen müssen. Die Eiweißmenge muß zur notwendigen Erhaltung der Körpersubstanz jedoch mindestens 1 g pro Kilogramm Körpergewicht betragen. Die Zubereitung geschieht am besten salzarm und flüssigkeitsarm, weil der Fettsüchtige zur Zurückhaltung von Wasser und Salzen neigt. Bei der Beschränkung der Kalorienspender schränkt man vorteilhaft besonders die Fette ein. Bei den Kohlehydratträgern bevorzugt man die sättigenden, wie z. B. Kartoffeln und Wurzelgemüse. Zur Vereinfachung der Entfettungskur und stärkeren Ausschwemmung können Rohkosttage, Safttage (1000 ccm Gemüse- oder Fruchtsaft), Obsttage, 1 kg frisches Obst, Breiobsttage und Milchtage (viermal täglich 200 ccm Milch oder Buttermilch) verabfolgt werden. Auch zur Erhaltung eines bereits erreichten Mindergewichts können derartige ,,Schalttage" leicht durchgeführt werden.

Kost bei Zuckerkrankheit.

Bei der Zuckerkrankheit hat der Organismus in verschieden hohem Maße die Fähigkeit verloren, die Kohlehydrate zu verbrennen. Die mit der Nahrung aufgenommenen Kohlehydrate werden zwar mit Hilfe des Mundspeichelferments und des Ferments der Bauchspeicheldrüse in normaler Weise bis zum Traubenzucker gespalten, aber der dann in das Blut aufgesaugte Traubenzucker kann infolge Insulinmangels nicht zu Kohlensäure und Wasser verbrannt werden. In den leichteren Fällen von Zuckerkrankheit steht noch so viel Insulin zur Verfügung, daß wenigstens ein gewisser Teil des Traubenzuckers zur Verbrennung kommt, aber mit zunehmender Schwere der Zuckerkrankheit wird dieser Teil immer geringer. Es häuft sich Traubenzucker im Blut an und die unverbrannte Traubenzuckermenge verläßt unausgenützt durch den Urin den Körper.

Da der größte Teil der normalen Nahrung aus Kohlehydraten besteht, diese aber beim Zuckerkranken nur zum Teil oder gar nicht als Wärme- und Energiespender Verwertung finden, ist der Körper gezwungen, Kohlehydrate, Fett und sogar auch Eiweiß aus seinen eigenen Zellen zu verbrennen, um die Körperwärme und die Tätigkeit der Organe aufrechtzuerhalten und körperliche und geistige Leistungen vollbringen zu können. Die Folge ist, daß der zuckerkranke Organismus abmagert. Der gesteigerte Zuckergehalt der Körpersäfte bringt es mit sich, daß der Zuckerkranke unter vermehrtem Durst leidet und daß seine Gewebe für Infektionen besonders disponiert sind. Bei Insulinmangel ist der Organismus auch nicht imstande, menschliches Kohlehydrat, also Glykogen, aus Traubenzucker aufzubauen.

Es ist nun eine Tatsache, daß die Verbrennung der Fette nur dann vollständig vor sich geht, wenn gleichzeitig Kohlehydrate verbrennen. In schweren Fällen von Zuckerkrankheit, in denen Kohlehydrate gar nicht oder kaum zur Verbrennung gelangen, entstehen infolge der gleichzeitigen mangelhaften Fettverbrennung Säuren, die für den Organismus höchst giftig sind (Azeton, Azetessigsäure und eine Oxybuttersäure). Diese Säuren bedingen das diabetische Koma (s. S. 128). Behandlungsmäßig erfordert das diabetische Koma die Zufuhr von reichlich Insulin mit Traubenzucker. Mit Hilfe des Insulins kann der gleichzeitig verabreichte Traubenzucker verbrennen. Sowie aber Kohlehydrate auf diese Weise in dem kranken Organismus verbrennen, verbrennen auch wieder die Fette, wodurch die schädlichen Fettsäuren verschwinden und die Gefahr für den Kranken gebannt wird.

Die Grundlage jeder Diabetikerkost wird immer eine Auswahl und Beschränkung der Kohlehydratträger sein, also vor allen Dingen eine Beschränkung von Zucker, Mehl und Brot. Unter ein gewisses Maß von Kohlehydraten kann aber schon deshalb nicht herunter gegangen werden, weil ja sonst die Gefahr der Azetonbildung entsteht. Liegt also die Verträglichkeitsgrenze für Kohlehydrate sehr niedrig, dann müssen die notwendigen Kohlehydratmengen unter dem Schutz von Insulin gegeben werden. Die Verträglichkeitsgrenze läßt sich mit Hilfe wiederholter Blut- und Harnzuckerbestimmungen ermitteln. Die Insulineinspritzungen dürfen immer nur im zeitlichen Zusammenhang mit der Nahrungsaufnahme, meist eine halbe Stunde vorher, genau nach der ärztlichen Verordnung verabfolgt werden, damit ein Insulinschock vermieden wird (s. S. 128). Die Kost wird hinsichtlich Menge und Zusammensetzung für jeden einzelnen Diabetiker immer ärztlicherseits festgesetzt.

Künstliche Ernährung.

Bei Verlegung des Magenausgangs, bei Magen- und Dünndarmblutungen, vornehmlich aber nach Operationen, muß vorübergehend und ersatzweise eine Ernährung durch den Enddarm erfolgen. Im wesentlichen dient diese Nahrung dem Ersatz des Flüssigkeitsverlustes. An Nährstoffen können Kohlehydrate in Form von Traubenzucker oder allenfalls kleine Mengen Eiweiß in Form von Pepton verwendet werden. Man benutzt hierzu Tropfeinläufe von etwa 300 ccm, 6—7%ige Traubenzuckerlösung oder physiologische Kochsalzlösung. Als Nähreinlauf (Nährklistier) kommt folgende Zusammensetzung in Betracht:

60 g Dextrin, 3—8 ccm Alkohol,
3 g Kochsalz, 300 ccm Wasser.

Vor jedem Nähreinlauf muß darauf geachtet werden, daß der Enddarm entleert ist. Solche Tropfeinläufe und Klysmen können zwei-, höchstens dreimal innerhalb 24 Stunden verabfolgt werden.

Eine andere Form der künstlichen Ernährung ist die durch die Duodenalsonde. Hierbei wird die Sonde durch den Magen bis in den Zwölffingerdarm vorgeschoben und somit der Magen vorübergehend ausgeschaltet. Eine derartige Ernährung kann mehrere Tage hintereinander durchgeführt werden. Als Nährlösung kommt unter anderen in Frage: 1¼ Liter Milch, 6 Eier, 50 g Butter, 30 g Weizenmehl, 70 g Traubenzucker, Saft einer halben Zitrone, alles verdünnen mit ¾ Liter Wasser. Verabfolgung in fünf Portionen mit ein- bis zweistündlichem Abstand, körperwarm, langsam einlaufen lassen. Zu jedem Teil der Nahrung einige Tropfen verdünnte Salzsäure und evtl. Pankreon hinzusetzen.

E. Krankenpflege.

Bearbeitet von
Professor Dr. A. Hübner, Berlin.

I. Versorgung der Kranken.

1. Krankenzimmer.

Als Krankenzimmer wähle man nach Möglichkeit einen trockenen, hellen und luftigen Raum, der genügend Sonne erhält und vor allem heizbar ist. Es wird auf einen Kranken ein Luftraum von mindestens 35 cbm gerechnet. Man wählt also in einem Privathaushalt nach Möglichkeit ein großes Zimmer. Enge, kleine Räume bedrücken unter Umständen den Kranken, große, freundliche Räume heben die Stimmung. Kleine, enge Räume erschweren unnötig alle Verrichtungen der Krankenpflege, für die z. B. beim Umbetten ein gewisser Raum vorhanden sein muß.

Ungeeignet sind solche Zimmer, deren Fenster aus irgendwelchen Gründen (üble Gerüche der Nachbarschaft, störende Geräusche) dauernd geschlossen bleiben müssen. In der Wohnung selbst stört unter Umständen die Nähe der Küche und des Treppenhauses. In der Wohnung und auch im Hause ist nach Möglichkeit für Ruhe zu sorgen.

Zur Ausstattung des Krankenzimmers gehört das Krankenbett und bei Schwerkranken eine zweite Lagerstätte (Ruhebett), auf die der Kranke während des Umbettens gelegt werden kann, ein Nachttisch, ein Tisch, mehrere Stühle, Waschgeschirr und Eimer, Wasserflasche mit Gläsern und gegebenenfalls ein bequemer Stuhl, in dem die Krankenpflegeperson nachts schlafen kann. Ferner werden gebraucht: Speiglas, Steckbecken, Löffel oder Meßglas für Arzneimittel. Falls keine elektrische Klingelleitung in der Nähe des Bettes vorhanden ist, soll eine Handglocke in Reichweite des Kranken stehen, damit der Kranke sich bemerkbar machen kann, wenn niemand im Zimmer ist und er Hilfe braucht. Erwünscht ist ein Zimmerthermometer.

Alle unnötigen Möbel, Vorhänge, Teppiche usw. sind als Staubfänger aus dem Krankenzimmer zu entfernen. Uhren mit Schlagwerk können sehr störend wirken, sie sollen angehalten oder aus dem Zimmer entfernt werden.

Regelmäßige Lüftung ist wesentlich. Im Krankenzimmer muß immer für gute Luft gesorgt werden, im mangelhaft gelüfteten Zimmer verringert sich der Sauerstoffgehalt der Luft allmählich, die Kohlensäure nimmt durch die Ausatmung zu. Frische Luft regt die Atmung an; sie schadet auch einem Kranken niemals; nur muß verhütet werden, daß er unmittelbar vom Zug getroffen wird, vor allem dann, wenn seine Haut feucht ist (Schweiß, nach dem Bade). Nötigenfalls wird während des Lüftens ein Bettschirm um das Bett gestellt.

Zum Lüften öffnet man am besten bei einem vom Bett entfernten Fenster die obere Scheibe. Dann zieht die warme und verbrauchte Luft nach oben ab, die kühle einströmende Luft sinkt auf den Boden und verteilt sich dort. So entsteht eine zugfreie, verhältnismäßig schnelle Lufterneuerung. Steht ein Nebenzimmer zur Verfügung, so kann man auch bei geöffneter Durchgangstür im Nebenzimmer alle Fenster weit aufmachen und auf diese Weise mittelbar das Krankenzimmer lüften. Man kann schließlich auch die Durchgangstür erst öffnen, nachdem das Nebenzimmer gelüftet und dort das Fenster dann geschlossen ist. Auch Lüften bei Nacht ist unbedenklich. Bei Fliegen- oder Mückenplage im Sommer sind Gaze- oder Drahtfenster erwünscht.

Die Temperatur des Krankenraumes soll etwa 18 Grad betragen. Bei kalter Jahreszeit ist die Heizung entsprechend einzurichten. Vor Öfen, die starke Wärme ausstrahlen, gehört ein Ofenschirm. Die Luft geheizter Räume ist oft trocken und reizt dadurch zum Husten. Man vermehrt den Feuchtigkeitsgehalt der Luft dadurch, daß man mit Wasser gefüllte Gefäße auf den Ofen oder auf die Heizkörper stellt.

Die zweckmäßigste Heizung für die Krankenpflege ist Zentralheizung. Bei Ofenheizung muß bei der Entleerung der Öfen von Asche die Staubentwicklung nach Möglichkeit vermieden werden.

In jedes Krankenzimmer gehört nach Möglichkeit viel Licht. Sonne lasse man möglichst viel in das Krankenzimmer scheinen, wenn es im Sommer nicht zu heiß ist. Der Kranke muß dabei vor Blendung geschützt werden. Sonnenlicht belebt den Kranken. Für die Nacht muß eine kleine Lampe da sein, die leicht abzublenden ist.

Im Krankenzimmer ist für tadellose Reinlichkeit zu sorgen. Der Fußboden des Zimmers wird morgens feucht aufgewischt. Der beste Staubentferner ist einer der verschiedenen Staubsaugeapparate, der aber nur verwendbar ist, wenn sein Geräusch den Kranken nicht zu sehr belästigt. Sonst wird der Staub in der üblichen Weise entfernt. Wischtücher, gebrauchte Wäsche, gebrauchter Verbandstoff, Unterlagen, Ausscheidungen und Entleerungen des Kranken dürfen nicht im Krankenzimmer verbleiben.

Das Krankenbett soll bequem und leicht zu reinigen sein. Vom Standpunkt der Krankenpflege ist das geeignetste ein Bettgestell aus Metall, das nicht zu niedrig ist. Ein zu niedriges Bett erschwert die Krankenpflege außerordentlich, weil die Krankenpflegeperson sich zu tief bücken muß. Zweckmäßig sind Betten, die nicht niedriger sind als 60 cm, einschließlich Auflagematratze. Am besten sind Drahtmatratzen mit verstellbarem Kopfteil, das das Aufsitzen des Kranken wesentlich erleichtert. Auf die Matratze gehört ein Matratzenschoner aus grobem Drell. Auf ihn kommt dann die ein- oder mehrteilige Auflegematratze, die mit Roßhaar oder Pflanzenfasern gefüllt ist. Die aus drei Teilen bestehende ist deswegen am vorteilhaftesten, weil dann der mittlere Teil, der am meisten beansprucht wird, gegen die anderen ab und zu ausgewechselt werden kann. Am Kopfende liegt auf der Matratze ein Keilkissen.

Das Laken, möglichst nahtlos, ist so fest einzuspannen und um die Matratzenkante einzuschlagen, daß keine Falten entstehen. Das zweckmäßigste Kopfkissen ist ein lockeres Roßhaarkissen. Federbetten sind auch als Deckbetten nach Möglichkeit zu vermeiden, weil sie Wärme stauen und dadurch stark erhitzen, weil sie stäuben und dadurch schlecht zu reinigen sind. Zum Zudecken ist im Sommer eine leichte, im Winter eine oder zwei schwerere Wolldecken in waschbaren Bezügen zu benutzen.

Bei benommenen oder durch ihre Krankheit unsauberen Kranken, die unter sich lassen, bei solchen mit starken Eiterungen und Ausfluß sind Verunreinigungen des Bettes zu befürchten. In solche Betten gehören Unterlagen! Über die Matratze wird in ganzer Ausdehnung ein Gummituch gelegt, das dauernd unter dem Bettlaken ausgebreitet liegt. Über das Laken kommt noch in der Gegend, in der die Verunreinigung zu erwarten ist, eine Unterlage aus wasserdichtem Stoff (Wachstuch, Gummituch, Billrothbatist). Über diese Unterlage kommt noch eine durchlässige, aufsaugende Schicht aus Zellstoff, evtl. Leinen oder Barchent, in mehrfacher Schicht. Alle Unterlagen aus wasserdichtem Stoff müssen mindestens doppelt vorhanden sein, damit sie ausgewechselt werden können. Nach dem Wechseln sind sie mit lauem Wasser abzuwaschen, abzureiben und zum Trocknen — außerhalb des Krankenzimmers! — aufzuhängen.

Fußrollen sind etwa 20 cm dicke, quer durch das Bett reichende Polsterrollen, die am Fußende des Bettes unter das Laken gelegt oder mit einem

Überzug am Fußende eingelegt werden, damit die Füße einen Widerhalt finden und der Kranke sich selbst gegen das Herunterrutschen schützen kann. An Stelle der Fußrollen kann man kleine Kisten, auf die Seite gelegte Fußbänke usw. benutzen, die man mit einem reinen Tuch umwickelt.

Krankenselbstheber, mit deren Hilfe sich der Kranke aufrichten kann, bedeuten ebenfalls eine wertvolle Erleichterung für den Kranken selbst und auch für die Krankenpflege. Sie bestehen aus einer an dem Fußende des Bettes befestigten Leine oder starken Schnur, an deren anderes Ende ein hölzerner Knebel geknüpft ist. Die Länge der Schnur soll eine Kleinigkeit größer sein als die halbe Länge des Bettes (Ersatz der Schnur durch aneinandergeknüpfte Handtücher).

Verstellbare Kopf- und Rückenlehnen erleichtern das Sitzen des Kranken. Wo sie fehlen, kann man sie zur Not durch einen umgekehrt ins Bett hineingesetzten Stuhl ersetzen. Bettfahrer, die im Krankenhausbetrieb eine sehr große Bedeutung haben, kommen bei der Privatpflege nicht in Frage. Muß das Bett verschoben werden, so ist der Kranke vorher auf ein zweites Lager umzubetten.

2. Krankenwartung.

Wenn man am Körper des Kranken irgend etwas zu verrichten hat, so soll der in Betracht kommende Körperteil vorher leicht zugänglich gemacht werden, so daß er gut beleuchtet und gut zu übersehen ist. Beim Aufdecken muß der Kranke nach Möglichkeit vor Abkühlung bewahrt werden; auf sein Schamgefühl ist weitgehend Rücksicht zu nehmen. Beim Halten schmerzender Körperteile ist besondere Vorsicht geboten; unruhiges Halten, Wechseln der Hände vermehrt die Schmerzen des Kranken und stört den Arzt bei seinem Handeln. Wenn man den Kranken anfaßt, soll man vorher auf diejenige Bettseite treten, auf der der anzufassende Körperteil sich befindet. Niemals über den Kranken herübergreifen, vor allem nicht dicht an seinem Gesicht!

Bei allen Hilfeleistungen ruhig und bedachtsam zufassen, niemals plötzlich und rücksichtslos. Alle Bewegungen müssen vorsichtig, aber zügig erfolgen. Die „zarte Hand" bedeutet Geschicklichkeit, nichts anderes. Sie ist die sichere und geübte Hand.

Beim Anfassen von Gliedmaßen soll man nicht von oben her greifen (Obergriff), da hierbei immer ein Druck auf das gefaßte Glied ausgeübt werden muß, wenn es nicht entgleiten soll. Die Hand muß unter dem anzuhebenden Körperteil liegen (Untergriff), so daß er ohne Festhalten wie auf einem Lager liegt. Muß ausnahmsweise ein Körperteil von oben her gefaßt oder festgehalten werden, so muß man mit der Hand möglichst weit herumgreifen, damit das Glied zwischen Daumen und den anderen Fingern nicht wie in einer Zange, sondern wie in einem Ring liegt.

3. Lagerung des Kranken.

Bei jedem Kranken stellen sich nach den ersten Tagen des Liegens, auch in einem guten Bett, Schmerzen ein (Liegeschmerzen). Diese entstehen vor allem im Rücken, in der Gegend zu beiden Seiten der Lendenwirbelsäule. Ihre Ursache ist die Spannung der Muskulatur an hohlliegenden Körperteilen. Unterpolsterung dieser Stellen und zweckmäßige Lagerung bringt diese Beschwerden zum Verschwinden. Am zweckmäßigsten sind hierfür kleine Roßhaarkissen. Man nimmt auch andere feste Kissen dazu, Rollen und glatt zusammengelegte Wolldecken. Federkissen sind zu weich und bilden eine unsichere Unterlage. Damit die Gliedmaßen nicht von ihren Polstern heruntergleiten, werden sie seitlich durch dicke, wurstförmige Polster oder Sandsäcke gestützt. Diese können auch z. B. zur Stütze für den Fuß hufeisenförmig um ihn herumgelegt werden; sie verhindern so ein Nachaußenrollen des Beines.

Bei Schmerzen im Rücken stützt man das Genick durch eine Rolle und die Lendengegend durch ein fest gepolstertes, nicht zu dickes Kissen. Unbestimmte ziehende Schmerzen in den Schultern und in der Brust verschwinden, wenn man die Oberarme durch Unterlegen von Polstern fast zur Waagerechten hebt.

Ziehende Schmerzen in den Oberschenkeln verschwinden durch leichte Beugung der Kniegelenke und entsprechendes Unterpolstern der Kniekehle. Dabei muß gleichzeitig für ein sicheres Aufliegen der Mitte des Oberschenkels gesorgt werden.

Liegeschmerzen in den Füßen strahlen in die Unterschenkel aus. Der Fuß kann vor allen Dingen beim Schwerkranken, wenn er keinen Gegenhalt findet, durch seine eigene Schwere und durch den Druck der Bettdecke in Spitzfußstellung gedrängt werden, die bei längerem Bestehen schwierig wieder zu beseitigen ist. Um dies zu vermeiden, müssen die Füße durch Polster, Klötze, Kisten usw. so gestützt werden, daß das Sprunggelenk etwa in einem rechten Winkel steht. Die Füße sind durch Reifenbahren vor dem Druck der Bettdecke zu schützen. Auch wenn

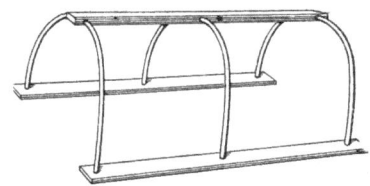

Abb. 110. Reifenbahre.

sonst der Druck der Bettdecke Beschwerden macht, z. B. bei Entzündungen am Knie, verschwinden diese sofort, wenn man durch eine Reifenbahre die Last aufnimmt.

Bei der Lagerung der Beckengegend auf Luft- oder Wasserkissen macht das Liegen bei wenig nachgiebigen Matratzen zuweilen Unbequemlichkeiten, weil das Becken dadurch zu sehr angehoben ist. Es muß entweder die Beckengegend durch Herausnahme von Kissen oder Einlegen niedrigerer Kissen entsprechend erniedrigt oder die übrigen Matratzenteile durch Unterlegen von Decken usw. erhöht werden.

Liegeschmerzen werden dadurch vermindert, daß der Kranke von Zeit zu Zeit seine Lage wechselt, besonders durch Hochlagerung des Oberkörpers. Ein Herabrutschen bei erhöhtem Oberkörper läßt sich verhüten, wenn die

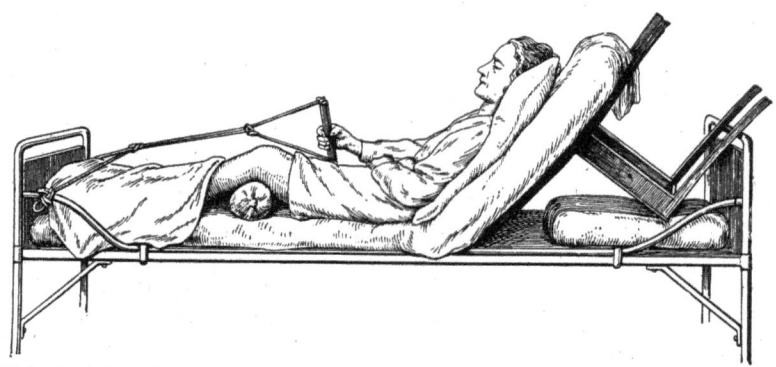

Abb. 111. Hochlagerung des Oberkörpers, Knierolle, Krankenselbstheber.

Oberarme durch beiderseits unterlegte Kissen stark unterpolstert werden, noch besser durch Unterschieben eines dünnen, aber fest gepolsterten Kissens unter die Oberschenkel, nahe den Sitzbeinhöckern, und schließlich auch noch durch Unterlegen einer dicken Rolle unter die Kniekehlen. Ein Liegen im Bett mit stark erhöhtem Oberkörper und gestreckten Kniegelenken führt schnell zu unerträglichen Schmerzen in der Muskulatur der Oberschenkel. Stets gehört zur Aufrichtung des Oberkörpers eine Kniebeugung und entsprechende Stützung in der Kniekehle.

Kranke in vorgerücktem Alter sollen mit erhöhtem Oberkörper im Bett liegen und täglich mehrmals längere Zeit im Bett sitzen, weil bei flachem Liegen durch Blutanschoppung in den abhängigen Lungenteilen und mangelhafte Durchlüftung beim Atmen die Gefahr der Lungenentzündung droht.

Kranke mit behinderter Atmung, besonders solche mit aufgetriebenem Leib, können sich oft nur aufsetzen, wenn gleichzeitig die Beine herabhängen (Sitzen auf dem Bettrand). Diese Lageveränderung darf nur mit Zustimmung des Arztes gestattet werden. Dabei muß der Oberkörper des Kranken gut unterstützt werden, die Füße müssen durch Fußbank oder Polster eine Stütze erhalten, die Beine müssen mit einer Decke eingewickelt werden.

Kranke mit Atemnot atmen leichter bei erhöhter Lage des Oberkörpers oder gar bei aufrechtsitzender Haltung. Blutarme Kranke, frisch Operierte, Kranke mit großem Blutverlust oder Kranke nach Schädelverletzungen (Gehirnerschütterung) müssen mit dem Kopf tief gelegt werden, weil sonst leicht Ohnmachten eintreten durch mangelhafte Blutzufuhr zum Gehirn.

Das erste Aufstehen nach längerem Krankenlager, nach größeren Blutverlusten, nach Operationen oder fieberhaften Erkrankungen soll stets in Gegenwart einer Krankenpflegeperson vor sich gehen, weil sonst durch Ohnmacht oder Hinfallen schwerer Schaden für den Kranken entstehen kann.

Besondere Lagerungen von Gliedmaßen dürfen nur auf ärztliche Anordnung vorgenommen werden.

4. Durchliegen.

Der Körper liegt im Bett nicht überall gleichmäßig auf. Seine Stützpunkte sind die vorspringenden Knochenteile. An diesen Stellen drückt auf die dünne darüberliegende Haut die Hauptlast des Körpers, und hier entstehen bei längerem Liegen, vor allen Dingen auf harter Matratze, zunächst schmerzhafte Druckstellen. In Rückenlage sind dies die Gegend des Kreuzbeins, des Schulterblattes und der Ferse. Auch im unteren Brustteil der Wirbelsäule und an vorspringenden Stellen des Rippenbogens können bei abgemagerten oder lange bettlägerigen Kranken Druckstellen entstehen. Bei Seitenlage wird die Gegend der Rollhügel besonders stark gedrückt, daneben kommen noch vorspringende Teile der Schulter, die Außenfläche der Ellbogengelenksgegend, die Innenfläche beider Knie, der aufliegende äußere und die beiden inneren Knöchel in Frage.

Leichtkranke, die bei voller Besinnung sind, suchen sich von selbst durch Lagewechsel dem dauernden Druck auf eine Stelle zu entziehen. Sie machen vor allem durch Klagen frühzeitig auf ihn aufmerksam. Benommene, unbesinnliche oder gelähmte Kranke wechseln ihre Lage nicht, sie geben aber auch kein Zeichen des Schmerzes von sich. Hier kann nur Aufmerksamkeit und Sorgfalt der Pflegeperson das Durchliegen verhüten.

Man kann den Druck dadurch mildern, daß man den Kranken umlagert, d. h. auf die Seite, unter Umständen auch vorübergehend auf den Bauch legt. Eine große Erleichterung bedeutet es, wenn man solche Kranke aufsetzen kann. Das gilt besonders auch für gelähmte Kranke, die bei Bewußtsein sind.

Hautstellen, die längere Zeit unter starkem Druck stehen, werden durch die Schädigung des Blutumlaufs in ihrer Ernährung gestört. Unsauberkeit und Feuchtigkeit der Haut vermehren die Gefahr des Wundliegens. Diese wird noch größer, wenn es sich um Krankheiten handelt, die an sich schon die Lebenstätigkeit beeinträchtigen, wie z. B. Hirn- und Rückenmarksleiden, schwere fieberhafte Erkrankungen, solche mit Störungen des Blutumlaufs, insbesondere wassersüchtigen Schwellungen.

Das Wundliegen (Decubitus) beginnt mit Schmerzhaftigkeit und Rötung der Haut an den Druckstellen. Es bilden sich Bläschen oder oberflächliche Hautdefekte, die zu flachen, schnell an Ausdehnung und Tiefe zunehmenden Geschwüren werden. Beim brandigen Wundliegen treten zunächst tiefrote, oft ins Bläuliche hinüberschimmernde Flecke auf. Die Haut stirbt ab, wird schließlich fast schwarz und stößt sich ab. Unter ihr hat sich ein tiefes Geschwür entwickelt, das stark, meist übelriechenden, Eiter absondert.

Bei genügender Aufmerksamkeit ist es fast immer möglich, ein Wundliegen zu verhindern, dadurch, daß man den Druck rechtzeitig verhindert und für Reinlichkeit und vor allen Dingen Trockenheit der Haut sorgt. Zur Verhütung des Wundliegens ist das wichtigste die stetige Beaufsichtigung der am meisten bedrohten Stellen vom ersten Tage der Pflege ab. Auf jede Schmerzäußerung des Kranken ist dabei genau zu achten, vor allen Dingen bei solchen Kranken, die in festen Verbänden oder in Streckverbänden liegen.

Notwendig ist die Reinhaltung und glatte Lage des Bettuches und der Unterlage, Sauber- und Trockenhaltung der gedrückten Stelle durch Abwaschen und sorgfältiges Trocknen, vor allem nach jeder Verunreinigung. Zur Trockenhaltung ist Einpudern mit Zinkpuder oder Talkum zweckmäßig. Niemals stärkehaltige Puder (z. B. Reismehl) nehmen, die durch Feuchtigkeit sich zersetzen.

Zur Belebung der Haut und zur Erhöhung ihrer Widerstandsfähigkeit verwendet man spirituöse Waschungen (Franzbranntwein, Kampferspiritus). Die Mittel zu den Waschungen und zum Einpudern bestimmt im allgemeinen der Arzt.

Der Kranke muß, wenn irgend möglich, öfter die Lage wechseln, wenn nötig mit Unterstützung der Krankenpflegeperson.

Äußert der Kranke Schmerzen oder wird an den Druckstellen Schmerzhaftigkeit bei Berührung oder Rötung bemerkt, so muß der Arzt bei dem nächsten Krankenbesuch unterrichtet werden. Bis dahin bettet man den Kranken unter Umständen auf ein Kranzkissen, auf Luftkissen oder ein Wasserkissen. Zeigt sich an der gedrückten Stelle schon ein kleines Geschwür oder auch nur eine nässende Blase, so ist sofort ein steriler Verband anzulegen. Die Verwendung einer Salbe bleibt der ausdrücklichen Anordnung des Arztes überlassen.

Kranzkissen sind ringförmige Polster mit einem Überzug von Leinwand oder Nessel. Durch die ringförmige Unterstützung wird die bisher gedrückte Stelle entlastet und der Druck dafür auf die Umgebung verteilt.

Luftkissen bestehen aus Gummi und werden durch ein Ventil aufgeblasen. Sie dürfen nicht so prall sein, daß sie drücken, aber auch nicht so schlaff, daß der zu entlastende Körperteil bis auf die Unterlage durchsinken kann.

Wasserkissen sind meist viereckige Gummisäcke, etwa von der Größe eines Matratzenteils (ein Drittel einer Matratze). Vor ihrer Verwendung ist vor allen Dingen der Verschluß auf Dichtigkeit zu prüfen, da der in ihm befindliche Dichtungsring leicht hart wird oder verlorengeht. Das Wasserkissen wird mit lauwarmem Wasser gefüllt, wenn der Arzt nicht andere Anordnungen trifft. Vor dem Schließen des Verschlusses ist nach Möglichkeit alle Luft aus dem gefüllten Wasserkissen herauszudrücken. Um den richtigen Grad der Füllung festzustellen, legt man bei geschlossenen Verschlußteilen beide Vorderarme auf das gefüllte Kissen, bei gleichzeitigem und gleichmäßigem Druck darf man nicht bis zur Unterlage durchdrücken können. Ein gefülltes Wasserkissen ist nicht leicht zu transportieren. Wenn man es nicht erst im Bett füllt, so legt man es leer auf ein starkes Laken und trägt es nach dem Füllen mit dem Tuch ins Bett. Dazu gehören immer zwei Personen. Luft- und Wasserkissen müssen immer mit Unterlagestoff bedeckt sein.

5. Reinlichkeitspflege.

Kranke, die sich nicht selbst reinhalten können, müssen von der Pflegeperson gewaschen werden. Zum mindesten ist einmal am Tage eine gründliche Körperreinigung vorzunehmen.

Der Mund wird mit lauwarmem Wasser gespült, die Zähne sind, wenn irgend möglich, mit der Zahnbürste vom Kranken oder sehr behutsam von der Pflegeperson zu bürsten. Wo dies nicht geschehen kann, wird der Mund mit einem feuchten Leinen- oder Mulläppchen ausgewischt. Dabei sind auch die Hinterflächen der Zähne und die Wangenschleimhaut zu reinigen. Die Mundspülung ist nach jeder Mahlzeit zu wiederholen. Zahnersatzstücke (künstliche Gebisse) sind sauberzuhalten. Bei Kranken, die nicht bei voller Besinnung sind, sind sie nach den Mahlzeiten zu entfernen. Im übrigen werden sie über Nacht nach gründlicher Säuberung mit einer Zahnbürste in einer Schale oder in einem Glas mit reinem Wasser aufbewahrt. Niemals versuche man sogenannte Brücken zu entfernen; sie sind an lebenden Zähnen befestigt. Bei Trockenheit der Lippen oder gar Borkenbildung sind diese mit Boraxglyzerin oder mit Lanolin zu bestreichen. Häufiges Anfeuchten der Lippen verhütet Borkenbildung.

Reinigung der Hände, insbesondere auch der Fingernägel, ist am Morgen und nach jeder Beschmutzung nötig.

Gründliche Reinigung eines Kranken ist am leichtesten und besten durch ein ärztlich verordnetes Vollbad. Im Bett wird die Abwaschung des ganzen Körpers in der Weise ausgeführt, daß ein Körperteil nach dem anderen gewaschen und sofort gründlich getrocknet wird. Niemals darf der ganze Körper gleichzeitig entblößt werden. Ist der Kranke beweglich, so kann er während der Reinigung des Rückens und der Kreuzgegend mit Unterstützung der Pflegeperson auf die Seite gedreht werden. Ist dies nicht möglich, so kann er angehoben werden.

Kranke, die sich verunreinigen, sind sofort zu säubern und mit frischer Bett- und Leibwäsche zu versorgen. Auf sorgfältige Reinigung des Afters und seiner Umgebung ist besonders zu achten. Diese Stellen sind einzufetten (Borsalbe).

Nach der Waschung ist die Haut gut abzutrocknen, Feuchtigkeit erweicht die Haut; auf feuchter Haut siedeln sich Krankheitskeime leichter an als auf trockener. Besondere Sorgfalt ist auf die Trocknung derjenigen Hautstellen zu verwenden, die dem Druck durch das Liegen ausgesetzt sind. Tücher zum Abtrocknen sollen zweckmäßig etwas angewärmt sein. Hand- und Badetücher dürfen nicht bei verschiedenen Personen benutzt werden. Waschwasser, Waschgeschirr und Tücher müssen immer sauber sein.

6. Versorgung mit Wäsche.

Als Leibwäsche tragen die Kranken im Bett nur ein Hemd. Es muß vor dem Anziehen angewärmt sein. Für Schwerkranke, die sich

Versorgung mit Wäsche. 209

nicht aufrichten können, sind Hemden zweckmäßig, die nach Art der Säuglingshemden hinten offen sind. Kann über einen verletzten oder verbundenen Arm ein Ärmel nicht übergestreift werden, so wird die entsprechende Naht aufgetrennt und mit Bändern zum Zubinden versehen.

Muß bei Schwerkranken ein Hemd von gewöhnlicher Form gewechselt werden, so wird zunächst das Gesäß angehoben, indem man eine Hand unter das Kreuzbein führt und mit der anderen den Hemdsaum bis zur Lendengegend heraufstreift. Darauf wird vorsichtig mit beiden Händen die Gegend der Schulterblätter angehoben und das Hemd bis in das Genick hochgeschoben. Das Überführen über den Kopf wird durch Anheben der Arme erleichtert. Nachdem das über den Kopf geschobene Hemd auf die Brust gelegt ist, werden nacheinander die Arme freigemacht. Hemdbund am Handgelenk vorher aufknöpfen! Wenn ein Arm verletzt ist oder schmerzt, wird zuerst der gesunde freigemacht.

Beim Anziehen wird zunächst ein etwa kranker Arm bekleidet. Man hält das Hemd so, daß dem Kranken der Hemdrücken zugewandt ist, steckt durch den Ärmel die eigene Hand bis zum Rumpf hindurch, umfaßt die Hand des Kranken, so daß seine Fingerspitzen beim Überstreifen des Ärmels vor dem Anstreifen geschützt sind. Darauf wird der Ärmel bis hoch in die Achselhöhle hinaufgeführt. Dabei ist auf die richtige Lage der Innen- und Außennaht zu achten. Schmerzt der Arm, so muß er unter Umständen während des Anziehens vorsichtig von einer dritten Person unterstützt werden. Nachdem auch der zweite Ärmel in gleicher Weise angezogen worden ist, wird der Rückenteil des Hemdes über den Kopf bis in das Genick geschoben. Auch dies wird dadurch erleichtert, wenn der Kranke oder ein Gehilfe beide Arme etwas anhebt. Dann wird das Hemd in umgekehrter Reihenfolge wie beim Auskleiden zunächst unter Anheben der Schulterblattgegend in die Lendengegend hinabgezogen, dann unter Anheben des Beckens unter das Gesäß. Schließlich werden alle Falten des Hemdes und des Bettlakens mit der unter dem Gesäß durchgeführten Hand glattgestrichen. Wird der Kranke umgebettet, so wird Reinigung und Wäschewechsel noch im alten Bett durchgeführt, nachdem vorher etwa verunreinigte Unterlagen entfernt oder über Schmutzstellen auf dem Laken saubere Zipfel dieses Lakens oder reine Tücher ausgebreitet sind, um eine Wiederbeschmutzung des gereinigten Körpers und der reinen Wäsche zu verhüten.

7. Umbetten.

Zur Auffrischung des Lagers ohne Wechsel des Bettes wird der Kranke leicht angehoben oder hochgehalten und das Lager unter ihm geordnet. Dazu gehört Glattziehen des Bettlakens und der Unterlagen, wenn nötig ihre Erneuerung, Auflockern, Säubern und Glattstreichen der Polster. Wenn erforderlich, werden hierbei Matratzenteile ausgewechselt oder die Bettdecke und das Kopfpolster neu bezogen.

Bei der Erneuerung der Unterlagen ist das schwierigste der Wechsel des Bettlakens. Wenn der Kranke dadurch mithelfen kann, daß er die

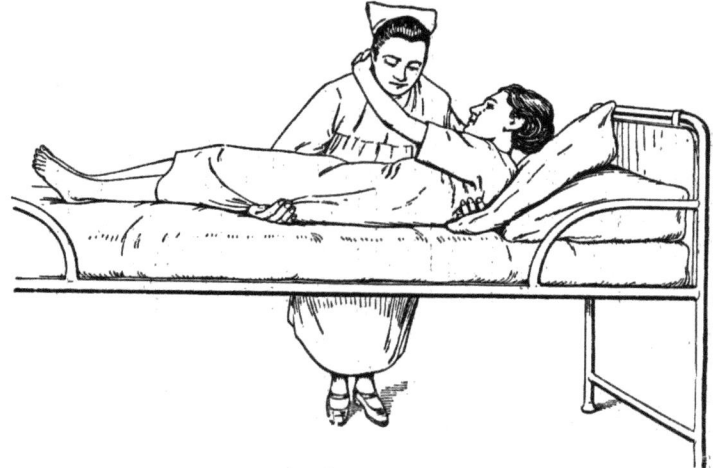

Abb. 112. Umbetten durch eine Pflegeperson.

Lage wechselt, so legt er sich, wenn nötig unterstützt von einer Krankenpflegeperson, möglichst dicht an den Bettrand. Dann wird der Lakensaum auf der anderen Seite vorsichtig unter der Matratze hervorgezogen und das Laken bis dicht an den Kranken heran eingerollt. Das neue Laken wird vor Beginn des Umbettens der Länge nach bis zur Hälfte eingerollt. Es wird jetzt so über die Matratze gebreitet, daß sein eingerollter Teil dicht neben dem des alten liegt. Wenn sich jetzt der Kranke auf den ausgebreiteten Teil des neuen Lakens herüber begeben hat, wird das alte Laken abgezogen und der noch aufgerollte Teil des neuen völlig ausgebreitet.

Bewegungsunfähige oder unbeholfene Kranke werden während des Lakenwechsels von Trägern angehoben. Hierzu müssen in der Privat-

Umbetten.

pflege Angehörige mit herangezogen werden. Bevor der Kranke angehoben wird, muß das neue Laken so vorbereitet sein, daß es nur untergeschoben zu werden braucht.

Bei Kranken, die möglichst wenig bewegt werden sollen, wird der Lakenwechsel in folgender Weise vorgenommen: Das neue Laken wird von beiden Schmalseiten her nach der Mitte zu aufgerollt. Dann wird das alte Laken erst vom Fußende, dann vom Kopfende bis an das Becken des Kranken ebenfalls eingerollt. Dabei werden die Beine einerseits, der Oberkörper mit Hilfe des Kopfkissens andererseits sanft angehoben. Darauf wird das Becken des Kranken ein wenig angehoben, das alte Laken schnell herausgezogen; sofort wird das neue untergeschoben und dann nach beiden Seiten auseinandergerollt. Sobald das Laken nach dem Umbetten ausgebreitet ist, wird es gespannt und glattgezogen. Dies wird zweckmäßig von zwei sich gegenüberstehenden Personen ausgeführt.

Die Art und Weise, wie man den Kranken anhebt, richtet sich danach, wie viele Personen als Träger (1 bis 3) zur Verfügung stehen. Ein einzelner Träger kann einen Kranken nur dann anheben, wenn der Kranke dadurch mithelfen kann, daß er seine Arme um den Hals des Trägers legt und sich so festhält. Der Träger schiebt einen Arm dicht unterhalb der Sitzbeinhöcker unter den Oberschenkeln durch, so daß später der Kranke auf dem tragenden Arm sitzt. Der andere Arm umfaßt in bequemer Höhe, d. h. etwa in der Gegend des unteren Randes der Schulterblätter, den Rücken des Kranken wie eine Lehne.

Wenn zwei Personen zum Anheben zur Verfügung stehen, so stellt sich die erste neben Kopf und Brust des Kranken, die zweite neben das Becken, beide auf der gleichen Seite. Einer von beiden gibt die Kommandos. Bei dem Kommando „Faßt an" legt der erste einen Arm unter den Nacken, den anderen unter den Rücken des Kranken, etwa in der Gegend zwischen den Schulterblattwinkeln und dem unteren Ende der Brustwirbelsäule. Der Kranke umfaßt, wenn möglich, mit beiden Armen den Nacken des Trägers. Ist er dazu nicht imstande, so werden die Arme auf die Brust gelegt, z. B. bei Kranken in Narkose. Der zweite Träger legt seine Arme unter das Becken und die Oberschenkel des Kranken. Die Träger heben den Kranken vorsichtig und gleichmäßig in die Höhe, bis sie gerade aufgerichtet stehen oder ihre Oberkörper sich etwas nach hinten überlehnen; in dieser Körperhaltung läßt sich eine schwere Last auf den Armen leichter tragen. Soll der Kranke wieder niedergelegt werden, so legen die Träger ihn auf das Kommando „Setzt ab" behutsam nieder.

Stehen drei Träger zur Verfügung, so stellen sich alle drei auf der gleichen Seite auf, der erste am Kopf, der zweite (der größte und stärkste) in der Beckengegend und der dritte (der schwächste) an den Beinen. Auf das Kommando „Faßt an" greift der erste mit der einen Hand unter den Nacken, mit der anderen unter der Schulter des Kranken hindurch in die abgewandte Achselhöhle, der zweite mit einem Arm oberhalb des Beckens in der Kreuzbeinhöhle hindurch, mit dem anderen

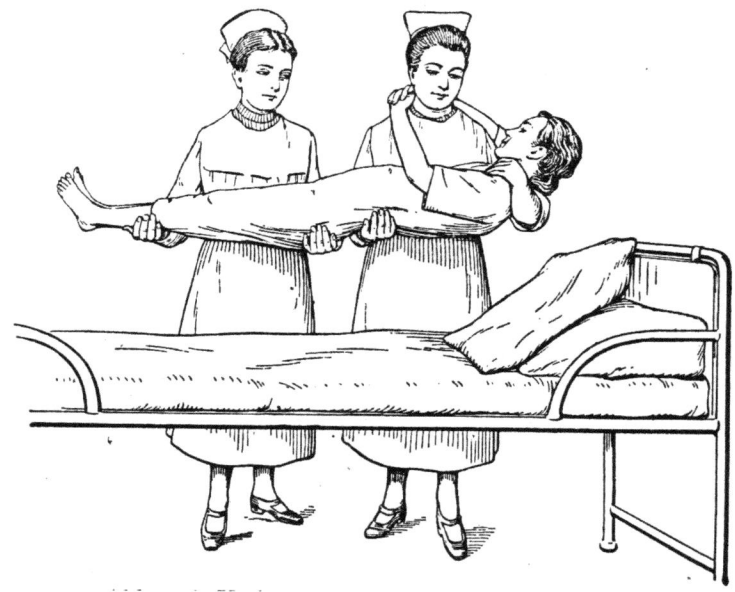

Abb. 113. Umbetten durch zwei Pflegepersonen.

unterhalb des Gesäßes, der dritte mit beiden Armen unter den beiden Beinen hindurch. Alles weitere vollzieht sich dann, wie oben bei den zwei Trägern angegeben.

Bettwechsel ist das Herüberbringen des Kranken von einem Lager auf ein anderes. Steht ein zweites Bett nicht zur Verfügung, so wird der Kranke während der Auffrischung seines Lagers auf ein Ruhebett, eine Krankentrage oder einen Lehnstuhl gebracht.

Bei Schwerkranken ist zur Schonung des Kranken ein zweites Bett wünschenswert. Auf diese Weise wird ihm die Anstrengung einer zweiten Umbettung erspart. Im übrigen wird man, um die Kräfte des Kranken zu schonen, die Auffrischung des Krankenlagers zu einer Zeit vornehmen, in der der Kranke aus anderen Gründen das Bett verlassen muß (Operation, Bad, Stuhlgang).

Mit dem Umbetten ist stets die Reinigung des Körpers und der Wechsel der Leibwäsche zu verbinden.

Stehen sich die beiden Lagerstellen gegenüber, so soll das Kopfende der einen dem Fußende der anderen entsprechen. Auf diese Weise ist das Herumtreten beim Lagerwechsel am einfachsten.

Das neue Bett muß vor dem Herüberheben des Kranken durchgewärmt sein (Wärmflasche, Wärmstein, Thermophor, elektrisches Heizkissen). Kälteempfindliche und schwache Kranke wickelt man beim Umbetten in die alte Bettdecke, wenn sie noch genügend rein ist. Sie wird erst gewechselt, wenn der Kranke im neuen Bett gut durchgewärmt ist. Bei bewußtlosen und gelähmten Kranken dürfen Wärmflaschen nur liegenbleiben, wenn sie sicher und dick umhüllt sind (Fries oder Wolldecken) und ihre Verschlüsse, besonders bei den Wärmkruken, sicher in Ordnung sind, da sonst sehr leicht Verbrennungen eintreten können.

8. Darreichen von Nahrung.

Die Verordnung der Krankenkost, vor allem etwaiger besonderer Diät, ist ausschließlich Sache des Arztes. Wenn nötig, hat das Pflegepersonal um ärztliche Verordnung zu bitten. Der Kranke darf nur diejenige Nahrung erhalten, die der Arzt verordnet hat.

Bei vielen Kranken liegt die Eßlust darnieder. Es muß alles getan werden, um die Eßlust nach Möglichkeit anzureizen. Dazu gehört in erster Linie ein entsprechend gefälliges Anrichten der Speisen und das Anbieten in nicht zu großen Mengen, vor allen Dingen bei solchen Kranken, die appetitlos sind. Auch die Art und Weise, in der die Speisen dargeboten werden, wirkt wesentlich auf die Eßlust eines Kranken ein. Es muß alles vermieden werden, was die Eßlust herabsetzt: mangelhafte Zubereitung, unappetitliche Darreichung, zu kalte oder zu heiße Speisen, unbequeme Haltung des Kranken beim Essen, Hast oder gar Drängen.

Die richtige Lagerung ist von größter Wichtigkeit, vor allem bei Schwachen und Schwerkranken. Sie scheuen teilweise das Essen wegen der damit verbundenen Anstrengung. Können sie sich nicht selbst aufsetzen oder strengt die aufrechte Haltung mit Hilfe eines Rückenpolsters zu sehr an, so werden sie in halb sitzender Stellung gestützt. Mit dem linken Arm umgreift die Krankenpflegeperson unter dem Kopfkissen den Nacken und den Oberteil der Schulter und richtet mit dem Kopfkissen den Kranken etwas auf, indem sie den Kopf mit

Ellbogen- und Unterarmgegend etwas stützt. Der Kopf des Kranken darf unter keinen Umständen dabei auf die Brust gedrückt werden. Langsames Darreichen der nicht zu heißen Speisen mit Gabel oder Löffel ist notwendig. Dem Kranken muß man Zeit zum Essen lassen.

Die Krankenpflegeperson muß vor allem darauf achten, daß alle Speisen gut gekaut werden; auch zerkleinerte Speisen sollen nicht sofort heruntergeschluckt, sondern durch Kaubewegungen mit Speichel vermischt werden. Kranke, denen nur breiige oder flüssige Speisen erlaubt sind, dürfen unter keinen Umständen irgendwie feste Speisen genießen.

Die richtige Wärme der Speisen prüft die Pflegeperson vor der Darreichung durch Kosten oder das Gefühl. Hierzu darf der Löffel des Kranken nicht benutzt werden. Das Kosten soll nach Möglichkeit auch nicht vor dem Kranken geschehen. Ist vom Arzt für Getränke ein bestimmter Wärmegrad vorgeschrieben, so muß er mit einem besonderen Thermometer festgestellt werden.

Zum Warmhalten von Speisen und Getränken benutzt man Wärmeapparate mit Spiritus- oder Gasflamme oder elektrischer Erwärmung, doppelwandige, mit warmem Wasser gefüllte Teller und Schüsseln, Thermophorgeschirre, Speiseglocken, Dampfwärmer. Für Speisen in geschlossenen oder überdeckten Gefäßen sind auch saubere, gefütterte Hauben, sogenannte Kaffeemützen, brauchbar. In Krankenhäusern sind verschließbare Speisetragen, Speisewagen und Wärmschränke im Gebrauch. Speiseglocken können durch Deckel und umgekehrte Schüsseln oder Teller, Dampfwärmer durch größere Gefäße mit heißem Wasser ersetzt werden, auf die man die zugedeckten Speiseschüsseln stellt. Abgekühlte Speisen werden im Wasserbad erwärmt. Dies besteht aus zwei ineinandergestellten Kochtöpfen, zwischen deren Wänden und Böden ein Raum frei bleibt, der zu zwei Dritteln mit Wasser gefüllt ist.

Im Krankenhaus ist die festgesetzte Essenszeit einzuhalten, sofern der Arzt nichts Besonderes bestimmt. Ist ein Kranker zur angesetzten Essenszeit aus irgendeinem Grunde nicht imstande, Nahrung zu sich zu nehmen, so wird das Essen aufbewahrt.

Nur bei ausdrücklicher ärztlicher Verordnung soll ein Kranker zum Essen aus dem Schlaf geweckt werden (Schwierigkeit der Ernährung Schlafsüchtiger).

Kann ein Kranker die ihm verordneten Mengen von Speisen nicht auf einmal zu sich nehmen, so werden ihm in kurzer Pause kleinere Mengen gereicht. Verweigert er die Nahrungsaufnahme auch nach Zureden, so darf er niemals gezwungen werden zu essen; dem Arzt ist beim nächsten Krankenbesuch Meldung zu machen. Zeigt ein Kranker Abneigung gegen gewisse Speisen, z. B. gegen Fleisch, so muß auch hiervon dem Arzt bei dem nächsten Besuch Meldung gemacht werden.

Übriggebliebene Speisen werden sofort aus dem Krankenzimmer entfernt. Nach dem Essen soll der Kranke Mund, Zähne und Hände reinigen. Das Krankenzimmer ist nach dem Essen zu lüften.

Besucher sind daraufhin unauffällig zu überwachen, daß sie dem Kranken keine Nahrungsmittel zustecken, deren Genuß ihm verboten ist. Verstöße gegen die vom Arzt gegebenen Vorschriften sind sofort diesem zu melden. Wer aus falsch empfundenem Mitleid einen Kranken Speisen genießen läßt, die vom Arzt verboten sind, gefährdet das Leben des ihm anvertrauten Kranken.

Getränke dürfen niemals in großen Mengen auf einmal gegeben werden. Kindern und Kranken, die hastig trinken, gebe man das Trinkgefäß nicht in die Hand und setze es während des Trinkens öfters ab. Die über die Trinkmenge vom Arzt gegebenen Vorschriften sind auf das genaueste zu befolgen, sowohl was die zeitliche Darreichung als auch die jedesmalige Menge des Getränkes betrifft. Dies gilt vor allen Dingen bei Kranken nach Operationen in der Bauchhöhle, bei denen der geringste Fehler gegen die ärztlichen Vorschriften unter Umständen den Kranken in schwere Lebensgefahr bringen kann.

Bei Kranken mit Erbrechen, Durchfällen, Bauchfellentzündung, Bauchverletzungen oder Operationen in der Bauchhöhle ist unter Umständen jede Verabreichung von Getränken für mehrere Tage verboten. Das quälende Durstgefühl kann man dadurch lindern, daß man den Mund mit einem sauberen Leinwandläppchen auswischt, das in kaltes Zitronenwasser getaucht ist.

Eisgekühlte Getränke dürfen nur auf Verordnung des Arztes gereicht werden. Erfrischende, kühle Getränke sind Wasser mit Fruchtsäften, vor allen Dingen sauren, Eiswasser, kohlensaures Wasser, kalter dünner Tee und kalter dünner Kaffee. Bei Magen- und Darmkrankheiten bestimmt der Arzt, was für Getränke gegeben werden dürfen.

9. Krankenwachen.

In der Krankenpflege unterscheidet man Tagwache und Nachtwache. Die Nachtwache beginnt meist um 9 Uhr abends und endet morgens um 7 Uhr. Nachtwachen sind besonders verantwortungsvoll, da bei Nacht ärztliche Hilfe meist schwerer zu erreichen ist. Nachtwache darf nur von solchen Krankenpflegepersonen gemacht werden, die bereits in der

Krankenpflege erfahren genug sind, um diesen verantwortungsvollen Dienst zu übernehmen.

Krankenwachen erfordern von der Krankenpflegeperson volle Kraft und volle Aufmerksamkeit. Die Krankenpflegeperson muß also bei Antritt der Wache voll ausgeruht sein. Der Genuß geistiger Getränke vor und während der Krankenwache ist unter allen Umständen verboten, da sie die Aufmerksamkeit herabsetzen und schnell zur Ermüdung führen. Kaffee und Tee wirken belebend und vertreiben die Müdigkeit.

Wenn die Zeit der Krankenwache vorüber ist, darf die Krankenpflegeperson den Kranken erst dann verlassen, wenn Ablösung da ist. Nach Beendigung der Nachtwache ist eine ausreichend lange Bettruhe notwendig.

10. Krankenbeförderung.

Bei der Beförderung von Kranken aus einem Raum in den anderen, besonders über Flure und Treppen oder im Freien, muß der Kranke gegen Abkühlung durch warme Kleidung und Decken geschützt werden.

Für den geführten Kranken bilden Stöcke von richtiger Länge wichtige Unterstützungsmittel, zur Not auch Krücken. Stöcke und Krücken müssen fest sein und eine sichere Stützfläche, möglichst eine Zwinge mit Gummiplatte oder einen Gummischuh, besitzen. Der Handgriff an den Stöcken soll möglichst waagerecht, an den Enden etwas geschweift sein. Polsterung ist erwünscht. Als Krücken dürfen nur sogenannte Gabelkrücken benutzt werden, die in ihrem Achselteil weich, aber nicht zu dick gepolstert sind und deren Handgriff verstellbar ist.

Krankentragen erlauben die Beförderung von Kranken in liegender oder halb sitzender Stellung. Sie dürfen nicht im Gleichschritt getragen werden, sondern in dem Schritte, den die Gebirgsbewohner beim Tragen schwerer Lasten benutzen, d. h. mit federnden Knien. Ein solcher Tragentransport muß besonders eingeübt werden, um möglichst erschütterungsfrei Kranke tragen zu können. Es sollen stets drei Füße der beiden Träger auf der Erde sein, während nur einer in der Luft schwebt. Zuerst tritt der vorangehende Träger mit dem rechten, gleich darauf der hintengehende mit dem linken Fuß an; der vorangehende setzt dann den linken, der hintengehende den rechten Fuß vor. Das Gesicht des Getragenen soll im allgemeinen in die Gangrichtung blicken. Beim Steigen muß das Kopfende der Trage vorangehen. Beim Treppensteigen mit gerader Trage muß der vordere Träger die Arme senken, der hintere sie langsam heben, wenn nötig bis zur Schulterhöhe. Beim Tragen auf langer Strecke bedeuten Tragegurte eine wesentliche Erleichterung, die Tragestangen dürfen aber niemals frei in den Gurten hängen, sondern müssen stets, um Pendelbewegungen zu vermeiden, in den Händen gehalten werden.

Zur Erleichterung der Beförderung werden Tragen mit Rädern versehen (Räderbahren) oder auf ein Fahrgestell gesetzt (fahrbare Krankentragen).

Zur Beförderung von Kranken und Verletzten über größere Entfernungen dienen auf dem Lande und in der Stadt Krankenkraftwagen, die mit allem Nötigen ausgestattet sind. Steht ein solcher für einen Krankentransport über Land ausnahmsweise nicht zur Verfügung, so ist durch reichliche Polsterung mit Betten und Decken für eine möglichst bequeme und gestreckte Lage des Kranken zu sorgen. Harn- und Speiglas nicht vergessen!

II. Ausführung ärztlicher Verordnungen.

1. Verabfolgung von Arzneimitteln.

Die Ausführung bzw. Überwachung der Arzneimittelverordnung gehört zu den wichtigsten Aufgaben des Pflegepersonals. Sie erfordert ein hohes Maß von Gewissenhaftigkeit und Verantwortungsbewußtsein. Die geringste Unachtsamkeit kann schwere Folgen für den Kranken mit sich bringen, ebenso kann die Unterlassung einer Verordnung (z. B. von Herzmitteln) sein Befinden gefährden. Es ist deshalb unerläßlich, sich mit Form und Dosierung der Arzneimittel vertraut zu machen.

Man unterscheidet Arzneien für äußerlichen und innerlichen Gebrauch; erstere werden vom Apotheker durch rote Etikette kenntlich gemacht, die innerlichen durch weiße. Arzneiflaschen für äußerlich anzuwendende Mittel sind sechseckig und haben drei glatte und drei geriffelte Flächen. Für innerlich zu verwendende Arzneien sind runde, glattwandige Flaschen vorgeschrieben. Auf diese Weise ist schon durch das Gefühl (im Dunkeln) eine Unterscheidung möglich. Arzneien für innerlichen Gebrauch und für äußeren Gebrauch sind gesondert aufzubewahren. Arzneien, die unter dem Einfluß des Lichtes sich zersetzen (Höllensteinlösungen, Äther u. a.) werden in dunklen, blauen oder braunen Flaschen abgegeben. In der Privatpflege steht auf dem Schild jedes Arzneigefäßes der Name des Kranken, der Tag der Anfertigung der Arznei sowie die Art und Weise der Anwendung (Signatur). Außerdem ist auf dem Schild noch die Zusammensetzung der Arznei angegeben. Die Anschrift ist durchzulesen, bevor die Arznei verabreicht wird, und die in ihr enthaltene Vorschrift genau zu befolgen.

Arzneien, die Gifte oder feuergefährliche Mittel enthalten, sind durch besondere Schilder vom Apotheker kenntlich gemacht, und zwar Gifte durch Schilder mit der Aufschrift „Gift" und einen Totenkopf (rot auf weiß oder weiß auf schwarz). Feuergefährliche Mittel tragen ein Schild mit der Aufschrift „Feuergefährlich". Giftige und feuergefährliche Arzneien sind ständig unter Verschluß zu halten, ebenso alle, bei denen der Arzt dieses besonders anordnet.

Alle Arzneien sind pünktlich zur vorgeschriebenen Zeit einzugeben, denn ihre Wirkung ist für eine bestimmte Zeit berechnet. Jeder Kranke fühlt sich vernachlässigt, wenn er seine Arznei nicht pünktlich erhält. Schläft der Kranke, so wird mit dem Eingeben der Arznei bis zum Aufwachen gewartet, wenn der Arzt nichts anderes vorschreibt. Arzneien werden in der Regel nach dem Essen gegeben. Nur in besonderen Fällen werden die Arzneien kurz vor dem Essen oder mit dem Essen verabreicht. Hierfür wird stets eine besondere Verordnung getroffen.

Es ist mit allem Nachdruck darauf hinzuwirken, daß die dem Kranken verabreichten Arzneien auch wirklich eingenommen werden.

Der üble Nachgeschmack mancher Arzneimittel wird durch Mundspülen oder Nachtrinken von Wasser, Kaffee usw. beseitigt. Nach dem Eingeben von eisen- oder säurehaltigen Arzneien ist stets der Mund zu spülen. Man kann auch solche Arzneimittel durch Glasröhrchen oder Strohhalme aufsaugen lassen.

Flüssige Arzneimittel in größerer Menge werden löffelweise verabreicht, z. B. zweistündlich ein Eßlöffel oder dreimal täglich ein Eßlöffel. Ein Eßlöffel enthält etwa 15 ccm Flüssigkeit, ein Kinderlöffel 10 ccm, ein Teelöffel 5 ccm. Ein kleines Likörglas enthält etwa 20 ccm, eine Mokkatasse 50 ccm, ein Portweinglas 60 ccm, ein Weinglas 125 ccm, eine Kaffeetasse etwa 200 ccm, ein Wasserglas etwa 250 ccm. Ein Gramm Flüssigkeit ist der tausendste Teil eines Liters, d. h. 1 dkg entspricht 10 g, 1 dcg = 0,1 = $^1/_{10}$ g, 1 cg = 0,01 = $^1/_{100}$ g, 1 mg = 0,001 = $^1/_{1000}$ g.

Metalllöffel werden unter Umständen von Arzneimitteln angegriffen, sie enthalten auch nicht immer die eben erwähnten Flüssigkeitsmengen. Besser als die im Haushalt vorhandenen Löffel sind Einnehmegläser, die graduiert, d. h. nach Kubikzentimetern oder Löffeln eingeteilt sind, oder Einnehmelöffel aus Porzellan. Einnehmelöffel und Einnehmegläser sind vor und nach dem Gebrauch zu spülen und nötigenfalls zu desinfizieren.

Flüssige Arzneimittel in kleineren Mengen, vor allem starkwirkende, werden in einer bestimmten Tropfenzahl verordnet. Die Zahl der Tropfen muß genau abgezählt werden. Die Flüssigkeit wird in einen Löffel getropft. Bestehen Zweifel, ob die gegebene Tropfenzahl stimmt, oder hat sich ein Irrtum im Zählen ereignet, so wird die Arznei weggegossen.

Zum Tropfen bedient man sich entweder eines Tropfgläschens oder eines Tropfenzählers (Pipette). Fehlen solche, so befeuchtet man den Rand der Arzneiflasche mit Hilfe des Korkens, an dem eine Spur Arznei haftet, und tropft über die befeuchtete Stelle. 20 Tropfen einer wässerigen Lösung entsprechen 1 ccm = 1 g. Die Arznei kann man auf Zuckerstücke auftropfen oder im Löffel mit etwas Wasser, Milch, Kaffee oder Tee verdünnen.

Manche dieser in Tropfenform zu verabreichenden Arzneien sind in Alkohol oder Äther gelöst. Da diese Lösungsmittel leicht verdunsten, nimmt bei ungenügendem Verschluß der Arzneigläser die Konzentration zu, so daß sie stärker sind als vom Arzt verordnet. Solche Arzneiflaschen müssen mit Glasstopfen fest verschlossen sein, um ein Verdunsten zu verhüten. In Äther aufgelöste Arzneimittel sind feuergefährlich. Sie dürfen nicht in der Nähe einer offenen Flamme aus der Flasche entleert werden.

In fester Form kommen Arzneimittel in den Handel als Pulver, Pillen, Tabletten und Zäpfchen.

Lose Pulver werden messerspitzenweise oder teelöffelweise gegeben. Jede Dosis ist vom Apotheker in einen gesonderten Papierumschlag verpackt. Zum Einnehmen verrührt man das Pulver in einem Eßlöffel mit etwas Flüssigkeit. Zurückbleibender Satz ist noch einmal mit Flüssigkeit zu mischen und nachzugeben. Am besten schüttet man Pulver, deren Geschmack nicht allzu unangenehm ist, dem Kranken auf die Zunge und läßt Flüssigkeit in kleinen Schlucken nachtrinken. An Stelle der Pulver werden häufig Tabletten verordnet, die zerdrückt oder im ganzen heruntergeschluckt werden.

Schlecht schmeckende Pulver werden in Oblaten gegeben. Zu diesem Zweck wird eine Oblate durch ganz kurzes Eintauchen in Wasser angefeuchtet, auf einem Teller oder einem Löffel (nie auf der Handfläche) ausgebreitet. Man schüttet das Pulver dann in die Mitte der Oblate und faltet die Ränder von allen Seiten darüber zusammen. Der Kranke legt das Päckchen auf die Zunge und nimmt es mit einem Schluck Wasser oder Milch. In seltenen Fällen werden Pulver auch in Gelatinekapseln verpackt. Diese Gelatinekapseln werden mit etwas Flüssigkeit heruntergeschluckt.

Pillen werden gleichfalls mit einer Flüssigkeit zusammen heruntergeschluckt. Fällt dem Kranken das Schlucken kleiner Pillen schwer, so kann man sie in etwas Semmel- oder Brotkrume einwickeln oder in einer Oblate eingeben.

Ölige Arzneimittel werden meist ungern eingenommen, weil das Öl länger im Munde haftenbleibt. Um dem Kranken das Einnehmen öliger Arzneimittel, z. B. von Rizinusöl, zu erleichtern, erwärmt man die Flasche auf etwa 40 Grad durch Einstellen in warmes Wasser und erwärmt außerdem den Löffel. Dadurch wird das Öl dünnflüssiger und haftet weniger im Munde. Nachessen von gesalzenem Schwarzbrot oder Verabreichung von Pfefferminztabletten nehmen etwas den üblen Geschmack.

Man kann innerliche Mittel auch in Form von Stuhlzäpfchen (Suppositorien) dem Körper einverleiben, besonders wenn der Magen geschont werden soll oder wenn eine unmittelbare Wirkung auf Nachbarorgane bezweckt wird (z. B. Pantopon-Zäpfchen bei akuter Blasenentzündung).

Salze (Bittersalz, Glaubersalz, Brunnensalz) werden in grobgestoßenen Kristallen oder fein pulverisiert verabreicht. Sie werden in Wasser aufgelöst dem Kranken eingegeben. Ihr meist schlechter Geschmack läßt sich nicht verdecken. Man löst daher zweckmäßig das Salz in einer kleinen Menge Wasser auf, so daß es in ein bis zwei Schlucken getrunken werden kann, und gibt dann reines Wasser nach. Kindern kann man das Einnehmen der Salzlösung durch Zusatz von Lakritzensaft erleichtern.

Aufgüsse, Abkochungen. Tees bestehen aus getrockneten Blättern, Blüten, Samen, Wurzeln, Rinden und anderen pflanzlichen Bestandteilen. Von den aromatisch riechenden, meist aus Blättern und Blüten bestehenden Tees dürfen nur Aufgüsse (Infuse) gemacht werden, da durch das Kochen die wirksamen flüchtigen Stoffe verlorengehen. Der Tee wird in ein Gefäß geschüttet und mit kochendem Wasser übergossen. Den aufgegossenen Tee läßt man an warmem Ort 10 Minuten lang ziehen und gießt ihn dann durch ein Sieb. Solche Tees, die als Aufgüsse verabreicht werden, sind z. B. Pfefferminztee, Kamillentee, Salbeitee, Fliedertee usw. Teesorten, die aus Samen und Wurzeln oder harten Blättern bestehen, werden als Abkochungen (Dekokte) zubereitet. Sie werden mit kaltem Wasser angesetzt und 10 Minuten bis ½ Stunde gekocht, dann durch ein Sieb gegossen. Auf eine Tasse rechnet man im allgemeinen einen gehäuften Teelöffel voll Tee. Tees, die als Abkochungen verabreicht werden, sind z. B. Bärentraubenblättertee, Enziantee. Kalte Aufgüsse von Tee bereitet man durch Übergießen der bestimmten Teemenge mit stubenwarmem Wasser. Dieser Aufguß bleibt 8—10 Stunden an einem nicht zu kühlen Ort stehen, ehe er durchgegossen wird. Tees, die

Verabfolgung von Arzneimitteln. 221

als kalte Aufgüsse zubereitet werden, sind z. B. Baldriantee, Sennesschotentee.

Eine große praktische Bedeutung als Behandlungsmittel hat die Einatmung von Wasserdämpfen und Salzlösungen, wofür man einen Inhalationsapparat benutzt. Dieser besteht aus einem Kessel, der zur Hälfte mit Flüssigkeit gefüllt wird. Zum Zusammenhalten des Dampfstrahles wird zwischen der Öffnung des Ausblaserohres und dem Mund ein trichterförmiges Glasstück angebracht (vgl. Abb. 114). Die einzuatmende Lösung wird in ein Glasgefäß eingefüllt, aus dem ein zugespitztes Glasröhrchen senkrecht vor die Mündung des Ausblaserohres führt (Steigrohr). Der darüberstreichende Dampf saugt die Luft aus dem Steigrohr und dann die Flüssigkeit an und versprüht sie. Haare und Hals des Kranken, bei Bettlägerigen auch das Bett, sind durch Leinen oder besser Gummitücher vor Durchfeuchtung zu schützen.

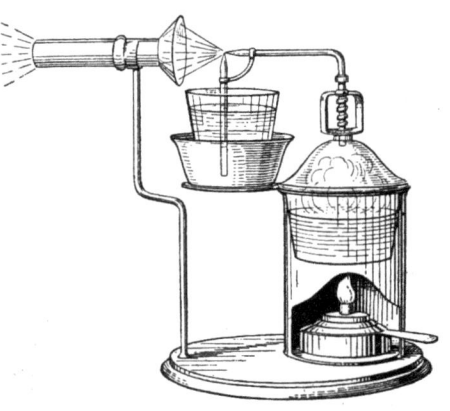

Abb. 114. Inhalationsapparat (der Mantel ist durchsichtig gezeichnet, um den Kessel mit der Wasserfüllung zu zeigen).

Man stellt den Apparat an die Seite des Bettes und läßt den Strahl in Höhe des Mundes und der Nase quer über das Gesicht gehen. Der Kranke soll ruhig und ohne Anstrengung atmen. Kleine Kinder, die nicht ruhig liegen, werden auf den Schoß genommen und mit dem Gesicht in den Dampfstrahl gehalten. Sie sind sorgfältig gegen Durchfeuchtung abzudecken.

Zur Einatmung von Sauerstoff dienen besondere Apparate. Zwischen Sauerstoffbombe und ihrem Reduzierventil auf der einen Seite und dem Schlauch ist zum Ausgleich des Druckes ein gasdichter Sack eingeschaltet.

Einträufelungen werden aus Tropffläschchen oder Pipetten vorgenommen. Zum Einträufeln in den Bindehautsack des Auges beugt der Kranke den Kopf leicht nach hinten und richtet den Blick nach oben. Das untere Augenlid wird mit einem Finger zart etwas nach abwärts gezogen. In den so geöffneten unteren Bindehautsack träufelt man die vorgeschriebene Anzahl Tropfen. Die Tropfflüssigkeit muß Stubenwärme haben, da Kälte im Bindehautsack besonders unangenehm empfunden wird. Kinder und unruhige Kranke legt man auf den Rücken und dreht ihren Kopf etwas nach der Seite des gesunden Auges. Man träufelt die vorgeschriebene Anzahl von Tropfen in die Gegend des inneren Augenwinkels, zieht die Lider mit leichter Hand etwas auseinander. Dadurch breitet sich die Flüssigkeit im ganzen Bindehautsack aus. Vorsicht vor Überfließen der Tropfflüssigkeit in das gesunde Auge! Nach dem Einträufeln wird die Bindehaut und die Haut der Umgebung vorsichtig abgetrocknet. Der Kranke darf nach dem Einträufeln das Auge nicht reiben.

Für die Einträufelung in das Ohr benutzte Flüssigkeit muß lauwarm sein. Der Kopf wird so gehalten oder gelagert, daß die Öffnung des Gehörganges nach oben zu gerichtet ist. Nach dem Einträufeln wird die Ohrmuschel abgetrocknet und der Gehörgang mit einem Wattebausch lose verschlossen.

2. Einspritzungen.

Bei der Durchführung von Einspritzungen (Injektionen) ist jede damit betraute Person verpflichtet, das Medikament genauester Prüfung zu unterziehen. Durch Verwechselung von Arzneien und Impfstoffen kann hierbei schwerer Schaden entstehen; ebenso muß man sich vorher davon überzeugen, daß die richtige Konzentration des Mittels gewährleistet ist. Eine weitere Gefahrenquelle liegt in der Möglichkeit einer Keimverschleppung in das Körperinnere und in dem Abbrechen bzw. Zurückbleiben von Kanülen.

Es geht daraus hervor, daß nur Injektionsspritzen von bestem Material verwendet werden dürfen. Diese bestehen aus Glas, oder aus Glaszylinder mit Metallstempel (Rekordspritze). Das konisch geformte

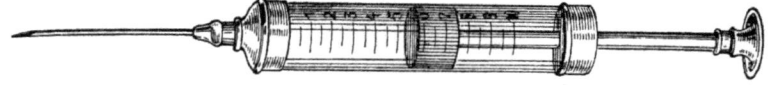

Abb. 115. Pravazsche Spritze.

Mundstück trägt einen Fortsatz, auf den die Hohlnadel (Kanüle) aufgesetzt wird. Vor der Benutzung ist zu prüfen, ob die Kanüle durchgängig ist; sie wird mit einem dünnen Draht (Mandrin) versehen.

Die Sterilisation erfolgt ausschließlich durch Auskochen, wobei die Spritze auseinandergenommen wird. Die früher übliche Aufbewahrung in $70^0/_0$igem Alkohol ist streng abzulehnen, da einzelne Sporen, zu denen auch die Gasbranderreger gehören, hierdurch nicht abgetötet werden. Nach erfolgtem Auskochen für 10—15 Minuten müssen Glaszylinder und Kolben abkühlen, ehe man die Teile zusammensetzt. Nach Entfernung des Mandrins wird die Kanüle mit einer Pinzette am Ansatzstück gefaßt und aufgesetzt.

Wird die einzuspritzende Flüssigkeit aus einer Ampulle entnommen, so ist diese am Hals mit einer Feile einzuritzen, die ausgezogene Glasspitze läßt sich dann leicht abbrechen. Jede Gewalt ist zu vermeiden, da sie zur Zersplitterung des Glases und zu unangenehmen Verletzungen durch die Splitter führen kann. Beim Eintauchen der Nadel in die Ampulle ist darauf zu achten, daß die Nadelspitze nicht mit dem Boden des Gefäßes in Berührung kommt, da sonst die Spitze leicht verbogen werden kann.

Einspritzungen unter die Haut dürfen nur auf ärztliche Anordnung ausgeführt werden. Die verordnete Menge der Arznei muß genau innegehalten werden. Wird die zu verabfolgende Menge des Arzneimittels in Gramm angegeben, so ist vor dem Aufziehen der Spritze je nach dem Lösungsverhältnis des Arzneimittels in der Flüssigkeit die aufzuziehende Menge zu berechnen. Sollen 0,01 g Morphium in 1%iger Lösung eingespritzt werden, so wird 1 ccm aufgezogen, da diese Menge 0,01 g Morphium enthält. Werden 0,01 g Morphium von einer 2%igen Morphiumlösung eingespritzt, so darf nur ½ ccm aufgezogen werden. Ein ganzer Kubikzentimeter entspräche 0,02 g Morphium.

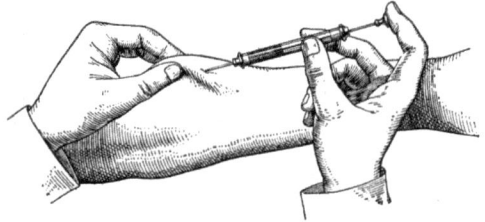

Abb. 116. Einspritzung unter die Haut.

Vor der Einspritzung wird der Stempel genau auf den entsprechenden Teilstrich eingestellt. Die Luft in der Spritze wird durch Vorschieben des Kolbens in senkrecht nach oben gerichteter Haltung entfernt. Die Haut wird an der Injektionsstelle mit einem in 70%igen Alkohol getauchten Wattebausch oder Mull kräftig abgerieben oder mit Jodtinktur angestrichen. Die Spritze wird dann nach Art einer Schreibfeder mit der rechten Hand gefaßt, mit Daumen und Zeigefinger der linken Hand wird eine Hautfalte aufgehoben und die Nadel mit einem kurzen Ruck etwa 2 cm tief eingestochen. Niemals darf die Nadel bis zum Ansatzstück eingestochen werden. Die Nadel wird beim Einstich so geführt, daß sie der Hautunterlage annähernd parallel ist. Die Spritze wird dann durch langsames Vorschieben des Stempels entleert. Dann zieht man die Kanüle mit einem kurzen Ruck heraus. Einspritzungen unter die Haut (subcutane) werden, wenn nicht anders verordnet, an der Außenseite des Oberarms oder an der Streckseite oder Außenfläche des Oberschenkels gemacht.

Nach dem Gebrauch wird die Spritze mit Wasser durchgespritzt und nach dem Auseinandernehmen wieder ausgekocht. In die Kanüle ist vor dem Auskochen ein Mandrin einzuführen. Ausgekochte Spritzen werden in sterilen Glasbehältern, die innen mit Mull ausgelegt sind, verschlossen aufbewahrt.

Ist mit der Spritze Blut abgezogen oder Serum eingespritzt worden, so ist sie sofort nach dem Gebrauch auseinanderzunehmen, da sonst der Stempel durch Festhaften des geronnenen Blutes sich nicht mehr herausziehen läßt.

Neben der beschriebenen Injektionsart unter die Haut werden auch **Einspritzungen in die Muskulatur** (intramusculäre) **und in die Blutbahn** (intravenöse) angewendet, um eine schnellere und länger anhaltende Wirkung des Medikaments zu erzielen. Die **intramuskuläre** Injektion erfolgt im oberen, äußeren Quadranten der Gesäßmuskulatur. Der Nadelstich erfolgt senkrecht zur Hautoberfläche. Vor der Injektion überzeugt man sich durch Ansaugen, daß die Nadelspitze nicht in einem Gefäß liegt. Sie darf nur von erfahrenem Pflegepersonal bei ausdrücklicher Anordnung des Arztes ausgeführt werden. Die **intravenöse** Injektion ist technisch am schwierigsten. Sie darf von einer Schwester oder einem Pfleger nur dann ausgeführt werden, wenn der anordnende Arzt, der die Verantwortung trägt, bei der betreffenden Person eine besondere Geschicklichkeit und Übung in dieser Anwendungsart voraussetzen kann sowie auch Kenntnis der Gefahren. Es wird in der Regel die Vene in der Ellenbeuge gewählt; durch Anlegen einer Staubinde wird eine bessere Füllung derselben erreicht. Die kurz geschliffene Kanüle wird fast senkrecht durch die Haut und Venenwand eingestochen. Dann wird die Nadelspitze schräg in die Vene vorgeschoben. Durch Zurückziehen des Stempels und Ansaugen von Blut überzeugt man sich von der richtigen Lage. Auch bei größter Vorsicht kann die Vene durchstochen werden, und die eingespritzte Flüssigkeit in das umgebende Gewebe gelangen. Dies pflegt meist einen starken Schmerz auszulösen. Deshalb ist bei der geringsten Schmerzäußerung oder beim Entstehen einer Schwellung an der Injektionsstelle sofort abzubrechen.

3. Kälte- und Wärmeanwendung.

Kälte und Wärme können feucht oder trocken auf die ganze Körperoberfläche (allgemein) oder auf einzelne Körperteile (örtlich) zur Einwirkung gebracht werden. Kälte und Wärme werden angewandt in Form von Waschungen, Abreibungen, Bädern, Übergießungen, Duschen, Ein-

Kälte- und Wärmeanwendung.

schließungen des Körpers oder einzelner Körperteile in heiße Luft oder heißen Dampf, durch Kühl- und Wärmeapparate. Die verschiedenen Behandlungsformen dürfen nur auf Verordnung des Arztes ausgeführt werden, der unter Umständen auch die anzuwendenden Wärmegrade bestimmt. Bei jeder Teilanwendung von Kälte oder feuchter Wärme wird Kleidung und Bett des Kranken vor Durchfeuchtung zu schützen. Ferner ist dafür zu sorgen, daß Kälte und Hitze nicht Erfrierungen oder Verbrühungen erzeugen. Ist zwischen der Anordnung durch den Arzt und der Ausführung bei dem Kranken eine merkliche Änderung des Befindens eingetreten, so ist der Arzt zu benachrichtigen. Einwicklungen, Duschen und Bäder, überhaupt alle eingreifenden Kälte- und Wärmeeinwirkungen sollen bei Leuten, die erhitzt, aufgeregt oder abgespannt sind, erst angewendet werden, wenn sie sich völlig beruhigt und abgekühlt haben. Unmittelbar nach größeren Mahlzeiten oder auf nüchternen Magen sollen solche eingreifenden Verfahren nicht angewendet werden.

Wird die Behandlung nicht im Krankenzimmer, sondern in einem besonderen Raum ausgeführt, so darf dessen Luftwärme nicht wesentlich von der gewöhnlichen Zimmerwärme verschieden sein (Zimmerwärme 18 Grad). Man vermeide die Benutzung zu warmer und zu enger Räume, da leicht Beklemmungen und Beängstigungszustände durch Blutandrang nach dem Kopfe entstehen können. Zugige Räume sind wegen der Erkältungsgefahr zu vermeiden. Nach jeder Behandlung muß der Kranke gut zugedeckt werden.

Wenn größere Teile des Körpers höheren Wärmegraden ausgesetzt werden, besteht die Gefahr, daß durch Blutandrang nach dem Kopf Schwindelgefühl oder gar Ohnmachten auftreten. Vor Beginn solcher Maßnahmen sind kalte Umschläge auf den Kopf zu legen oder zum sofortigen Gebrauch bereitzuhalten.

Übergießungen des ganzen Körpers oder einzelner Körperteile (Güsse) werden aus einem weiten Gefäß (Eimer, Kübel) und aus geringer Höhe vorgenommen. Die Übergießungen des ganzen Körpers durch die Brause einer Gießkanne bezeichnet man als Regenbad. Für die Übergießungen werden die Kranken in eine leere Wanne oder in ein lauwarmes Halbbad gesetzt oder gestellt. Die Übergießungen dauern nur $^1/_2$—1 Minute. Güsse auf den bloßen Kopf des Kranken ohne besondere ausdrückliche Verordnung sind verboten. Der Kopf muß mit einer Gummi- oder Zeugkappe bedeckt sein. Der Guß von oben darf nur gegen die Nackengegend gerichtet sein. Kalte Übergießungen werden häufig während eines Voll- oder Halbbades gemacht. Beim Kniegußwerden die Beine aufsteigend vom Knöchel bis zum Knie herauf an der Vorder- und Rückseite berieselt, beim Schenkelguß vom Knöchel aufsteigend bis zur Hüftgegend; beim Vollguß wird der ganze Körper berieselt. Die Berieselung von oben her bezeichnet man als Oberguß. Wird das Wasser von unten nach oben emporgeschleudert, so spricht man von Untergüssen.

Aus Duschen gelangt das Wasser unter stärkerem Druck auf den Körper. Eine Dusche im geschlossenen Strahl bezeichnet man als Strahldusche, eine durch ein Brausensieb als Regendusche. Wird der Wasserstrahl durch eine klappenartige Ausflußvorrichtung flächenhaft verbreitet, so spricht man von einer Fächerdusche. Duschen, bei denen in demselben Strahl allmählich kälteres und wärmeres Wasser wechselt, bezeichnet man als schottische Duschen, solche mit sekundenweisem Wechsel von Heiß und Kalt als Wechseldusche. Kalte Duschen für einzelne Gelenke kann man zweckmäßig mit einem gewöhnlichen an die Wasserleitung angeschlossenen Gummischlauch von 2—3 cm Durchmesser geben. Der Kranke muß vor Durchnässung durch das umherspritzende Wasser geschützt werden. Auch mit Dampf werden Duschen aus besonderen Apparaten verabreicht (Dampfduschen).

Bei Einpackungen unterscheidet man die Ganzpackung, wobei die Arme mit eingepackt werden, die Rumpfpackung, wobei die Packung von der Achselhöhle bis zur Hüfte reicht, die Dreiviertelpackung, die, bei der Achselhöhle beginnend, auch die Beine mit einbezieht. Die Packungen können als kalte, als feuchtwarme und als Schwitzpackungen angewendet werden. Gelegentlich finden auch Trockenpackungen Anwendung.

Für die Ausführung einer kalten Einpackung wird über die Matratze oder ein geeignetes Ruhebett eine wollene Decke gebreitet. Dann taucht man ein großes Bettlaken in kaltes Wasser, wringt es gut aus und breitet es über die Decke. Nun legt man den völlig entkleideten Kranken auf das Laken, wickelt ihn, mit Ausnahme des Gesichtes, vollkommen ein und umhüllt ihn sorgfältig mit der wollenen Decke. Nach 5—10 Minuten wird der Kranke wieder ausgewickelt. Dieses Verfahren wird je nach ärztlicher Anordnung wiederholt. Um das Reiben der wollenen Decke am Kinn zu vermeiden, kann hier ein großes weiches Leinentuch eingelegt werden.

Nimmt man an Stelle des kalten Wassers solches von 22 Grad, so wirkt eine solche Einwicklung von vornherein wärmend und schweißtreibend. Das gleiche ist der Fall, wenn man eine kalte Packung längere Zeit, mindestens eine halbe Stunde liegenläßt (feuchtwarme Packungen).

Für Schwitzpackungen kann man die schweißtreibende Wirkung der feuchtwarmen Packung durch Eingeben heißen Tees oder heißer Zitronenlimonade vor der Einpackung begünstigen. Die schweißtreibende Wirkung wird noch weiter unterstützt, wenn auf ärztliche Anordnung schweißtreibende Medikamente gegeben werden.

Alle Packungen greifen den Kranken stark an. Während der Dauer der Packung ist er ständig zu überwachen. Nach der Packung wird der Kranke mit einem angewärmten Frottiertuch trockengerieben, er erhält ein frisches Hemd, das Bett, in das er gebracht wird, ist vorzuwärmen.

Kalte Abreibungen des Körpers werden im allgemeinen mit Wasser von 15 Grad und einem Laken vorgenommen, das mindestens 1,5 m breit und 2 m lang ist. Die Pflegeperson ordnet einen Längssaum des nassen, gut ausgewrungenen Lakens fächerförmig in einer Hand zu Quetschfalten und behält nur einen Zipfel in der Linken. Sie stellt sich vor den Kranken der die Arme waagerecht ausbreitet. Sie legt den mit der linken Hand gehaltenen Zipfel in die rechte Achselhöhle des Kranken, der ihn durch Senken des Armes an den Rumpf andrückt und festhält. Das Laken wird dann über Brust und Bauch des Kranken bis zur linken Achselhöhle geführt und hier ebenfalls durch Herabsenken des linken Armes vom Kranken festgehalten. Das Laken wird dann über den Armen weiterhin um den Kranken herumgeschlagen. Dann reibt die Krankenpflegeperson die Haut des Kranken, indem sie mit den Händen schnell in langen, auch über die Beine gehenden Zügen allseitig auf- und abwärts streicht. Am Bauch sollen diese Bewegungen kreisförmig sein. Soll der Reiz verstärkt werden, so wird der Kranke mit flachen Händen leicht abgeklatscht. Nach Beendigung der Abreibung wird der Kranke ausgewickelt, mit einem trockenen Tuch umhüllt und kräftig trockengerieben. In gleicher Weise können einzelne Körperteile behandelt werden.

Umschläge werden im Gegensatz zu Einpackungen nur an einzelnen Körperteilen angewendet, z. B. als Hals-, Brust- oder Leibumschlag. Man unterscheidet kalte Umschläge, feuchte Wickel, feuchte Verbände, feuchtwarme Umschläge und Breiumschläge.

Der kalte Umschlag wird meist als Aufschlag verwendet. Ein mit kaltem Wasser getränktes Tuch wird leicht ausgedrückt und auf den dazu bestimmten Körperteil aufgelegt, aber nicht angewickelt. Die Umgebung ist dabei vor Durchnässung zu schützen.

Sobald der Umschlag die beabsichtigte Temperatur nicht mehr besitzt, so muß, besonders bei der stetigen Einwirkung von Kälte, der Umschlag oft gewechselt werden, mindestens alle 5 Minuten. Man nimmt also für kalte und für heiße Umschläge zweckmäßig mehrere Kompressen in Gebrauch, von denen eine auf den Körper, die zweite im Wasser liegt.

Zu warmen Umschlägen sind dicke Kompressen und Tücher, für kalte dünnere vorzuziehen. Dünne drücken weniger auf die schmerzenden Teile und bleiben länger kühl, weil sie die ausstrahlende Wärme schnell wieder durch Verdunstung an ihrer Oberfläche abgeben. Kalte Kompressen dürfen nicht mit Woll- oder Gummistoff zugedeckt werden.

Feuchte Wickel (Prießnitzumschläge). Man taucht ein Stück Nesselstoff oder Leinwand, das je nach Größe und Beschaffenheit des zu bedeckenden Körperteils verschieden zusammengelegt wird, in Wasser von Stubenwärme und drückt es so weit aus, daß es nicht mehr tropft, und legt es glatt auf den erkrankten Körperteil. Darüber deckt man ein Stück wollenen Stoff, das den feuchten Umschlag nach allen Seiten und mindestens zwei bis drei Querfinger breit überragt. Das Ganze wird dann durch umgelegte breite Tücher oder durch Flanell befestigt. Der feuchte Wickel bleibt so lange liegen, wie der Arzt dies anordnet. In der Regel wird er nach 2—4 Stunden gewechselt. Falls der Umschlag nicht erneuert werden soll, ist der betreffende Körperteil gut abzutrocknen und dann gut trocken einzuhüllen.

Bei einem Brustwickel kann man das Verschieben des Wickels dadurch verhüten, daß man zwei Bindenstreifen nach Art von Hosenträgern über das Wolltuch des fertigen Umschlags befestigt.

Feuchte Verbände. Hierzu werden kalte Arzneilösungen, Borwasser, Essigsaure Tonerde usw. verwendet. Über die feuchten Kompressen kommt wasserdichter Stoff, dann eine Binde. Bei den Dunstverbänden wird der wasserdichte Stoff durchlöchert, damit die Feuchtigkeit abdunsten kann, z. B. beim Alkoholdunstverband.

Heiße Breiumschläge (Kataplasmen) werden aus Leinsamen, Hafergrütze, Roggenkleie usw. bereitet. Die betreffende Substanz ist mit Wasser zu einem dicken Brei anzurühren, der gekocht wird. Diese stets frisch zu bereitende Masse wird warm, mindestens fingerdick auf ein dünnes Tuch gestrichen und der Stoff dann auf den erkrankten Körperteil gebracht, nachdem man sich vorher davon überzeugt hat, daß er nicht zu heiß ist. Er wird mit wasserdichtem Stoff bedeckt und mit Binden abgewickelt. Der Umschlag darf nicht eher abgenommen werden, bis ein neuer zur Hand ist. Beim Wechseln muß die Haut mit lauwarmem Wasser gereinigt werden. Nach Beendigung der Umschläge wird sie mit einem erwärmten Tuch bedeckt.

Zum Wiedererwärmen erkalteter Breiumschläge benutzt man besondere Wärmevorrichtungen, in denen der Brei mit Dampf erhitzt wird. Ausnahmsweise kann man einen größeren Topf, in dem Wasser kochend gehalten wird und in den ein Sieb gesenkt ist, für diesen Zweck gebrauchen.

An Stelle des Breies kann man auch Fangoschlamm oder einen Brei aus Moorerde benutzen.

Kälte- und Wärmeanwendung.

Heiße Luft oder heißen Dampf läßt man auf den ganzen Körper oder einzelne Teile einwirken. Auf den ganzen Körper wirkt heiße Luft in den römisch-irischen Bädern. Heißluftbäder können im Krankenzimmer, wenn der Kranke sitzen darf, behelfsmäßig hergerichtet werden. Der Kranke sitzt auf einem Holzstuhl und wird mit einem Gummituch oder dicken Wolldecken bis zum Hals zugedeckt. Die Decke muß am Hals gut anschließen und überall bis auf den Boden reichen. Durch einen in Schulterhöhe eingefügten Reifen wird das Gummituch oder die Decke zweckmäßig etwas vom Körper ferngehalten. Damit der Kranke nicht in Gefahr kommt, sich die Füße zu verbrennen, werden vor die vorderen Stuhlbeine Bretter gelegt. Ständige Aufsicht ist nötig. Zweckmäßiger als diese Behelfsvorrichtung ist die Anwendung elektrischer Lichtbäder, bei denen der Kranke in einem Kasten sitzt, aus dem nur der Kopf heraussieht, und die durch Kohlenfadenglühlampen erhitzt werden.

Zur örtlichen Heißluftbehandlung verwendet man Heißluftkästen, die elektrisch betrieben oder mit Spiritusflammen geheizt werden. Diese Heißluftkästen gibt es in verschiedenen Größen für die Behandlung von einzelnen Körperteilen und auch für den ganzen Körper für liegende Kranke. Die Wand des Heizraumes bildet ein Gestell, das außen mit Wollstoff überzogen ist und innen das Heiznetz trägt, das vom Behandlungsraum durch Asbest isoliert ist. Eine verschließbare Öffnung an der Decke des Heizraumes läßt die vom Schwitzen feuchte Luft ausströmen. Ein Thermometer an der Decke zeigt die Wärme an. Die Glühlichtkästen bestehen aus Holzreifengestellen oder Holzkästen, an deren Innenwand eine große Anzahl von Kohlenfadenglühlampen angebracht sind. Diese Kohlenfadenglühlampen sind besonders empfindlich gegen Erschütterung.

Heißluftbehandlung wird nur vom Arzt verordnet. Der erkrankte Körperteil wird entblößt, bei empfindlichen Kranken mit einem dünnen Baumwollstoff bedeckt. Er wird sorgfältig in dem Heizkasten gelagert. Der Kasten wird mit Wolldecken abgedichtet. Wegen der Gefahr der Verbrennung darf ein Lagewechsel nicht mehr vorgenommen werden, sobald die Lampen brennen. Besondere Vorsicht ist bei solchen Kranken notwendig, deren Körperoberfläche teilweise unempfindlich ist (Sensibilitätsstörungen). Bei elektrisch heizbaren Kästen wird die Wärme durch Serienschaltung geregelt, bei den durch Spiritus heizbaren durch Höherstellen oder Senken des Brenners. Das örtliche Heißluftbad dauert etwa 20 Minuten. Es soll im allgemeinen eine Wärme von 80 Grad haben. Höhere Wärmegrade oder längere Verweildauer bestimmt der Arzt gesondert.

Mit Hilfe solcher Glühlichtkästen läßt sich auch bei entsprechender Länge der Reifengestelle füı bettlägerige Kranke ein Heißluftbad für den ganzen Körper mit Ausnahme des Kopfes herstellen. Der Kopf wird dabei durch kalte Umschläge kühlgehalten. Nach Beendigung des Heißluftganzbades wird meist ein warmes, allmählich abzukühlendes Bad mit nachfolgender Abreibung verordnet. Ist dies nicht der Fall, so wird der Kranke sorgfältig mit erwärmten Tüchern abgetrocknet und in ein erwärmtes Bett gepackt. Bei Heißluftbädern im Bett oder im Sitzen darf der Kranke niemals ohne Aufsicht sein.

Bei trockenen Einwicklungen zum Schwitzen wird der Kranke ebenso wie zu einer nassen Einwicklung eingepackt, nur wird das Leinentuch nicht angefeuchtet. Die in der Decke eingeschlossene Luft muß nun durch die eigene Körperwärme erhitzt werden. Aus diesem Grunde muß die Decke am Hals gut anschließen und müssen die Füße gut eingepackt werden. Nach der Einwicklung des Kranken wird er mit einer Wolldecke zugedeckt. Er erhält dann reichlich warme Getränke (Fliedertee, Lindenblütentee, heißes Zitronenwasser). Nach etwa ½ bis 1 Stunde kommt es zum Schweißausbruch. Das Schwitzen wird etwa 1 Stunde durchgeführt. Nach Beendigung wird die Bedeckung entfernt, die Einwicklung geöffnet und die Haut unter der Decke mit erwärmten Tüchern gut abgetrocknet. Meist schwitzen die Kranken noch nach, darum läßt man sie noch einige Zeit unter der lockeren Decke liegen und trocknet sie dann noch einmal ab. Schließlich wird der Kranke in ein erwärmtes Bett gelegt.

Dampfbäder (russische Bäder) werden in Anstalten verabreicht. Sie können auch als Kastendampfbäder im Haus des Kranken gegeben werden. Nachdem dem Kranken eine kühle Kompresse um Hals und Schulter gelegt wird, wird er in den Dampfkasten oder in eine ähnliche Vorrichtung wie zur Erzeugung eines Heißluftbades gesetzt. Der in einem besonderen Dampferzeuger entwickelte Dampf wird eingelassen. Aus dem Halsausschnitt dürfen keine Dämpfe entweichen. Man legt hier nasse Tücher um. Bei Blutandrang zum Kopfe wird eine nasse Kompresse auf diesen gelegt. Dauert der Blutandrang an oder tritt Herzklopfen ein, so wird das Bad abgebrochen. Nach dem Kastenbad muß ein warmes Bad bereitstehen, das allmählich abgekühlt wird.

Zur trockenen Hitzeeinwirkung auf einzelne Körperteile kann man auch erwärmte Kissen verwenden, die mit Spreu, Kleie, Mehl oder trockenen Kräutern gefüllt werden. Die Überzüge müssen dünn, aber staubdicht sein. Zu gleichem Zweck benutzt man auch erhitzte Wolldecken und erwärmte flache Dachziegel oder Topfdeckel, die in wollene Tücher eingeschlagen sind. Diese Gegenstände eignen sich, da sie ver-

Kälte- und Wärmeanwendung. 231

hältnismäßig leicht sind, zum Auflegen auf Körperteile. Schwerere Gegenstände, wie erhitzte Sandsäcke, Ziegelsteine oder mit heißem Wasser oder Luft gefüllte Kruken, kann man nur neben die kranken Körperteile legen. Um Verbrühungen zu vermeiden, müssen sie in Decken gehüllt werden. Flaschen und Kruken dürfen nur mit heißem und nie mit kochendem Wasser und auch nur zur Hälfte gefüllt werden, damit sie nicht springen. Pfropfen müssen fest zugebunden, Metallschraubverschlüsse durch Umkippen der Gefäße auf ihre Dichtigkeit geprüft werden. Auch Gummiblasen, die mit heißem Wasser gefüllt sind, können zur örtlichen Wärmebehandlung benutzt werden.

Thermophore sind Gummikissen, die mit einer Salzmischung gefüllt sind, die einmal aufgekocht oder über heißem Wasser gewärmt, sehr lange ihre Wärme behalten. Durch das Kochen löst sich das Salz und kristallisiert allmählich wieder. Die auf den Thermophoren angegebenen Erhitzungs- oder Kochzeiten sind genau innezuhalten, da sie durch längeres Erhitzen unbrauchbar werden. Elektrische Heizkissen werden an die Lichtleitung angeschlossen. Sie besitzen Etappenschalter, die auf einen bestimmten Wärmegrad eingestellt werden oder die sich automatisch auf etwa 60 Grad einstellen.

Kälte- und Wärmeschlangen, Kälteschläuche sind Schlauch- oder Röhrensysteme, durch die man kaltes oder warmes Wasser laufen läßt. Um die Kälte oder Wärme auf einer größeren Fläche zur Wirkung zu bringen, ist der Schlauch oder das Rohr in eng aneinanderliegenden Spiralen oder schlangenförmigen Windungen angeordnet. Je schneller das Wasser durchfließt, um so stärker ist die Abkühlung oder Erwärmung.

Zur Kälteeinwirkung dienen Eisblasen, Eisbeutel und Eisflaschen, die meist aus Gummistoff, selten aus Blech angefertigt sind und Schraubverschlüsse tragen, die durch Gummiringe abgedichtet sind. Für einzelne Körperteile gibt es besonders geformte Eisbeutel, so für Herz, Hals, Auge und Ohr.

Im Notfall kann man Eis in ein Stück Gummistoff einschlagen, dessen zu Falten geordnete Ränder fest um einen dicken, in der Mitte eingeschnittenen Pfropfen aus Kork oder Holz geschnürt werden, so daß ein Beutel entsteht.

Das Eis wird vor dem Einfüllen auf einem sauberen Tuch mit einer Nadel oder einem Pfriem zerkleinert. Benutzt man Hammer und Nagel zum Zerkleinern, so muß das Tuch so übergeschlagen werden, daß das Eis nicht herumspritzt.

Eine Gummieisblase darf nur etwa zur Hälfte mit Eis gefüllt werden, damit sie sich dem Körper gut anschmiegen kann. Nach dem Einfüllen des Eises drückt man alle überflüssige Luft heraus und schließt den Schraubverschluß. Bei der Anwendung ist der Eisbeutel in eine Leinwandkompresse einzuwickeln, damit die Haut nicht erfriert. Die Eisblase darf nicht auf den kranken Körperteil drücken, weil in dem entzündeten Gewebe auch leichter Druck starke Schmerzen hervorruft. Unter Umständen ist die Eisblase deshalb an einer Schnur, die über das Bett gespannt wird, oder an einer zweckmäßig aufgestellten Reifenbahre so aufzuhängen, daß sie die kranke Stelle eben berührt, jedoch nicht mit dem ganzen Gewicht auf ihr lastet.

Das Eis ist zu erneuern, bevor es ganz geschmolzen ist. Ist angeordnet, daß die Eisblase nur zeitweilig aufgelegt werden soll, so muß pünktlich gewechselt werden. Klagt der Kranke über Schmerz, so ist die Eisblase sofort zu entfernen.

Vor dem Auflegen jeder Eisblase ist zu prüfen, ob der Verschluß dicht ist, und ob die Eisblase nicht läuft. Auch dichte Blasen beschlagen nach kurzer Zeit, sobald sie sich in einem warmen Raum befinden, deshalb ist die Eisblase von Zeit zu Zeit abzutrocknen.

4. Bäder.

Auf ein Vollbad rechnet man für Erwachsene 20—30 Eimer, für Kinder 3—15 Eimer zu je 10 Litern. Beim Vollbad soll das Wasser dem im Bade Sitzenden bis an die Schulter reichen. Will man dies bei geringerem Wasservorrat erreichen, so wird unter Umständen das Fußende der Wanne etwas hochgestellt. Bei Halbbädern (12 bis 15 Eimer) reicht das Wasser bis zur Nabelhöhe des Badenden. Bei Teilbädern muß der entsprechende Körperteil in der entsprechenden Wanne völlig unter Wasser liegen.

Den Wärmegrad des Bades gibt der Arzt an, er wird mit einem Badethermometer bestimmt. Ein kaltes Bad hat 15—25 Grad C, ein lauwarmes 25—30 Grad, ein warmes 30—37 Grad, ein heißes über 37 Grad. Da sich kaltes und warmes Wasser nur langsam mischen, muß das Badewasser immer wieder kräftig durchgerührt werden, bis der vorgeschriebene Wärmegrad genau eingestellt ist.

In einzelnen Haushaltungen findet sich unter Umständen noch ein Badethermometer nach Réaumur. Auf diesem Thermometer entspricht der Siedegrad des Wassers, der auf dem Celsiusthermometer bei 100 Grad liegt, 80 Grad R. 1 Grad C entspricht $4/5$ Grad R. Ein 35 Grad warmes Bad ist daher auf $35 \times 4/5 = 28$ Grad R einzustellen.

Muß das Bad im Krankenzimmer hergerichtet werden, so darf der Kranke durch die Vorbereitung möglichst wenig belästigt werden. Man stelle einen Bettschirm vor das Bett. Das Wasser soll möglichst ohne Geräusch eingegossen werden; die Umgebung der Badewanne ist durch Decken vor Nässe zu schützen. Unnötige Dampfbildung wird dadurch vermieden, daß man zuerst kaltes Wasser einfüllt und dann heißes nachgießt. Nach Beendigung des Bades wird die Wanne sofort aus dem Krankenzimmer geschafft.

Bei Zurichtung des Bades in einem Badezimmer müssen alle Vorbereitungen beendet sein, bevor der Kranke den Baderaum betritt. Das Badezimmer muß hinreichend erwärmt sein (19—20 Grad). Nach Auswischen und Ausspülen der Badewanne ist das Badewasser einzulassen und seine Wärme auf die ärztlich verordnete Höhe einzustellen. Fenster und Türen müssen geschlossen sein, damit kein Zug entsteht. Immer sind bereitzustellen: ein Stuhl, frisches Trinkwasser und eine Schale mit kaltem Wasser und Kompressen für Kopfumschläge, ferner Seife und etwa sonstige Desinfektionsmittel, die erwärmte Badewäsche und reine Wäsche für den Kranken. An Badewäsche sind mindestens ein dünnes und zwei dicke Handtücher erforderlich, von denen eines zunächst als Badeteppich vor die Wanne ausgebreitet und später zum Abtrocknen der Füße benutzt wird. Wenn irgend möglich, soll das eine Handtuch ein großes Badetuch sein, das nötigenfalls durch ein Bettlaken zu ersetzen ist (Bademantel). Erwünscht ist, wenn der nötige Raum vorhanden ist, noch ein Ruhebett.

Die Zeit während des Bades wird zur Reinigung und Lüftung des Krankenzimmers und zur Erneuerung des Krankenbettes benutzt. Die Krankenpflegeperson darf den Badenden aber nur mit Erlaubnis des Arztes während des Bades verlassen. Unter Umständen muß Reinigung und Lüftung des Krankenzimmers durch Angehörige des Kranken durchgeführt werden. Nach der Ordnung des Krankenlagers und Lüftung des Zimmers sind die Fenster zu schließen. Bett und Zimmer müssen erwärmt sein, damit sich der Kranke bei der Rückkehr nicht erkältet.

Schwache Kranke werden in das Badezimmer getragen. Alle Kranken müssen beim Einsteigen in die Wanne unterstützt und vor Ausgleiten behütet werden. Eine einfache Methode, um schwächliche Kranke sicher und schnell in die Badewanne zu bringen, besteht darin, daß der Kranke neben der Wanne auf einen durch Polster erhöhten Stuhl gesetzt wird, dann werden die Beine über den Wannenrand gelegt, der Kranke vorsichtig nachgehoben und dann in die Wanne gelegt. Eine noch schonendere Art ist die folgende: Ein auf die Breite der Badewanne zusammengelegtes Badelaken wird am Kopfende durch Schraubzwingen oder mit Stricken befestigt und am Fußende von einem Pfleger gespannt gehalten. Auf dieses Laken wird der Kranke wie beim Umbetten gelegt und langsam so tief wie beabsichtigt ins Wasser gesenkt, durch Nachlassen des Zuges am Fußende. Soll er nicht bis auf den Boden der Wanne herabgelassen werden, so kann auch das Fußende des Lakens an geeigneter Stelle mit Schraubzwingen befestigt werden (Lakenbad). Durch Anziehen des Tuches am Fußende wird der Kranke später wieder aus der Wanne emporgehoben. Braucht der Kranke eine Unterstützung, so kann auf dem Tuche oder zwischen den Wänden der Wanne eine starke Rolle oder ein Luftkissen in Höhe der Oberschenkel quer befestigt werden. Zur bequemen Lage des Kopfes dient ein mit Gummistoff bezogenes Kissen oder ein gut gesäuberter Gummisitzring.

Auf Zwischenfälle verschiedener Art, Ohnmachten, Blutandrang zum Kopf, Herzklopfen, muß gleich vom Beginn des Bades ab geachtet werden. Das erste Zeichen nahender Ohnmacht ist wiederholtes Gähnen. Man lege dem Kranken einen kalten Umschlag um den Kopf und gebe ihm frisches Wasser zu trinken. Erholt der Kranke sich nicht schnell, wird er sofort aus dem Bad gehoben und flach auf das Ruhebett gelegt.

In kühlen und in Halbbädern wird der Kranke fleißig gerieben, am besten mit einem Frottiertuch oder Frottierhandschuh, besonders an den Gliedmaßen und an denjenigen Stellen, wo Kältegefühl eintritt. Unruhige Kranke dürfen im Bad nicht mit roher Gewalt gehalten werden.

Tragbare elektrische Lampen dürfen sich nicht im Badezimmer befinden. Der Lichtstrom ist stark genug, tödliche Unfälle zu erzeugen, wenn Lampen, Anschlußteile oder das Kabel mit nassen Händen berührt werden oder das Kabel in das Badewasser hineinhängt.

Während und nach dem Bad werden nach ärztlicher Anordnung bisweilen Übergießungen, Duschen und Waschungen vorgenommen. Nach heißen Bädern wird auch wohl ein zweites, etwas kühleres Bad gegeben, um den Körper wieder an die niedrigere Temperatur zu gewöhnen. Das Badewasser wird dabei durch Zugießen kalten Wassers abgekühlt, das aber niemals unmittelbar auf den Körper des Kranken gegossen werden darf.

Die Dauer des Bades verordnet der Arzt. Ein Reinigungsbad dauert etwa 10 Minuten, seine Wärme beträgt etwa 34 Grad. Die vom Arzt verordnete Dauer des Bades muß genau eingehalten werden, wenn keine Zwischenfälle eintreten.

Dauerbäder sind solche, in denen Kranke längere Zeit, manchmal auch über Nacht verbleiben. Hier ist ständige Überwachung erforderlich, damit der Kranke beim Einschlafen nicht ertrinkt. Zur bequemen Lagerung spannt man in den Wannen Laken aus. Ein Zusammensinken wird durch

Unterschieben von Rollen unter die Knie verhindert. Ab und zu muß der Kranke an den Schultern in die Höhe gezogen werden. Abkühlung des Bades wird durch Überlegen von Decken über die Wanne, die man auf Brettern oder Stäben über der Wanne ausbreitet, und durch Zugießen von warmem Wasser verhindert. Niemals darf man heißes Wasser aus dem Hahn in die Wanne zulaufen lassen, da hierbei leicht Verbrühungen entstehen können.

Nach dem Bade muß der Kranke gut abgetrocknet werden. Besonders sorgfältig am Damm, an der Hinterfläche der Oberschenkel, am Rücken und an den Füßen. Bei schwachen Kranken oder nach kalten Bädern breitet man über das Bett zunächst eine Wolldecke, darauf das erwärmte Badetuch. Auf dieses legt man den Kranken, schlägt ihn in Tücher und Decken ein und reibt ihn in dieser Umhüllung trocken. Dann zieht man das Badetuch heraus und läßt den Kranken in der wollenen Decke, bis er wieder völlig durchwärmt ist. Erst dann wird er mit dem angewärmten Hemd bekleidet.

Bei Sitzbädern tauchen das Becken und der oberste Teil der Oberschenkel in die Wanne ein. Die Wannen haben Armlehnen und einen Wulst für die Unterstützung der Kniekehlen. Der Kranke ist völlig entkleidet und wird in Decken eingehüllt.

Fußbäder werden in besonderen Fußbadewannen, häufig mit Zusatz von besonderen Arzneimitteln, gegeben. Warme Fußbäder haben eine Temperatur von 35—40 Grad. Dauer 5—30 Minuten. Zur Vermeidung von Erkältungen wird zum Schluß erst der eine Fuß aus der Wanne herausgenommen, gut getrocknet und eingewickelt, dann der andere. Nach warmen Fußbädern sollen die Kranken zu Bett gehen.

Zu anderen örtlichen Bädern, z. B. Hand- und Armbädern, dienen Zinkwannen von besonderer Form. An seitlich angebrachten Haken werden Bindenstreifen so eingehängt, daß sie ein bequemes Lager für das zu badende Glied bilden. Sie sollen nicht auf dem Boden aufliegen.

Zusätze zu den Bädern werden vom Arzt verordnet.

5. Einläufe und Spülungen.

Die Spülkanne (Irrigator) aus Glas oder emailliertem Blech hat einen 1—1,5 m langen Gummischlauch, an dem ein Ansatzrohr befestigt wird. Spülkanne, Schlauch und Ansatzrohr (aus Glas oder Hartgummi) müssen immer saubergehalten werden. Der Druck der ausfließenden Wassersäule ist um so stärker, je höher die Spülkanne gehoben wird. Wenn kein Abschlußhahn vorhanden ist, kann man das Abfließen unterbrechen, indem man entweder den Schlauch mit Daumen und Zeigefinger zusammendrückt oder die Spülkanne unter die Höhe des Ansatzrohres senkt. Spülflüssigkeit zum Abspülen der Körperoberfläche soll mäßig warm sein (25—30 Grad); Spülflüssigkeit für Ausspülungen muß annähernd Körpertemperatur haben (etwa 35 Grad). Die Art der Spülflüssigkeit bestimmt der Arzt.

Zum Ausspülen der Ohren dient eine 100—200 ccm enthaltende Ohrspritze. Ihr Ansatzrohr darf nicht in den Gehörgang eingeführt werden. Es muß so weit von der Öffnung des äußeren Gehörganges entfernt bleiben, daß der Abfluß von Flüssigkeit nicht verwehrt wird. Niemals darf mit starkem Druck gespritzt werden. Die Ohrmuschel wird nach hinten und etwas nach oben zu angezogen. Der Strahl wird gegen die hintere Wand des Gehörganges gerichtet, niemals direkt auf das Trommelfell zu. Die Flüssigkeit muß lauwarm sein. Zum Auffangen des ausfließenden Wassers wird ein Becken unter das Ohr gehalten. Spülen mit kalter Flüssigkeit erzeugt Schwindel und Ohnmacht, unter Umständen Erbrechen. Nach der Einspritzung ist das Ohr abzutrocknen und der Gehörgang mit einem sauberen Wattepfropf (weiße Watte) locker zu verschließen. Mit der Ohrspülung entfernte Pfropfen oder Fremdkörper sind dem Arzt vorzuzeigen.

Magenspülungen werden vom Arzt ausgeführt. Hierzu sind bereitzustellen ein großer Glastrichter mit Schlauch und Glasansatz, ein Magenschlauch, reichliche Menge von Spülflüssigkeit, ein Eimer und ein Gummituch, um den Patienten auf das Bett vor Durchnässung zu schützen.

Ausspülungen der Scheide werden mit der Spülkanne gemacht. Als Ansatzrohre verwendet man auskochbare gläserne Rohre, sogenannte Mutterrohre. Nachdem die Spülkanne mit der vorgeschriebenen Flüssigkeit gefüllt ist, wird die Frau im Bett auf ein Steckbecken gelegt. Die Pflegeperson faßt mit der einen Hand die Spülkanne und läßt so lange Spülflüssigkeit in das Steckbecken ablaufen, bis alle Luft aus Schlauch und Mutterrohr entfernt ist. Dann rieselt die Pflegeperson die äußeren Geschlechtsteile ab und führt das Rohr langsam unter mäßigen Heben der Spülkanne in die Scheide ein. Ist die Flüssigkeit bis auf einen kleinen Rest aus der Spülkanne abgelaufen, zieht sie das Rohr zurück.

Darmeinläufe werden mit der Spülkanne bei linker Seitenlage des Kranken gemacht, in dieser Lage ist das Einführen des Darmrohres am leichtesten. Nur bei Kranken, die nicht bewegt werden dürfen, wird das Darmrohr in Rückenlage mit angezogenen Knieen eingeführt. Das Bett ist durch eine Gummiunterlage vor der Durchnässung und dem Beschmutztwerden zu schützen.

Als Ansätze nimmt man Rohre aus Weichgummi von 20—30 cm Länge und etwa 1 cm Dicke. Bei Kindern und bei Neugeborenen nimmt man einen Gummikatheter. Das Darmrohr ist vor dem Einführen mit Öl oder Vaseline einzufetten. Es muß vorsichtig eingeführt werden, damit die Schleimhaut des Darmes nicht verletzt wird. Trifft das Rohr beim Einführen auf Widerstand, so ist es etwas zurückzuziehen und dann langsam unter drehender Bewegung wieder vorzuschieben. Das Darmrohr wird etwa 6—8 cm tief eingeführt.

Die Spülkanne darf höchstens 50 cm hoch gehoben werden. Tritt beim Einlauf Drängen auf oder stellen sich Schmerzen ein, so wird er für einige Minuten unterbrochen, indem man das Gefäß etwas senkt, nicht unter die Höhe des Afters, oder den Schlauch abdrückt. Wenn die Flüssigkeit gar nicht oder zu langsam fließt, so kann die Kanne ein wenig höher gehoben werden. Während des Einlaufs soll der Kranke nicht drängen. Er soll ruhig und mit offenem Mund atmen. Nach Beendigung des Einlaufs und Entfernung des Darmrohrs soll er durch Zusammenkneifen des Gesäßes sich bemühen, den Einlauf möglichst lange zurückzuhalten.

Am häufigsten werden Darmeinläufe verordnet, um Darmentleerungen zu erzielen (eröffnende Darmeinläufe). Die Menge des Einlaufs beträgt für Erwachsene $\frac{1}{2}$—1 Liter, für Kinder, je nach dem Alter, 200—300 ccm, bei Neugeborenen 50—60 ccm. Als Einlaufmittel wird reines, lauwarmes Wasser oder lauwarmer Kamillentee genommen, denen man etwas Seife zusetzen kann. Andere Zusätze verordnet der Arzt. Wird Zusatz von Öl verordnet, so nimmt man 1—2 Eßlöffel; es muß dann die Flüssigkeit in der Spülkanne gründlich umgerührt werden. Für andere Einläufe oder andere Wärmegrade als etwa 22 Grad gibt der Arzt besondere Anweisungen.

Glyzerineinspritzungen in den Mastdarm bewirken gleichfalls Entleerung. Sie dürfen nur auf ärztliche Anordnung gegeben werden. Man benutzt dazu Spritzen von etwa 5 ccm Inhalt, mit gebogener, an der Spitze olivenförmig verdickter Kanüle.

Um zu häufigen Darmentleerungen entgegenzuwirken, werden stopfende Darmeinläufe gemacht, zu denen Stärke oder Gerbsäure (Tannin) verwendet wird. Es dürfen nur geringe Mengen, 60—100 g, vorsichtig und langsam eingespritzt werden, damit keine abführende Wirkung erzielt wird. Die Temperatur muß etwa 30 Grad betragen.

Ernährende Darmeinläufe dienen dazu, Kranke künstlich zu ernähren, denen Nahrungsmittel durch den Mund nicht zugeführt werden können. Vor einem Nähreinlauf ist der Darm durch einen Wassereinlauf zu reinigen. Die Zusammensetzung der Nährflüssigkeit wird vom Arzt verordnet.

Tropfeinläufe. Um einem Kranken, der nicht trinken kann oder darf, größere Mengen Flüssigkeit vom Darm aus zuzuführen, bedient man sich eines Tropfeinlaufs. Dabei wird die Flüssigkeit (Wasser, 0,9%ige Kochsalzlösung, 5%ige Traubenzuckerlösung u. a.) tropfenweise in den Mastdarm eingeführt. Die Flüssigkeit wird auf diese Weise rasch aufgenommen. Man kann für solche Tropfeinläufe eine gewöhnliche Spülkanne benutzen, die zweckmäßig aus Glas ist, damit man den Flüssigkeitsinhalt leicht übersehen kann. Es werden auch Glasflaschen benutzt, die eine Auslauföffnung über dem Boden haben. Der abführende Schlauch wird durch eine verstellbare Klammer so zusammengedrückt, daß die Flüssigkeit nur tropfenweise durchfließen kann. Zur Kontrolle wird in den Schlauch unterhalb der Klemme eine Martinsche Tropfkugel eingeschaltet, an der man die Schnelligkeit des Durchtropfens beobachten kann. Die Flüssigkeit soll mit höchstens 60 Tropfen in der Minute durchfließen. Als Rohr in den Mastdarm wird ein Gummikatheter eingeführt, der an den Ablaufschlauch mit einem entsprechend zugespitzten Glaswischenstück anzuschließen ist. Die einzulaufende Flüssigkeit muß Zimmertemperatur haben. Ein besonderes Warmhalten ist nicht nötig.

Einläufe von Flüssigkeit in das Unterhautzellgewebe oder in die Blutbahn (Infusionen) werden vom Arzt vorgenommen, um nach starkem und plötzlichem Blutverlust die verlorene Flüssigkeit rasch wieder zu ersetzen. Als Infusionsflüssigkeit wird 0,9%ige Kochsalzlösung oder 5%ige Zuckerlösung benutzt. Es sind auch andere Lösungen im Gebrauch, die in großen gebrauchsfertigen sterilen Ampullen vorrätig gehalten werden (Normosal, Tutofusin). Alle für die subkutane oder intravenöse Infusion benutzten Geräte müssen steril gehalten werden. Die Infusionsflüssigkeit muß Blutwärme (38 Grad) haben und steril sein.

6. Katheterisieren.

Bei Unvermögen eines Kranken zur Blasenentleerung (Harnverhaltung bei Vorsteherdrüsenerkrankung, Blasenlähmung, Bewußtlosigkeit, nach Operationen usw.) ist die Einführung eines Katheters erforderlich. Beim Manne dürfen vom Pflegepersonal nur weiche, biegsame Gummikatheter von mittlerer Stärke verwendet werden; besonders geeignet ist der sog. Tiemann-Katheter mit umgebogenem Schnabel. Die Verwendung metallener Katheter ist nur dem Arzt vorbehalten. Peinlichste Asepsis ist Vorbedingung zur Verhütung von Keimverschleppung (sterile Gummihandschuhe!). Die Katheter werden ausgekocht; die Eichel wird mit einem in

Sublimat getauchten Tupfer desinfiziert. Zur Gleitfähigkeit wird die Spitze des Katheters mit Katheterpurin bestrichen.

Die Lagerung erfolgt mit erhöhtem Kopf und durch hartes Kissen angehobenem Gesäß, die Oberschenkel sind angezogen. Der Ausführende steht an der linken Seite des Kranken. Das Glied wird mit der linken Hand voll umfaßt und der Katheter vorsichtig und langsam eingeführt. Jede Kraftanstrengung beim Einführen ist zu vermeiden. Trifft man auf ein Hindernis, so zieht man den Katheter etwas zurück und versucht nach einer Pause von neuem. Gelingt die Einführung wiederum nicht, so ist der Arzt zu benachrichtigen.

Bei der Frau werden kurze Katheter aus Glas oder Metall angewendet, an deren Ende ein 10—15 cm langes Stück Gummischlauch aufgesetzt ist.

III. Chirurgische Maßnahmen.

1. Tätigkeit bei Operationen.

a) Einrichtung der Operationsanlage.

Eine der verantwortungsvollsten Aufgaben stellt für Schwestern und Pfleger der Dienst im Operationssaal dar. Nicht allein die erworbenen Kenntnisse und die Übung in der chirurgischen Handhabung sind maßgebend, sondern von jedem im Operationsdienst beschäftigten Hilfspersonal ist der höchste Grad von Gewissenhaftigkeit und Zuverlässigkeit zu fordern.

Die Sauberhaltung des Operationssaals und seiner Nebenräume sowie der in diesen befindlichen Geräte trägt in hohem Maße zur Erhaltung der Keimfreiheit und Verhütung einer Wundinfektion bei. In größeren Krankenanstalten sind getrennte Operationsräume für aseptische und septische Eingriffe vorhanden, wobei naturgemäß auch Instrumentarium, Wäsche, Operationskleidung usw. zu trennen sind. Die Wände des Operationssaals sind glatt verputzt und mit Ölfarbe gestrichen, damit sie abwaschbar sind. Der Fußboden besteht aus Fliesen und hat Entwässerungsanlage. An den Seitenwänden befinden sich elektrische Ventilatoren zur Entlüftung. Diese ist besonders wichtig zum Abzug von Narkosegasen, übelriechenden Krankheitsstoffen usw. Neben der Tageslichtbeleuchtung sind auch künstliche Beleuchtungsquellen vorhanden sowie Kugelspiegellampen auf fahrbarem Gestell. Die Heizung erfolgt durch zentrale Dampf- oder Warmwasseranlage. Die Temperatur muß 22 bis 25 Grad C. betragen, mit Rücksicht auf die Entblößung der Operierten und das Absinken der Eigenwärme während der Narkose. Es sind nur die unentbehrlichsten Einrichtungsgegenstände aufzustellen, während alle übrigen, insbesondere auch die Desinfektionseinrichtungen, im Nebenraum Platz finden. Die Möbel bestehen aus Glas und Metall, das mit weißem Lack überzogen ist; sie werden mit $2^0/_0$iger Sagrotanlösung abgewaschen. Die Händewaschung erfolgt im Nebenraum an Waschbecken mit fließendem Wasser; durch besondere Hebel wird der Zufluß von warmem und kaltem Wasser geregelt. Der Nebenraum, in dem auch die Sterilisationseinrichtungen aufgestellt sind, dient ferner zum Narkosebeginn und zur Vorbereitung des Kranken.

b) Asepsis und Antisepsis.

Vor Einführung der Anti- und Asepsis waren Operationen und Wunden so häufig von örtlicher oder allgemeiner Eiterinfektion gefolgt, daß die Sterblichkeit eine außerordentlich hohe war. Die durch Eindringen von Keimen, die die Oberfläche der gesamten Umwelt bedecken, hervorgerufene Wundinfektion war die Ursache des schweren Verlaufes. Obwohl Semmelweis 1847 bereits entdeckte, daß durch die Hand des Operateurs die Wundinfektion übertragen würde, vergingen mehrere Jahrzehnte, bis eine praktische Nutzanwendung sich durchsetzte. Der englische Chirurg Lister hat, gestützt auf die Erkenntnisse von Pasteur, 1867 die antiseptische Wundbehandlung eingeführt, indem er die aus Steinkohlenteer gewonnene Carbolsäure zur Desinfektion von Wunden, Haut, Instrumenten, Verbandmaterial usw. anwandte; ein Zerstäubungsapparat (Carbolspray) diente zur Reinigung der Luft. Durch diese umwälzende Neuerung wurden gute Ergebnisse erzielt. Mit der Entwicklung der Bakteriologie durch Robert Koch und seine Schüler kam dann im Jahre 1886 die physikalische Sterilisation durch strömenden Wasserdampf hinzu. Diese aseptische Methode wurde bis auf die heutige Zeit immer weiter ausgebaut und nahm ihren Siegeslauf durch die Welt.

Man versteht unter Antiseptik die Abtötung von Infektionserregern durch chemische Mittel, während Aseptik die Fernhaltung aller Erreger vom Operationsgebiet auf physikalischem Wege (Auskochen oder Anwendung von gespanntem Wasserdampf) erstrebt. Desinfektion bedeutet die Zerstörung von Infektionserregern und Sterilisation die Befreiung eines Gegenstandes von allen Keimen.

c) Sterilisation.

Das aseptische Operationsverfahren verfolgt das Ziel, daß Infektionskeime überhaupt nicht oder in nicht schädigender Weise in das Wundgebiet gelangen. Deshalb ist die Durchführung aller aseptischen Vorschriften für das im Operationsbetrieb beschäftigte Personal auf ein Höchstmaß der Vollendung zu stellen.

Für die Instrumente, die aus vernickeltem oder verchromtem Stahl bzw. rostfreiem Stahl bestehen, genügt das Einlegen in Desinfektionslösungen keinesfalls. Nach bakteriologischen Untersuchungen wird hierdurch Keimfreiheit nicht erzielt. Vielmehr besteht die übliche Methode im Auskochen der Instrumente in besonderen Kochern mit herausnehmbarem Einsatz. Durch Zusatz von $1^0/_0$ Soda zum Wasser wird das Rosten der Instrumente verhütet. Das Auskochen für eine Zeit von 10 bis 15 Minuten muß als ausreichend bezeichnet werden. In neuerer Zeit werden für die große Chirurgie noch strengere Bedingungen gestellt und die Instrumente in sog. Hochdrucksterilisatoren bei einer Temperatur von 120 Grad gekocht. Messer werden, um eine Beschädigung zu vermeiden, in sog. Messerbänkchen gelegt, in denen die Schneide frei schwebt. Für Nadeln sind besondere Nadelbüchsen in Gebrauch.

Von großer Wichtigkeit ist ferner die Pflege der Instrumente nach Gebrauch. Die mechanische Reinigung soll möglichst frühzeitig erfolgen, besonders nach eitrigen Operationen. Nach Abspülen in fließendem Wasser und gründlicher mechanischer Reinigung der auseinandergenommenen Instrumente erfolgt Auskochen in Sodalösung und sorgfältiges Abtrocknen. Mindestens einmal wöchentlich wird Einölen mit feinem Haarpinsel vorgenommen; eine Berührung mit Jod, Sublimat oder Kochsalzlösung ist zu vermeiden.

Das Sterilisieren von Wäsche, Verbandstoffen, Gummihandschuhen, Bürsten erfolgt im strömenden Wasserdampf. Der Dampfsterilisator arbeitet mit einer Temperatur von 110—120 Grad und

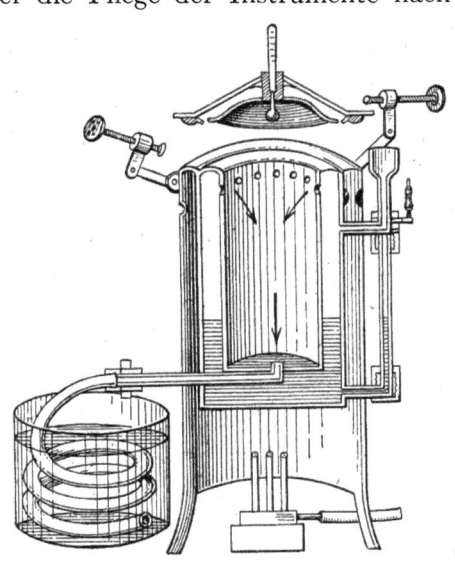

Abb. 117. Dampfsterilisiergerät.

1—2 Atmosphären Überdruck (Sterilisierzeit $1^1/_2$—2 Stunden). Die Gegenstände werden in Metallbehältern lose eingepackt. Die gebräuchliche Schimmelbuschsche Verbandtrommel hat zylindrische Form und doppelte Wandung. Schlitzförmige Löcher an den Seitenwänden ermöglichen ungehindertes Durchströmen des Dampfes und werden nach der Sterilisation verschlossen. Das Prinzip des Dampfsterilisiergerätes (Autoklaven) besteht in der doppelten Wandung des Kessels. Der Hohlraum zwischen Boden und Wänden enthält das Wasser, dessen Höhe durch ein außen im Mantel angebrachtes Steigrohr kontrolliert werden kann. Der durch Erwärmung erzeugte Dampf steigt in dem äußeren Hohlraum empor und tritt von oben her durch die in der inneren Kesselwand befindlichen Löcher in das Innere ein. Das Ausströmen des Dampfes erfolgt durch ein am Kesselboden befindliches Rohr in ein Kondensationsgefäß mit Kühlschlange.

Gummihandschuhe werden ebenso wie die Operationswäsche sterilisiert. Nach Gebrauch ist ausgiebiges Waschen in lauwarmem Wasser erforderlich, nach eitrigen Operationen in Kresolseifen- oder Zephirollösung. Nach weiterem Einlegen in Sodalösung erfolgt Trocknen und Pudern mit sterilisiertem Talkum. — Nähseide wird gebrauchsfertig in zugeschmolzenen Glasröhrchen geliefert; Katgut ist in verschiedenen Packungen im Handel, am besten bewährt sich die Form der fertigen Jodampullen.

In neuester Zeit hat auch die Sterilisation in trockener Hitze Verbreitung gefunden. Die Heißluftapparate erfordern eine Wirkungsdauer von 2 Stunden bei 120 Grad. Es eignen sich dafür besonders Skalpelle, Spritzen, Gläser und Porzellangefäße.

Die Sterilisation der Hautoberfläche ist für Operateur, Operationshilfe und Operationsfeld des Kranken ebenso wichtig; naturgemäß ist die zur Sterilisation notwendige Hitze nicht verträglich. Es läßt sich daher nur eine Keimverminderung oder -abschwächung erreichen. Das Operationsgebiet wird vorbereitet durch Rasieren und Reinigen mit Seifenspiritus. Vor der Operation wird $5^0/_0$ige Jodtinktur aufgestrichen. Da viele Menschen gegen dieses Mittel überempfindlich sind, wurden gut wirksame Ersatzmittel eingeführt (Sepso-Tinktur, Dijozol, Jodana u. a.). Die Händedesinfektion muß trotz Gebrauchs von Gummihandschuhen genau so intensiv durchgeführt werden, um auch beim Einreißen eines Handschuhes den Kranken nicht zu gefährden. Hände und Vorderarme werden 10 Minuten in fließendem warmen Wasser gewaschen unter Anwendung einer weichen Bürste. Dann erfolgt Abreiben mit $70^0/_0$igem Alkohol für 3—5 Minuten und hierauf Abtrocknen der Hände mit sterilem kleinen Handtuch.

d) Instrumentieren.

Für das Gelingen einer Operation ist die wichtigste Hilfe des Chirurgen der Instrumenteur; im allgemeinen wird diese Tätigkeit durch Schwestern ausgeübt, die sich durch Gewissenhaftigkeit auszeichnen und vielfach höchste Vollendung erreichen. Neben der allgemeinen Übung verfügt die Operationsschwester über die Fähigkeit, die einzelnen Operationsakte vorauszubedenken. Der Chirurg empfindet eine große Erleichterung, wenn die Instrumente, Unterbindungsfäden usw. unaufgefordert zugereicht werden, als wenn Worte gewechselt werden müssen, und der Blick unnötigerweise vom Operationsfeld abweicht.

Es ist wesentlich, daß auf dem Instrumententisch die Lagerung der einzelnen Gegenstände immer in gleicher Ordnung erfolgt. Der instrumentierenden Schwester muß jederzeit eine andere Schwester verfügbar sein, die mit steriler Zange Gegenstände zur Ergänzung auflegt. — Ebenso wie für den operierenden Arzt besteht auch für das gesamte im Operationsdienst tätige Personal die Verpflichtung, im gewöhnlichen Leben die Hände zu pflegen und insbesondere Berührung infizierter Teile ohne Handschuhschutz zu vermeiden. ,,Nicht infizieren ist besser als desinfizieren" (Semmelweis).

e) Vor- und Nachbehandlung Operierter.

Die Vorbereitung zu einer Operation soll am Tage vorher, bisweilen auch mehrere Tage zuvor beginnen, sofern es sich nicht um dringliche Eingriffe handelt. Nach einem Vollbad wird die Haut des Operationsgebietes rasiert und mit Benzin entfettet. Das vor Bauchoperationen früher übliche intensive Abführen ist allgemein aufgegeben, da bei völlig entleertem Darm späterhin viel langsamer die Funktion wieder eintritt. Da eine bevorstehende Operation mehr oder weniger das Gemüt belastet, so muß das Stationspersonal jederzeit darauf bedacht sein, daß der Kranke vor unnötigen Aufregungen verschont bleibt (Anblick frisch Operierter oder schwer leidender Mitpatienten, Verbandwechsel usw.). Eine gute Nachtruhe vor dem Operationstag trägt wesentlich zur Beruhigung bei; deshalb werden vom Arzt auch bei nicht ängstlichen Kranken meist Schlafmittel verordnet.

Für die Nachbehandlung am 1. Tage erfordert neben der Überwachung von Herz und Kreislauf die Vorbeugung gegen eine Entzündung der Atmungsorgane größte Sorgfalt. Der Operierte muß für den Transport vom Operationssaal durch genügend Decken gegen Abkühlung geschützt sein. Das Bett ist vorher angewärmt; solange das Betäubungsmittel noch fortwirkt, ist die Anwendung von Heißluftkästen und Heizkissen zu vermeiden wegen Gefahr von Verbrennungen. Der Operierte wird in halbsitzender Rückenlage gebettet. Am Fußende befindet sich ein Klotz, gegen den der Kranke die Füße stützt, die Knie werden in leicht gebeugter Stellung durch ein Kissen unterpolstert. Die Kranken sind zum Abhusten anzuhalten; ebenso müssen in bestimmten Zeitabständen unter Aufsicht tiefe Atemzüge durchgeführt werden (Atemgymnastik). Ferner ist die Harnentleerung zu beobachten, die häufig gestört ist. In den folgenden Tagen kommt bei Bauchoperierten noch die Sorge für Wiederherstellung der Stuhlentleerung hinzu (Lichtkasten, Darmrohr, Einläufe, nach 3—4 Tagen Abführmittel). Bei hartnäckigen Fällen von Darmlähmung werden Hypophysin oder Prostigmin verordnet. Solange Nahrungsaufnahme durch den Mund nicht möglich ist, erfolgt Flüssigkeitszufuhr durch Dauertropfeinläufe von physiologischer Kochsalzlösung oder durch Infusion in die Blutbahn. Bei unerträglichem Durstgefühl gibt man Eisstückchen, die auf der Zunge zergehen und geht bei ungestörtem Wundverlauf bald zum Genuß von Tee, Schleimsuppe und Schonkost über.

2. Betäubungsverfahren.

Sicherheit des Verfahrens und Herabsetzung der Gefahr für den Kranken ist oberster Grundsatz bei der Schmerzausschaltung. Wenn auch der Operateur die Verantwortung trägt, so ist es die Pflicht des mit der Durchführung der Narkose betrauten Pflegepersonals, sich mit allen zu beobachtenden Vorschriften und Handgriffen vertraut zu machen und sich größter Übung zu befleißigen. Das zuerst verwendete Narkosemittel war Äther, den die amerikanischen Ärzte Jackson und Morton 1846 bei Zahnentfernung anwendeten. Ein Jahr später wurde durch Simpson das Chloroform eingeführt, das jedoch wegen seiner Gefährlichkeit für Herz und Leber nur noch selten gebraucht wird.

Man unterscheidet Allgemeinbetäubung (Narkose), wobei es sich um Betäubung des Gehirns handelt, und örtliche (Lokalanaesthesie), bei der die Schmerzausschaltung nur das mit dem Betäubungsmittel behandelte Gebiet betrifft.

Die für die Allgemeinbetäubung verwendeten Mittel sind gasförmig (Lachgas) oder sie gehen bei Zimmertemperatur aus dem flüssigen in gasförmigen Zustand über (Äther, Chloroform, Chloräthyl, Solästhin). Die Aufnahme in die Blutbahn erfolgt durch Einatmung (Inhalation). Die Vorbereitung zur Narkose muß sorgfältig durchgeführt werden. Die Mundhöhle ist zu untersuchen, künstliches Gebiß zu entfernen. Der Magen soll leer sein; gegebenenfalls muß z. B. bei Notoperationen Aushebung erfolgen. Ebenso ist die Blase zu entleeren. Durch medikamentöse Vorbereitung wird die psychische und körperliche Empfindsamkeit herabgesetzt. Deshalb wird $1/2$ Stunde vor Beginn Morphium, Pantopon oder Dilaudid verabfolgt. Bei Äthernarkose wird, um die Schleimabsonderung in den oberen Luftwegen herabzusetzen, 1 mg Atropin mit eingespritzt.

Der Narkotiseur hat dafür zu sorgen, daß die notwendigen Narkosegeräte griffbereit zur Hand sind. Es gehören dazu: 2 Masken, Zungenzange, Kiefersperre, Stieltupfer, Brechschale, ferner 2 Injektionsspritzen sowie Medikamente zur Anregung der Atmung (Coramin, Lobelin) und des Kreislaufsystems (Cardiazol, Coffein, Hexeton). Außerdem müssen Sauerstoff- und Ätherbombe zur Stelle sein.

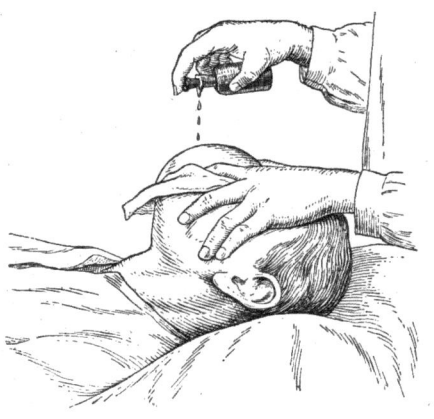

Abb. 118. Inhalationsnarkose: die Maske liegt auf Nase und Mund.

Für kurzdauernde Operationen ist die Form des sog. Rauschzustandes gebräuchlich, die geringe Gefahr mit sich bringt. Als Mittel hierfür wird allgemein Chloräthyl verwendet. Wir benutzen dieses auch als Einleitung einer Äthernarkose. Für jeden Narkotiseur ist es wichtig, jederzeit zu erkennen, in welchem Stadium der Narkotisierte sich befindet. Man unterscheidet folgende:

I. Stadium des Einschlafens. (Analgesie). Es handelt sich um einen traumartigen Zustand ohne völlige Bewußtseinsaufhebung. Berührungsempfindung ist erhalten, aber die Schmerzempfindung aufgehoben.

II. Stadium der Erregung (Excitation). Es tritt allgemeine Unruhe auf mit unkoordinierten Bewegungen, verbunden mit Singen, Schreien, Toben. Dieser einer Trunkenheit gleichende Zustand kann durch zweckmäßige Vorbereitung mit Beruhigungsmitteln weitgehend eingeschränkt werden.

III. Stadium tiefer Betäubung (Toleranz). Jetzt ist völlige Bewußtlosigkeit und Aufhebung des Schmerzgefühls eingetreten sowie Muskelerschlaffung. Wegen der narkotischen Wirkung auf das Rückenmark sind die Reflexe erloschen. Die Pupillen sind eng, Atmung gleichmäßig. Es ist die Kunst des Narkotiseurs, dieses Stadium gleichmäßig zu erhalten und der Operation anzupassen. Man erreicht dies durch gleichmäßige Tropfenfolge; Aufgießen des Narkotikums ist unbedingt zu vermeiden. Die Atmung muß gleichmäßig und genügend tief sein. Der Puls ist laufend zu kontrollieren. Sobald er kleiner und schneller wird, erfolgt Mitteilung an den Operateur. — Die Narkosentiefe ist weiterhin an Weite und Reaktion der Pupillen zu beobachten. Tritt Erweiterung derselben auf, mit erhaltenem Lichtreflex (Verengerung bei Lichteinfall), so deutet dies auf baldiges Erwachen hin. Wenn dagegen bei Pupillenerweiterung Hornhaut- und Lichtreflex fehlen, so liegt Lebensgefahr vor, meist durch Überdosierung. Die Maske ist sofort zu entfernen und dem Operateur Mitteilung zu machen, der sofort Maßnahmen zur Wiedererweckung des Narkotisierten trifft.

IV. Stadium des Erwachens. Die Erregbarkeit der Reflexe kehrt zurück, ebenso Muskelspannung. Brechreiz tritt auf, und allmählich kehrt das Bewußtsein wieder. Durch Kohlensäureatmung läßt sich das Wiedererwachen beschleunigen. Der Narkotiseur hat die Pflicht, den Kranken zu überwachen bis zur Rückkehr auf die Abteilung. Bei eintretendem Erbrechen ist durch seitliche Lagerung des Kopfes dem Eindringen von Mageninhalt in die Luftröhre vorzubeugen.

Die wichtigsten Narkosestörungen betreffen Atmung und Kreislauf. Zu Beginn der Narkose kann die Atmung durch Herabsinken des Zungengrundes bei entspannter Schlundmuskulatur unterbrochen werden; dieser Stillstand wird überwunden durch Hervorziehen der Zunge, bei bestehender Kieferklemme unter Benutzung eines Mundsperrers, Vorschieben des Unterkiefers mit beiden Händen und Auswischen der Rachenhöhle mit Stieltupfer. Die Narkose darf nicht unterbrochen werden. — Tritt im weiteren Verlauf Atmungsstillstand durch Lähmung des Atemzentrums auf (Asphyxie) (bläuliche Verfärbung des Gesichts; Pupillenerweiterung), so wird die Operation sofort unterbrochen und der Zustand durch künstliche Atmung und Einspritzung von Lobelin bekämpft. — Bei Kreislaufstörungen werden anregende Medikamente (Cardiazol, Coramin usw.) unter die Haut oder in die Blutbahn sowie Kochsalz- oder Traubenzuckerlösungen in die Blutbahn eingespritzt.

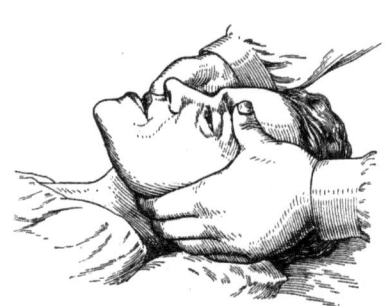

Abb. 119. Unterkiefergriff.

In neuerer Zeit ist zu den alten Methoden die Schlafmittelnarkose hinzugekommen in dem Bestreben, die mit der Einatmungsnarkose verbundenen Unannehmlichkeiten zu vermeiden. Die psycheschonende Wirkung dieser Mittel wird erreicht durch die Form der Darreichung (Einlauf in den Mastdarm oder Einspritzung in die Blutbahn). Im allgemeinen werden diese Mittel (Evipan, Eunarcon, Pernocton usw.) wegen der Gefahr einer Überdosierung nur zu kurzen Narkosen oder zur Einleitung der Inhalationsnarkose verwendet.

Bei der örtlichen Betäubung wird nach Ausschaltung des giftigen Kokain jetzt allgemein Novocain in $\frac{1}{2}$- bis 2%iger Lösung verwendet, und zwar mit Zusatz von Adrenalin $1\%_{00}$, das durch seine die Gefäße verengernde Wirkung die Aufsaugung verlangsamt. Im Handel ist die Tablette A (0,125 g Novocain + 0,000125 Adrenalin), die in 0,9% Kochsalzlösung aufgekocht wird. Die Anwendungsweise geschieht in folgenden Formen:

I. Infiltrations-Anaesthesie. Hierbei wird das Mittel im Operationsgebiet schichtweise in die Gewebsschichten eingespritzt, von außen nach innen.

II. Leitungsanaesthesie. Durch Einspritzung in den Nervenstamm wird die Schmerzempfindung in dem von diesem versorgten Gebiet unterbrochen. Diese Methode hat den Vorteil, daß die anatomischen Verhältnisse nicht verschleiert werden.

III. Rückenmarks-Anaesthesie (Lumbal- oder Spinalanaesthesie). Durch Einspritzung in den Rückenmarkskanal werden vorübergehend die Nervenwurzeln unterbrochen. Diese Methode eignet sich besonders bei älteren Menschen oder solchen mit schwerer Herzschädigung.

IV. Oberflächen-Anaesthesie. Hierzu verwendet man besonders Ersatzpräparate, wie Pantocain, Psicain u. a. Durch Aufpinselung einer entsprechend stärkeren Lösung werden die Schleimhäute in Mund, Nase, Rachen, Harnröhre unempfindlich gemacht.

3. Wunde und Wundbehandlung.

Unter „Wunde" verstehen wir eine Gewebstrennung mit Verletzung der Haut. Da diese den Körper gegen das Eindringen von Bakterien schützt, so besteht stets auch bei der kleinsten Wunde die Möglichkeit zum Einbruch von Krankheitserregern. Deshalb ist die Versorgung einer Wunde stets mit peinlichster Sorgfalt durchzuführen.

Der Entstehung nach unterscheiden wir Schnitt-, Stich- und Quetsch-, Biß-, Riß- und Schußwunden. Die Wundränder sind je nach der Entstehungsart glatt oder unregelmäßig, zackig eingerissen. Die Wundfläche ist flach oder tiefgehend; bei Schußwunden besteht ein röhrenförmiger Wundkanal, der sich trichterförmig erweitert. Die Einschußöffnung ist klein, dagegen der Ausschuß groß und meist zerfetzt. — Bei den durch stumpfe Gewalt hervorgerufenen Quetschwunden besteht meist eine erhebliche Schädigung der Wundränder, die Umgebung ist blutunterlaufen und zeigt mehr oder weniger Hautabschürfungen. Das Klaffen von Wunden wird dadurch hervorgerufen, daß Haut und tiefere Gewebsteile, besonders die Muskulatur, im allgemeinen unter elastischer Spannung stehen; nach Durchtrennung ziehen diese sich zurück. — Bei Stichwunden ist die Blutung meist gering. Die Tiefe der Wunde ist nicht erkennbar, aus der Größe der Öffnung läßt sich kein Schluß über die Schwere ableiten. Rißwunden entstehen durch Anstreifen fester Gegenstände an die Haut oder durch rotierende Maschine.

Die Wundheilung erfolgt durch Bildung eines Ersatzgewebes (Granulationen), das allmählich den Defekt ausfüllt. Baustoffe sind das aus dem Blut kommende Fibrin, einsprossende Gefäße und neugebildetes Bindegewebe. Der Übergang in Narbengewebe erfolgt mit starker Schrumpfung. Heilung durch erste Verklebung ist nur möglich bei nicht klaffenden, glatten Wunden, (z. B. aseptischen Operationswunden).

Aufgabe der Wundbehandlung ist es, den natürlichen Heilungsvorgang nicht zu stören (etwa durch frühzeitiges Abreißen des Wundschorfes) und das Auftreten einer Wundinfektion zu verhüten. — Bei Anlegen des Notverbandes ist streng darauf zu achten, daß keine Keimverschleppung möglich ist. Die Wunde darf daher nicht mit dem Finger oder nicht sterilen Instrumenten berührt werden. Wenn keimfreies Verbandmaterial nicht verfügbar ist, so empfiehlt es sich, frisch gewaschene Wäsche zu nehmen. Zur vorläufigen Blutstillung genügt in der Regel Druckverband und Erheben des Gliedes. Durchbluten des ersten Verbandes ist meist belanglos.

4. Störungen der Wundheilung.

Der normale Wundablauf kann gestört werden durch Nachblutung, die begünstigt werden kann durch Erschütterung beim Krankentransport, oder durch Infektion. Diese wird hervorgerufen durch kleinste, nur im mikroskopischen Bild darstellbare Lebewesen (Bakterien), die überall die Umwelt erfüllen. Ihr Eindringen in die Wunde kann ausgehen von der umgebenden, unverletzten Haut, von Fremdkörpern im Wundgebiet, beim Verband durch Berührung der Wunde mit der Hand des Helfers und nachträgliche Verunreinigungen (Kleider usw.). Die Erreger der eitrigen Wundentzündung sind kugelförmige Spaltpilze, die traubenförmig gelagert sind (Staphylokokken) oder kettenförmig (Streptokokken). Ihr Eindringen in die Wunde ist nun nicht gleichbedeutend mit Infektion; denn der Körper besitzt Schutzstoffe, die im Blutserum gelöst vorhanden sind. Insbesondere sind es die weißen Blutkörperchen (Leuko-

Störungen der Wundheilung. 249

cyten), die eine Freßeigenschaft haben und außer Gewebstrümmern auch Bakterien vernichten können. Es kommt ferner hinzu, daß diese eine verschiedene Giftwirkung (Virulenz) aufweisen. Trockenheit und Sonnenlicht wirkt z. B. schwächend. Auch die aus der Wunde austretende Gewebsflüssigkeit unterstützt den Abwehrkampf. Aber auch die Abwehr-

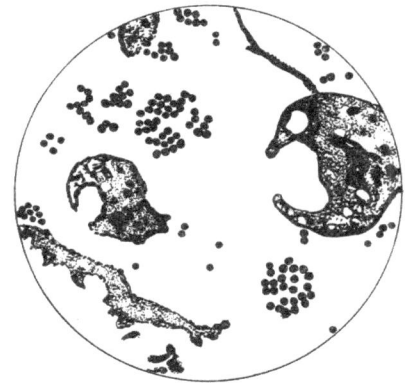 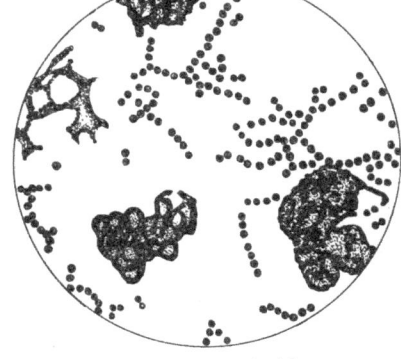

Abb. 120. Staphylokokken.   Abb. 121. Streptokokken.

kraft des Körpers (Resistenz) ist wechselnd. Sie ist herabgesetzt bei Stoffwechselkrankheiten (z. B. Zuckerharnruhr) sowie nach Krankheiten, die eine allgemeine Schwächung des Körpers mit sich bringen (z. B. Lungenentzündung).

Die klinischen Erscheinungen der akuten eitrigen Entzündung stellen sich dar als Rötung infolge Gefäßerweiterung, Hitze durch den vermehrten Blutzustrom, Schwellung durch Ansammlung von Gewebsflüssigkeit und örtlicher Schmerzhaftigkeit durch Reiz auf die Empfindungsnerven. Es tritt ferner eine Allgemeinreaktion des Körpers ein (Fieber und Pulsbeschleunigung). Durch die von den Bakterien gebildeten Giftstoffe (Toxine) verfällt das umgebende Gewebe dem Gewebstod (Nekrose) und wird abgestoßen. Es bildet sich ein mit Eiter gefüllter Hohlraum (Abszeß). In anderen Fällen kommt es zu einem Fortschreiten der Infektion in den Lymphspalten und Muskelzwischenräumen (Phlegmone). Nicht selten kommt es, ausgehend von dem örtlichen Infektionsherd, zu einer Schwellung der ableitenden Lymphgefäße und Lymphdrüsen. Erstere erscheinen als streifenförmige, gerötete Stränge.

Wenn die natürlichen Abwehrvorgänge nicht mehr ausreichen, so kann es zur Allgemeininfektion kommen (Sepsis) durch Eindringen der

Keime in die Blutbahn. Diese wird am häufigsten durch Streptokokken hervorgerufen. Neben dem akuten Beginn mit Schüttelfrost ist das Fieber das wichtigste Symptom; es verläuft mit meist hohem abendlichen Anstieg und tiefem Temperatursturz morgens. Es besteht ferner Pulsbeschleunigung, Appetitlosigkeit, Durstgefühl, Benommenheit. Die Prognose ist stets sehr ernst, in schweren Fällen kann in 24 Stunden der Tod eintreten. — Die durch Staphylokokken hervorgerufene Allgemeininfektion (Pyaemie) zeigt meist einen milderen Verlauf und ist besonders gekennzeichnet durch Bildung von Eiterherden (Metastasen) in Organen, wobei die Gefäßverhältnisse eine Rolle spielen (z. B. Lungen, Milz, Nieren usw.).

Die Wundrose (Erysipel) ist eine durch Streptokokken hervorgerufene Entzündung der Haut, die sich auf dem Lymphwege ausbreitet. Charakteristisch ist die scharf abgegrenzte Hautrötung, die sich in unregelmäßigen Schüben ausbreitet, begleitet von Schüttelfrost und Temperaturanstieg. Der Verlauf ist im allgemeinen milde; nur bei Lokalisation im Gesicht besteht die Gefahr des Übergreifens der Infektion durch die Augennerven auf die Hirnhaut.

Die Wunddiphtherie tritt bei älteren Wunden und chronischen Geschwüren auf. Sie ist am Aussehen der Wunde häufig schwer zu erkennen. Die Wundfläche erscheint mit zartem weißlich-grauem Schleier bedeckt, in ausgeprägten Fällen mit grau-grünen Belägen.

Wundstarrkrampf (Tetanus) ist eine schwere, glücklicherweise selten auftretende Wundinfektion, im Anschluß an Verletzungen. Das Gift wird fortgeleitet auf dem Wege der Nerven-Lymphbahnen zum Gehirn. Es tritt tonische Muskelstarre ein, meist an den Kaumuskeln beginnend, die von schmerzhaften Krampfanfällen unterbrochen wird. Tritt im Verlauf einer Wundbehandlung Kieferklemme auf, so ist sofort der Arzt zu benachrichtigen. Die Sterblichkeitsziffer ist außerordentlich hoch. Als Vorbeugungsmittel wird bei verschmutzten Wunden Serum eingespritzt. Noch besser bewährt sich die aktive Impfung.

Gasbrand ist eine sehr gefürchtete Wundinfektion, die besonders bei Kriegsverletzungen beobachtet wird. Bei Friedensverhältnissen tritt diese schwere Komplikation gelegentlich bei zerfetzten oder stark gequetschten Wunden mit Taschenbildungen in Erscheinung. Die Erreger gedeihen ohne Sauerstoff und bilden Gas in der befallenen Muskulatur. Es treten stürmische Krankheitserscheinungen auf mit Schwellung und bräunlicher Hautverfärbung, die befallenen Gewebspartien verfallen der Fäulnis. Frühzeitige Amputation ist bisweilen lebensrettend. Wenn der Rumpf bereits ergriffen ist, besteht keine Hilfe mehr.

Die Erreger des nach Geburten auftretenden Kindbettfiebers sind meist Streptokokken. Die Erkrankung geht aus von der Gebärmutter und verbreitet sich auf dem Blutwege. Die Prognose ist ungünstig.

5. Besondere Infektionsformen und Behandlungsmethoden.

Häufige Formen eitriger Entzündung sind Furunkel, die durch Eindringen von Staphylokokken in Haarbalg oder Talgdrüsen entstehen, meist an den behaarten Körperstellen, die reibender Kleidung ausgesetzt sind. Charakteristisch ist die Bildung eines sich abgrenzenden Herdes („Pfropf"), der ausgestoßen wird („Ausdrücken" sehr gefährlich!). Durch Übertragung von Keimen auf die umgebende Haut oder durch die Finger an andere Körperstellen kann es zu einer allgemeinen Furunkulose kommen, die das Allgemeinbefinden stark beeinträchtigt. Es ist daher die Umgebung zu rasieren und gegen Eiterberührung zu schützen. Ein Gesichtsfurunkel ist stets als gefährliche Erkrankung anzusehen. (Da im Gesicht das Unterhautfettgewebe fehlt, so liegen die Blutadern unmittelbar unter der Haut, und es besteht die Gefahr der Ausbreitung auf die Hirnhäute.)

Beim Karbunkel sind mehrere Haarbälge eingebogen; er stellt sich dar als roter abgegrenzter Herd, in dem zahlreiche gelbe Köpfe sich abheben. Es handelt sich um eine ernste Krankheit, die in der Regel an höheres Alter sowie herabgesetzten Ernährungszustand gebunden ist; besonders häufig sind Diabetiker befallen. Charakteristisch ist das Fortschreiten in die tiefen Gewebsschichten.

Die häufige Beschmutzung der Finger ist die Ursache, daß akut eitrige Prozesse sich sehr häufig an Fingerverletzungen anschließen, wobei es sich meist um geringfügige Einrisse handelt, die den Kokken als Eintrittspforte dienen. Man bezeichnet die eitrige Zellgewebsentzündung an den Beugeflächen der Finger als Panaritium. Die Ausbreitung erfolgt keilförmig in die Tiefe, und es kommt zu der häufigsten Lokalisation in dem unter der Haut befindlichen Bindegewebe (sog. subcutanes P.). Beschränkt sich die Eiterung auf das Nagelbett, so bezeichnet man sie als „Umlauf" (Paronychie). Neben den oberflächlich gelegenen Erkrankungsherden kommen auch Beteiligung des Knochens und der Gelenke vor. Die schwerste Form stellt die Ausbreitung auf die Sehnenscheide dar. Es bestehen starke Schmerzen, Schwellung des Fingers und Handrückens und Druckschmerzhaftigkeit über der ganzen Sehnenscheide. Die Gefahr einer weiteren Ausbreitung der Infektion auf den Vorderarm liegt vor; ebenso kann wegen der Verbindung der Sehnenscheiden der Beugesehnen von Daumen und Kleinfinger die schwere V-förmige eitrige Sehnenscheidenentzündung entstehen.

Zu Wundkrankheiten sind auch die von Tieren auf den Menschen übertragenen zu rechnen, z. B. Milzbrand (von Schafen, Rindern), Rotz (von Pferden), Rotlauf (von Schweinen), Tollwut (von Hunden). In diesen Fällen ist sobald als möglich die Schutzimpfung vorzunehmen.

Die Behandlung der Wundinfektion erfolgt stets durch chirurgische Maßnahmen. Es werden die Methoden der Keimverringerung angewendet sowie der Eiterentleerung durch Eröffnung des Herdes. Die sog. operative Wundbehandlung ist oberster Grundsatz der Chirurgie. Ein Abweichen von dieser bewährten Methode würde schwerwiegende Folgen nach sich ziehen. Deshalb sind die in neuerer Zeit eingeführten Sulfonamide und das Penicillin nur als zusätzliche bzw. unterstützende Maßnahmen zu werten. Die Sulfonamide werden innerlich verabfolgt oder in Pulverform zum Bestreuen eiternder Wunden verwendet; sie haben sich vielfach als gutes Wundantisepticum bewährt (z. B. Cibazol-Eleudron, Supronal usw.). Das Penicillin wird aus Schimmelpilzkulturen hergestellt und zeigt bei Staphylokokkeninfektionen gute Wirkung, z. B. bei der akuten eitrigen Knochenmarkentzündung (Osteomyelitis). Die Anwendung erfolgt in der Regel durch Einspritzung in die Muskulatur.

6. Verbandlehre.

Die in der Ausbildungszeit gelehrten sog. typischen Verbände bilden die Grundlage, um sich eine gute Verbandtechnik anzueignen. Es ist grundfalsch, von den erprobten Richtlinien abzuweichen, wenn auch naturgemäß die praktische Übung den eigenen Erfahrungen einen gewissen Spielraum läßt.

Die Verbandstoffe bestehen aus Baumwollfasern und werden als Mull in den Handel gebracht, der ein weiches, lockeres Gewebe darstellt.

Für Verbandkompressen wird er in mehrfachen Lagen in verschiedenen Größen und Formen (quadratisch, rechteckig) übereinandergelegt. Die Lagen werden auch einzeln unregelmäßig zusammengefaltet (Tupfer). In dieser Form eignen sie sich gut zum Abtupfen des Blutes und des Eiters während der Operation und beim Verbandwechsel. Zum Füllen von Wundhöhlen verwendet man entweder große glatte Kompressen oder Rolltampons (schlauchförmig zusammengelegte lange Mullstücke). Die Ränder der großen Kompressen und Rolltampons sind nach innen umgeschlagen und vernäht, damit nicht Mullfasern beim Verbandwechsel in der Wunde zurückbleiben. Binden bestehen entweder aus Mull oder

Kambrik, einem Baumwollstoff mit dickeren weichen Fäden; oder aus Kaliko, einem dünneren festgewebten Baumwollstoff. Gestärkte Gaze: Die Gazebinden werden vor dem Anlegen in warmes Wasser gelegt und ausgedrückt. Sie werden beim Trocknen hart und geben dem Verband eine gewisse Festigkeit. Stärkegazebinden dürfen mit dem Rand niemals auf der ungeschützten Haut aufliegen, weil sie sonst reiben.

In der Privatpflege, wenn nur kleinere Mengen von Verbandstoffen gebraucht werden, bezieht man Mull und Watte in sterilen Packungen aus der Apotheke. Zum Gebrauch öffnet man die Packung und zieht mit steriler Pinzette nur so viel Verbandmaterial heraus, wie man braucht, schneidet dann das Stück mit einer sterilen Schere ab und verschließt die Packung wieder. In gleicher Weise wird die notwendige Wattemenge entnommen. Zuviel herausgezogener Mull darf niemals wieder in die sterile Packung zurückgestopft werden. Das gleiche gilt für die sterile Watte.

Für feuchte Verbände bei Entzündungen und eiternden Wunden wird der Mull mit sterilem Wasser oder steriler Kochsalzlösung angefeuchtet, oder mit einer schwachdesinfizierenden, nichtgiftigen Lösung, z. B. 3%iger Borsäurelösung oder verdünntem Alkohol. Der Verbandstoff muß vor dem Auflegen gut ausgedrückt werden.

Salbenverbände werden in der Wundbehandlung als einfache Schutzverbände granulierender Wunden benutzt oder auch zur Anregung der Granulationsbildung oder Überhäutung. Salben sind stets nur nach Anweisung des Arztes zu verwenden. Die Salbe wird aus dem Salbentopf mit einem sterilen Spatel (Metall oder Holz) entnommen und auf eine Mullkompresse etwa messerrückendick glatt aufgestrichen.

Bei kleineren Verbänden befestigt man das Verbandmaterial mit Heftpflaster. Dieses besteht aus Schirting, der auf der Innenseite mit einer klebenden Pflastermasse bestrichen ist; es wird in Rollen von verschiedener Breite hergestellt.

Pflasterstreifen dürfen niemals ganz um ein Glied herumgeführt werden, weil sonst leicht Stauungen entstehen können. An Stelle des gewöhnlichen Heftpflasters gibt es noch eine besondere Art, bei der die Pflastermasse auf ein weiches, dünnes, poröses Gewebe gestrichen ist, das sich der Haut gut anschmiegt.

Eine zweckmäßige Vereinigung von Verbandstoff und Heftpflaster stellt der sogenannte Schnellverband dar. Er besteht aus einem Heftpflasterstreifen, auf dessen Mitte ein mehrfach zusammengelegter Mullstreifen geklebt ist. Die Klebeseite des Heftpflasters ist mit grobmaschigem, leichtgestärktem Mull zum Schutze gegen das Zusammenkleben bedeckt.

Man schneidet je nach Bedarf ein entsprechend großes Stück ab und entfernt die Schutzgaze. Dabei ist sorgfältig darauf zu achten, daß der Mullstreifen nicht berührt wird. Man legt dann den Mullstreifen auf die Wunde und klebt das Pflaster an.

Bevor man einen Heftpflasterverband anlegt, ist der betreffende Körperteil gut zu rasieren und abzutrocknen. Die Haut ist mit Äther, Benzin oder Tetrachlorkohlenstoff zu entfetten, damit das Pflaster gut hält. Heftpflaster muß mit großer Vorsicht und ohne Zerren am Verband schnell abgenommen werden. Hierzu drückt man die Haut, von der das Pflaster abgenommen werden soll, mit dem Finger oder einem Tupfer vom Pflaster ab, oder man feuchtet das Pflaster mit etwas Benzin oder Tetrachlorkohlenstoff an. Das Pflaster löst sich dann leicht von der Haut ab. Pflastermasse, die an der Haut angeklebt ist, wird mit einem in Benzin oder Tetrachlorkohlenstoff angefeuchteten Tupfer abgerieben.

Kleinere Verbände kann man außerdem noch mit Mastixlösung befestigen. Es ist die Lösung eines Harzes in Benzol oder Chloroform oder Tetrachlorkohlenstoff. Die Lösung soll dünnflüssig sein. Da das Lösungsmittel leicht verdunstet, muß unter Umständen, wenn die Flüssigkeit zu sehr eingedickt ist, eine entsprechende Menge von dem Lösungsmittel hinzugefügt werden. Die Mastixlösung wird mit einem Pinsel oder einem Wattebäuschchen auf die Haut gestrichen, in einer Breite von 2—3 cm rund um das zu befestigende Verbandstück herum. Nach dem Aufbringen der Mastixlösung muß man 1 Minute warten, dann wird ein Mullgazeschleier darübergespannt und festgeklebt. Durch Aufdrücken mit einem Tupfer kann man das Festkleben fördern. Je dünnflüssiger die Lösung ist, um so besser klebt der Mullgazeschleier fest, wenn man so lange gewartet hat, daß die aufgestrichene Mastixlösung auf der Haut fast eingetrocknet war.

Die wichtigste Art, Verbandstoffe am Körper zu befestigen, ist der regelrechte Verband, d. h. das Befestigen des Wundverbandes am Körper durch Umwickeln von Binden um den Körper oder um Körperteile. Damit eine Binde gut umgelegt werden kann, muß sie fest und glatt aufgerollt sein. Außer den gebrauchsfertigen Binden kann man Binden selbst herstellen durch Aufwickeln von Mull aus Mullrollen oder gebrauchte Binden wiederverwenden. Binden stellt man aus Rollen von Verbandstoff, z. B. Mullrollen, selbst her, indem man die gebrauchte Breite mit sägendem Schnitt von großen Rollen abschneidet oder von Mullagen mit der Schere abschneidet. Gebrauchte Binden werden in einer keimtötenden Flüssigkeit gesammelt, gewaschen, getrocknet und nach dem Trocknen aufgewickelt. Die zur Herstellung der Verbandstoffe

Verbandlehre.

erforderlichen Rohstoffe sind in Deutschland gar nicht oder nur in geringem Maße vorhanden, darum ist äußerste Sparsamkeit bei der Verwendung der Verbandstoffe notwendig. Verbandstoffe, insbesondere Mullbinden, sollen deshalb beim Abnehmen möglichst nicht zerschnitten, sondern abgewickelt werden, um nach Waschen und Sterilisieren wieder verwendbar zu sein.

Mullbinden sind gewöhnlich 5 m lang und 2—15 cm breit. Für Rumpfverbände kann man noch breitere (bis zu 30 cm) verwenden. Mullbinden sind am Rande nicht gesäumt. Den aufgewickelten Teil einer Binde nennt man Bindenkopf, das freie Ende Bindenende. Ist die ganze Binde zu einer Rolle aufgewickelt, so ist sie einköpfig, wird jedes Ende nach der Mitte zu aufgewickelt, so daß zwei Rollen entstehen, so nennt man sie zweiköpfig. Zweiköpfige Binden werden nur selten verwendet, ihr Gebrauch ist aber manchmal sehr zweckmäßig. Damit eine Binde gut angelegt werden kann, muß sie vorher gut und fest gewickelt sein. Das geschieht am besten mit einer sogenannten Bindenwickelmaschine. Ist eine solche nicht vorhanden, so muß mit der Hand aufgewickelt werden. Das geschieht in der Weise, daß man das eine Ende der Binde einige Male zusammenfaltet und es zwischen den Fingerspitzen wickelt, bis eine kleine Rolle entstanden ist. Diese legt man, den Bindenkopf nach unten, so in die linke Hand, daß der aufzuwickelnde Teil zwischen Daumen und Zeigefinger oder zwischen Zeige- und Mittelfinger über den Handrücken fällt. Dann dreht man die Binde mit den Fingerspitzen der rechten Hand von links nach rechts, so daß sie sich allmählich ganz aufrollt. Dabei müssen die Finger der linken Hand den aufzuwickelnden Teil straff anspannen, damit die Binde nicht zu locker wird. Zwei Personen wickeln die Binde am besten über eine größere, etwas rauhe Fläche, z. B. über eine Stuhllehne, gemeinsam auf.

Beim Anlegen der einköpfigen Binde faßt die rechte Hand den Bindenkopf, das herabhängende Bindenende wird an der zu verbindenden Körperstelle aufgelegt und mit dem linken Daumen festgehalten, bis es durch die erste Umwicklung (erster Bindengang) festgelegt ist. Um den Anfang sicher zu befestigen, kann man beim ersten Gang einen kleinen Zipfel des Bindenendes herausziehen und über diesen umschlagen. Man bindet ihn dann mit dem zweiten Bindengang ein. Die Binde muß unter

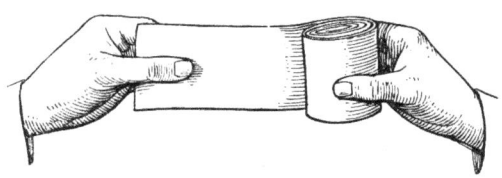

Abb. 122. Halten der Binde zum Anlegen.

gleichmäßigem Zug angelegt werden. Dabei darf das abgewickelte Stück nicht zu lang sein, im allgemeinen nicht länger, als die Binde breit ist. Der einzuwickelnde Körperteil darf durch den Zug der Binde nicht erschüttert und von der Hand des Verbindenden nicht gedrückt werden. Die Binde ist so fest anzulegen, daß sie sich nicht leicht verschiebt, ihre Ränder dürfen jedoch niemals schnüren. Jeder Verband beginnt mit einem ringförmigen Umgang (Kreisgang). Dann wird der Bindenkopf in sanft ansteigender Richtung um den Körperteil weitergeführt. Dabei schreitet die Binde in der Weise fort, daß jedesmal der vorübergehende Gang von dem nachfolgenden zur Hälfte oder zu zwei Dritteln bedeckt ist (Hobelspanumgang, Schraubenumgang).

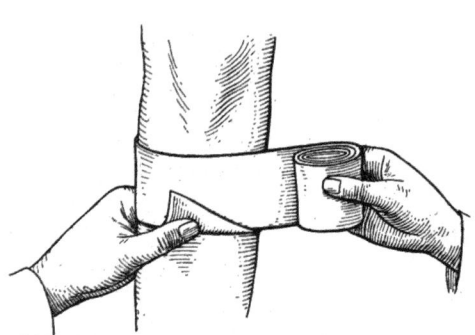

Abb. 123. Der erste und zweite Kreisgang (die Befestigung) der Binde bei jedem Verbande.

Damit die Binde fest und gleichmäßig anliegt, ist an den Stellen, wo das Glied stärker oder schwächer wird, ein sogenannter Umschlag notwendig. An der Stelle, wo der Umschlag beginnen soll, wird der obere Bindenrand mit der linken Daumenspitze festgehalten, hierauf mit der rechten Hand der Bindenkopf etwas abgewickelt und die Binde nach vorn zu umgeschlagen und durch Andrücken der rechten Zeigefingerspitze am Glied festgehalten. Dadurch wird die linke Hand frei und kann unter dem Glied herumgreifen und den Bindenkopf aus der rechten Hand abnehmen, um den aufsteigenden Schenkel des nächsten Ganges anzulegen. Dann übernimmt die rechte Hand wieder den Bindenkopf. Die

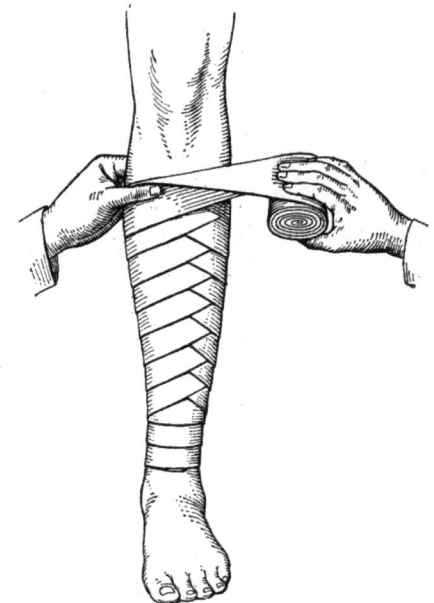

Abb. 124. Unterschenkelverband, Kreisvorgang und Umschlag.

Verbandlehre. 257

Bindenumschläge dürfen nicht auf vorspringenden Knochen angelegt werden und nicht über der verletzten Stelle, da sie sonst drücken können. Es ist besonders darauf zu achten, daß beim Umschlagen die Binde nicht zu fest angezogen wird, um eine Schnürung zu vermeiden. Wo das Glied wieder eine gleichmäßige Stärke hat, werden wieder einfache Hobelspangänge angelegt.

Der kriechende oder Schlangengang unterscheidet sich vom Hobelspangang dadurch, daß die einzelnen Umgänge einander nicht decken, sondern den Körperteil mehr oder weniger weit voneinander entfernt schlangenartig umlaufen. Diese Gänge dürfen nur unter sehr geringem Zug angelegt werden, man verwendet sie, wenn man an einem Glied Verbandstücke vorläufig schnell befestigen will.

Kreuz- oder Achtergänge dienen zum Einwickeln von Gelenken. Die Kreuzungsstelle der Acht liegt auf der einen Seite des Gliedes, der Bogen auf der entgegengesetzten Seite. Legt man die Kreuzungen an die Beugeseiten, so entsteht der Schildkrötenverband; liegt dagegen die Kreuzungsstelle auf der Streckseite, dann entstehen die sogenannten Kornährengänge. Der Schildkrötenverband wird hauptsächlich an Knie- und Ellbogengelenk, der Kornährenverband am Schultergelenk, an der Hand, an den Fingern, an

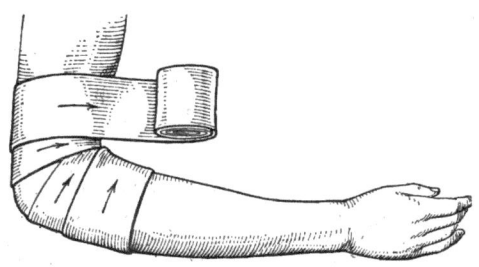

Abb. 125. Schildkrötenverband des Ellbogengelenks.

Fuß- und Hüftgelenk verwendet. Am Hüftgelenk wird dabei das Becken, am Schultergelenk die Brust in die Achtergänge mit hineingezogen. Die Achselhöhle muß hier gut gepolstert sein.

An den Gliedmaßen werden alle Bindengänge von unten nach oben in der Richtung auf das Herz zu angelegt, nur bei Hand- und Fingerverbänden geht man auch vom Handgelenk, also von oben aus, ebenso bei Fuß- und Zehenverbänden.

Reicht eine Binde zum Verband nicht aus, so legt man den Anfang der zweiten Binde unter das Ende der alten. Hierbei wird beim Abwickeln des Verbandes das zeitraubende Aufsuchen des zweiten Bindenendes vermieden.

So wie der Anfang des Verbandes ein Kreisgang ist, so bildet auch den Abschluß jeder Bindeneinwicklung ein Kreisgang. Nach Beendigung des Verbandes wird das Ende der Binde entweder mit einer Sicherheitsnadel oder mit einem Heftpflasterstreifen befestigt oder durch Unterschieben des Endes unter einen früheren Bindengang. Man kann auch das Bindenende in der Mitte in der Längsrichtung schlitzen und beide so gewonnenen Enden umeinanderschlingen oder knoten und dann um den Verband in einander entgegengesetzter Richtung legen und miteinander verknoten.

Beim Abnehmen des Verbandes wird zuerst das Ende der Binde aufgesucht. Beim Abnehmen der Binde reichen sich dann die Hände abwechselnd den locker zusammengefaßten Teil zu, so daß dieser nicht herumschleift. Alle Zerrungen und Erschütterungen sind dabei zu vermeiden. Beide Hände dürfen sich nicht zu weit von dem verbundenen Körperteil entfernen. Sind die Binden an den übrigen Verbandstücken oder am Körper durch Eiter oder Blut festgeklebt, dürfen sie nicht mit Gewalt abgerissen werden. Durch Anfeuchten mit sterilem Wasser oder Kochsalzlösung, noch besser durch Aufträufeln von Wasserstoffsuperoxydlösung werden sie vorsichtig gelöst.

Musterverbände, Kornährenverband der rechten Hand: Kreisgang um das Handgelenk. Schräg über den Handrücken zum Grundglied des Zeigefingers. Quer über die Hohlhand zum Grundglied des kleinen Fingers. Schräg über den Handrücken zurück zum Handgelenk. Wiederholung in etwa drei sich verlaufend deckenden Gängen. Abschluß am Handgelenk. Dies ist der „absteigende Kornähren-

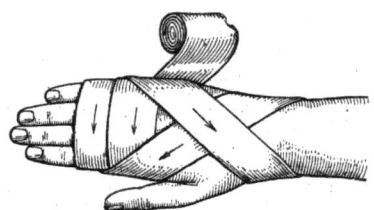

Abb. 126. Aufsteigender Kornährenverband der rechten Hand.

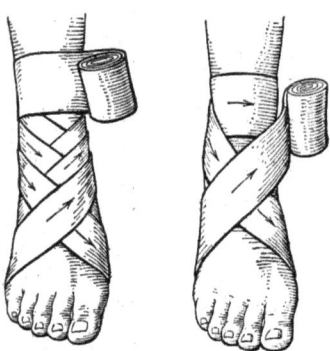

Abb. 127 u. 128. Absteigender Kornährenverband des Fußes.

verband" der Hand. Beginnt man mit einem Kreisgang um die Hand und legt die Achtergänge nach dem Handgelenk zu, so spricht man von dem „aufsteigenden" Kornährenverband.

Verband des Daumens: Kreisgang um das Handgelenk. Schräg zum Grundgelenk des Daumens. Hobelspangänge um den Daumen bis zur

Spitze und zurück zum Grundgelenk. Schräg zurück zum Handgelenk. Abschluß hier. In derselben Weise werden auch die Verbände der anderen Finger angelegt. Muß die Fingerkuppe mit verbunden werden, so führt man die Binde über Streckseite, Kuppe und Beugeseite des Fingers zum Grundgelenk zurück und schließt nun die Schräggänge um den Finger herum an. Zu Fingerverbänden nimmt man 2 cm breite Binden. Bei Fingerverbänden dürfen die Verbindungsgänge zum Handgelenk niemals über die Beugefläche der Hand geführt werden, sondern immer nur über die Streckseite, damit der Verband unter allen Umständen auch bei gebeugter Hand fest sitzt.

Für die übrigen Verbände sei auf die beigegebenen Abbildungen als Beispiel verwiesen.

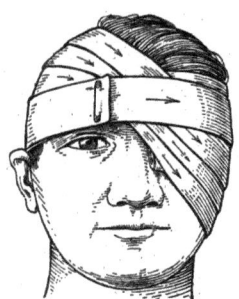

Abb. 129. Augenverband (Monokulus).

Eine T-Binde entsteht, wenn in der Mitte eines Bindenstreifens eine zweite rechtwinklig dazu befestigt wird. Die T-Binde wird dann in der Weise angelegt, daß man zunächst den einen horizontalen Teil um das Becken herumführt, dann führt man die von diesem herabhängenden beiden Teile zwischen den beiden Beinen über die am Damm festzuhaltenden Verbandstücke hinweg und schlingt sie auf der vorderen Seite des Körpers um den horizontalen Teil der Binde herum und befestigt sie hier mit einem Knoten oder mit einer Sicherheitsnadel.

Werden bei einem nicht zu langen Bindenstück beide Enden in der Mitte eingeschnitten, so bleibt ein je nach Bedarf kleineres oder größeres Bindenstück in der Mitte stehen, das vier Enden hat. Diese ,,Schleuder" ist am Kopf als Verband besonders geeignet, vor allem an Nase und Kinn.

Statt der Binden benutzt man auch Verbandtücher aus Baumwollstoff oder Leinwand. Solche Tuchverbände eignen sich zur Befestigung von Schienen und vor allem zur Anlegung von Notverbänden. Sie sind am besten dreieckig. Man

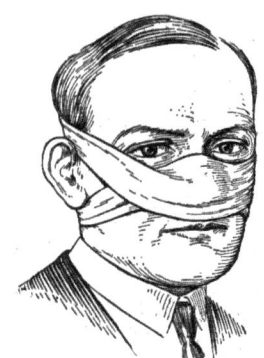

Abb. 130. Nasenverband mit 4 zipfliger Binde (Schleuder).

unterscheidet an einem solchen dreieckigen Tuch die rechtwinklige Spitze, die beiden langen Zipfel und die Tuchbreite. Die Tücher werden entweder nach Art eines Halstuches zusammengefaltet als Tuchbinde, oder als Dreieck ausgebreitet gebraucht.

Die häufigste Verwendung findet das dreieckige Tuch als Armtragetuch (Mitella). Hierzu wird das Tuch so an die Vorderseite des Rumpfes gelegt, daß der eine lange Zipfel über die Schulter der gesunden Seite fällt, während die Spitze hinter dem Ellbogen des kranken Armes liegt. Das Ellbogengelenk wird in einem rechten Winkel in Beugestellung gebracht und der herabhängende lange Zipfel heraufgeschlagen, über die Schulter des kranken Armes hinweg und über den Nacken der gesunden Schulter zugeführt. Die beiden langen Zipfel werden auf der gesunden Schulter, nicht im Nacken, geknotet. Schließlich wird die Spitze nach vorn um den Ellbogen und Vorderarm geschlagen und festgesteckt. Die Hand muß ganz im Tragetuch liegen.

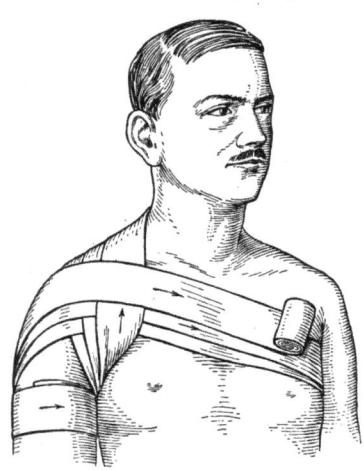

Abb. 131. Kornährenverband der rechten Schulter, aufsteigend.

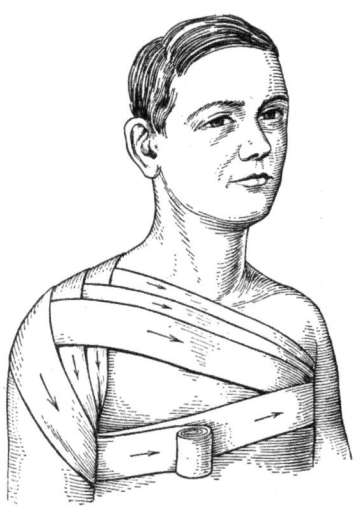

Abb. 132. Kornährenverband der rechten Schulter, absteigend.

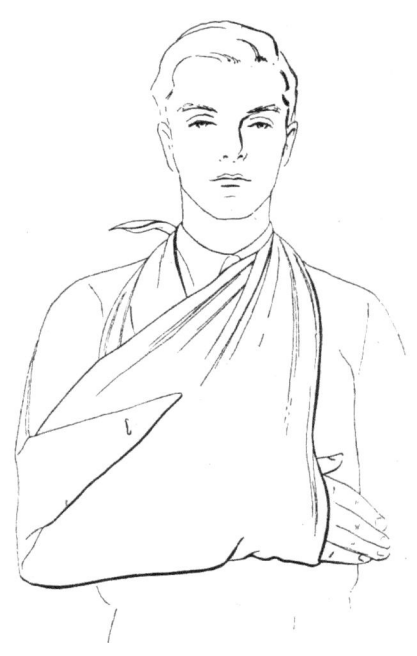

Abb. 133. Mitella.

Verbandlehre.

Kopfverbände beginnen mit einer Zirkeltour um die Stirn, dann steigen vor dem Ohr der erkrankten Seite beginnend 3 Touren vom Kinn zum Scheitel auf, zwischen der 2. und 3. die Kinntour. Der als sogenannte Mitra Hippokratis bezeichnete Verband wird mit einer doppelköpfigen

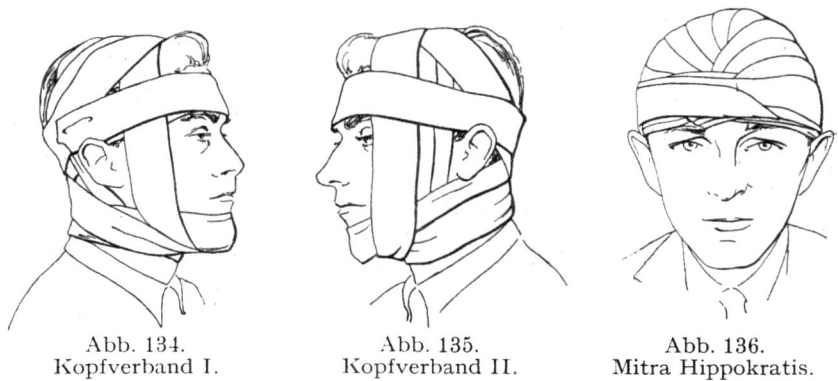

Abb. 134. Kopfverband I. Abb. 135. Kopfverband II. Abb. 136. Mitra Hippokratis.

Binde ausgeführt, das Zwischenstück der Binde wird auf die Stirn gelegt, beide Köpfe kreuzen sich am Nacken, der eine wird rechtwinklig gedreht, und nun läuft der eine Bindenzügel vorn- und rückwärts, während der andere kreisförmig fixiert.

Für Ruhigstellung von Gliedmaßen und Gelenken dienen Schienen-, Gips- und Zugverbände. Auch durch Heftpflaster-, Stärke- und Zinkleimverbände läßt sich Fixierung durchführen.

Als Schienenverband sind gebräuchlich die Cramersche Drahtschiene, Volkmannsche und Braunsche Schiene sowie am Arm die verschiedenen Formen von Abspreizschienen. Die Volkmannsche Schiene besteht aus einer Blechrinne, an deren unteren Enden ein Blechstück im rechten Winkel befestigt ist. An der Außenseite derselben ist ein T-förmiges Eisen angebracht, auf dem

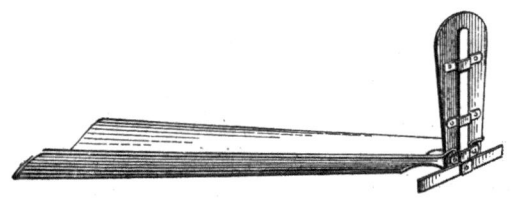

Abb. 137. Volkmannsche T-Schiene.

das Fußende ruht. Am unteren Ende der Blechschiene befindet sich ein Ausschnitt zur Aufnahme der Ferse. Der Gipsverband ist seit 1828 in Gebrauch und hat auch heute nichts von seiner praktischen Bedeutung eingebüßt. Er wird auch in Form des Gehgipsverbandes verwendet.

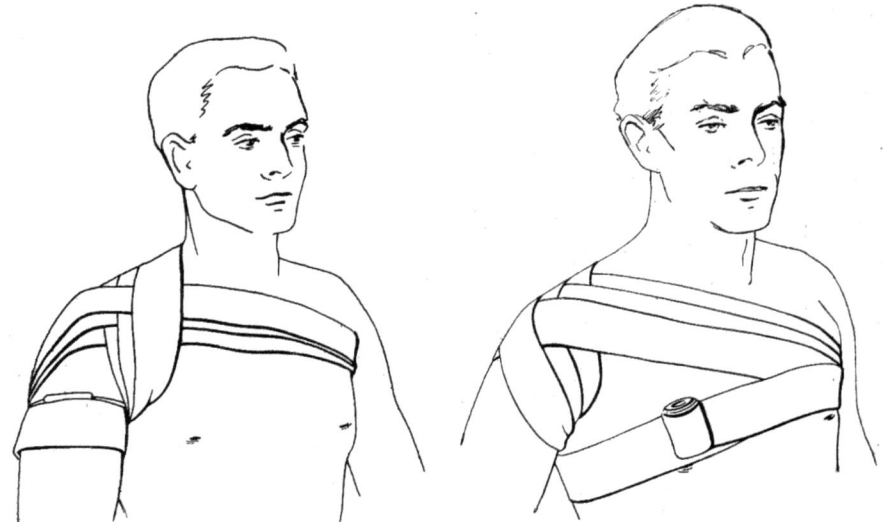

Abb. 138. Schulterverband I.

Abb. 139. Schulterverband II.

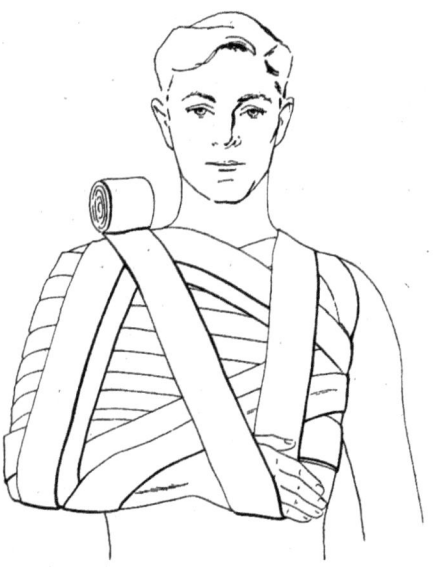

Abb. 140. Desaultscher Verband

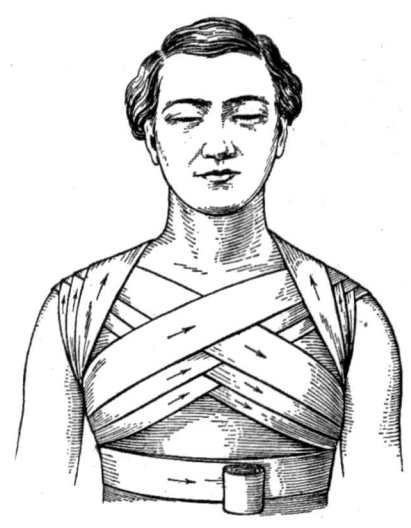

Abb. 141. Doppelseitiger Verband
der weiblichen Brust.
(Suspensorium mammal)

Dem Pflegepersonal fällt die Aufgabe der Vorbereitung zu. Die Gipsbinden lassen sich, durch Einreiben von Gipspulver in eine ausgebreitete Mullbinde, leicht herstellen. Vorzüglich sind die käuflichen Cellonabinden mit imprägniertem Gips. Vor Gebrauch wird die Gipsbinde in eine Schüssel mit lauwarmem Wasser gelegt. Wenn sie völlig durchtränkt ist, wird sie vorsichtig ausgedrückt und dem Arzt gereicht. Zum Abnehmen eines Gipsverbandes wird die Stillesche Gipsschere benutzt.

IV. Dringlichkeitsmaßnahmen.

1. Äußere Blutung.

a) Blutstillung.

Jeder schwere Blutverlust stellt eine Lebensgefahr dar. Diese droht bei Erwachsenen, wenn die Hälfte der gesamten Blutmenge, die etwa $1/13$ des Körpergewichts ausmacht, verloren ist. Eine genaue Kenntnis der Vorgänge und Hilfsmittel zur Blutstillung ist daher erforderlich, um die Angst vor dem fließenden Blut zu überwinden, die zu übereilten, schädlichen Maßnahmen führen könnte.

Eine Blutung entsteht infolge Durchtrennung von Blutgefäßen. Nach der anatomischen Form derselben unterscheidet man 3 Arten: die kapilläre Blutung entsteht bei Durchtrennung der feinen Haargefäße und verläuft langsam und gleichmäßig wie aus einem Schwamm. Die venöse Blutung entstammt einer durchtrennten Blutader; dabei rinnt dunkleres, kohlensäurereiches Blut in mehr oder weniger starkem Strahl. Die arterielle Blutung erfolgt bei Verletzung einer Schlagader und ist gekennzeichnet durch stoßweises Hervorspritzen von hellrotem Blut, dem Pulsschlag entsprechend.

Durch einen natürlichen Heilungsvorgang kann es bei Kapillaren, kleinen Venen und Arterien zum Selbstaufhören einer Blutung kommen. Die Ursache liegt in der Zusammenziehung der Gefäßmuskulatur, der Einrollung der verletzten Innenhaut sowie der Gerinnbarkeit des Blutes beim Austritt aus dem Gefäßrohr. Es kommt dadurch zum Verschluß der Verletzungsstelle durch das Blutgerinnsel (Thrombus). Am leichtesten erfolgt diese an den Kapillaren mit ihrem langsamen Blutstrom. Die Blutung steht gewöhnlich durch Kompression, die durch Verband mit keimfreiem Material und mäßiges Anziehen der Binde ausgeübt wird. Bei venösen Blutungen bedarf es eines stärker wirkenden Druckverbandes und Hochlagerung des verletzten Gliedes, um den Blutdruck herabzusetzen. Kommt es zum Durchbluten des Verbandes, so genügt es, diesen durch Auflage von Zellstoff zu verstärken. Blutungen aus kleineren Arterien lassen sich auf die gleiche Weise stillen. Bei größeren kommt man mit dem Druckverband nicht aus. Bis zum Eintreffen des Arztes ist daher die provisorische Blutstillung vorzunehmen. Diese erfolgt durch Fingerdruck oder Umschnürung an dem erhobenen Gliede. Mit Daumen oder Finger wird das Gefäßrohr gegen den darunter liegenden Knochen gedrückt in der Gegend zwischen Wunde und Herz, wodurch der Blutstrom vorübergehend unterbrochen wird.

Die Halsschlagader wird am inneren Rand des Kopfnickermuskels dicht unterhalb des Kehlkopfes gegen die Halswirbelsäule gedrückt. Für die Schlag-

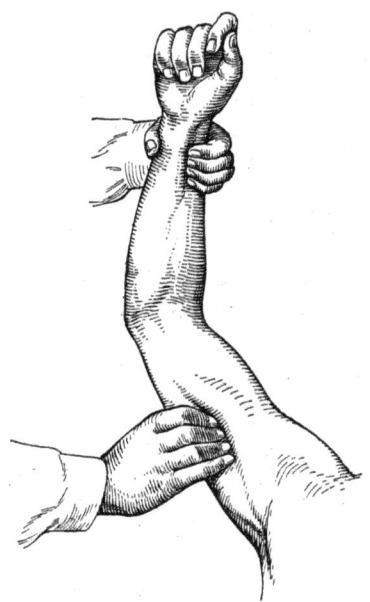

Abb. 142. Zudrücken der Oberarmschlagader.

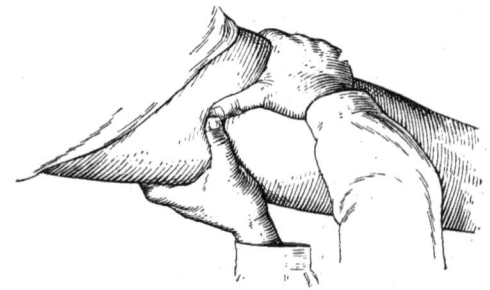

Abb. 143. Zudrücken der Oberschenkelschlagader mit beiden Händen.

ader des Oberarms befindet sich der Ort der Wahl an der Innenseite in der Furche zwischen Beuge- und Streckmuskel. Bei Blutungen am Bein wird die Schlagader dicht unterhalb der Leistenbeuge etwas einwärts der Mitte gegen den Knochen gedrückt. — Wenn bei längerer Dauer der Blutstillung die drückende Hand ermüdet oder ein Transport notwendig ist, so bedienen wir uns der Abbindung zur Erzeugung einer künstlichen Blutleere. Man benutzt am Arm eine elastische Binde, die zum Schutz der Nerven mit Watte unterpolstert wird, und am Bein einen Gummischlauch; notfalls genügt auch ein elastischer Gurt, Hosenträger, Tuch oder Binde. Es kann auch ein Handtuch herumgelegt und durch Drehungen eines zwischengesteckten Stockes immer fester geschnürt werden. Wichtig ist auch bei der Abschnürung, daß diese am erhobenen Glied ausgeführt wird.

Es sei ausdrücklich hervorgehoben, daß Druckverband und senkrechtes Halten der verletzten Gliedmaße fast immer zur vorläufigen Blutstillung ausreichen. Man kann sich auch damit helfen, daß Hüft-, Knie- oder Ellbogengelenk in starker Beugestellung gehalten werden. Die Schlüsselbeinschlagader läßt sich durch Ziehen des Armes nach hinten und innen zusammendrücken. Die feste Umschnürung, die höchstens 2 Stunden durchgeführt werden darf, ist nur auf besondere Fälle zu beschränken; denn die Methode birgt auch Gefahrenquellen in sich. Durch zu festes Anziehen der Binde wird die arterielle Blutzufuhr unterbrochen, der abgeschnürte Gliedabschnitt fühlt sich kalt an, und die Verletzten erleiden wegen des anhaltenden Druckes auf die Nerven unsägliche Schmerzen. Bei lockerem Anlegen der Abschnürbinde wird wohl die abführende Vene, nicht aber die wandstärkere zuführende Arterie gedrosselt, und die Blutung wird dadurch heftiger. Auch beruhen Nervenlähmungen fast immer auf Fehlern bei der Anlegung der Binde.

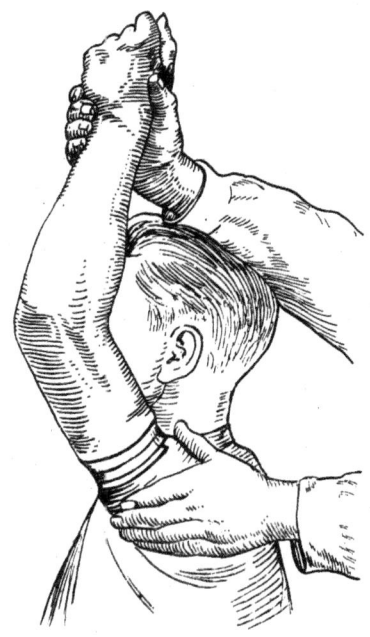

Abb. 144. Elastische Umschnürung am Oberarm.

b) Blutersatz.

Die Behandlung des Blutverlustes spielt eine wesentliche Rolle; besonders wenn diese schnell erfolgt, handelt es sich um eine lebensrettende Maßnahme. Das Verfahren besteht in Auffüllung des Kreislaufs mit 0,9 %iger Kochsalzlösung in einer Menge von 300—1000 ccm durch Einspritzung unter die Haut oder in die Vene. Es bewähren sich auch andere Lösungen wie Normosal, das in sterilen Ampullen im Handel ist, sowie Tutofusin, das steril in Glaszylindern geliefert wird.

Weitaus überlegen erweist sich die Übertragung von Blut von einer gesunden Person (Bluttransfusion). Diese Methode ist jetzt weit verbreitet und wird auch bei vielen Erkrankungen zur Hebung des Allgemeinzustandes angewendet, ebenso um einen Kranken in die Lage zu versetzen, eine dringliche Operation zu überstehen. Voraussetzung für den Erfolg ist vorherige Bestimmung der Blutgruppe von Spender und Empfänger, die übereinstimmen muß, um Zwischenfälle auszuschalten. Zur größeren Sicherheit wird noch eine Vorprobe vorgenommen, indem man nach Übertragung von 5—10 ccm Blut eine Pause einlegt. Treten Erscheinungen von Überempfindlichkeit nicht ein (Atemnot, Übelkeit, erhöhter Puls), so besteht keine Gefahr. — Man wählt die indirekte Methode der Blutübertragung; dabei wird das durch Venenpunktion des Spenders gewonnene Blut in einem sterilen Glasgefäß aufgefangen und die Gerinnung durch Zusatz von Natriumzitrat verhindert. Danach läßt man beim Empfänger langsam

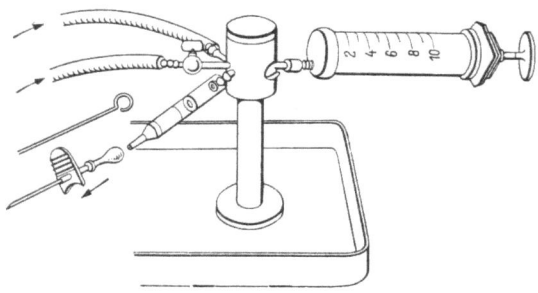

Abb. 145. Dreiwegehahn.

das Blut durch eine kurze dicke Kanüle, die mit einem Irrigator verbunden wird, in die Vene einlaufen. Neben dieser einfachen, aber zuverlässigen Behandlungsart ist eine Reihe von Apparaturen in Gebrauch, wobei die Vene des Spenders mit der des Empfängers in unmittelbarer Verbindung steht. Der abgebildete Dreiwegehahn läßt erkennen, wie der obere Schlauch das Spenderblut führt und durch den unteren an den Empfänger abgibt; der mittlere dient zum Aufsaugen und Durchspritzen mit Kochsalzlösung.

c) Besondere Blutungsformen.

Nasenblutung kommt vor bei Jugendlichen ohne erkennbare Ursache, nach übermäßiger körperlicher Anstrengung oder Verletzungen. Sitz der Blutung ist fast immer im Bereich der Nasenscheidewand dicht am Naseneingang, wo die hier liegenden oberflächlichen Gefäße leicht zerreißen. Die Blutstillung gelingt meist, wenn am vornübergeneigten Kopf der Nasenflügel einige Zeit gegen die Scheidewand gedrückt wird. Sonst muß Tamponade angewandt werden.

Blutungen nach Zahnentfernung können bedrohlich werden, besonders wenn es sich um Personen mit mangelnder Gerinnungsfähigkeit (Bluter) handelt. Die Blutstillung erfolgt durch Auflegen eines nicht zu kleinen Tupfers, auf den fest aufgebissen wird. — Zahnfleischblutungen kommen bei Skorbut vor.

Blutungen können an den Beinen durch **Platzen eines Krampfaderknotens** entstehen. Diese stehen meist durch Druckverband und Hochlagerung. Auch bei den in der Umgebung des Afters liegenden Krampfaderbildungen (Haemorrhoiden) treten Blutungen in verschiedener Stärke auf. Man macht kalte Umschläge.

2. Innere Blutung.

Die gleichen Folgen, die größere Blutverluste nach außen mit sich bringen, können auch eintreten, wenn die Blutung in die Gewebe oder die großen Körperhöhlen erfolgt. Dieser Vorgang wird als innere Blutung bezeichnet. Hierbei ist auch eingeschlossen, daß das Blut durch anatomisch gebahnte Wege (Speiseröhre, Luftröhre, Harnröhre) nach außen austreten kann.

Blutungen in der Schädelhöhle kommen vor bei Schlaganfall und Schädelverletzung. In letzterem Falle können Blutungen unter der Augenbindehaut hervortreten, ferner in den Augenlidern, in der Rachenschleimhaut und in der Gegend des Warzenfortsatzes. Tritt Blutung aus dem Gehörgang auf, so wird ein aseptischer Schutzverband aufgelegt; vor Manipulationen oder Tamponade des Gehörganges ist dringend zu warnen wegen der Infektionsgefahr.

Eine **Lungenblutung** (Haemoptoe) tritt häufig unerwartet bei vermeintlich voller Gesundheit auf. Die Unterscheidung gegenüber Blutungen aus den Verdauungswegen ist dadurch gegeben, daß das Blut ausgehustet wird, hellrot aussieht und von schaumiger Beschaffenheit ist. Bisweilen wird das Blut heruntergeschluckt und späterhin erbrochen, was alsdann eine Magenblutung vortäuschen kann. — Die Ursache der Blutung ist meist Lungentuberkulose, wenn durch den Zerstörungsprozeß ein Gefäß eröffnet ist; dies kann im Anfang der Erkrankung wie auch im weiteren Verlauf erfolgen. Große Blutungen können ferner bei umschriebenen Erweiterungen der Bronchien erfolgen. Auch bei Lungeneiterungen, -brand kommen Blutungen vor. Bei Lungenentzündung bestehen Blutbeimengungen im Auswurf (rostfarben), bisweilen werden auch größere Blutmengen ausgehustet. Kleinere Blutungen entstehen auch bei Herzfehlern. Die sofort getroffenen Behandlungsmaßnahmen sind von entscheidender Bedeutung. Der Kranke muß mit erhöhtem Oberkörper auf dem Rücken liegen. Die absolute Ruhigstellung schließt auch Sprechverbot und seelische Beeinflussung ein. Kalter Umschlag oder Eisblase auf die Brust bringen Erleichterung. Gegen Durstgefühl wird teelöffelweise Eiswasser oder kalte Milch gegeben. Der blutige Auswurf ist stets aufzuheben und dem Arzt zu zeigen.

Magenblutung (Haematemesis) wird meist durch ein Magengeschwür infolge Gefäßannagung ausgelöst, während Magenkrebs selten so plötzlich und stark blutet. Auch durch Platzen von Krampfaderknoten in der Speiseröhre bei Lebererkrankung kommt nicht selten Bluterbrechen zustande. Die Erscheinungen bestehen in Blässe, Ohnmacht, Schwindelgefühl. Bei größeren Blutungen sieht das erbrochene Blut dunkelrot aus; wenn es längere Zeit im Magen gelegen hat, tritt eine braune oder schwärzliche Farbe und klumpige Beschaffenheit auf (kaffeesatzartig bei Magenkrebs). Der Stuhl sieht teerfarben aus. — Die Behandlung besteht in körperlicher Ruhigstellung und Auflegen eines Eisbeutels auf die Magengegend. Man läßt kaltes Wasser in kleinen Mengen trinken oder Eisstückchen im Munde zergehen.

Darmblutungen, meist ausgehend von Geschwüren, setzen meist ein mit plötzlichem raschen Verfall des Kranken (Kollaps), kleinem und schnellem Puls, jagender Atmung, blasser Hautfarbe und verfallenem Gesicht, ferner Schmerzen im Oberbauch. Diese Erscheinungen treten häufig ein, bevor die Blutung im Stuhl erkennbar ist.

Unter inneren Blutungen sind noch die durch stumpfe Bauchverletzungen entstehenden hervorzuheben, bei denen das Blut sich in die freie Bauchhöhle ergießt. — Die bluthaltigen Organe (Leber und Milz) stehen an der Spitze. Oberflächliche Atmung und schneller kleiner Puls sind neben Schmerzhaftigkeit und zunehmender Spannung der Bauchdecken die Haupterscheinungen.

3. Unblutige Verletzungen.

Handelt es sich um Verletzungen der Gewebe ohne Durchtrennung der Haut und ohne Blutaustritt nach außen, so bezeichnet man diese als unblutige oder geschlossene. Form und Ausmaß der Verletzung ist abhängig von dem Grad der äußeren Gewalteinwirkung; man unterscheidet danach Quetschung, Verstauchung, Verrenkung und Knochenbruch. Gemeinsam ist allen Arten die Zerreißung von Blutgefäßen, aus denen das Blut in das umgebende Gewebe sickert. Dadurch wird die Haut von der Unterlage abgehoben (Blutbeule), bei stärkeren Blutergüssen kommt es zu größeren Schwellungen, und es können auch Hohlräume entstehen, die mit Blutgerinnseln ausgefüllt sind (Haematome).

a) Quetschung (Kontusion).

Diese kann im Gegensatz zu den übrigen Verletzungen an allen Körperstellen erfolgen. Die Wirkung auf das Gewebe ist abhängig von dem Grade der einwirkenden Gewalt. In den leichteren Fällen sind äußerlich nur geringgradige Veränderungen wahrnehmbar. Neben der Schmerzhaftig-

Verrenkung (Luxation). 269

keit tritt eine scharf umschriebene Rötung ein durch Erweiterung der kapillaren Gefäße (z. B. bei Stockschlag streifenförmig). Bei stärkerer Quetschung kommt es zu einer Gefäßzerreißung und zum Blutaustritt in das Gewebe. Handelt es sich um oberflächliche Schichten, so werden Schwellung und Hautverfärbung sofort sichtbar, während Blutungen in tieferen Gewebsschichten sich erst allmählich bemerkbar machen. Durch chemische Umwandlung des Blutfarbstoffs kommt es zu Farbveränderungen (blau, braun, grün, gelb). Diese Verfärbung tritt auch in der Umgebung der Quetschungsstelle im Bereich der abführenden Lymphgefäße hervor. Bei ausgedehnten Blutergüssen tritt häufig eine Abkapselung ein, die durch das schwappende Gefühl bei Fingerdruck erkennbar ist (Fluktuation). Die Schmerzhaftigkeit wird durch Ruhigstellung und Umschläge mit Blei- oder Borwasser bekämpft.

b) Verstauchung (Distorsion).

An Gelenken kann durch übermäßige Bewegung in einer bestimmten Richtung eine Zerrung des Bandapparates eintreten, zum Beispiel durch Umkippen des Fußes, Fall auf die gebeugte oder gestreckte Hand. Bei stärker wirkender Gewalt kommt es zu Einrissen in den Bändern, bisweilen auch der Gelenkkapsel, sowie Gefäßverletzung. Das austretende Blut verteilt sich in dem Gewebe oder sammelt sich in der Gelenkhöhle. Besonders im Kniegelenk steht häufig ein Gelenkerguß im Vordergrund. Die Erscheinungen sind Schmerz, behinderte Gebrauchsfähigkeit und Schwellung. Für den Transport des Verletzten wird am Bein ein fester Verband angelegt (Schienung oder Idealbinde), am Arm eine Mitella.

c) Verrenkung (Luxation).

Die Gelenkverbindungen werden durch natürliche Vorrichtungen festgestellt, und zwar durch besondere Form des Knochens

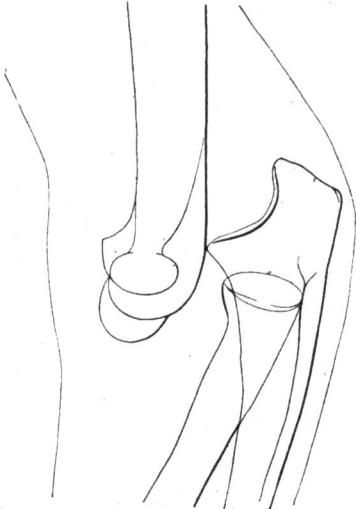

Abb. 146. Ellbogengelenks-Verrenkung nach hinten.

sowie den Bandapparat. Wird durch stärkere Gewalt (Schlag, Stoß, Fall) diese Knochen- und Bänderhemmung überwunden, so können die im Gelenk verbundenen Knochenteile gegenseitig verschoben werden. Wir verstehen daher unter Verrenkung die Verschiebung eines Gelenkteils um volle Gelenkbreite. In der Regel findet außer beim Kiefergelenk eine Kapsel-Bandzerreißung statt. Die Erscheinungen einer frischen Verrenkung sind augenfällig durch die veränderte Gelenkform. Das Gelenkende fehlt an normaler Stelle und verursacht an dem unnatürlichen Sitz eine Auftreibung. Die Achse des verrenkten Knochens verläuft nicht in die Gelenkhöhle, und die Beweglichkeit des Gelenks ist durch die eingetretene Zwangsstellung gestört. Besonders charakteristisch ist die federnde Stellung (Fixation) des aus der Gelenkhöhle ausgetretenen Gliedabschnitts. Es gelingt wohl, dieses nach der einen oder anderen Richtung zu bewegen; bei Aufhören der fremdtätigen Bewegung federt das Glied wieder in die frühere Stellung zurück. Dieses Zeichen fehlt nur, wenn gleichzeitig ein Knochenbruch eingetreten ist. Daneben besteht auch bei der Verrenkung Schmerz und Weichteilschwellung.

Bisweilen kommen Nebenverletzungen vor, selten Zerreißung benachbarter Gefäßstämme, häufiger Nervenschädigungen durch Quetschung oder Zerreißung, letztere besonders bei Schultergelenksverrenkung.

Je frühzeitiger der Verletzte der Wiedereinrichtung des Gelenkes zugeführt wird, um so besser ist die Prognose. Die Einrichtung (Reposition) erfolgt stets in örtlicher oder Allgemeinbetäubung, um dem Verletzten Schmerzen zu ersparen und gleichzeitig den Muskelwiderstand auszuschalten. Für den Transport ist am Arm eine Mitella anzulegen, das Bein wird gestützt gelagert.

d) Knochenbruch (Fraktur).

Die schwerste geschlossene Verletzung stellt der Knochenbruch dar, der in 15% aller Verletzungen vorkommt; am häufigsten ist der Arm betroffen. Wie an den Weichteilen handelt es sich um eine Zusammenhangstrennung. Tritt diese an der Stelle der Gewalteinwirkung ein, so bezeichnet man es als direkten Knochenbruch (z. B. Überfahrung des Unterschenkels); dieser ist oft besonders schwer und verläuft mit Splitterung und Zermalmung. Von einem indirekten Knochenbruch sprechen wir, wenn er entfernt von der Stelle der Gewalteinwirkung eintritt (z. B. Oberarmbruch bei Fall auf die Hand, Wirbel- oder Beckenbruch bei Fall auf die Füße). Nach dem Grad der Zusammenhangstrennung unterscheidet man vollständige Brüche, wenn der Knochen ganz durchbrochen ist, und unvollständige, wenn nur ein Teil des Knochengewebes einknickt und die Form erhalten bleibt; zu letzteren gehört auch der sogenannte Grünholzbruch bei Kindern, wobei die Knochenhaut erhalten bleibt.

Von größter praktischer Bedeutung ist die Einteilung in einfache (geschlossene) und offene (komplizierte) Knochenbrüche. Bei der geschlossenen Form ist die Haut unverletzt, während bei der offenen durch gleichzeitige Verletzung der Haut und Weichteile die Bruchstelle der schädlichen Einwirkung von Infektionserregern ausgesetzt ist, die von außen eindringen können. Deshalb ist die Prognose bei der letzteren Form immer ernster zu stellen gegenüber der geschlossenen, auch wenn es sich hierbei um schwere Knochensplitterung handelt.

Die klinischen Erscheinungen beim Knochenbruch sind allgemeiner und örtlicher Art. Je nach der Schwere des Unfalls und dem Widerstandsvermögen des Verletzten tritt ein mehr oder weniger starker Verletzungsschock ein (Pulsverlangsamung, oberflächliche Atmung, kalter Schweiß, Brechreiz, Bewußtlosigkeit). Diese Erscheinungen pflegen im Verlauf einiger Stunden abzuklingen.

An dem gebrochenen Knochen ist am meisten augenfällig die abnorme Beweglichkeit an der Bruchstelle sowie das Reibegeräusch (Crepitation) beim Verschieben der Bruchflächen gegeneinander. Besonders wichtig ist die Verlagerung (Dislocation) der Bruchstücke durch die nach erfolgter Zusammenhangstrennung fortwirkende Gewalt und den Muskelzug. Knochenbrüche mit und ohne Verlagerung an gleicher Stelle und gleicher Entstehungsart ergeben ein ganz verschiedenes Verletzungsbild. Wir unterscheiden Längs-, Seiten-, Achsen- und Drehverlagerung. Weitere Symptome sind Bluterguß, Bruchschmerz und die Unmöglichkeit, das gebrochene Glied zu belasten.

Auch bei den Knochenbrüchen kommen Nebenverletzungen vor, außer Weichteilverletzungen, Eintritt von Fett aus dem Knochenmark in den Blutkreislauf (Fettembolie) auch Gefäß- und Nervenverletzungen. Bei Wirbelbrüchen kann das Rückenmark beteiligt sein, was schlagartig Lähmung der Beine, Blase und des Mastdarms zur Folge hat. Bei Beckenbrüchen kann es zur Verletzung von Blase und Harnröhre kommen, ferner können schwere Rippenbrüche zur Lungenschädigung führen.

Für den Transport besteht als oberster Grundsatz, das verletzte Glied gegen Bewegung zu sichern. Bei falscher Lagerung besteht die Gefahr, daß sich die Bruchenden nachträglich verschieben. Bei Brüchen der Röhrenknochen ist ein Schienenverband anzulegen. Schulter- und Armverletzte erhalten eine Mitella. Bei Knochenbrüchen am Bein, Becken und Wirbeln muß mit größter Vorsicht Lagerung auf fester Unterlage durchgeführt werden; zur Vermeidung von Erschütterungen Polsterung mit Häckselkissen oder Sandsäcken. Bei Unterkieferbruch bewährt sich Schleuderverband.

Die neuzeitliche Behandlung von Knochenbrüchen erfordert in so hohem Maße die Mitarbeit des Pflegepersonals, im Operationssaal ebenso wie auf der Krankenabteilung, daß eine kurze Darstellung der Grundzüge gerechtfertigt erscheint. Die sogenannte funktionelle Bruchbehandlung erstrebt die Wiederherstellung der Funktion des betroffenen Gliedes. Da es sich in der überwiegenden Mehrzahl um Knochenbrüche mit Verlagerung der Bruchstücke handelt, so steht im Vordergrunde die möglichst frühzeitige Einrichtung (Reposition). Durch Zug und Gegenzug wird das körperferne Bruchstück in die Achse des körpernahen eingestellt. Wie bei der Verrenkung ist auch hier die Anwendung der Betäubung nicht allein ein Gebot der Menschlichkeit, sondern auch ärztlicher Notwendigkeit, um dem Muskelzug entgegenzuwirken. Ist die Einrichtung erreicht, so daß die Bruchflächen aufeinander stehen und die anatomische Form des Knochens wiederhergestellt ist, so liegt die nächste Aufgabe in Erhaltung der Stellung. Dies wird am besten erreicht durch den gut angelegten Gipsverband, der die beiden benachbarten Gelenke mit einschließen muß. Die Gipsbinden werden kreisförmig um das Glied gelegt, oder es wird meist eine Gipsschiene angelegt und der Verband dann durch kreisförmige Touren vervollständigt. Am Bein wird der Gehgipsverband häufig angewendet.

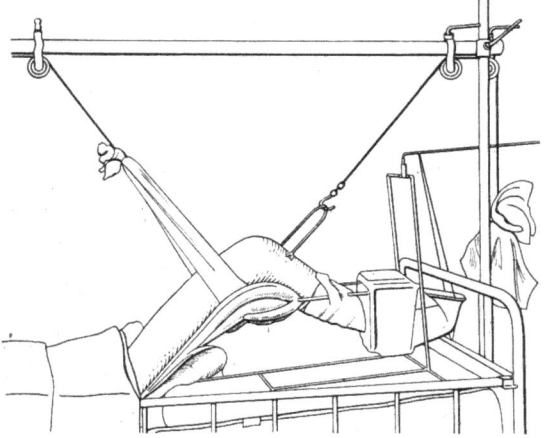

Abb. 147. Drahtextension bei Oberschenkel-Schaftbruch.

Gelingt die Einrichtung der Bruchstücke in der beschriebenen Weise oder die Stellungserhaltung nicht, so wird durch Streckbehandlung eine allmähliche Einrichtung des Bruches durchgeführt, die wir durch Röntgenkontrolle Schritt für Schritt kontrollieren können. Diese Methode bietet den Vorteil, den Zug durch Dosierung der Gewichte je nach Bedarf zu steigern oder zu verringern, ferner durch gleichzeitige Anbringung seitlicher Züge einem Abgleiten entgegenzuwirken. Der früher übliche Heftpflasterzugverband hat in der neuzeitlichen Knochenbruchbehandlung einer verbesserten Methode weichen müssen, wobei der Zug direkt am Knochen angreift (Drahtextension). Ein halbstarrer durch Auskochen keimfrei gemachter Draht wird am körperfernen Ende des gebrochenen Knochens durchgebohrt und danach durch einen Spannbügel gespannt, so daß er sich auch bei starker Belastung nicht durchbiegt.

In manchen Fällen ist es erforderlich, eine günstige Stellung der Bruchstücke sowie Feststellung derselben auf operativem Wege zu erreichen. Nach Einrichtung des Bruches kann z. B. die Feststellung durch Anlegen eines mit Draht befestigten Knochenspans erfolgen. In neuester Zeit haben sich zwei Verfahren erfolgreich Bahn gebrochen. Bei dem einen wird ein Nagel aus rostfreiem Stahl in die Markhöhle eingetrieben (Marknagelung). Dadurch wird die anatomische Form sofort wiederhergestellt, ebenso die Feststellung der Bruchstücke, ein weiterer Vorteil besteht darin, daß frühzeitige Bewegung des betroffenen Gliedes sowie Übung der Muskulatur ermöglicht wird. Ein großes Anwendungsgebiet hat ferner die Nagelung bei Oberschenkelhalsbrüchen gefunden. Auch bei älteren Personen ist diese anwendbar und bringt als Vorzug mit sich kurze Dauer der Bettruhe und baldige Wiederherstellung der Belastungsfähigkeit.

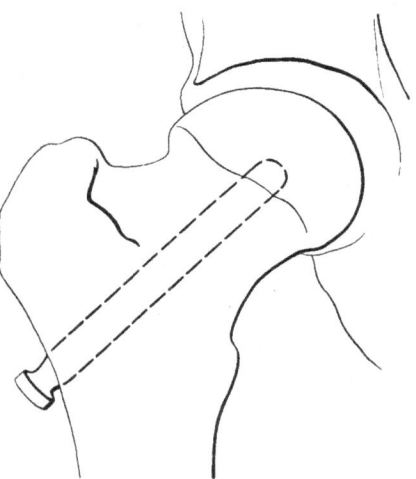

Abb. 148. Nagelung eines Schenkelhalsbruches

4. Eingedrungene Fremdkörper.

Ein plötzlich eintretendes Atem- oder Schluckhindernis kann durch Fremdkörper hervorgerufen werden. In den Kehlkopf gelangen solche am häufigsten durch Ansaugen vom Munde aus, bei plötzlichem Schreck, Auflachen oder Hinfallen, Speisereste, Knochenstückchen, Gräten oder andere im Munde gehaltene Gegenstände gelangen so nicht selten in die oberen Luftwege. Plötzlich auftretende Erstickungserscheinungen und krampfhafter Hustenanfall sind beängstigende Erscheinungen. Man kann durch Beklopfen des Rückens zwischen den Schulterblättern den Hustenstoß verstärken, so daß der Fremdkörper spontan herausgeschleudert wird, oder man versucht durch Einführen des Fingers den Fremdkörper zu entfernen oder Brechreiz auszulösen. Beim Kleinkinde muß man bei plötzlich einsetzenden Husten- und Erstickungsanfällen immer an die Möglichkeit eines verschluckten Fremdkörpers denken. In allen Fällen, bei denen es nicht zur spontanen Entleerung kommt, ist in Anbetracht der drohenden Gefahr schnellstens ärztliche Hilfe herbeizuführen.

In den Rachen und in die Speiseröhre gelangen Fremdkörper vom Munde, in seltenen Fällen von der Nase aus. Bei Kindern handelt es sich meist um Münzen, Glasperlen, Ringe usw., bei Erwachsenen um Knochenstücke, im Mund gehaltene Nadeln oder Nägel. Im Schlafe werden gelegentlich Zahnersatzstücke verschluckt. In der Regel werden die Fremdkörper spontan ausgeschieden, was durch Verabfolgung von Sauerkraut und Kartoffeln unterstützt werden kann. Häufig bleibt das Fremdkörpergefühl nach Durchgang durch die Speiseröhre infolge Schleimhautverletzung. Dem Arzte steht die Röntgendiagnostik zur Verfügung sowie die Speiseröhrenspiegelung, die eine Entfernung des Fremdkörpers unter Leitung des Auges ermöglicht.

In den Gehörgang gelangen Fremdkörper bei Kindern absichtlich in Form von Glasperlen, Knöpfen, Erbsen, Bohnen usw., während Erwachsene zum Schutz gegen Lärm Watte- oder Wachspfröpfchen sich einführen oder abgebrochene Streichhölzer. Ferner können, besonders im Schlafe, Insekten eindringen. Entfernungsversuche z. B. mit Haarnadeln sind unzweckmäßig, es besteht die Gefahr, daß die Fremdkörper tiefer in den Gehörgang geschoben und Verletzungen desselben hervorgerufen werden. Daher sind Behandlungsmaßnahmen dem Arzte zu überlassen, der durch Spiegelung den genannten Sitz des Fremdkörpers feststellen und entsprechende Maßnahmen ergreifen kann.

Auch in die Nase werden von Kindern bisweilen Fremdkörper eingeführt (Knöpfe, Glasperlen, Erbsen, Bohnen usw.). Die Erscheinungen sind anfangs geringfügig, im weiteren Verlauf tritt Schleimhautschwellung und eitriger Ausfluß ein. Erbsen rufen durch Quellung örtliche Schmerzen hervor. Anfangs läßt sich gelegentlich durch Zuhalten des anderen Nasenganges und heftiges Schneuzen der Fremdkörper herausbefördern. Instrumentelle Entfernungsversuche sind jedoch dringend zu widerraten.

5. Verbrennung und Erfrierung.

Verbrennungswunden entstehen durch Berührung mit erhitzten Gegenständen, Gasen, offener Flamme oder elektrischem Strom, Verbrühungen durch Einwirkung von heißen Flüssigkeiten oder Wasserdampf. Neben der Ausdehnung der örtlichen Gewebsschädigung stehen in den ersten

Stunden die Allgemeinerscheinungen im Vordergrund. Der plötzlich eintretende Zusammenbruch des Organismus (Verbrennungsschock) und der Flüssigkeitsverlust stellen eine große Gefahr dar. Reichliche Zufuhr von Kochsalz, Traubenzucker, bis zu 5 Liter täglich, ist ebenso angezeigt wie Anregung der Herztätigkeit durch Verabfolgung von Herzmitteln. Bei schweren Allgemeinerscheinungen droht Verbrennungstod, ebenso in den Fällen, wo etwa ein Drittel oder gar die Hälfte der Körperoberfläche verbrannt ist; bei Kindern droht auch bei geringerer Ausdehnung Gefahr.

Die Art der ersten Hilfeleistung ist von großer Wichtigkeit und für den weiteren Verlauf bisweilen entscheidend. Das Abnehmen der Kleidungsstücke muß sorgfältig und mit größter Schonung geschehen, insbesondere dürfen entstandene Brandblasen wegen Infektionsgefahr nicht verletzt werden. Da häufig der Verband an der Unfallstelle angelegt werden muß, so empfiehlt sich die Verwendung von Wismuth-Brandbinden (Bardella), die dachziegelartig angelegt werden. Sie wirken schmerzlindernd und können längere Zeit liegen. Bei Verbrennungen an den Gliedmaßen ist noch Schienung durchzuführen.

Die örtlichen Erscheinungen bestehen bei leichten Formen in Hautrötung und intensivem Brennen (I. Grad). Schwerer sind die entzündlichen Erscheinungen bei der Blasenbildung (II. Grad); wenn diese aufplatzen, ist größte Sterilität bei den Verbänden zu beachten. Bei den tiefgehenden Formen von Verbrennung (Verkohlung, III. Grad) besteht weitere Gefahr durch eitrige Infektion, die sich bei dem schon geschwächten Verletzten verhängnisvoll auswirken kann.

Elektrische Verbrennung wird ausgelöst durch Berührung mit Starkstromleitung oder durch Blitzschlag. Charakteristisch sind die kreis- oder schraubenförmig verlaufenden Gewebszerstörungen (Strommarken) und bei Blitzschlag durch baumförmig verzweigte Streifenbildungen (Blitzfiguren). — Röntgenverbrennungen nehmen im allgemeinen einen sehr verlangsamten Heilverlauf. Sie können auftreten nach einmaliger Einwirkung bei zu starker Dosis oder im Gefolge von längere Zeit sich wiederholender Strahlenwirkung. Häufig bleiben sehr schmerzhafte Röntgengeschwüre bestehen, die bisweilen operative Behandlung erfordern.

Der Sonnenstich wird hervorgerufen durch intensive Wirkung der Sonnenstrahlen auf das Gehirn. Neben heftigen Kopfschmerzen treten Erregungszustände oder Bewußtlosigkeit auf. Es kann in wenigen Stunden der Tod eintreten. Die beste Vorbeugung ist geeignete Kopfbedeckung. — Die Ursachen für das Zustandekommen eines Hitzschlages bestehen in erhöhter Wärmeerzeugung (Muskelarbeit und erschwerter Wärmeabgabe, unzweckmäßige Kleidung, feuchtwarmes Wetter). Fette Menschen sind stärker gefährdet, während Personen, die zu starker Schweißabgabe neigen, im Vorteil sind. Als Vorboten stellen sich Schwindel, Mattigkeit, Angstgefühl, Übelkeit ein. Der weitere Verlauf ist durch unregelmäßigen Puls, Atmungsbeschleunigung, schließlich Bewußtlosigkeit, bisweilen auch Krampfanfälle gekennzeichnet. — Als Behandlung ist meist Abkühlung anzustreben (Lagerung an kühlem Ort, Befreiung von beengenden Kleidungsstücken, Übergießungen mit kaltem Wasser). In schwereren Fällen ist künstliche Atmung und Verabfolgung von herzanregenden Mitteln angezeigt. Sobald der Kranke erwacht, werden reichlich kalte Getränke gereicht.

Unter Erfrierung versteht man die durch starke Herabsetzung der Temperatur entstehende Schädigung des Organismus. Im Gegensatz zur Verbrennung, wobei der stärkste Hitzegrad die Wirkung bestimmt, erstreckt sich die Kälteeinwirkung auf eine wesentlich größere Zeitspanne, die für die eintretende Schädigung maßgebend ist. Wenn der Verbrennungstod durch das Ausmaß der örtlichen Hitzeeinwirkung bedingt ist, handelt es sich beim Erfrierungstod um eine allgemeine Beeinflussung der gesamten Lebensvorgänge; er ist abhängig von der Zeitdauer der Kälteeinwirkung und der Widerstandskraft des befallenen Menschen und tritt ein, wenn die im Mastdarm gemessene Temperatur unter 20 Grad sinkt.

Auch bei der Erfrierung kommt es zu örtlichen und allgemeinen Schädigungen. Bei den örtlichen steht die Wirkung der Kälte auf die Gefäße im Vordergrunde. Nach anfänglich stärkeren Durchblutungen kommt es bei anhaltender Abkühlung zu krampfartigem Gefäßverschluß (Leichenblässe) und zunehmendem Gewebstod infolge örtlicher Blutleere. Man unterscheidet daher folgende Grade: 1. Rötung, 2. Blasenbildung und 3. Frostbrand.

Die Allgemeinerscheinungen bestehen in Ermüdung, Verlangsamung der Atem- und Herztätigkeit, Sinken des Blutdrucks. Zur Abwendung der Lebensgefahr muß langsame Erwärmung durchgeführt werden (zuerst kaltes Zimmer, das langsam erwärmt wird, oder kaltes Bad mit allmählichem Zusatz von warmem Wasser). Ferner sind herzanregende Mittel (Coffein, Cardiazol, Coramin) angezeigt, gegebenenfalls auch künstliche Atmung. Die örtlich befallenen Abschnitte werden mit kalten Tüchern frottiert und mit sterilen Verbänden bedeckt; ebenso wichtig ist Hochlagerung und Fixierung zur Anregung des Blutumlaufs. Bei eintretendem Gewebstod werden trockene Streupuderverbände angelegt; feuchte Verbände sind in jedem Fall zu vermeiden wegen Gefahr des feuchten Brandes.

6. Vergiftung.

Beim Verdacht auf Vergiftung muß jeder von dem Grundsatz beherrscht sein, schnelle und sachgemäße Hilfe zu leisten; denn die ersten Maßnahmen sowie die Feststellung der Art des Giftes sind entscheidend für das Leben des Kranken. Es ist daher bei der Einlieferung mit Umsicht nachzuforschen bei Angehörigen oder Begleitpersonen, ob vorgefundene Reste (leere Flaschen, Arzneireste, Verpackungsmaterial, Spritzen usw.) beigebracht werden können.

Man versteht unter Gift einen Stoff, der schon in geringer Menge zerstörende oder tödliche Wirkungen herbeiführt. Es werden ätzende und betäubende Gifte unterschieden. Zu der ersten Gruppe gehören Säuren und Laugen. Wegen der Unsitte, diese in Bierflaschen aufzubewahren, entstehen Verwechslungen und Unglücksfälle besonders bei Kindern. Infolge der Schleimhautverätzung treten sogleich heftigste Schmerzen auf, und bei hoher Konzentration der Lösungen tritt in kurzer Zeit der Tod ein. In anderen Fällen tritt starkes Würgen und Erbrechen von schwärzlich gefärbtem Mageninhalt ein. Schorfbildungen an den Mundwinkeln sowie Verätzungen in der Mundhöhle sind wichtige Merkmale. Die dringlichste Maßnahme besteht in Verdünnung des Ätzmittels durch Trinken. Daneben sucht man auch eine Neutralisation herbeizuführen durch „Gegenmittel": bei Säurenvergiftung gibt man schwache Laugen oder alkalische Flüssigkeiten (gebrannte Magnesia, Sodalösung, Kalkwasser, Milch, rohe Eier) und bei Laugenvergiftung verdünnte Säuren (Essigwasser, Zitronensaft).

Von metallischen Giften sind zu erwähnen: Quecksilber (Sublimat), Arsen, Thallium (Bestandteil des Rattengiftes) und Phosphor.

Unter den betäubenden Giften ist die Gasvergiftung am häufigsten; wegen der Geruchlosigkeit des Kohlenoxyds ereignen sich Unfälle z. B., wenn Kohlen bei geschlossener Ofenklappe unvollständig verbrennen, oder durch Auspuffgase in Garagen. Leuchtgas, das einen hohen Gehalt an Kohlenoxyd hat, wird häufig zu Selbstmord verwendet. In leichten Fällen besteht Benommenheit, Brechreiz, Schwindelgefühl, Kopfschmerz. Bei schweren Fällen treten Bewußtlosigkeit, rote Gesichtsfarbe, Krampfanfälle sowie Lähmungserscheinungen auf. — Der Häufigkeit nach folgen die akuten Schlafmittelvergiftungen. Unter diesen ist das Veronal an erster Stelle zu nennen. Eine Dosis von 8 bis 10 g wirkt tödlich. Bei Luminal liegt die tödliche Menge etwa bei 5 g, während bei Phanodorm eine größere individuelle Spannweite von 20 bis 50 Tabletten (à 0,2 g) besteht. Es besteht Bewußtlosigkeit oder tiefer Schlafzustand.

Die Atmung ist unregelmäßig, Puls klein und unregelmäßig; es tritt Blutdrucksenkung ein. Die größte Gefahr besteht in dem Auftreten einer Lungenentzündung oder Lähmung des Atemzentrums.
Vergiftungen durch Opiate (Morphium, Pantopon, Dilaudid, Codein, Heroin) kommen seltener vor. Bei Morphium liegt die tödliche Dosis bei 0,4 g in Tablettenform oder 0,1—0,2 g bei Einspritzung unter die Haut. Die klinischen Anzeichen bestehen in Schläfrigkeit und tiefer Benommenheit, engen Pupillen, flacher Atmung. — Atropinvergiftung ruft Trockenheit der Schleimhäute hervor, weite reaktionslose Pupillen. — Die häufigste Pilzvergiftung wird durch Genuß von Lorcheln hervorgerufen; sie ruft Übelkeit, Erbrechen, Durchfall hervor sowie nach einigen Tagen auch Leberschädigung.

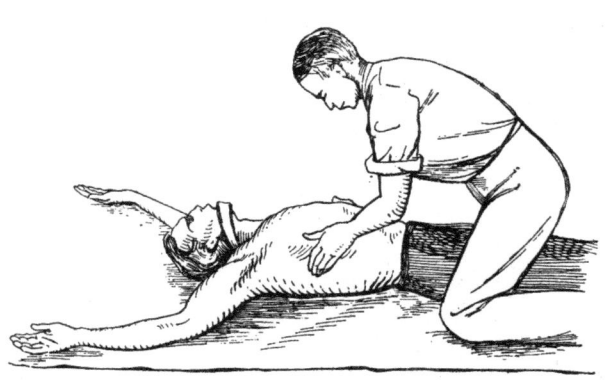

Abb. 149. Künstliche Atmung, Zusammendrücken des Brustkorbes.

Bei allen Formen von Vergiftung ist die Prognose davon abhängig, daß die Gegenmaßnahmen mit größter Schnelligkeit eingeleitet werden; dies ist meist entscheidend für das Leben. In erster Linie wird versucht, das Gift aus dem Körper zu entfernen; das geschieht bei den durch Mund und Speiseröhre eingenommenen Mitteln durch die Magenspülung. Da Morphium in den Magen ausgeschieden wird, muß die Magenspülung auch nach Einspritzung desselben erfolgen. Ebenso kommt bei Atropin-, Arsen-, Schlafmittel- und Pilzvergiftung Magenspülung in Anwendung, auch bei bewußtlosen Kranken. Die Vorbereitungen sind daher vom Pflegepersonal zu treffen. Es sind bereitzustellen: Magenschlauch, Glastrichter mit Schlauch und Glasansatz: Eimer, Gummituch sowie reichliche Mengen von Spülflüssigkeit. An Medikamenten werden vorrätig gehalten: Cardiazol, Coffein, Lobelin, Coramin. Ferner muß Sauerstoff- und Kohlensäurebombe in Bereitschaft sein.

Bei Rettungsmaßnahmen Gasvergifteter in geschlossenen Räumen muß sofort durch Öffnen von Fenstern und Türen für Luftzutritt gesorgt werden. Kein offenes Licht, kein Streichholz, keine elektrischen Kontakte betätigen wegen Funkenbildung. In Schächte und Kellerräume darf man nur angeseilt mit Sauerstoffgeräten vordringen. Bei Atemstillstand oder flacher Atmung muß bis zum Eintreffen des Arztes künstliche Atmung durchgeführt werden. Diese erfolgt durch Zusammenpressen des Brustkorbes mit beiden Händen, die auf die unteren seitlichen Abschnitte flach aufgelegt werden. Darauf erfolgt eine Pause für die Brustkorberweiterung, und so wird in rhythmischer Folge etwa 16mal in der Minute fortgefahren. Eine andere Methode besteht darin, daß möglichst 2 Personen, die neben dem Kopf des Kranken stehen, je einen Arm nach Zählen über den Kopf führen (Einatmung) und dann wieder herabführen, wobei der gebeugte Ellbogen an die Seitenfläche des Brustkorbes angepreßt wird (Ausatmung). Auch diese Bewegungen werden taktmäßig 16mal in der Minute ausgeführt. Der Kranke liegt auf dem Rücken, wobei unter die Schulterblätter eine Rolle oder ein Kissen geschoben wird, damit der Kopf stark nach hinten geneigt ist. (Kommt die künstliche Atmung bei Ertrunkenen in Anwendung, so verwendet man Bauchlage, wobei vorher Mund- und Rachenhöhle von Schlamm gereinigt werden.)

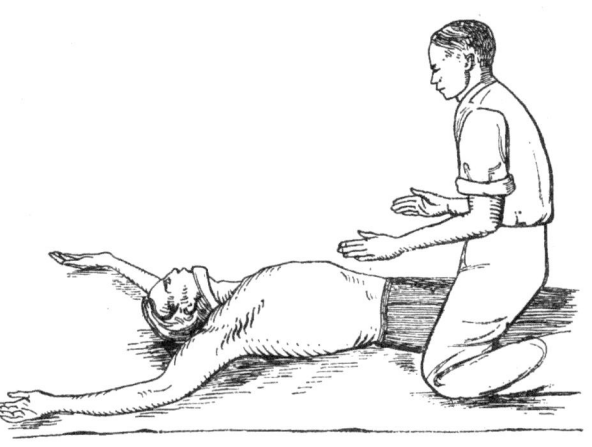

Abb. 150. Künstliche Atmung, der zusammengedrückte Brustkorb federt zurück.

7. Krampfanfall.

Beim Auftreten von Krampfanfällen ist zu beobachten, ob ein einzelner Körperteil oder der ganze Körper befallen ist. Man unterscheidet den tonischen Krampfzustand, bei dem eine Muskelzusammenziehung kürzere oder längere Zeit besteht, und den klonischen, wobei zuckende Bewegungen ausgeführt werden. Wichtig ist die Feststellung, ob Bewußtlosigkeit besteht und Verletzungen (Zungenbiß oder Fallfolgen) eingetreten sind. Der epileptische Krampfanfall tritt schlagartig mit

Bewußtlosigkeit ein. Der Kranke stürzt mit Aufschrei zu Boden, schwere Zuckungen befallen den ganzen Körper, die Hände sind mit eingeschlagenem Daumen zur Faust geballt, die Kiefer sind zusammengepreßt, blutiger Schaum tritt vor den Mund, und die Pupillen sind lichtstarr. Häufig kommt es zu unwillkürlichem Stuhl- und Urinabgang. Der Anfall dauert Sekunden, selten länger als eine Minute. Nach dem Anfall folgt tiefer Schlaf. Die Hilfeleistung besteht nur darin, den Kranken flach zu lagern (nicht festhalten!) und ihn vor Selbstbeschädigung zu bewahren.

Der Anfall ist nur ein Symptom der Epilepsie. Von dieser ist wohl zu unterscheiden der nur über bestimmte Muskelgruppen verbreitete Krampfanfall bei Gehirnverletzungen. Es kommt ferner noch vor: das Nierenkrampfleiden und die Schwangerschaftseklampsie.

Nicht selten ist der hysterische Krampfanfall, der bei genauer Beobachtung wesentliche Unterschiede erkennen läßt. Das Bewußtsein ist fast immer erhalten. Der Kranke stürzt nicht plötzlich, sondern gleitet allmählich zu Boden, wobei Verletzungen geschickt vermieden werden. Die krampfhaften Bewegungen sind nicht rhythmisch, sondern unregelmäßig. Entsprechend der Krankheitsart findet ein derartiger Anfall nach seelischen Erregungen und fast immer in Gegenwart von Zeugen statt.

V. Die Pflege bei übertragbaren Krankheiten.

Bei der Pflege ansteckend Kranker sind zwei Aufgaben zu erfüllen: die Versorgung des Kranken und die Verhütung weiterer Übertragung der Krankheit. Die Pflege des Kranken wird an die Pflegeperson, namentlich in schweren, mit hohem Fieber, Benommenheit, Delirien, einhergehenden Fällen besonders große Anforderungen stellen. Grundsätzlich unterscheidet sie sich von der Pflege bei anderen Krankheiten nicht.

Was die Verhütung weiterer Übertragung betrifft, so wird sich die Pflegeperson die Infektionsquellen und Übertragungsmöglichkeiten in jedem Krankheitsfalle vor Augen halten müssen. Gefährdet ist in erster Linie sie selber, gefährdet sind die Personen der näheren Umgebung, der Familie des Erkrankten, der Nachbarschaft, in weiterem Kreise schließlich alle, mit denen die Familienmitglieder irgendwie in Berührung kommen, denn diese können bei unachtsamer Pflege, ohne selber zu erkranken, doch Krankheitskeime aus dem Hause tragen.

1. Schutzmaßnahmen.

Das erste Gebot ist also, den Verkehr mit dem Kranken aufzuheben, den Kranken zu isolieren. Er muß ein Zimmer für sich haben, das außer der Pflegeperson kein anderer Mensch betreten soll. Es ist klar, daß schon diese Vorschrift im Privathaushalt niemals uneingeschränkt beachtet wird, allein aus dem Grunde, weil in den seltensten Fällen eine Pflegeperson dauernd zur Hilfe berufen wird oder auch berufen werden kann. Und selbst wenn dies der Fall ist, wird es der Pflegeperson nicht immer gelingen, die nächsten Angehörigen, die besorgten Eltern des erkrankten Kindes, den Ehemann der erkrankten Frau usw. dauernd von dem Krankenzimmer fernzuhalten. Aber gelänge auch dies, so ist im Privathaushalt die Durchführung einer ausreichenden und sicheren Desinfektion doch so schwierig, daß Fehler fast unvermeidlich erscheinen. Darum soll auch das Pflegepersonal in dem Sinne wirken, daß ansteckend Kranke in Krankenanstalten übergeführt werden. Hier sind Isolierabteilungen mit allen erforderlichen Einrichtungen vorhanden, und hier allein ist die Gefahr einer Weiterverbreitung der Krankheit auf das denkbar geringste Maß beschränkt.

Weigern sich die Angehörigen, den Kranken überführen zu lassen, und muß er im Privathaushalt gepflegt werden, so muß mit peinlicher Sorgfalt alles geschehen, um eine Weiterverbreitung der Krankheitskeime zu verhüten.

Krankenzimmer: Der Kranke muß also unbedingt in einem besonderen Zimmer untergebracht werden. Aus diesem Zimmer sollen vorher alle überflüssigen Gegenstände, Teppiche, Vorhänge entfernt werden, später nicht mehr ohne Desinfektion. Ebenso muß natürlich das Zimmer, aus dem der Kranke etwa in ein anderes verlegt wird, desinfiziert werden.

Die Reinigung des Krankenzimmers ist mit besonderer Sorgfalt und Vorsicht vorzunehmen. Zum täglichen Aufwischen des Fußbodens und Abwischen der Möbel dienen Desinfektionslösungen oder heiße Seifen- oder Sodalösungen; Staub darf nicht trocken gewischt werden. Die Fenster sind mit Gazeschutz gegen Fliegen zu versehen. Wenn möglich, sind die für den Kranken bestimmten Gegenstände, Speisen, Getränke, Wäsche usw. in einem sonst nicht benutzten Vorzimmer abzustellen. Von dort holt sie die Pflegeperson in das Krankenzimmer; umgekehrt stellt sie die aus dem Krankenzimmer zu schaffenden Gegenstände, sorgfältig desinfiziert, im Vorzimmer ab. Im Vorzimmer liegt vor der Tür zum Krankenzimmer eine mit Desinfektionslösung getränkte Matte zum Abtreten der Füße.

Der Kranke muß besonderes Geschirr für Speisen und Getränke haben. Besuche dürfen im Krankenzimmer nicht geduldet werden.

Schutz der Pflegeperson: Um sich selbst zu schützen, muß die Pflegeperson peinlichste Sauberkeit beachten. Die größte Gefahr bringen immer ihre Hände. Sie muß es im Gefühl haben, daß ihre Hände mit Krankheitserregern beladen sind, wenn sie den Kranken, das Bett oder einen Gegenstand, mit dem sich der Kranke beschäftigt hat, anfaßt. Sie muß nach jeder Berührung des Kranken und nach jeder Verrichtung ihre Hände in einer stets bereitstehenden Desinfektionslösung desinfizieren. Von Kranken, die beim Husten Krankheitserreger verstreuen, darf sie sich nicht anhusten lassen. Sie muß bei Hustenanfällen zurücktreten oder, wenn sie gerade den Kranken hält und nicht loslassen kann, mit abgewandtem Gesicht zur Seite oder hinter ihn treten.

Zum Schutze ihrer Kleidung muß sie einen waschbaren Mantel oder eine große waschbare Ärmelschürze anlegen, sobald sie das Krankenzimmer betritt, und sie selbstverständlich ablegen, sobald sie das Zimmer verläßt.

Sie soll sich vor jeder Mahlzeit gründlich noch einmal die Hände desinfizieren und waschen, alle Speisen, auch kalte, Brot u. dgl. mit Messer und Gabel essen, häufig baden.

Es empfiehlt sich, daß Schwestern und Pfleger, die längere Zeit mit der Pflege ansteckend Kranker beschäftigt sind (im Krankenhaus, bei Epidemien), die zur Zeit bereits möglichen Schutzimpfungen erhalten. Notwendig ist in solchen Fällen auch ausreichende Ruhezeit und gute Ernährung, weil Erschöpfung die Empfänglichkeit für Ansteckung erhöht (vgl. Anhang).

Nach der Genesung sind die Kontrolluntersuchungen bei den Krankheiten, wo sie möglich und notwendig sind, unbedingt zu veranlassen. Der Genesene ist, möglichst durch ein Vollbad, gründlich zu reinigen.

Vernichtung der abgesonderten Krankheitskeime: Während der Krankheitspflege kommt es darauf an, die von dem Kranken ausgeschiedenen und in der Umgebung verstreuten Krankheitskeime fortlaufend zu vernichten. Sie sind enthalten in den Absonderungen, nach der Krankheit verschieden, im Mund- und Nasenschleim, Auswurf, im Stuhl, Harn, Eiter, in allen Fällen sind als infiziert und verdächtig anzusehen: Leibwäsche, Bettwäsche, Bettgestell, bei starker Verunreinigung auch die Betten, Spielzeug, Bücher, Eß- und Trinkgeschirr, der Fußboden, insbesondere in der näheren Umgebung des Bettes. Alle Gegenstände, bei denen auch nur die Möglichkeit besteht, daß sie mit Krankheitskeimen behaftet sind, müssen fortlaufend desinfiziert werden.

2. Desinfektion.

Desinfektion bedeutet das Gegenteil von Infektion, also die Verhinderung der Ansteckung, die Abtötung der Krankheitskeime (Entseuchung). Nachdem man als Ursache der übertragbaren Krankheit Bakterien erkannt hatte, suchte und fand man auch Mittel, sie abzutöten. Es liegt auf der Hand, daß man diese, zum Teil giftigen Mittel gegen die in den Körper eingedrungenen Bakterien während der Krankheit nicht anwenden kann. Man kann dem Kranken nicht Mittel einverleiben, die ihm ebensoviel und noch mehr als den Bakterien schaden, und man käme mit solchen Mitteln an die Bakterien im Körper auch gar nicht heran.

Anders verhält es sich, wenn die Bakterien außerhalb des menschlichen Körpers vernichtet werden sollen; hier können alle wirksamen, auch giftigen Mittel, herangezogen werden, wenn man in der Handhabung nur Vorsicht walten läßt.

Vorauszuschicken ist eins: eine gründliche mechanische Reinigung mit Wasser, Bürste, Seife ist keine Desinfektion. Sie schwemmt die Bakterien fort, aber sie tötet sie nicht ab. Bei ansteckenden Krankheiten kommt es in erster Linie darauf an, die Bakterien zu vernichten, daher erst Desinfektion — auch der Hände — mit geeigneten Mitteln, danach mechanische Reinigung.

Von chemischen Desinfektionsmitteln werden hauptsächlich folgende angewandt:

1. Kresolpräparate. Die Kresolpräparate stammen aus dem Steinkohlenteer und haben im allgemeinen einen unangenehmen Geruch, dessen Beseitigung nur bei einem Teil der Präparate gelungen ist. In der Krankenpflege kommen in Anwendung:

a) Kresolseifenlösung, eine Lösung von Kresol und Schmierseife zu gleichen Teilen. Ihr Vorzug ist ihre Billigkeit, so daß mit ihrer Verwendung nicht gespart zu werden braucht. Man verwendet sie als Kresolwasser, indem man 50 ccm Kresolseifenlösung mit 1 Liter Wasser vermengt. Es ist ungeeignet bei Tuberkulose.

b) Alkalysol, eine Lösung von Kresol in Fettseife mit einem Gehalt an freiem Alkali, wird in 2%iger Lösung zur Desinfektion von Wäsche u. dgl. bei 12stündiger Einwirkungszeit und in 5%iger Lösung zur Desinfektion bei tuberkulösem Auswurf bei 4stündiger Einwirkungszeit angewandt.

c) Karbolsäure und Lysol werden kaum noch angewandt.

d) Sagrotan hat seinen besonderen Vorzug dadurch, daß es praktisch ungiftig ist und angenehm riecht und sich im Wasser leicht löst. Anwendung in 1—2%iger Lösung. Ein Nachteil ist sein hoher Preis. Zur Desinfektion von tuberkulösem Auswurf ungeeignet.

2. **Zephirol,** ungiftig, greift die Hände nicht an, hat keinen unangenehmen Geruch, von ausgezeichneter Desinfektionswirkung. Anwendung in 1%iger Lösung (2 Teelöffel auf 1 Liter Wasser), zur Desinfektion der Hände, Wäsche, Eß- und Trinkgeschirr, auch von Leder und Gummiwaren, in 10%iger Lösung (= 6 Eßlöffel auf 1 Liter Wasser) zur Desinfektion von Instrumenten, wobei man zur Vermeidung von Rostbildung auf 1 Liter Lösung 2 Teelöffel Kristallsoda hinzusetzen muß; Einwirkungszeit $\frac{1}{4}$—$\frac{1}{2}$ Stunde.

Quartamon, ein Präparat von ähnlicher Zusammensetzung wie Zephirol, hat ebenfalls eine starke keimtötende Kraft. In 1%iger Lösung wird es zur Hände-, in 2%iger Lösung zur Instrumentendesinfektion gebraucht. Auch für die übrigen Zwecke der Feindesinfektion kommt das Präparat in Anwendung. Wenn Gegenstände, Wäsche, Fußboden usw. stark verschmutzt sind, eignen sich Quartamon und Zephirol weniger zur Entseuchung. Auch zur Abtötung von Tuberkelbazillen sind die Präparate unbrauchbar.

3. **Alkohol,** auch Brennspiritus. Alkohol (Brennspiritus) wirkt nach vorangegangener Waschung bei nasser Hand am besten in 96%iger, bei trockener Hand in etwa 70%iger Lösung, letztere wird auch zur Instrumentendesinfektion verwendet. Vorsicht notwendig, weil gelegentlich Sporen von Krankheitserregern im Alkohol gefunden worden sind.

4. **Sublimat,** ein Quecksilberpräparat. Sehr giftig, daher nach Möglichkeit durch andere Mittel zu ersetzen. Es greift Metalle an, schädigt auch bei häufiger Anwendung bei vielen Menschen die Haut.

5. **Ätzkalk.** Gebrannter Kalk wird zunächst in einem größeren Gefäß so lange vorsichtig mit Wasser besprengt, bis die Stücke in Pulver zerfallen sind. Die Besprengung muß vorsichtig vorgenommen werden, da eine starke Erhitzung des Kalkes und Emporspritzen von Ätzkalkteilchen eintreten kann. Der Kalk kann verwendet werden entweder in Pulverform bei Stuhlentlehrungen oder als Kalkmilch (1 Teil Kalkpulver mit 3 Teilen Wasser verrühren). Die Kalkmilch wird ebenfalls zur Desinfektion von Stuhl, Urin, Erbrochenem, Aborten und dergleichen benutzt, indem man gleiche Mengen Kalkmilch zusetzt, gut durchrührt und mindestens 2 Stunden einwirken läßt.

6. **Chlorpräparate.** a) Als Chlorkalk zu verwenden wie Kalkmilch, wirkt nur in frischem Zustand.

Caporit, ein weißes unschädliches Pulver, wird gewöhnlich in 2$^0/_{00}$iger Lösung vor allem für die Großdesinfektion von Viehställen, Viehhöfen,

Eisenbahnwagen, Lebensmittelbetrieben usw. verwendet, ferner zur Entseuchung von Abortgruben, Düngerhaufen, Badewasser (1—1½ kg auf 1000 cbm Wasser) und Trinkwasser (1 kg auf 1000—5000 cbm Wasser). Konzentrierte Lösungen nicht auf Vorrat herstellen und nicht in verschlossenen Flaschen aufheben.

Clorina in 0,3%iger und Mianin in 0,5%iger Lösung werden namentlich zur Desinfektion von Eß- und Trinkgeräten, Einmachtöpfen, Obst, Gemüsen usw. gebraucht.

b) Rohchloramin. Sehr gute Desinfektionskraft, ungiftig, greift aber Farben und Gewebe an, kann zur Desinfektion bei Tuberkulose benutzt werden. Anwendung bei Stuhlgang, Erbrochenem, Urin in 2%iger Lösung, 2 Stunden stehenlassen; zur Desinfektion von Räumen und Gegenständen eine 1%ige Lösung; falls es sich um Tuberkulose, Cholera, Pocken und Milzbrand handelt, eine 5%ige Lösung; tuberkulöser Auswurf muß in 6%iger Lösung 4 Stunden lang entseucht werden.

7. **Formalin (35%ige Formaldehydlösung)** von stechendem Geruch, gut verschlossen und vor Licht geschützt aufzubewahren. Formalin wird angewandt als Flüssigkeit und als Gas. Es greift Metalle nicht an, desinfiziert gut. Geeignet zur Desinfektion von Zahnbürsten und anderen Bürsten in 3%iger Lösung. Eine Verbindung von Formalin und Seife ist das wegen seiner unsicheren Wirkung nicht empfehlenswerte Lysoform.

Ein Desinfektionsmittel anderer Art ist die Hitze. Kälte hemmt nur die Entwicklung der Bakterien, tötet sie aber nicht ab. Hohe Wärmegrade dagegen vernichten die Bakterien wie alles organische Leben; je höher sie sind, um so kürzer kann die Einwirkungsdauer sein.

Kochen in Wasser vernichtet alle Bakterien schon innerhalb von 5 Minuten. Man bemißt aber durchweg die Kochdauer, vom Sieden des Wassers an gerechnet, auf 15 Minuten, um ganz sicher zu gehen.

Trockene Hitze greift die Bakterien nicht so energisch an wie Kochen. Eine Temperatur von 150 Grad muß mindestens 1 Stunde einwirken, ehe alle Bakterienarten abgetötet werden.

Dampf: Als strömender Wasserdampf zur Desinfektion großer oder mit Absonderungen ansteckender Kranker wenig verunreinigter Sachen, z. B. Betten, Matratzen, Kleider, die mit anderen Mitteln nicht gut desinfiziert werden können.

Man hat Dampfdesinfektionsapparate verschiedener Form und Anordnung gebaut, teils fahrbare für Landkreise, die in die einzelnen Gemeinden zur Vornahme von Desinfektionen geschickt werden können, teils feste Anlagen in den Städten, im Anschluß an Krankenhäuser oder in besonderen Desinfektionsanstalten.

Die Desinfektionsanstalten sind in eine unreine und eine reine Abteilung getrennt; die Desinfektionskammern liegen in der Teilungswand so, daß sie je zur Hälfte nach der einen und der anderen Seite gerichtet sind. Die zu desinfizierenden Gegenstände werden in der unreinen Abteilung in die Desinfektionskammer gebracht und nach der Desinfektion in der reinen Abteilung wieder aus der Kammer herausgenommen. Entweder ist für jede Abteilung besonderes Personal vorhanden, oder der Desinfektor muß vor der Herausnahme und Abgabe der Sachen ein Bad nehmen und sich umkleiden.

Um die Einwirkung des Dampfes zu bemessen, befinden sich in den Kammern Kontrollapparate, die anzeigen, wann im Innern der Sachen die Temperatur von über 100 Grad erreicht ist; von diesem Zeitpunkt ab müssen noch mindestens 30 Minuten abgewartet werden. Die Apparate sind so eingerichtet, daß die Sachen erst angewärmt werden, ehe Dampf eingelassen wird, so daß sie nicht von Kondenswasser befeuchtet werden können; nach der Herausnahme sind sie gewöhnlich rasch trocken.

Auf demselben Prinzip beruhen die in den Krankenhäusern gebrauchten Autoklaven, in denen Watte, Tupfer und Verbandstoffe in gespanntem Dampf sterilisiert, d. h. keimfrei gemacht werden.

Je nach dem zu desinfizierenden Gegenstand trifft man unter den verschiedenen Desinfektionsmitteln die Auswahl. Auswurf, Mund- und Nasenschleim, Gurgelwasser sammelt man in einem Speiglas, das zur Hälfte mit einer Lösung von Chloramin u. a. gefüllt ist. Die Lösungen müssen mindestens 2 Stunden lang einwirken.

Zur Desinfektion von tuberkulösem Auswurf verwendet man Alkalysol, TB-Bazillol, Parmetol oder Rohchloramin in 5%iger Lösung. Einwirkungsdauer 4 Stunden.

Zur Desinfektion von Auswurf, Mund- und Nasenschleim kann auch Kalkmilch, 20%ig, verwandt werden, der man bei tuberkulösem Auswurf noch Stückchen von gebranntem Kalk zusetzt; dadurch wird der Auswurf gleichmäßig gelöst. Man kann den Auswurf auch in Pappspucknäpfen sammeln und mit den Näpfen verbrennen.

Erbrochenes, Stuhl und Harn, in dem Krankheitserreger enthalten sein können, versetzt man in der gleichen Menge mit Kalk- oder Chlorkalkmilch, 0,2%iger Caporit- oder 2%iger Rohchloraminlösung und läßt die Mischung mindestens 2 Stunden lang stehen, bevor sie fortgegossen wird. Das Gefäß muß danach mit einer Desinfektionslösung gereinigt werden.

Das Eß- und Trinkgeschirr der Kranken wird am besten ausgekocht oder mit Desinfektionslösung gereinigt und danach sorgfältig abgespült.

Desinfektion.

Zahnbürste, Kamm, Bürsten werden mit Desinfektionslösung abgewaschen und gespült.

Wäsche, Taschentücher, Handtücher, der Leinenmantel oder die Leinenschürze der Pflegeperson werden mindestens 2 Stunden lang in Desinfektionslösung gelegt und dann zur Wäsche gegeben. Oder sie werden in einem mit Desinfektionslösung getränkten Leinenbeutel, der noch in einen trokkenen Beutel gesteckt wird, in die Desinfektionsanstalt geschickt.

Der Fußboden des Krankenzimmers, das Bettgestell, der Nachttisch sind mit Desinfektionslösung abzuwaschen, sofort, wenn sichtbare Verunreinigungen mit Abgängen eingetreten sind. Sonst ist der Fußboden mindestens einmal täglich mit heißem Seifen- oder Sodawasser aufzuwischen.

Schmutz- und Badewasser sind mit 2%iger Rohchloramin-, 0,2%iger Caporitlösung oder Chlorkalkmilch zu desinfizieren, Waschbecken und Wanne mit Desinfektionslösung.

Wird der Abort von einem ansteckend Kranken benutzt, so müssen Sitz, Deckel, evtl. der Handgriff der Wasserspülung mit einer Desinfektionslösung abgewaschen werden.

Die mit Abgängen verunreinigten Hände (Nägel) des Kranken müssen mit Desinfektionslösung und Bürste gründlich gesäubert werden. Personen, die eine empfindliche Haut haben oder zu Ekzemen neigen, sollen ihre Hände nicht mit Seife waschen; sie verwenden am besten Praecutan und als Desinfektionsmittel Rhodocrema, Aquazit oder ein anderes saures Präparat.

Gebrauchte Watte wird verbrannt, ebenso Verbandstoff. Sollen Binden weiterverwandt werden, so müssen sie 2 Stunden lang in Desinfektionslösung gelegt und dann gewaschen oder, noch besser, ausgekocht werden. Betten, Matratzen, Teppiche, andere größere Gegenstände, Kleider usw. werden in Dampf desinfiziert oder mit einer Desinfektionslösung abgerieben bzw. abgebürstet.

Ungeeignet zur Dampfdesinfektion sind Ledersachen, Uniformen, feine Kleider, Bücher, die mehr oder weniger beschädigt werden. Wenn man sich nicht damit begnügt, Ledersachen mit Desinfektionslösung gründlich abzureiben, so müssen sie in besonderen Apparaten, in denen Formaldehyd und Dampf von 50—60 Grad zur Anwendung kommen, desinfiziert werden.

Uniformen und Kleider werden mit Formaldehyd desinfiziert, desgleichen Bücher, letztere können auch mehrmals in Abständen trockener Wärme von etwa 50—60 Grad ausgesetzt werden.

Desinfektion mit trockener Hitze wird in bakteriologischen Laboratorien für Glassachen angewandt.

Die im Verlaufe einer Krankheit ausgeführte Desinfektion nennt man die fortlaufende Desinfektion am Krankenbett. Nach Ablauf einer ansteckenden Krankheit ist das Krankenzimmer samt allen darin befindlichen Gegenständen noch einmal gründlich nach den obigen Regeln zu desinfizieren: Schlußdesinfektion. Wertlose Gegenstände, z. B. Kinderspielzeug, alte Bücher, sind am besten zu verbrennen. Entsprechend den gesetzlichen Bestimmungen schließt sich daran evtl. noch die Formaldehydvergasung des Krankenzimmers durch den amtlichen Desinfektor oder eine in der Desinfektion ausgebildete Pflegeperson an.

Die Schlußdesinfektion des Krankenzimmers wird nach den bestehenden Vorschriften durch geprüfte Desinfektoren ausgeführt. Aus dem Zimmer darf vor der Desinfektion kein Gegenstand entfernt werden. Bei Fehlen eines Haushaltungsvorstandes und eines verantwortlichen Arztes fällt die Verpflichtung, die Ortsbehörden von der Notwendigkeit der Desinfektion zu benachrichtigen, dem Pflegepersonal zu. Wo die Desinfektion durch eine Anstalt stattfinden soll, muß die Anzeige an diese möglichst frühzeitig ergehen. Bei der Benachrichtigung sind anzugeben: Name, Stand und Wohnung des Verpflichteten, Krankheit, Anzahl der zu desinfizierenden Räume, Art der Wandbekleidung (Tapete, Ölfarbenanstrich usw.) und des Fußbodens (Dielen, Parkettfußboden, Linoleumbelag).

Hat das Pflegepersonal ausnahmsweise eine Zimmerdesinfektion selbst vorzunehmen oder zu überwachen, so hat es sich genau nach den Vorschriften zu richten. Unbedingt nötig ist, daß es bei diesen Arbeiten systematisch vorgeht und sich und seine Gehilfen vor Ansteckung schützt. Nötig ist Anlegen eines waschbaren, völlig abschließenden Überkleides, Bedecken des Haupthaares mit einem dicht abschließenden Leinentuch, Überziehen waschbarer Fußbekleidung (Gummischuhe). Vor Beginn der Desinfektion sind die Arbeitsgeräte, Leitern, Waschmittel, Tücher bereitzustellen, so daß niemand nach begonnener Desinfektion das Zimmer zu verlassen gezwungen ist. Die für die Dampfdesinfektion bestimmten Sachen sind zu entfernen, ebenso durch Einlegen in Desinfektionslösungen desinfizierte Wäsche usw.

a) Scheuerdesinfektion.

Man beginnt damit, daß man die Möbel und sonstigen Einrichtungsgegenstände in der Mitte des Zimmers zusammenstellt, dann die Wände und Decken sowie den Fußboden desinfiziert. Darauf werden die einzelnen Gegenstände nach der Anweisung behandelt. Jeder Gegenstand wird sofort nach der Desinfektion an seinen richtigen Ort oder auf eine Stelle des schon desinfizierten Fußbodens gebracht, der Fußboden in der Mitte des Zimmers desinfiziert und das Zimmer gelüftet.

Die Desinfektion der Zimmerwände wird (regelmäßig in Krankenhäusern) dadurch erleichtert, daß sie mit Ölfarbe gestrichen oder mit einem anderen waschbaren Anstrich versehen sind; sie brauchen dann nur mit einer Desinfektionslösung, danach mit Seife, Soda und Wasser gewaschen zu werden. Tapezierte Wände kann man mit Brot abreiben. Die abfallenden Krümel müssen mit Tüchern, die mit Desinfektionslösungen befeuchtet sind, aufgenommen und verbrannt werden.

Nach der Desinfektion ist der Mantel abzulegen und zu desinfizieren. Darauf ist der eigene Körper nach Vorschrift zu desinfizieren und ein Bad zu nehmen.

b) Formalin-Raumdesinfektion.

In dem zu desinfizierenden Zimmer werden sorgfältig Fenster und Türen mit Watte abgedichtet, die Möbel werden von den Wänden abgerückt. Teppiche, Vorhänge, Kleider, Wäsche usw. werden frei aufgehangen. Der Verdampfungsapparat (bekannt ist der Flüggesche) wird mit der erforderlichen Menge Fomaldehyd und Wasser gefüllt, die Flamme unter dem Apparat angezündet, bevor der Desinfektor das Zimmer verläßt. Es verdampfen nun Formaldehyd und Wasser. Der Wasserdampf verstärkt die bakterientötende Kraft des Formaldehyds, indem er die Oberflächen befeuchtet und dadurch die im Zimmer befindlichen Gegenstände, Wände, Fußboden mit einer Formaldehydlösung überzieht. Diese Einwirkung muß mindestens 4 Stunden lang geschehen, darum ist auch, damit das Gas nicht entweicht, die sorgfältige Abdichtung nötig. Nach dieser Zeit sind alle an der Oberfläche haftenden Bakterien abgetötet. Eine Tiefenwirkung entfaltet das Verfahren nicht, für manche Gegenstände wird also unter Umständen die Dampfdesinfektion anzuwenden sein.

Formaldehyd besitzt einen unangenehm stechenden Geruch, der nach der Desinfektion durch Verdampfen von Ammoniak beseitigt werden muß. Eine bestimmte Menge der käuflichen Ammoniaklösung (25%ig) wird vor der Tür zum Verdampfen gebracht, der Dampf von außen durch das Schlüsselloch der Tür in das Zimmer geleitet, noch ehe es geöffnet war.

Man bestreitet von mancher Seite den Wert der Formaldehyddesinfektion — vielfach kommt sie leider auch zu spät — und will die fortlaufende und Schlußdesinfektion mit chemischen und mechanischen Mitteln allein gelten lassen. Sicherlich ist die letztere in vielen Fällen ausreichend, wenn

sie zuverlässig ausgeführt wird; ebenso sicher ist aber auch die Formaldehyd-Schlußdesinfektion in vielen Fällen nicht zu entbehren. Die Entscheidung, ob sie ausgeführt werden muß, hat der Arzt, und in den meldepflichtigen Fällen der Amtsarzt, zumal die Schlußdesinfektion hierbei durch öffentliche Desinfektoren ausgeführt wird.
Entbehrlich ist die Formaldehyddesinfektion bei Kindbettfieber und anderen Wundinfektionen. Eine gründliche Schlußdesinfektion ohne Formaldehydvergasung wird häufig auch bei Diphtherie, Scharlach, Genickstarre, epidemischer Gehirnentzündung und epidemischer Kinderlähmung, bei Typhus, Paratyphus und Ruhr genügen. Doch wird man da, wo die Gefahr einer Weiterverbreitung besonders groß ist, z. B. in Pensionaten, Heimen, in überfüllten und unsauberen Wohnungen, die Vergasung zu Hilfe nehmen. Zweifelhaft bleibt die Vergasung (Oberflächenwirkung) bei Tuberkulose; hier wird man für Kleider, Betten usw. die Dampfdesinfektion noch heranziehen.

VI. Die Pflege Geisteskranker.

1. Anstalten.

Zur Aufnahme von Geisteskranken dienen besondere Anstalten: Heil- und Pflegeanstalten, daneben auch die psychiatrischen Universitätskliniken und private Sanatorien. Der Anstaltspflege bedürftig sind vor allem Geisteskranke, die sich und ihrer Umgebung gefährlich werden (gemeingefährliche Geisteskranke), solche, die zu Hause nicht gepflegt werden können oder einer häuslichen Pflege entbehren und Patienten, die einer Behandlung bedürfen, die nur in einer Anstalt oder Klinik durchgeführt werden kann (Fieberbehandlung, Schocktherapie). Die Aufnahme und Entlassung eines Kranken gegen seinen Willen unterliegt gesetzlichen Bestimmungen. Die Mitwirkung des Amtsarztes ist dabei stets erforderlich.

Es wäre verfehlt, die Anstalten lediglich als Bewahrungsanstalten anzusehen, in denen die Geisteskranken, die sich in der Welt nicht mehr zurechtfinden, die sich ungeordnet benehmen, verkehrte Handlungen begehen, nun gleichsam abgesondert werden. In erster Linie sind die Anstalten Heilanstalten, wie alle anderen Krankenhäuser, in denen der Kranke nach den besten Methoden der ärztlichen Wissenschaft behandelt, seine Heilung erstrebt wird. Gerade im Beginn einer Geisteskrankheit ist die Entfernung des Kranken aus seiner Umgebung mit ihren wechselnden

Reizen, die Unterbringung in der Anstalt mit ihrer gleichmäßigen Ordnung, von größter Bedeutung für den Verlauf der Krankheit. Erst in zweiter Linie sind die Anstalten gleichzeitig Pflegeanstalten für die unheilbar Geisteskranken, soweit sie nicht wieder in häusliche Pflege entlassen werden können. Die Zahl dieser Kranken überwiegt freilich in den Anstalten; das hängt mit dem Wesen und dem Verlauf der Geisteskrankheiten zusammen.

In den Anstalten finden sich Abteilungen für unruhige und ruhige Kranke, besondere Wachabteilungen für die neu aufgenommenen und diejenigen, die ständiger ärztlicher und pflegerischer Aufsicht bedürfen.

Seit langem gewährt man den chronisch Kranken, die ruhig und harmlos geworden sind, die aber wegen Mangel an häuslicher Pflege in der Anstalt verbleiben, soviel Freiheit wie möglich. Die Anstalten verfügen neben den geschlossenen Abteilungen über Einzelhäuser, die zerstreut in Anlagen liegen. Hier leben die ruhigen Kranken unter möglichst unauffälliger Aufsicht. Gesellschaftszimmer, Spielräume, Werkstätten, eine Bibliothek usw. stehen ihnen zur Verfügung. Sie können sich ungehindert auch im Freien, in den Anlagen, bewegen.

Den Anstalten sind Kolonien angegliedert, in denen die Kranken mit gärtnerischen und ländlichen Arbeiten beschäftigt werden. Neuerdings geht das Bestreben allgemein dahin, im Interesse der Behandlung die Kranken nicht dauernd in den Abteilungen oder gar im Bett zu halten, sondern möglichst bald zu einer entsprechenden Beschäftigung und Arbeit zu bringen, um sie von ihrer Krankheit abzulenken und wieder an geordnete Tätigkeit zu gewöhnen. Zum Teil bringt man die ruhigen Kranken auch in der Nähe der Anstalt in Familien unter (Familienpflege); sie werden hier von den Anstaltsärzten regelmäßig besucht.

2. Verlauf der Geisteskrankheiten.

Die meisten Geisteskrankheiten entwickeln sich allmählich. Zunächst zeigt die betreffende Person gewöhnlich Veränderungen im Gefühlsleben: Reizbarkeit, wechselnde Stimmung, Unruhe, zunehmende Teilnahmslosigkeit; dazu gesellen sich noch körperliche Zeichen: schlechter Schlaf, verminderte Eßlust, Abnahme des Gewichts. Die Zahl der Fälle, in denen ziemlich unvermittelt schwere Erscheinungen, Erregungszustände, einsetzen, ist gering. Für den Verlauf geben die stürmisch einsetzenden, akuten Fälle von Geisteskrankheit verhältnismäßig günstigere Aussichten als die chronischen.

Auf der Höhe der Entwicklung halten sich die Krankheiten verschieden lange Zeit. In der Mehrzahl dauern die Erscheinungen nicht gleichmäßig an; es treten Nachlässe (Remissionen, Intervalle) ein, in denen die Erscheinungen zurücktreten, der Kranke sogar gesund erscheint. Gewisse Krankheiten verlaufen „periodisch": krankhafte Zustände wechseln mit fast gesunden ab, und die einzelnen Abschnitte können Monate und Jahre umfassen.

Ein Teil der Geisteskrankheiten geht in Heilung über. Das wichtigste Zeichen für die völlige Genesung des Kranken ist seine Krankheitseinsicht, d. h. das Bewußtsein, daß er geisteskrank gewesen ist.

Bei einem anderen Teil tritt eine unvollkommene Heilung ein. Die krankhaften Erscheinungen verschwinden zwar, aber es bleibt eine gewisse geistige Schwäche zurück; der Genesene besitzt nicht mehr seine frühere Leistungsfähigkeit. Auch werden Kranke mit Wahnideen dadurch wieder erwerbsfähig, daß sie zwar ihre Wahnideen behalten, daß sie aber im Laufe der Zeit lernen, diese Ideen gewissermaßen so weit auszuschalten, daß sie ihnen im alltäglichen Leben nicht hinderlich sind. Bei derartigen Kranken besteht die Gefahr, daß sie ganz unerwartet, nachdem sie schon jahrelang außerhalb der Anstalt gelebt haben, wieder in den Bann ihrer Ideen geraten und zu unsinnigen und gefährlichen Handlungen getrieben werden.

Schließlich bleibt ein anderer Teil unheilbar, sei es, daß die krankhaften Erscheinungen anhalten, sei es, daß eine zunehmende Verblödung eintritt.

Eine besondere Stellung nehmen die Geistesschwachen ein, die aus angeborener Anlage oder auf Grund einer frühzeitigen Erkrankung das ganze Leben hindurch eine mehr oder weniger ausgeprägte Einschränkung ihrer ganzen geistigen und seelischen Fähigkeiten bewahren.

Die Ursachen der Geisteskrankheiten sind ebenso zahlreich wie verschiedenartig. Man hat sie in äußere (exogene) und innere (endogene) eingeteilt. Doch läßt sich diese Scheidung oft nicht streng durchführen, da beide Ursachen beteiligt sein können. Der Begriff „exogen" wird gewöhnlich mit „erworben" gleichgesetzt und „endogen" mit „ererbt" oder „angeboren". Ererbt und angeboren ist aber nicht dasselbe, denn angeborene Ursachen können durch äußere Einflüsse entstehen, die während des Lebens im Mutterleib auf das noch ungeborene Kind einwirken, wie: Unfälle, Mißhandlungen, Vergiftungen, ansteckende Krankheiten u. dgl. Angeborene Ursachen der letzteren Art gehören daher nicht zu den endogenen, sondern zu den exogenen. Vererbt sind solche Krankheiten, deren Erscheinungen auch bei Vorfahren vorgekommen sind. Die wichtigsten erblichen Geisteskrankheiten sind: Schizophrenie, manisch-depressives Irresein, Schwachsinn und eine bestimmte Form von Veitstanz.

Verlauf der Geisteskrankheiten. 293

Häufige äußere Ursachen der Geisteskrankheiten sind: Verletzungen, Erkrankungen, Blutungen des Gehirns und der Hirnhäute, Erkrankungen des Nervensystems, Erschöpfungen und Vergiftungen durch ansteckende Krankheiten; Störungen der inneren Absonderung; Vergiftungen durch Alkohol, Morphium, Kokain; Erschöpfungszustände, Schwangerschaft, Wochenbett. Zu diesen körperlichen Ursachen treten seelische; schwere Gemütsbewegungen, Aufregung, Schreck, Sorge, Kummer, Epilepsie führt häufig zu Geistesstörungen. Unter den ansteckenden Krankheiten spielt die Syphilis als Ursache des Lähmungsirreseins (Paralyse) eine verhängnisvolle Rolle.

Was die verschiedenen Lebensalter betrifft, so wird das Kindesalter, abgesehen von den angeborenen oder früh erworbenen Fällen von Schwachsinn, im allgemeinen von Geisteskrankheiten nicht betroffen. Erst im Entwicklungsalter häufen sich die Erkrankungen; insbesondere tritt hier die Form des Jugendirreseins (Schizophrenie) auf. Am meisten gefährdet ist das reife Alter zwischen 25 und 40 Jahren; es hat die stärkste seelische Belastung auszuhalten, und hier wirken sich auch Alkohol und Syphilis am häufigsten aus. Später führen die Veränderungen des Alters neben dem allgemeinen Nachlassen der geistigen Kräfte in geringem Ausmaß auch zu Geistesstörungen. Erhebliche Unterschiede zwischen den beiden Geschlechtern bestehen nicht.

Die Sinnestäuschungen der Geisteskranken bestehen darin, daß die Kranken äußere Wahrnehmungen falsch deuten; sie sehen z. B. einen Schatten und deuten ihn als eine Erscheinung; sie hören irgendein unbestimmtes Geräusch und entnehmen daraus Worte und Reden. Diese Erscheinungen bezeichnet man als Illusionen. Sie treten zuweilen auch bei Gesunden in der Angst oder bei anderen Erregungszuständen auf. Sodann entstehen ohne äußere Ursache, lediglich durch krankhafte Erregung der Gehirnabschnitte, Sinnestäuschungen; die Kranken sehen, hören, schmecken, riechen, fühlen Vorgänge und Dinge, die nicht vorhanden sind. Man bezeichnet diese Vorgänge als Halluzinationen oder Trugwahrnehmungen. Sinnestäuschungen treten auf allen Sinnesgebieten auf, die größte Bedeutung haben die Gehörs- und Gesichtstäuschungen.

Gesichtstäuschungen treten besonders des Nachts, weniger am Tage auf. Der Kranke hat Visionen. Er sieht Gott, Christus, die Jungfrau Maria, Engel. Er empfängt diese Offenbarungen als besondere Gnade und fühlt sich vor aller Welt erhoben. Umgekehrt hat er auch schreckhafte Gesichte; der Teufel erscheint ihm, Fratzen, wilde Tiere bedrohen ihn.

Bei Gehörstäuschungen hört der Kranke „Stimmen". Er vernimmt Schimpfworte, Verdächtigungen, Verheißungen. Man flüstert, er sei der

Kaiser. Gott oder der Teufel geben ihm Befehle, Feinde rufen ihm Drohungen zu. Er hört Glockenläuten, Schießen, Musik.

Bei Geschmacks-, Geruchs- und Gefühlstäuschungen schmeckt der Kranke Gift oder Kot im Essen, er riecht giftige Dünste, Verwesung, er fühlt sich geschlagen, magnetisiert, elektrisiert, genotzüchtigt usw.

Zuweilen sprechen die Kranken von ihren Sinnestäuschungen; sie weisen die vergiftete Speise entrüstet zurück, sie äußern Ekel vor den schlechten Gerüchen, sie suchen sich vor den Mißhandlungen zu schützen. Zuweilen verrät sie nur ihr Benehmen. Sie sitzen mit gespanntem Blick in einer Ecke und lauschen den Stimmen. Sie stopfen sich die Ohren zu. Sie drohen scheltend in die Luft oder suchen sich vor einer schreckhaften Erscheinung zu verbergen.

Immer werden sie durch die Sinnestäuschungen auf das stärkste beeinflußt. Sie fühlen sich glücklich und gehoben bis zur Verzückung, geängstigt bis zur Verzweiflung, und ihre unerträgliche Spannung entlädt sich oft in unerwarteten und unsinnigen Handlungen.

Sinnestäuschungen bestehen bei vielen Geisteskrankheiten. Zuweilen sind sie so stark ausgeprägt, daß sie das ganze Krankheitsbild, wenigstens zeitweise, beherrschen, zuweilen gehen sie nur nebenher. Bei einigen Formen von Geisteskrankheit fehlen sie ganz.

Störungen der Verstandestätigkeit zeigen sich in verschiedenen Richtungen. Das Gedächtnis leidet in der Regel nur bei den ausgesprochenen Verblödungsprozessen. Der Schwund der Erinnerungsbilder pflegt bei der Jüngstvergangenheit zu beginnen. Er schreitet bei zunehmender Verblödung in umgekehrter Reihenfolge, also der Zeitfolge des Erlebens entgegengesetzt, fort, so daß Jugenderinnerungen am längsten erhalten bleiben.

Es können in der Erinnerung aber auch bei vorübergehenden Bewußtseinstrübungen Lücken für eine bestimmte Zeit bestehen; die in diesem Abschnitt fallenden Vorgänge sind aus dem Gedächtnis ausgelöscht. Das Gedächtnis kann für den zeitlichen Ablauf der Dinge besonders nachlassen. Die Erinnerungen können unter dem Einfluß der Krankheit verfälscht werden.

Die Verstandestätigkeit beginnt bei Neugeborenen ganz allmählich. Aus den Sinneswahrnehmungen werden langsam Vorstellungen und Begriffe gebildet. Der Mensch sammelt einen Schatz von Erfahrungen, die er miteinander verknüpft und geistig verarbeitet. Er gelangt so zu Wissen und Urteil.

Diese geistige Verarbeitung der Wahrnehmungen ist ganz aufgehoben bei den Idioten. Sie können nichts auffassen und begreifen; sie beharren sozusagen auf dem Standpunkt des kleinen Kindes. Bei den geringeren Graden von Schwachsinn bleiben die Summe der Erfahrungen und die Urteilsfähigkeit gleichfalls in mehr oder weniger hohem Maße beschränkt; auch sie bleiben auf kindlichen Stufen der geistigen Entwicklung stehen.

Umgekehrt setzt bei den mit Verblödung einhergehenden Geisteskrankheiten ein Abbau der geistigen Fähigkeiten ein. Wissen und Urteil verarmen. Die Möglichkeit, äußere Wahrnehmungen zu verarbeiten, läßt nach. Dieser Rückschritt kann bei einer gewissen Grenze haltmachen, so daß im Vergleich zu dem früheren Wissen des Kranken gewisse unausfüllbare Lücken bestehen und seine Urteilskraft dauernd beschränkt bleibt. Die geistige Verarmung kann aber auch unaufhaltsam weiterschreiten, so daß ein geistig hochstehender Mensch allmählich in die geistige Leere eines Idioten sinkt.

Bei diesen Vorgängen handelt es sich um eine mehr oder weniger ausgesprochene allgemeine Einengung der Verstandstätigkeit. Geistesstörungen wirken sich aber auch noch in anderer Hinsicht aus. Die geistige Fähigkeit ist vielfach nicht verkürzt, es fehlt aber an der logischen Verknüpfung der Gedanken. Der Geisteskranke springt mit seinen Gedanken; der Zufall reiht einen an den anderen. Die Gedanken werden nicht zu Ende gedacht, sondern unvollendet bereits von anderen verdrängt. Auf eine Frage weiß der Kranke keine richtige Antwort zu geben, weil die Antwort, noch ehe sie ausgesprochen ist, schon durch eine Reihe anderer Gedanken ersetzt ist (Ideenflucht). Ist die Ideenflucht nicht ganz so stark ausgeprägt, so zeigt sich Weitschweifigkeit, die vom Hundertsten ins Tausendste kommt, oder Umständlichkeit in der Darstellung.

Den Gegensatz dazu bilden krankhafte Hemmungen, die den Gedankenablauf erschweren. Es kostet den Kranken große Mühe, Antwort zu finden und zu geben.

Eine besonders wichtige Störung ist das Auftreten von Zwangsvorstellungen. Auch dem Gesunden drängt sich zuweilen ein Gedanke auf, der ihn verfolgt und quält. Der Gesunde wird des Gedankens schließlich mit Gründen der Vernunft Herr. Dem Geisteskranken fehlt das kritische Urteil. Die Zwangsvorstellung wird zur Wahnidee, die ihn beherrscht.

Wahnideen entwickeln sich bei urteilsschwachen Kranken auch aus äußeren Vorgängen, die sie auf ihre Person umdeuten. Eine Bemerkung, die sie zufällig hören, eine Zeitungsnotiz, ein harmloser Vorgang gilt ihnen als absichtlicher Hinweis auf ihre außergewöhnliche Bestimmung (Beziehungsideen).

Die Wahnideen sind, je nach der Stimmungslage des Kranken, bei niedergedrückten Kranken Kleinheitsideen, bei Kranken mit gehobener

Stimmung Größenideen. Traurig verstimmte Kranke werden von Verschuldungs- oder Versündigungsideen beherrscht, unter denen sie leiden, Reue empfinden, Buße tun, Strafe und Sühne erwarten. Größenideen machen den Kranken zum Fürsten, Kaiser, Papst, Gott; er ist der größte Baumeister, Erfinder, Dichter, er macht wissenschaftliche Entdeckungen von Weltruf usw. Mit der Stimmung des Kranken können die Wahnideen auch wechseln. Bei mißtrauischen Kranken entwickeln sich mit Vorliebe Verfolgungsideen. Der Kranke glaubt, man stelle ihm nach. Man sucht, seine Stellung zu untergraben, verleumdet und verdächtigt ihn. Der Kranke fühlt sich eingesponnen in ein Netz von Verfolgungen, aus dem er nicht mehr entrinnen kann. Besondere Wahnideen sind auch die hypochondrischen, bei denen die Kranken an den abenteuerlichsten Krankheiten zu leiden glauben. Eifersuchtswahn findet sich häufig bei Alkoholikern.

Bei der Mehrzahl der Kranken verbinden sich Wahnideen mit Sinnestäuschungen oder Gemütsbewegungen und gehen mit diesen vorüber. Bei einer Anzahl von Fällen entwickelt sich aber von vornherein eine Wahnidee, die allmählich zu einem festen System ausgebaut wird. Alles, was der Kranke erfährt, sieht, hört, erlebt, wird mit der Idee verknüpft. Die Persönlichkeit des Kranken formt sich nach der Idee vollkommen um.

Das Gefühlsleben ist das dritte große Gebiet, auf dem sich Störungen bemerkbar machen, und gewöhnlich zeigen sie sich hier am frühesten an. Das Gefühlsleben kann im ganzen abgestumpft sein. Der Kranke verliert die Anteilnahme an seinen Angehörigen, seinem Beruf; nur das interessiert ihn noch, was seine Person unmittelbar betrifft. Er wird selbstsüchtig, rücksichtslos, schamlos, gleichzeitig launenhaft, leicht erregbar, zu Wutausbrüchen geneigt.

Sodann kann aber die Stimmung durch besondere Gefühle beherrscht sein. Am häufigsten sind die Kranken traurig verstimmt; sie können sich nicht mehr freuen, werden mißmutig, verdrießlich, wortkarg. Sie leiden auch unter quälenden Angstgefühlen (meistens auch unter dem Eindruck von Sinnestäuschungen), unter Zwangsvorstellungen.

Andererseits kann die Stimmung eine gesteigerte sein. Die Kranken sind übermäßig heiter, zu Witzen und Späßen aufgelegt; sie fühlen sich glücklich, selig, leben in einem Zustande der Verzückung.

Mit diesen Störungen des Gefühlslebens verknüpft sich zuweilen auch Nachlassen des Ruhebedürfnisses; die Kranken empfinden trotz großer Anstrengung keine Müdigkeit. Das Bedürfnis nach Nahrungsaufnahme geht verloren. Das Gefühl des Ekels schwindet; die Kranken besudeln sich, verzehren ihre Ausleerungen. Aus Mangel an Schmerzempfindung fügen sie sich schwere Verletzungen zu.

Schließlich sind Störungen des Wollens und Handelns wichtige Zeichen von Geisteskrankheiten. Es kann eine allgemeine Willensschwäche bestehen, die allmählich zunimmt. Die Willensäußerungen können vorübergehend gehemmt sein, zum Teil unter dem Einfluß einer Verstimmung, eines Angstgefühls, zum Teil aber auch ohne eine solche; im letzteren Falle liegen die Kranken manchmal monatelang willenlos im Bett.

Umgekehrt kann ein gesteigertes Gefühl auch den Willen steigern und zu vermehrten Bewegungen und Handlungen führen (Bewegungsdrang). Die Kranken sind ruhelos, geschwätzig, grimassieren, singen, tanzen; in schweren Fällen zerreißen sie die Kleider, zerstören, was ihnen in die Hände kommt, schmieren mit ihren Abgängen usw. Diese erregten Kranken zeigen besonders auch Steigerung des Geschlechtstriebes.

Krankhafte Triebhandlungen werden durch Abweichungen vom normalen Geschlechtstrieb, durch Stehltrieb und Brandstiftungstrieb verursacht. Verwandt damit sind Zwangshandlungen, die der Kranke, einem unwiderstehlichen Drang folgend, begeht. Auch darin zeigen sich Störungen des Handelns, daß Kranke automatenhaft lange Zeit hindurch dieselbe Bewegung wiederholen oder dieselbe Stellung einnehmen, daß sie Stellungen, die man ihnen gibt, einhalten, daß sie dieselben Worte wiederholen oder Worte, die sie auffangen, wie ein Echo wiedergeben. Die auffallenden Veränderungen im Benehmen und im Ausdruck verraten in vielen Fällen schon äußerlich den Geisteskranken. Schließlich entstehen unter dem Einfluß von Sinnestäuschungen, Wahnideen und krankhaften Gemütsbewegungen die mannigfaltigsten Handlungen: Sühnehandlungen bis zur Selbstverstümmlung und zum Selbstmord, Wutausbrüche, Angriffe, Morde, Anzeigen, Beschwerden, Prozesse, Gründung von religiösen Sekten usw.

Geisteskranke sind besonders bedauernswert, weil sie das Gleichmaß ihres geistigen und seelischen Lebens und die Einsicht in ihr Leben überhaupt verloren haben. Ihre Äußerungen und Handlungen entstehen unter dem Einfluß ihrer Krankheit zwangsläufig: sie können Mitleid, niemals aber Ärger und Zorn erregen. Man macht einem Schwindsüchtigen nicht daraus einen Vorwurf, daß er hustet und auswirft, einem Typhuskranken nicht daraus, daß er Durchfälle hat; man darf ebensowenig ärgerlich werden, wenn ein Geisteskranker unruhig, unordentlich, unsauber ist, wenn er der Pflegeperson Schwierigkeiten bereitet, tätlich wird. Man darf nicht glauben, daß ein erregter Geisteskranker Vernunftgründen zugänglich ist, daß er aus Eigensinn oder Schikane, ,,um den Krankenpfleger zu ärgern", nicht hört, das Verbotene wiederholt. Man wird das, was man nicht durch Ruhe und Freundlichkeit erreicht, noch viel weniger durch

Ungeduld und Grobheit erreichen. Selbstbeherrschung muß die Pflegeperson von sich fordern, denn sie, nicht der Kranke, ist im Besitz der Vernunft, die zur Selbstbeherrschung befähigt. Soviel Empfindung besitzen die Geisteskranken gewöhnlich immer noch, daß sie sich leichter dem Pfleger fügen, der sie mit freundlicher und gleichmäßiger Bestimmtheit behandelt. Ein Pfleger, der sie durch Schelten reizt oder auf der anderen Seite durch Vertraulichkeiten zu gewinnen hofft, verliert nur sein Ansehen und seinen Einfluß. Der Pfleger soll auch nicht denken, daß er seinen Dienst weniger pünktlich und sorgfältig auszuführen brauche, weil dem Geisteskranken das richtige Urteil dafür fehle. Ist das Bewußtsein der Kranken so getrübt, daß sie urteilsunfähig sind, so haben sie erst recht Anspruch auf sorgfältige Pflege, und ein guter Pfleger wird in diesen Fällen sein Verantwortungsgefühl nur steigern. In vielen Fällen haben die Geisteskranken aber noch so viel Einsicht, daß sie auf die Fürsorge und Pflichterfüllung seitens des Pflegers achten und jeden Fehler, jedes Abweichen von den ärztlichen Vorschriften peinlich vermerken. Sehr oft bewahren sie nach der Genesung ein treues Gedächtnis für die Behandlung.

Die Pflege Geisteskranker erfordert Körperkraft, Gewandtheit und eine gute Gesundheit; ohne diese Vorbedingungen ist niemand zur Pflege tauglich.

Kranke mit Wahnideen suchen diese in der Unterhaltung zur Geltung zu bringen. Unvorsichtige Zustimmung ist ebensowenig angebracht wie Widerspruch oder Abweisung. Man suche die Kranken abzulenken oder gebe unbestimmte Antwort. Niemals darf sich der Pfleger mit einem Kranken über den Zustand anderer Leidensgenossen unterhalten, von diesen geringschätzig sprechen oder über sie spotten. Die Kranken teilen sich solche Gespräche sofort mit, selbst wenn sie scheinbar verfeindet sind. Hat der Pfleger nicht eine ausdrückliche Anweisung vom Arzt erhalten, sich mit den Kranken über ihre Lebensschicksale zu unterhalten, so vermeide er die Erwähnung ihrer Verwandten, ihrer häuslichen Angelegenheiten, kurz, aller persönlichen und Familienverhältnisse auf das sorgfältigste. Solche Erinnerungen verursachen häufig Erregungszustände.

Aus diesem Grunde muß auch der Verkehr mit den Verwandten und der Außenwelt unter ärztlicher Leitung stehen. Geistige Ruhe ist das wichtigste Heilmittel für den Kranken. Diese Ruhe darf um keinen Preis gestört werden. Der Arzt entscheidet, welche Personen zum Besuch zugelassen werden, und wie lange sie verweilen dürfen. Die von den Kranken geschriebenen Briefe sind dem Arzt auszuliefern, sie geben dem Inhalt wie der Schrift nach häufig wichtige Aufschlüsse über die Krankheit.

Verlauf der Geisteskrankheiten.

Neben der Ruhe und dem Fernhalten aller Störungen ist geeignete Beschäftigung und Arbeit als das beste Heilmittel anzusehen. Zur Beschäftigung dienen Spiele, für welche die nötigen Räume und Einrichtungen in den Anstalten vorhanden sind.

Das gleiche gilt von der Arbeit. Auch hier muß der Pfleger anregend wirken, doch darf er die Kranken nicht zu sehr antreiben. Wenn sie den ersten Anforderungen nicht nachgeben, so hat er durch sein Beispiel zu wirken oder darauf hinzuweisen, wie es andere Kranke machen.

Tadel über schlechte Arbeit ist unzweckmäßig, dagegen ist ein vorsichtiges Loben und Hervorheben kleiner Erfolge anzuraten. Störenden Kranken verweise der Pfleger ihr Betragen in freundlicher Weise, er sage ihnen, daß er ein solches Betragen nicht von ihnen erwartet habe, daß er dem Arzt das Geschehene mitteilen werde usw.

Solange die Kranken weder sich noch andere durch ihr Benehmen schädigen, lasse man sie ruhig gewähren. Fangen sie aber an, mit anderen Kranken zu streiten, widersetzlich zu werden oder gefährliche Dinge zu unternehmen, so muß ihnen mit voller Sicherheit und Entschlossenheit begegnet werden. Stets sei das Pflegepersonal darauf gefaßt, daß Kranke sich zu unerwarteten plötzlichen Handlungen und Gewalttaten hinreißen lassen. Der scheinbar harmloseste Geisteskranke kann unter Umständen für sich und andere gefährlich werden. Eine Änderung in der Miene, in der Haltung und Stellung ist oft schon von Bedeutung. Der Pfleger muß alles sehen, alles bemerken, was die Kranken unternehmen wollen. Bei frühzeitiger Entdeckung genügt oft ein ernster Blick, ein freundliches Wort, um die Kranken von der geplanten Handlung abzubringen.

Wenn andere Kranke oder der Pfleger selbst von Tobsüchtigen angegriffen oder bedroht werden, so zeige der Pfleger Geistesgegenwart und Mut. Er trete dem Aufgeregten kaltblütig entgegen und suche ihn mit einem ruhigen Wort oder durch Ablenkung auf andere Dinge von seinem Beginnen abzubringen. Reicht das nicht aus und liegt wirklich Gefahr vor, so hat der Pfleger, wenn irgend möglich, den Arzt zu benachrichtigen, der die Beruhigung des Kranken entweder durch eine kurze Isolierung in einem Einzelzimmer oder durch andere Maßnahmen oder Heilmittel herbeiführt.

Nur bei einem unmittelbaren Angriff darf Zwang angewendet werden, indem man den Kranken festhält, um ihn von seinem Angriff oder einem anderen gefährlichen Vorhaben abzuhalten. In allen Fällen, wo sich die Anwendung von Zwang und Gewalt durchaus nicht vermeiden läßt, trete man den Kranken mit genügenden Hilfskräften entgegen, da sie sich der Übermacht leichter fügen werden.

Ist es erforderlich, daß ein unruhiger, sich sträubender Kranker abgesondert wird, so ist möglichst jeder Kampf, jedes Ringen zu vermeiden und nicht mehr Kraft und Gewalt anzuwenden, als unbedingt notwendig ist. Die Pfleger müssen es verstehen, sich geschickt in die Hände zu arbeiten. Ein Pfleger umfaßt den Kranken von hinten. Er umschließt die Arme und drückt sie fest an die Seiten, die eigenen Arme über die Ellbogengelenke des Kranken legend, um Bewegungen der Arme möglichst zu hindern. Der Pfleger muß seinen Kopf zur Seite neigen; er muß auch Fußtritten ausweichen, um nicht von dem Kranken gestoßen zu werden. Auf diese Weise gelingt es einem Pfleger allein, einen nicht allzu kräftigen Kranken zu halten.

Kann ein Pfleger die Arme des Kranken nicht umfassen, so umschlingt er nur dessen Brust und hebt ihn etwas hoch. Von jeder Seite bemächtigt sich ein anderer Pfleger der Arme des Kranken, die am Handgelenk und Oberarm festgehalten werden.

Wenn ein Kranker versucht, sich durch Fußtritte zu befreien, ergreift ein Pfleger die Unterschenkel des Kranken und hebt die Beine hoch. Die anderen Pfleger müssen aufpassen, daß der Kranke nicht hinfällt und sich dabei beschädigt. Dasselbe ist zu beachten, wenn der Kranke nicht gehen will oder sich hinwirft.

Bei der Überführung in den Einzelraum versuchen manche Kranke, sich wieder hinauszudrängen, wenn die Pfleger das Zimmer verlassen. Um das zu verhüten, empfiehlt es sich, den Kranken auf die Matratze mit dem Kopfende nach der Tür zu legen, an den Schultern niederzuhalten und seinen Körper, besonders Beine und Arme, mit der Decke einige Male zu umwickeln. Bis der Kranke sich aus seiner Decke herauswickelt und aufrichtet, kann der Pfleger den Einzelraum verlassen und die Tür schließen.

Besonderer Aufmerksamkeit bedürfen Kranke, die Selbstmordgedanken haben. Alle gefährlichen Werkzeuge, wie Messer, Gabel, Scheren, Nadeln, Flaschen, Gläser, auch Schnüre und Bänder, ferner entzündliche Dinge wie Streichhölzer müssen aus ihrer Umgebung entfernt werden oder dürfen überhaupt nicht in das Krankenzimmer gelangen; solche Kranke dürfen auch ihr Essen nicht selbst schneiden. Ebenso ist die genaueste Aufsicht über Fenster und Türen notwendig, damit sich der Kranke nicht aus dem Fenster stürzt, oder aus der Tür entweicht. Während der Nacht hat der Pfleger bei solchen Kranken zu wachen. Das Klosett dürfen diese Kranken niemals allein besuchen. Die Tür des Klosetts muß, solange der Kranke darin ist, offen bleiben.

Kranke, die zur Unsauberkeit neigen, sind unermüdlich zur Sauberkeit anzuhalten, sie müssen häufiger gewaschen und gebadet werden. Um das

Schmieren mit den Speisen zu verhindern, sollen die Kranken nur unter Aufsicht essen. Diejenigen, welche sich mit Harn oder Kot verunreinigen, sind in bestimmten Zwischenräumen auf das Klosett zu führen, oder es ist ihnen öfters im Bett ein Unterschieber zu geben; regelmäßige Einläufe und Stuhlentleerungen erleichtern die Pflege.

Bei unsauberen Kranken treten oft schwere Haut- und Zellgewebsentzündungen auf, die nur vermieden werden können, wenn jede Wunde vor Unreinlichkeit geschützt und der Arzt von dem Beginn einer Entzündung sofort in Kenntnis gesetzt wird. Bettlägerige Geisteskranke liegen sich außerordentlich leicht durch; das Durchliegen nimmt bei ihnen meist schwere Formen an. Deshalb muß alles zur Vorbeugung geschehen.

Epileptiker müssen im Krampfanfall auf das Bett gelegt und bewacht werden. Die beengenden Kleidungsstücke sind zu öffnen. Fremdkörper im Munde (Speisen, künstliche Zähne) können die Atmung behindern und müssen entfernt werden.

Zu den Mahlzeiten dürfen viele Geisteskranke nur einen Löffel erhalten. Die Speisen müssen also zerkleinert gereicht werden. Der Pfleger achte darauf, daß die nicht bettlägerigen Kranken ihre Mahlzeit ordentlich am Tisch einnehmen. Kranke, die nicht essen wollen, versuche er nicht mit Gewalt zum Essen zu zwingen. Häufig hilft freundliches Zureden, häufig Füttern mit dem Löffel. Als letztes Mittel bleibt bei ganz unzugänglichen Kranken die nur vom Arzt auszuführende Sonderfütterung.

Den Geisteskranken werden häufig Beruhigungs- und Schlafmittel verordnet. Die Zeit des Eingebens muß genau innegehalten werden, da zuviel ebenso schaden kann wie zuwenig. Es empfiehlt sich, über die verabreichten Gaben eine Liste zu führen, aus der zu ersehen ist, wieviel und welche Mittel jedem einzelnen Kranken gegeben sind. Die Notizen sind beim Wechsel der Wache dem Nachfolger zu übergeben.

Die Beaufsichtigung im Bade ist auch bei Leichtkranken mit großer Sorgfalt auszuführen; sie darf bei länger dauernden Bädern nicht nachlassen.

Soll ein Geisteskranker in eine Anstalt übergeführt werden, so ist es nicht zweckmäßig, ihn zu belügen. Man sage ihm klar und deutlich, daß er auf ärztliche Anordnung in eine Heilanstalt aufgenommen werden soll. Widersetzt er sich, so darf vor Anwendung von Gewalt nicht zurückgeschreckt werden. Während des Transportes darf der Kranke nicht allein gelassen werden, auch wenn er sich anscheinend gefügt hat. In der Anstalt muß immer daran gedacht werden, daß ein Kranker einen Fluchtversuch unternehmen könne. Auf den geschlossenen Abteilungen muß der

Pfleger deshalb immer darauf achten, daß Fenster und Türen geschlossen bleiben; den Schlüssel darf er nicht aus der Hand geben. Bei gemeinsamen Ausgängen der Kranken soll ein Pfleger vor, ein anderer hinter dem Zuge gehen; einem entweichenden Kranken darf nur einer der beiden Pfleger folgen.

Über die Aufnahme in Anstalten für Geisteskranke, Epileptische und Idioten sind, wie schon erwähnt, besondere Vorschriften erlassen, die in den einzelnen Ländern in der Hauptsache übereinstimmen.

Die Pflege und den Betrieb in den Anstalten regeln besondere Dienstanweisungen, die durch vorstehende Ausführungen nicht berührt werden.

VII. Die Pflege Sterbender.

Kranke, bei denen das Leiden voraussichtlich tödlich enden wird, müssen bis zum letzten Augenblick mit besonderer Fürsorge betreut werden. Niemals darf dabei eine Lässigkeit eintreten aus dem Gefühl heraus, daß eine Besserung nicht möglich ist. Durch vermehrte Hingabe und erhöhte Sorgfalt muß vermieden werden, daß der Kranke auf den Gedanken kommt, daß man ihn verloren gibt. Alle verordneten Arzneien müssen pünktlich weitergegeben werden.

In der Umgebung eines Sterbenden muß Ruhe und Frieden herrschen. Unter keinen Umständen dürfen auch nur leise Äußerungen über seinen Zustand oder gar das bevorstehende Ende in seiner Nähe gemacht werden. Bei anscheinend bewußtlos Sterbenden ist oft das Bewußtsein doch noch vorhanden und das Hörvermögen unverändert.

In Krankenanstalten sind Sterbende möglichst in einem Einzelzimmer unterzubringen. Ist dies nicht möglich, so muß ein Bettschirm um das Bett gestellt werden, damit die anderen Kranken nicht durch den Anblick des Sterbenden beeindruckt werden. Verlangen Kranke nach geistlichem Trost, so sind in der Familienpflege die Angehörigen, im Krankenhaus ist die Stationsschwester sofort zu benachrichtigen.

Zur Feststellung des Todes dienen die sogenannten Todeszeichen. Man unterscheidet sichere und unsichere.

Feststellung des Todes ist in Krankenhäusern unter allen Umständen Sache des Arztes.

Zu den unsicheren Zeichen rechnet man das Aufhören der Atmung und des Pulses, den Verfall des Gesichts, die Erschlaffung der Muskeln, den Eintritt der Todesblässe, das Aufhören des Gefühls.

Die Pflege Sterbender.

Wenn auch diese Zeichen nicht ohne weiteres zur Annahme des Todes berechtigen, so wird man doch nach ihrem Eintritt einstweilen mit den Vorbereitungen für die Leichenbesorgung beginnen dürfen, wenn der Tod nach Lage der Dinge zu erwarten war. Maßnahmen, die bei einem Irrtum dem Wiedererwachten Schaden bringen könnten, wie Überführung in kalte Räume (Leichenraum), Aufbahrung und anderes, dürfen erst nach der Feststellung des Todes durch den Arzt oder durch einen amtlich bestellten Leichenschauer getroffen werden. Bei plötzlichen Todesfällen, wenn Zweifel bestehen, oder eine ärztliche Untersuchung nicht möglich ist, müssen die vorliegenden wahrscheinlichen Todeszeichen genau geprüft werden.

Das Aufhören der Atmung erkennt man an dem Stillstand der Bewegungen von Brust und Bauch und an dem Aufhören des Atmungsgeräusches. Schwache Atemzüge können noch nachgewiesen werden, wenn ein vor Mund und Nase gehaltener kühler Metallspiegel beschlägt oder eine vorgehaltene Flaumfeder oder eine Kerzenflamme bewegt wird.

Den Eintritt des Todes kann man auch dadurch prüfen, daß man ein Fingerglied mit einem Faden abschnürt. Beim Toten bleibt dann die beim Lebenden folgende bläulichrote Verfärbung aus. Beim Aufträufeln von Siegellack bildet sich beim Toten weder eine Rötung noch eine Blase. Die im Dunkeln gegen das Licht gehaltene Hand zeigt kein rosafarbenes Durchscheinen. Das am leichtesten festzustellende Zeichen ist die Todeskälte. Der tote Körper nimmt nach einiger Zeit die Temperatur der umgebenden Luft an. Besteht auch nur der geringste Verdacht auf Scheintod, so soll man sich nicht mit solchen Feststellungen aufhalten, sondern sofort mit Wiederbelebungsversuchen beginnen.

Sichere Todeszeichen sind: Toten- oder Leichenstarre. Unmittelbar nach dem Eintritt des Todes sind alle Muskeln erschlafft, und man kann den Körper in jede beliebige Stellung bringen. Nach einigen Stunden wird er in derjenigen Stellung fest, in der er zufällig liegt. Die Leichenstarre beginnt am Unterkiefer und am Genick etwa 1—2 Stunden nach dem Tode. Sie schreitet vom Kopf nach den Füßen zu vorwärts und ist in etwa 3 Stunden über den ganzen Körper verbreitet. Sie dauert mehrere Tage an.

Toten- oder Leichenflecke. Wenige Stunden nach dem Tode werden an den abhängigen Teilen der Leiche anfangs blaßrote und scharf begrenzte Flecke sichtbar, die an Größe allmählich zunehmen und sich immer dunkler verfärben. Die durch das Aufliegen gedrückten Stellen, bei Rückenlage Kreuzbein und Schulterblatt, bleiben weiß.

Zurücksinken des Augapfels und Weichwerden, Eintrocknen und Faltigwerden der Hornhaut.

Fäulniserscheinungen treten erst später auf. Ihr Eintritt wird durch Kälte verzögert, durch warme Witterung beschleunigt. Solche Fäulniserscheinungen sind der Leichengeruch, Auftreibung und grünliche Verfärbung des Bauches, Austritt übelriechender Flüssigkeit aus Mund und Nase.

In den Krankenanstalten wird die Leiche nach Feststellung des Todes in die Leichenkammer gebracht. Die Überführung dorthin wird entweder am frühen Morgen oder am Abend vorgenommen, um den Transport nach Möglichkeit von den anderen Kranken unbemerkt vor sich gehen zu lassen.

Die Leiche muß schon vor Eintritt der Totenstarre gereinigt und versorgt werden. Unmittelbar nach dem Tode wird die Leiche im Bett geradegestreckt. Die Augenlider werden sanft zugedrückt, so daß die Augen geschlossen sind. Der Unterkiefer wird durch ein um den Scheitel gelegtes Tuch so weit angehoben, daß der Mund geschlossen erscheint. Das Tuch darf nicht scharf angezogen werden, da das Gesicht sonst einen verzerrten Ausdruck erhält. Die Bettdecke wird entfernt, die Leiche nur mit einem Leintuch oder dem abgestreiften Überzug der Bettdecke zugedeckt. Für ausreichende Lüftung des Zimmers ist Sorge zu tragen.

Bei keiner Verrichtung an Leichen oder Leichenteilen dürfen die dem Tode zukommende Ehrerbietung und der erforderliche Ernst außer acht gelassen werden. Leichenteile dürfen nicht aus den Leichenkammern, den Sektionsräumen oder den Laboratorien entfernt werden. Soweit Krankenpflegepersonen bei einer Leichenöffnung Hilfe leisten müssen, haben sie besonders darauf zu achten, daß sie sich nicht verletzen, da sonst leicht besonders gefährliche Infektionen entstehen können.

Die standesamtliche Meldung des in einer Privatwohnung Verstorbenen muß spätestens am nächsten Wochentage erfolgen. In erster Linie ist anzeigepflichtig derjenige, in dessen Wohnung oder Haus der Tod erfolgte. Die Krankenpflegeperson muß diesem den Tod rechtzeitig mitteilen.

Anhang

Untersuchung und Behandlung mit Röntgenstrahlen.

Die diagnostische und therapeutische Anwendung der Röntgenstrahlen erfordert besondere Kenntnisse und Übung, die nur durch eine besondere Vorbildung erworben werden können. Soweit der Arzt den Röntgenapparat nicht selbst bedient, gibt es hierfür in Krankenanstalten staatlich geprüfte Röntgenassistentinnen. Hier soll nur kurz auf die allgemeine Bedeu-

Untersuchung und Behandlung mit Röntgenstrahlen.

tung der Röntgenstrahlen hingewiesen werden, soweit dies zum Verständnis für die Krankenpflegepersonen erforderlich ist. Die in der Röntgenröhre erzeugten Röntgenstrahlen haben die Fähigkeit, alle Körper mehr oder weniger intensiv zu durchdringen. Die Metalle leisten ihnen den größten Widerstand, am meisten das Blei. Im menschlichen Körper gehen sie durch Weichteile leicht hindurch, während sie durch Knochen, an deren Aufbau die Metallsalze wesentlich beteiligt sind, stärker abgehalten werden. Eine photographische Platte wird vom Röntgenlicht wie vom Tageslicht geschwärzt. Legt man auf eine photographische Platte eine Hand und setzt dann die Platte den Röntgenstrahlen aus, so erscheinen nach dem Entwickeln der Platte die röntgendurchlässigen Weichteile dunkel, die röntgenundurchlässigen Knochen hell (Negativ). Auf diese Weise kann man sich ein Bild vom Skelett machen und so krankhafte Veränderungen am Knochen, Knochenbrüche, sichtbar machen. Ebenso kann man natürlich auf diese Weise Fremdkörper aus Metall, die in den Körper eingedrungen sind, Geschosse, Nadeln, verschluckte Fremdkörper, sichtbar machen.

An Stelle der Röntgenphotographie nimmt man zur raschen Orientierung auch Durchleuchtungen vor. Man benutzt dazu Schirme, die mit einer besonderen Masse bestrichen sind, die hell aufleuchtet, wenn sie von den Röntgenstrahlen getroffen wird, z. B. Calziumwolframat. Legt man die Hand auf die der Röhre zugewandte Seite des Schirms, so werden die Knochen dunkel auf dem Schirm sichtbar.

Die Weichteile sind für die Röntgenstrahlen nicht gleichmäßig gut durchlässig. Lufthaltiges Gewebe läßt mehr Röntgenstrahlen durch als derbes. Am durchlässigsten sind mit Luft oder mit Gas gefüllte Organe. Durchleuchtet man zum Beispiel einen Brustkorb, so leuchten die normalen Lungen innerhalb des Brustkorbes hell auf, denn sie sind gleichmäßig mit Luft gefüllt. Man sieht nur, von den Lungenwurzeln ausgehend, einzelne zartere dunklere Stränge, entsprechend den Blutgefäßen und größeren Ästen der Luftröhre. Man sieht an den unteren Lungengrenzen den Stand des Zwerchfells und sieht seine Bewegungen bei der Atmung. Krankhafte Vorgänge in der Lunge, die das Gewebe verdichten, seinen Luftgehalt herabmindern oder aufheben, sind für die Röntgenstrahlen weniger durchlässig. Sie erscheinen daher beim Durchleuchten und vor allen Dingen auf der empfindlichen photographischen Platte als Schatten. Ebenso sind Ergüsse im Rippenfellraum, wenn sie die Lungenteile überdecken, als Schatten erkennbar.

In dem hellen Lungenfeld erscheinen das Herz und die großen Blutgefäße dunkel. Sie sind in ihren Umrissen deutlich erkennbar. Man sieht sehr genau die Bewegungen des Herzens, kann seine Lage bestimmen, die Größe beurteilen, die Ausdehnung seiner einzelnen Abschnitte messen. Man sieht den Verlauf und etwaige Erweiterungen der großen Brustschlagader usw.

Bei der Röntgenphotographie des Bauches sieht man unter Umständen Steine in der Gallenblase, im Nierenbecken oder in den Harnwegen. Der Magen-Darm-Kanal ist für gewöhnlich nicht sichtbar, es sei denn durch einzelne Luftblasen. Man kann ihn sich dadurch sichtbar machen, einschließlich der Speiseröhre, daß man dem Kranken einen mit Metallsalz vermischten Brei zu essen gibt. Der gefüllte Magen erscheint dann bei der Durchleuchtung als tiefdunkler Schatten. Man kann seine Füllung und seine Form beobachten und die Bewegungen des Magens (Peristaltik), das gleiche gilt für die einzelnen Darmschlingen. Man sieht Ausstülpungen der Wand bei Geschwüren, Aussparungen der Füllung bei Krebs und anderen Geschwülsten, Senkungen des Magens usw. Man kann auch vor dem Schirm die Bewegungen des Darms bei der Verdauung beobachten, die Funktionen des Magenpförtners beurteilen, man kann das Vorrücken des metallhaltigen Breies im Darm verfolgen und so die Darmfunktion beurteilen, Verengerungen des Darmkanals feststellen usw.

Durch besondere Verfahren, z. B. Kontrastfüllungen, kann man sich das Nierenbecken, den Harnleiter, die Gallenblase und den Rückenmarkkanal, die Hirnhöhle und Hirnoberfläche sichtbar machen.

Die Röntgenstrahlen haben nicht nur eine Bedeutung für die Feststellung von Krankheitsbefunden. Sie haben eine große Bedeutung gewonnen für die Behandlung von Krankheiten (Röntgentherapie). Hautkrankheiten und einige innere Krankheiten kann man mit Röntgenstrahlen behandeln, vor allem aber bösartige Geschwülste. Gerade bei diesen ist die Strahlenbehandlung neben die operative Behandlung getreten. Die Röntgentherapie beruht darauf, daß Röntgenstrahlen bei starker Einwirkung das Gewebe schädigen und zum Absterben bringen. Dies gilt vor allem für das strahlenempfindliche Gewebe vieler bösartiger Geschwülste, besonders beim Krebs mit seinen aus dem Epithel stammenden Zellen. Ähnlich wie Röntgenstrahlen wirken das Radium und das Mesothorium.

Röntgenstrahlen, Radium und Mesothorium dürfen nur unter ganz besonderen Vorsichtsmaßregeln angewendet werden, damit nicht neben dem gewünschten Erfolg schwere Schädigungen anderer Gewebe entstehen; sie sind nicht ungefährlich für den Kranken. Aber auch diejenigen, die sich dauernd mit der Anwendung solcher Strahlenmittel beschäftigen, sind eben wegen der Gefährlichkeit dieser Mittel zu besonderen Schutzmaßnahmen gezwungen. Das gilt für Ärzte, Röntgenassistenten und Krankenpflegepersonen, auch wenn sie nur gelegentlich einmal den Strahlen bei der Behandlung oder bei der Untersuchung von Kranken ausgesetzt werden. Man bedient sich zum Schutz hauptsächlich des für die Röntgenstrahlen nur wenig durchlässigen Bleis (Bleischürzen, Bleihandschuhe, Auskleidung des strahlengefährdeten Raumes mit Bleiwänden usw.).

F. Wochen- und Säuglingspflege.

Bearbeitet von

Professor Dr. H. Frh. v. Kress, Berlin.

Wöchnerinnen und Säuglinge bedürfen, auch ohne erkrankt zu sein, sachkundiger Pflege. Die Pflege der Wöchnerin und des Neugeborenen (in den ersten zehn Tagen) wird bestimmungsgemäß von der Hebamme durchgeführt. Die Pflege von Frühgeborenen oder Neugeborenen ist, neben der Hebamme, der Säuglings- und Kinderschwester vorbehalten. Diese allein ist ferner zur Pflege kranker Säuglinge berufen. Die Krankenschwester muß jedoch imstande sein, auf ärztliche Anordnung oder zur Behebung eines Notstandes ebenfalls die Pflege von Wöchnerinnen und Säuglingen zu übernehmen.

I. Die Wochenpflege.

1. Normales Wochenbett.

Unter Wochenbett versteht man die Zeit von 6 Wochen nach Beendigung der Geburt. In dieser Frist bilden sich die durch die Schwangerschaft bedingten Veränderungen des weiblichen Körpers, insbesondere auch die der Geschlechtsteile, zurück.

Der Gebärmuttergrund reicht nach beendeter Geburt etwa bis zwei Querfinger unterhalb des Nabels. In der Folge verkleinert sich die Gebärmutter allmählich immer mehr. Stärkere Zusammenziehungen sind unmittelbar nach der Geburt und in den ersten Wochenbettagen als Nachwehen fühlbar, doch sind diese Nachwehen bei weitem nicht so anhaltend und schmerzhaft wie die eigentlichen Geburtswehen.

Am 10.—12. Tage verschwindet der Gebärmuttergrund im Becken, und nach 6 Wochen hat sich die Gebärmutter zu dem normalen Zustande, der vor der Schwangerschaft bestand, zurückgebildet.

Die Innenwand der Gebärmutter stellt nach der Geburt eine einzige Wundfläche dar. Auch in der Scheidenwand befinden sich infolge der übermäßigen Dehnung während der Geburt zahlreiche kleine und

Normales Wochenbett.

kleinste Risse, die indessen rasch verkleben und verheilen. Die Gebärmutterhöhle braucht jedoch längere Zeit, 2—3 Wochen, bis sie sich wieder mit Schleimhaut überzogen hat. Währenddessen sondert sie reichlich Wundflüssigkeit ab (Wochenfluß).

Der Wochenfluß ist am 1. und 2. Tage blutig, dann braunrot, vom 5. bis 6. Tage ab eiterähnlich, vom 8.—10. Tage ab weiß und dünnflüssig. An Menge nimmt er dauernd ab, bis er nach 4—6 Wochen, bei stillenden Frauen manchmal schon früher, ganz aufhört.

Nach der 6. Woche setzt in den Eierstöcken die Eireifung, in der Gebärmutter die Menstruation wieder regelmäßig ein; nur durch das Selbststillen wird sie gewöhnlich noch um einige Monate verzögert.

Gleichzeitig ziehen sich im Wochenbett die überdehnten Bauchdecken zusammen.

Falls an den Beinen infolge der Schwangerschaft Krampfadern aufgetreten sind, gehen diese bis zu einem gewissen Grade zurück.

Die blauroten Schwangerschaftsstreifen am Leibe und an den Hüften verblassen zu kaum sichtbaren Narben, die mitunter auftretenden meist zarten gelben Schwangerschaftsflecke im Gesicht und anderswo verschwinden.

Neben diesen Rückbildungsvorgängen gelangt die Tätigkeit der Milchdrüsen zur vollen Entwicklung. In den ersten drei Wochenbetttagen wird noch eine wässerige, mit gelben Fetttröpfchen vermischte Milch, die Vormilch, abgesondert. Am 3.—4. Tage werden die Brüste praller, „die Milch schießt ein"; von da ab wird die fertige Milch entleert. Während des „Einschießens der Milch" treten sowohl ziehende Schmerzen in den Brüsten als auch leichte Temperatursteigerungen um einige Zehntel Grad, niemals aber Fieber auf. Es gibt kein „Milchfieber". Auch sonst tritt im normalen Wochenbett keine Temperatursteigerung auf. Als oberste, noch normale Temperatur im Wochenbett ist eine solche von 37,9 Grad festgelegt worden, da die Rückbildungsvorgänge in der Gebärmutter mit leichtem Resorptionsfieber einhergehen können. Beträgt die Körperwärme der Wöchnerin 38 Grad oder darüber, so ist immer eine besondere Störung vorhanden, die Aufmerksamkeit und sofortige ärztliche Untersuchung erfordert. Ist unter der Geburt eine Infektion eingetreten, so beginnt diese sich nach 3 tägiger Inkubation durch Fieber bemerkbar zu machen.

Der Puls der Wöchnerin ist gewöhnlich normal oder sogar verlangsamt, jedoch durch Gemütsbewegungen leicht beeinflußbar. Ist es zu großen Blutverlusten während der Geburt gekommen, so findet sich im Wochenbett eine durch Anämie bedingte Pulsbeschleunigung. Die sorgfältige

Pulskontrolle ist sehr wichtig, weil jede Pulsbeschleunigung das erste Zeichen eines beginnenden Wochenbettfiebers oder einer Thrombose sein kann.

Die Wöchnerin schwitzt leicht. Auch Nieren und Lungen sondern in vermehrtem Maße Wasser ab. Die Harnentleerung ist anfangs infolge mangelhafter Bauchpresse und Schwellung der bei dem Geburtsvorgange gedrückten Harnröhre häufig erschwert; auch die Rückenlage an sich, die in den ersten 2 bis 3 Tagen beizubehalten ist, wirkt bei manchen Frauen hemmend. Gewöhnlich besteht in den ersten Tagen Verstopfung. Der Appetit wird, namentlich bei stillenden Frauen, bald sehr lebhaft.

Pflege der Wöchnerin.

Die Wöchnerin ist, obwohl es sich bei Geburt und Wochenbett um natürliche Vorgänge handelt, wie eine Kranke mit einer schweren Wunde zu betrachten und zu behandeln. Nach der Anstrengung der Geburt und dem dabei eingetretenen Blutverlust befindet sie sich in einem Zustande der Erschöpfung, der sie für Infektionen besonders empfänglich macht. **Unter keinen Umständen darf eine Pflegerin, die Personen mit ansteckenden Krankheiten pflegt, den Dienst bei einer Wöchnerin antreten.** Hat sie kurz vorher eine solche Pflege beendet, so muß sie den Arzt fragen, ob sie die Pflege der Wöchnerin übernehmen darf, wenn ja, welche besonderen Vorsichtsmaßregeln sie zu befolgen hat.

Die Pflege der Wöchnerin hat sich nach zwei Richtungen hin zu erstrecken. Einmal muß eine Infektion der wunden Geburtswege und der Gebärmutter verhindert werden, dazu bedarf es einer peinlichen Beachtung der Asepsis. Zum anderen Male müssen die natürlichen Vorgänge bei der Wöchnerin unterstützt und gefördert werden.

Die allgemeinen Grundsätze der Krankenpflege betreffs Krankenzimmer (Auswahl, Temperatur, Lüftung, Sauberhaltung usw.), Reinlichkeitspflege usw. gelten auch hier. Die Wöchnerin bedarf, namentlich in den ersten Tagen, völliger körperlicher und geistiger Ruhe. Besuche sind nach Möglichkeit zu beschränken. Das erste Umbetten erfolgt möglichst schonend erst am 2. Tage nach der Geburt.

Die Bettwäsche muß sauber gehalten und öfters gewechselt werden. Zu ihrer Schonung müssen wegen des Wochenflusses Unterlagen verwandt werden, eine Gummiunterlage unterhalb des Lakens über der Matratze und waschbare, auswechselbare Unterlagen, am besten mehrfache Lagen von frisch gewaschener Leinwand, über dem Laken. Damit das Hemd der Wöchnerin nicht verunreinigt wird, schlägt man es hinten bis zum Kreuz empor. Ist es verunreinigt, so muß es gewechselt werden.

Pflege der Wöchnerin.

Puls und Temperatur sind zweimal täglich, mindestens zehn Tage lang, zu messen und auf einem besonderen Zettel oder in einer Kurve einzutragen. Sobald die Temperatur auf 38 Grad oder darüber steigt, ist auch in der Privatpflege sofort auf Zuziehung eines Arztes zu dringen, damit die Ursache festgestellt wird. Jede Verzögerung kann eine ernste Gefahr für das Leben der Wöchnerin bedeuten.

Die Geschlechtsteile sind regelmäßig, mindestens zweimal täglich, gründlich zu reinigen. Die Pflegerin muß es sich auch dabei zur Pflicht machen, nichts Unsauberes, also die mit Wochenfluß verunreinigten Geschlechtsteile oder die Wattevorlage, mit ihren Händen anzufassen. Die Hände sind vor der Verrichtung gründlich zu reinigen. Zur Säuberung der Geschlechtsteile wird ein Steckbecken untergeschoben, die verunreinigte Wattevorlage mit einer Pinzette oder Kornzange fortgenommen. Es ist notwendig, dabei den Wochenfluß nach Aussehen und Geruch zu prüfen; der Geruch ist fade, nicht stinkend. Die Vorlage wird in das Steckbecken gelegt. Nunmehr wird die Wöchnerin aufgefordert, Urin zu lassen. Eventuell wird mit der gründlichen Reinigung auch die Stuhlentleerung verbunden, besonders dann, wenn ein Einlauf notwendig ist. Danach werden die Geschlechtsteile mit abgekochtem, lauwarmem Wasser oder mit einer schwachen, ungiftigen Desinfektionslösung (Kresolseife, Bazillol, Chloramin) abgerieselt; die Spülkanne muß niedrig gehalten werden, so daß die Spülflüssigkeit nur mit geringem Druck herausläuft und nicht herumspritzt. Das gläserne Scheidenrohr, das zu diesen Spülungen in den Schlauch eingesetzt wird, ist vorher auszukochen, oder es muß dauernd in einer Desinfektionslösung liegen. Bei der Berieselung darf es nicht die Geschlechtsteile berühren. Nach der Reinigung dürfen die Oberschenkel und das Gesäß, nicht aber die Geschlechtsteile abgetrocknet werden.

Als Vorlage dient eine mehrfache Lage reiner, am besten steriler Watte, die locker vor die Geschlechtsteile gelegt wird, keinesfalls so fest, daß etwa der Abfluß des Wochenflusses behindert wird. Nach Entfernung des Steckbeckens werden die Unterlagen gewechselt. Die Watte wird verbrannt; die Unterlagen werden vor der Wäsche in eine Desinfektionslösung gelegt oder ausgekocht.

Um die Rückbildung der Bauchdecken zu begünstigen, erhält die Wöchnerin eine feste Leibbinde. Im Notfalle genügt auch eine breite Flanellbinde oder ein langes Handtuch (eventuell zwei aneinandergenähte), das vorn auf dem Leibe mit Sicherheitsnadeln zusammengesteckt wird. Nach der Reinigung der Geschlechtsteile wird das Tuch wieder glatt und fest zusammengezogen.

Auf häufige Harnentleerung ist im Wochenbett zu achten. Stärkere und längere Füllung der Blase hindert die Rückbildung der Gebärmutter und bewirkt unter Umständen auch Verlagerung derselben. Macht die Entleerung der Wöchnerin Schwierigkeiten, so kann man sie durch warme Umschläge auf den Leib, durch Berieseln der Geschlechtsteile mit warmem, abgekochtem Wasser über dem Steckbecken, auch durch vorsichtiges Aufrichten der Wöchnerin zu erleichtern suchen.

Gelingt die freiwillige Entleerung trotz aller Versuche nicht, so muß die Harnverhaltung mittels Katheterisieren behoben werden. Diese Notwendigkeit tritt nicht sehr häufig ein, und auch dann genügt meistens ein- bis zweimaliges Katheterisieren, um die Harnentleerung wieder in Gang zu bringen.

Der weibliche Katheter ist ein kurzes Rohr aus Neusilber mit wenig gebogener Kuppe; er muß vor dem Gebrauch durch Kochen sterilisiert werden und bleibt bis zum Gebrauch im abgekochten Wasser liegen. Zweckmäßig ist auch der Gebrauch von gewöhnlichen weichen Gummikathetern (vgl. S. 238).

Zum Katheterisieren wird das Kreuz der Frau durch ein Kissen leicht erhöht; ein Steckbecken untergeschoben; die Beine werden gespreizt aufgestellt. Die Harnröhrenmündung muß gut zugänglich und sichtbar sein, damit nicht beim Einführen des Katheters Wochenfluß in die Blase gebracht wird. Jede Verunreinigung des Katheters, mag sie an ihm selber haften oder durch ihn von den äußeren Geschlechtsteilen in die Blase gebracht werden, erzeugt eine Entzündung der Blase (Blasenkatarrh), die in jedem Falle höchst unangenehme, unter Umständen aber auch sehr gefährliche Folgen haben kann.

Nachdem sich die Pflegerin die Hände wie zur Hilfe bei einer Operation desinfiziert hat, stellt sie sich an die rechte Seite des Bettes, rieselt die äußeren Geschlechtsteile mittels eines in Desinfektionslösung getauchten Wattebausches ab, zieht mit Daumen und Zeigefinger der linken Hand die kleinen Schamlippen auseinander und tupft die nun sichtbare Harnröhrenmündung und ihre nähere Umgebung mit einem neuen, in Desinfektionslösung getauchten Wattebausch sorgfältig ab.

Während sie nun die Schamlippen noch gespreizt hält, nimmt sie mit der rechten Hand den Katheter, faßt ihn nahe dem offenen Ende mit Daumen, Zeige- und Mittelfinger und schiebt ihn so, daß die gebogene Kuppe nach vorn gerichtet ist, vorsichtig in die Harnröhre ein. Sie muß sich dabei vergegenwärtigen, daß in der obigen Lage der Wöchnerin die Harnröhre etwa waagerecht verläuft. Niemals darf sie beim Einführen stärkeren Druck anwenden; der Druck darf nur so sanft sein, daß der

Katheter langsam, wie von selber, durch die Harnröhre gleitet. Zuweilen entsteht beim Einführen ein Krampf des Schließmuskels, der bald von selber vergeht. Sollte sich also ein Widerstand ergeben, so wartet die Pflegerin einige Augenblicke und versucht dann, den Katheter weiter einzuführen. In seltenen Fällen ist die Harnröhre verlagert, so daß die Einführung nicht in ganz gerader Richtung möglich ist, dann muß durch vorsichtiges Schieben nach der einen oder anderen Richtung der Weg gefunden werden. Sobald die Kuppe des Katheters in die Blase gelangt, fließt der Harn ab. Bei den letzten Tropfen verschließt die Pflegerin mit dem Zeigefinger die Öffnung des Katheters und zieht ihn langsam zurück. Gleich nach dem Gebrauch wird der Katheter sorgfältig gereinigt und wieder ausgekocht.

Gelingt die Einführung des Katheters nicht ohne jede Gewalt, so muß der Arzt benachrichtigt werden.

Für regelmäßige Stuhlentleerung ist zu sorgen. Nach der Geburt besteht, wie erwähnt, häufig Verstopfung. Da indessen vor der Geburt der Darm reichlich entleert ist, kann zunächst einige Zeit ruhig abgewartet werden, aber nicht länger als 3 Tage. Man kann die erste Entleerung durch einen Löffel Rizinusöl, durch einen Einlauf mit warmem Seifenwasser oder durch rectale Glyzerinspritzen bewirken. An anderen Abführmitteln kommen Rhabarber, Istizin oder Leopillen in Frage. Nach der Entleerung ist der After mit angefeuchteter Watte von vorn nach hinten zu säubern; der Damm darf dabei nicht verunreinigt werden. Noch besser ist es, den After vorsichtig mit Wasser abzurieseln und mit Watte zu trocknen.

Eine Scheidenspülung darf die Pflegerin bei normalem Wochenbett überhaupt nicht, bei regelwidrigem Verlauf nur auf ausdrückliche Anweisung des Arztes mit der dazu verordneten Lösung machen.

Die Ausspülungen sollen entweder die Scheide reinigen oder, bei Blutungen, die Gebärmutter zu kräftiger Zusammenziehung anregen.

Reinigende Ausspülungen werden entweder mit abgekochtem Wasser oder mit einer ungiftigen Desinfektionslösung ausgeführt. Die Spülflüssigkeit muß 35° warm sein.

Soll die Gebärmutter zu Zusammenziehungen angeregt werden, so gebraucht man abgekochtes Wasser entweder heiß (42—45°) oder abgekühlt (6—8°).

Zu einer Scheidenspülung müssen Spülkanne, Schlauch und Scheidenrohr durch Auskochen sterilisiert werden. Nachdem die Wöchnerin auf ein Steckbecken gelegt ist, wird die Spülkanne mit der Spülflüssigkeit gefüllt, und die äußeren Geschlechtsteile werden gründlich abgerieselt. Dann wird die Spülkanne noch einmal gefüllt und zunächst so viel

Flüssigkeit abgelassen, bis die Luft aus Schlauch und Scheidenrohr vollkommen entfernt ist. Erst dann wird das Scheidenrohr „laufend" in die Scheide eingeführt. Die Spülkanne wird niedrig gehalten, so daß die Flüssigkeit nur mit geringem Druck einläuft; das Scheidenrohr wird leicht an die hintere Scheidenwand gelegt, damit die Flüssigkeit auch bequem wieder ablaufen kann. Ist die Flüssigkeit bis auf einen geringen Rest aus der Spülkanne abgelaufen, so wird das Rohr zurückgezogen.

Zu vermeiden ist unter allen Umständen starker Druck und ebenso das Eindringen von Luft. Bei übermäßigem Druck kann Flüssigkeit durch die Gebärmutter und die Eileiter hindurch in die Bauchhöhle gepreßt werden und hier eine Bauchfellentzündung bewirken. Gelangt Luft in die Gebärmutter, so kann sie in die zum Teil noch geöffneten Venen der wunden Gebärmutterwand eindringen; sie gelangt von da in das rechte Herz und in die Lungenarterie und führt durch Lungenlähmung zum sofortigen Tode (Luftembolie).

Die Nahrung der Wöchnerin besteht in den ersten 2 Tagen in leichter, danach, wenn auch die Eßlust rege wird, in einer kräftigen, gemischten Kost. Schwerverdauliche, blähende Speisen sind zu vermeiden. Sonst sind keine besonderen Einschränkungen zu machen. Es ist ein Vorurteil, daß bei der Nahrung der Wöchnerin auf das Kind besondere Rücksicht zu nehmen sei. Die Milchdrüsen bereiten die Milch ja nur aus den Nährstoffen, die bei der Verdauung in das mütterliche Blut übergegangen sind. Die Eßlust der stillenden Wöchnerin muß aber durch abwechslungsvolle Kost (Fleisch, Fisch, Gemüse, Obst, Kompott) angeregt werden, da sie ja eine größere Menge Nahrung als sonst zu bewältigen hat. Eine einförmige, insbesondere eine übermäßige Suppenkost, widersteht ihr bald. Das vermehrte Flüssigkeitsbedürfnis stille man durch Milch, Wasser mit Fruchtsäften; niemals darf eine stillende Wöchnerin Alkohol in irgendeiner Form, auch nicht als Bier, zu sich nehmen, da er in die Milch übergeht und den Säugling schwer schädigt. Das gleiche gilt selbstverständlich vom Nikotin der Zigarette.

Von erfahrenen Ärzten wird es befürwortet, daß die Frauen nicht erst, wie es früher im allgemeinen gehandhabt wurde, am 9. Tag aufstehen dürfen, sondern daß die Wöchnerin veranlaßt werden muß, bereits am ersten oder zweiten Tag etwas außer Bett zu sein. Ein den beiden extremen Richtungen etwa die Mitte haltendes Verfahren besteht darin, am 2. Tag mit leichter Massage und Wochenbettgymnastik zu beginnen und bei komplikationslosem Verlauf am 5. oder 6. Tag zum ersten Male aufzustehen, höchstens aber eine halbe Stunde. Einen Tag vor dem Aufstehen darf die Wöchnerin „baumeln", d. h. im Querbett mit herunterhängenden

Beinen 10 Minuten lang gestützt sitzen. Das frühzeitige Aufstehen begünstigt die Rückbildungsvorgänge und das Ingangkommen der Funktionen von Blase, Darm und Brustdrüsen, kräftigt Bauch- und Beckenbodenmuskulatur und wirkt vorbeugend gegen Thrombosen.

Über Pflege der Brüste und Stillgeschäft siehe Säuglingspflege. Kann eine Wöchnerin nicht stillen, sei es infolge einer Erkrankung, sei es, daß ein Kind tot geboren ist, so müssen die Brüste, mit reiner Leinwand und einer Schicht Watte bedeckt, hoch und fest gebunden werden. Man verwendet dazu Handtücher, besser noch breite Binden, die in Achtertouren um die Schulter geführt werden. Einige Tage lang bestehen in den Brüsten Beschwerden, doch darf nicht etwa zur Linderung Milch abgespritzt oder abgesaugt werden, weil dadurch die Milchabsonderung nur wieder angeregt wird. Mäßige Kost und Beschränkung der Flüssigkeitszufuhr tragen dazu bei, daß die Milchdrüsen ihre Tätigkeit einstellen.

2. Regelwidrigkeiten und Erkrankungen im Wochenbett.

Nachwehen sind bei Erstgebärenden gewöhnlich nicht stark und schmerzhaft. Heftige und anhaltende Nachwehen verlangen, besonders in Verbindung mit Blutungen, ärztliche Hilfe. Bei Mehrgebärenden sind die Nachwehen schmerzhafter und halten auch länger an. Das Befinden der Wöchnerin kann darunter beträchtlich leiden. Die Pflegerin sorge für häufige Harnentleerung und für regelmäßigen Stuhlgang; die Schmerzen kann sie durch warme Umschläge auf den Leib zu lindern suchen.

Der Wochenfluß ist in manchen Fällen besonders reichlich. Solange er sonst keine Veränderungen zeigt, Temperatur und Puls normal sind, hat das nichts zu bedeuten, nur ist eine häufige Reinigung der äußeren Geschlechtsteile und ein öfterer Wechsel der Unterlagen und der Wäsche notwendig.

Hört der Wochenfluß plötzlich auf, so liegt irgendein Hindernis vor, das den Abfluß hemmt (Abknickung der Gebärmutter, zurückgehaltenes Blutgerinnsel oder Eihautreste). Ein Arzt muß zugezogen werden, weil die gestauten und sich zersetzenden Wundflüssigkeiten eine hohe Infektionsgefahr bedingen.

Der Wochenfluß ist nur unmittelbar nach der Geburt keimfrei. Da er ein guter Nährboden ist, vermehren sich Bakterien, die von den äußeren Geschlechtsteilen in die Scheide eindringen oder noch in der Scheide saßen, sehr rasch. Gewöhnlich handelt es sich um harmlose Spaltpilze.

Bei ungenügender Sauberkeit dringen zuweilen auch Fäulnisbakterien in die Scheide ein und verursachen eine übelriechende Zersetzung des

Wochenflusses, ohne daß dabei Fieber einzutreten braucht. Gelingt es durch gründliche Abrieselungen und Wechsel der Unterlagen nicht sofort, den üblen Geruch zu beseitigen, so muß, auch wenn kein Fieber besteht, der Arzt benachrichtigt werden.

Plötzliche Blutungen können im Wochenbett durch vorzeitige Anstrengungen (Aufrichten, Aufstehen) verursacht werden. Anhaltende Blutungen haben eine andere Ursache. Läßt der blutige Wochenfluß nach den ersten beiden Tagen nicht nach, geht dauernd Blut, wenn auch in geringen Mengen, ab, wird der Wochenfluß dabei übelriechend und treten auch häufige Nachwehen auf, dann liegt der Verdacht vor, daß der Mutterkuchen nicht vollständig entfernt, sondern zum Teil in der Gebärmutter haftengeblieben ist. Da abgesehen von den Blutungen auch die Infektionsgefahr eine sehr große ist, muß ein Arzt benachrichtigt werden.

Harnverhaltung besteht, wie bereits erwähnt, häufig, in den meisten Fällen allerdings nur vorübergehend. Hält sie längere Zeit an, so kommt es trotz aller Vorsicht bei dem fortgesetzten Katheterisieren zuweilen zu einer Infektion der Blase (Blasenkatarrh). Es bestehen Schmerzen in der Blase, vermehrter Harndrang, Brennen beim Wasserlassen, erhöhte Temperaturen. Der entleerte Harn ist getrübt, oft übelriechend. Die Entzündungserreger wandern zuweilen aus der Blase in den Harnleitern aufwärts bis in das Nierenbecken und verursachen hier eine Entzündung des Nierenbeckens und der Niere.

Infolge der Quetschung bei der Geburt besteht mitunter eine Lähmung des Blasenschließmuskels, so daß Harn unfreiwillig oder schon bei leichter Anstrengung (Husten, Lachen) abgeht. Gewöhnlich geht diese Lähmung in wenigen Tagen vorüber, in manchen Fällen bleibt aber auch eine dauernde Blasenschwäche zurück.

Bei langdauernden Geburten können die weichen Geburtswege aber auch schwere Quetschungen erleiden, so daß Teile des Gewebes absterben und Verbindungen zwischen Blase und Scheide (Blasenscheidenfistel) oder Mastdarm und Scheide (Mastdarmscheidenfistel) entstehen. Diese Leiden müssen operativ beseitigt werden.

Die Zerreißungen des Dammes (Dammrisse), die nicht selten bei der Geburt auftreten, werden unmittelbar nachher genäht. Eine Wöchnerin mit Dammnaht erfordert besondere Sorgfalt bei der Reinigung. Die Beine dürfen nur wenig gespreizt werden, damit die Nähte nicht durchschneiden. Bei der Reinigung nach Stuhlentleerung darf die Nahtstelle nicht mit Stuhlgang beschmutzt werden; es empfiehlt sich, sie mit einem in Desinfektionslösung getauchten Bausch steriler

Watte bedeckt zu halten. Die Nähte werden vom Arzt nach etwa 6 Tagen entfernt.

Im Verlaufe des Wochenbetts können Blutadern im Becken oder im Bein durch Blutgerinnsel verstopft werden. Die Verstopfung (Thrombose) einer oberflächlich gelegenen Blutader oder eines Blutaderknotens am Bein kennzeichnet sich durch Schmerzhaftigkeit, Härte, Schwellung und leichte Rötung. Bei Verstopfung der tiefgelegenen großen Blutader schwillt dagegen das ganze Bein oft unförmlich an. Auch hier besteht Schmerzhaftigkeit, später eine leichte Taubheit der Haut. Fieber tritt nicht ein. Diese Blutaderverstopfungen erfordern Hochlagerung des Beines auf Kissen und vollkommene Ruhe, weil die große Gefahr besteht, daß sich bei einer Bewegung ein Pfropf von dem Blutgerinnsel ablöst und in das rechte Herz und die Lungenschlagader gelangt. Ein größerer Pfropf verursacht sofortigen Tod durch Lungenlähmung (Lungenembolie). Wird durch einen kleinen Pfropf nur ein Ast der Lungenarterie verstopft, so entsteht ein der Lungenentzündung ähnliches Krankheitsbild: Husten, blutiger Auswurf, Seitenstiche.

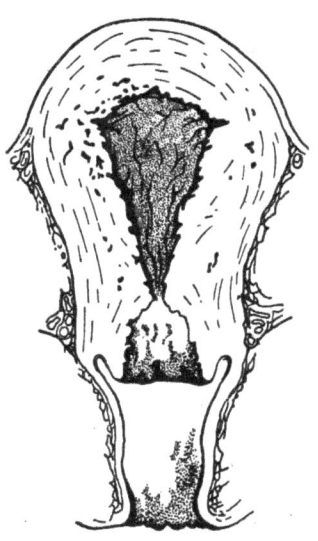

Die größte Gefahr des Wochenbettes bildet aber das Wochenbettfieber (Kindbettfieber), d. h. das Eintreten einer Infektion. In der Mehrzahl aller Fälle wird die Infektion von außen bewirkt dadurch, daß Eitererreger durch Instrumente, Hände, unsaubere Watte, Unterlagen, durch unvorsichtige Reinigung nach dem Stuhlgang an oder in die Scheide gebracht werden. Je nach der Schwere der Infektion, der Ausbreitung und der Widerstandskraft der Wöchnerin sind Erscheinungen und Verlauf verschieden. Immer kennzeichnet sich der Krankheitsbeginn durch Fieber, häufig auch durch Schüttelfrost und Pulsbeschleunigung. Bei diesen Krankheitserscheinungen im Wochenbett ist sofort ein Arzt heranzuziehen, auch wenn das Fieber noch nicht hoch ist. Schon eine Temperaturerhöhung auf 38° muß immer den Verdacht eines beginnenden Wochenbettfiebers erwecken.

Abb. 151. Längsschnitt durch die inneren Geschlechtsorgane nach der Geburt. Infektion (schwarz punktiert) am Scheideneingang, Muttermund und im Gebärmutterinneren.

Am günstigsten sind noch die Fälle, in denen sich die Infektion auf eine der vielen Geburtswunden der Scheide beschränkt, wenn sich also z. B. am

Scheideneingang, auf einem kleinen Dammriß, ein schmieriger Belag mit Rötung und Schwellung der Umgebung entwickelt.

Sehr viel ungünstiger ist es, wenn die Entzündung rasch auf Gebärmutter, Eileiter, Eierstöcke, das Beckenbindegewebe oder gar auf das Bauchfell übergreift. In diesen Fällen besteht außer dem Fieber und dem beschleunigten Puls auch eine ausgesprochene Schmerzhaftigkeit, namentlich bei Druck auf die untere Bauchgegend. Bei Bauchfellentzündung wird

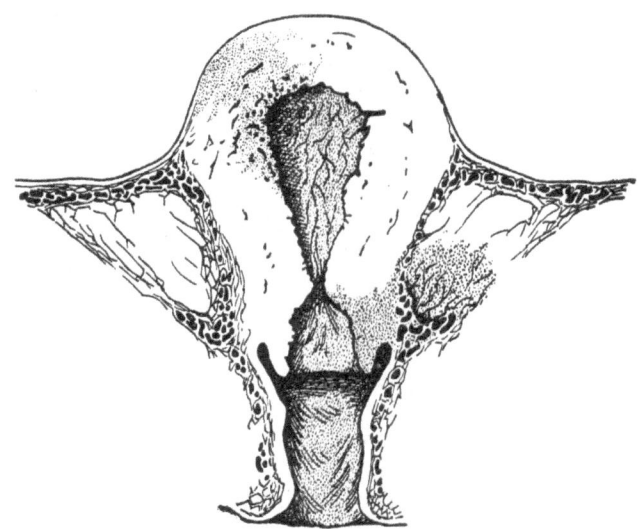

Abb. 152. Die Infektion schreitet auf dem Lymphwege weiter; links in das Beckenzellgewebe, rechts im Gebärmuttergrunde, von der Haftstelle des Mutterkuchens aus durch die Muskelwand zum Bauchfell.

der Leib aufgetrieben, die Zunge trocken, es besteht Übelkeit, Erbrechen, Stuhlverhaltung, zuweilen auch Durchfall. Der Puls wird sehr schnell, klein, oft kaum fühlbar. Gewöhnlich tritt binnen wenigen Tagen der Tod ein.

Ebenso ungünstig ist der Verlauf, wenn von einer infizierten Stelle aus die Eitererreger rasch die Blutbahn überschwemmen und eine allgemeine Blutvergiftung verursachen.

Auch im Anschluß an Entzündungen im Beckenbindegewebe können Verstopfungen von Blutadern mit Anschwellungen der Beine eintreten.

Es war gesagt, daß die Mehrzahl der Wochenbettfieberfälle durch eine

Regelwidrigkeiten und Erkrankungen im Wochenbett. 319

Infektion von außen bewirkt wird. Es kommt aber auch vor, daß Keime, die am Scheideneingange oder in der Scheide sitzen, in höhere Abschnitte der inneren Geschlechtsteile wandern und hier, unter den günstigsten Ernährungsbedingungen, eine Infektion verursachen. Es kommt auch vor, daß von anderen Entzündungsherden, z. B. einer Mandelentzündung, einem Furunkel aus, auf dem Wege der Blutbahn Keime in die Geschlechtsorgane verschleppt werden. Bei einer bestehenden Blasenentzündung kann der keimhaltige Harn den Scheideneingang benetzen. Diese Selbstinfektionen verlaufen gewöhnlich günstiger.

Ebenso kann im Verlaufe des Wochenbetts ein Tripper, der sich bis dahin nur auf die unteren Abschnitte, Scheide, Gebärmutterhals, erstreckte, auf Gebärmutter, Eileiter, Eierstöcke übergreifen.

Seltenere Infektionen im Wochenbett sind die Wundrose, die von Verletzungen des

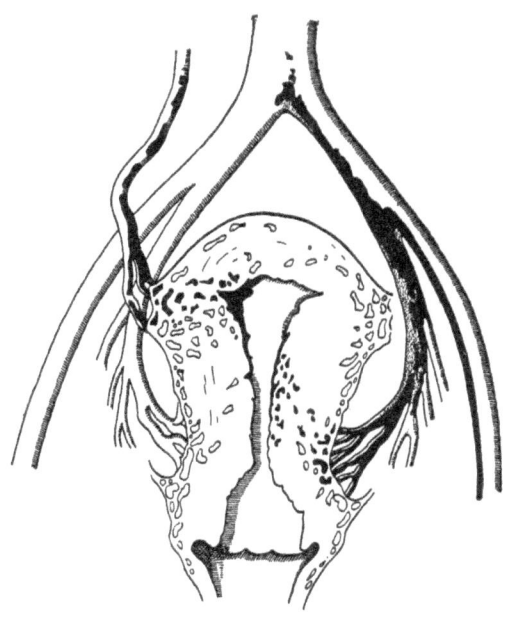

Abb. 153. Die Infektion schreitet auf dem Blutwege weiter; die Blutadern sind mit Blutgerinnseln und Eiter gefüllt.

Dammes oder des Scheideneingangs oder von Wunden an den Brustwarzen ausgeht, und der Wundstarrkrampf, der fast immer tödlich verläuft.

Zuweilen treten im Anschluß an das Wochenbett, wie auch vorher im Anschluß an Schwangerschaft und Geburt, Geisteskrankheiten auf. Sie betreffen immer Frauen, die bereits vorher an Geistesstörungen gelitten haben oder bei denen doch eine, häufig vererbte, Anlage zu Geisteskrankheit besteht. Schwangerschaft, Geburt oder Wochenbett bilden bei ihnen den Anlaß, welcher die Krankheit auslöst.

Bei allen Erkrankungen im Wochenbett hat sich die Pflege nach den allgemeinen Grundsätzen der Krankenpflege und nach den besonderen Anordnungen des Arztes zu richten, der in diesen Fällen ja stets herangezogen wird.

Entzündungen der Brust siehe Säuglingspflege.

II. Die Säuglingspflege.

Nachdem das Kind geboren ist, wird es abgenabelt. Die Nabelschnur wird mit einem sterilen Leinenband zweimal abgebunden. Der erste Knoten wird zwei Querfinger vom Nabel entfernt, der zweite in weiterem Abstand von 2 Querfingern von diesem geknüpft. Zwischen diesen Knoten wird die Nabelschnur durchschnitten.

Das Kind kommt sodann in ein Bad von 35°; die Temperatur des gut durchmischten Wassers ist immer mit dem Badethermometer zu messen. Mit Ausnahme des Gesichts soll der ganze kindliche Körper von dem Wasser bedeckt sein. Die Badende hält das Kind so, daß ihre linke Hand unter dem Nacken des Kindes liegt, die Finger greifen zum Teil in die linke Achselhöhle; der Kopf des Kindes ruht auf dem Handgelenk. Die mit Fruchtwasser, Kindspech verunreinigte und mit Käseschleim, einer weißen, schmierigen Masse, bedeckte Haut wird mit einem Wattebausch gesäubert. Die Augen des Kindes sollen nicht mit dem Badewasser benetzt, vielmehr mit abgekochtem Wasser und frischer Watte abgewischt werden. Haftet der Käseschleim stellenweise so fest, daß er sich im Bade nicht löst, so kann er mit reinem Öl und einem Tuch abgewischt werden. Das Kind wird sorgfältig, namentlich in den Hautfalten, abgetrocknet, wobei auf Schonung der sehr empfindlichen Haut des Säuglings geachtet werden muß.

Danach erfolgt der endgültige Nabelverband, vor dem die Hände der Pflegerin zu desinfizieren sind. Die Abbindung wird noch einmal gelockert und fest angezogen; zur Sicherheit wird eine zweite darübergelegt. Der Nabelschnurrest wird mit sterilem Mull getrocknet, nach oben geschlagen, in sterilen Kaolinpuder eingehüllt, mit einem keimfreien Läppchen bedeckt und mit einer weichen Nabelschnurbinde am Bauch festgehalten. Nach 6—8 Tagen — so lange bleibt der erste Verband liegen — ist der Nabelschnurrest eingetrocknet und fällt ab. Es bleibt eine kleine Wundfläche, die sich unter sterilen Mullverbänden rasch überhäutet und einzieht, so daß die Nabelvertiefung, von zwei Hautfalten bedeckt, entsteht; bis zur Abheilung wird das Kind nicht gebadet, sondern nur gewaschen.

Zur Verhütung einer Tripperentzündung der Augenbindehäute des Neugeborenen ist die Hebamme verpflichtet, in jedem Falle 1%ige Höllensteinlösung in die Augen einzuträufeln. Es genügt zur sicheren Vorbeugung, wenn 1—2 Tropfen in den Bindehautsack jedes Auges gelangen. Die Einträufelung wird gleich nach dem Bade vorgenommen.

Danach wird das Kind angekleidet und in sein Bett gebracht. Während des Badens und des Ankleidens soll das Kind schreien, tief atmen, damit sich die Lungen gut ausdehnen und mit Luft füllen. Nötigenfalls regt man das Schreien dadurch an, daß man den Rücken des Kindes mit einer Windel abreibt oder das Kind mit der flachen Hand auf das Gesäß klopft. Gewöhnlich schläft nun das Neugeborene und erwacht erst nach 10 bis 12 Stunden oder noch später. Vor 12 Stunden, noch besser vor 24 Stunden, soll es auch nicht angelegt werden. Bei der Einleitung und Durchführung des Stillgeschäfts bedarf die Wöchnerin der Unterstützung.

1. Stillgeschäft.

Die Milchsekretion der Mutter wird durch Hormone ausgelöst. Am ersten Tage kommt es zur Absonderung der Vormilch (Kolostrum) in geringen Mengen. Diese zeichnet sich durch einen hohen Gehalt an Eiweiß, Fett und Mineralien aus und wirkt so dem Hungerzustand der ersten Lebenstage günstig entgegen. Vom 2. Tage ab wandelt sich die Vormilch langsam in fertige Milch um, die im Gegensatz zum Kolostrum mehr Zukker, aber weniger Eiweiß enthält.

Pflege der Brustwarzen. Schon während der letzten Zeit der Schwangerschaft sollen die Brustwarzen täglich mit Wasser und Seife gereinigt und mit einem weichen Tuche leicht frottiert werden, damit sich ihre zarte und empfindliche Haut abhärtet. Beginnt die Wöchnerin mit dem Stillen, so müssen die Warzen vor und nach jedem Anlegen mit Watte und abgekochtem Wasser abgewischt werden. Läuft auch in den Stillpausen Milch ab, so wird ein sauberes Leinentuch, das die Milch aufsaugt, vor die Brüste gelegt, weil durch die andauernde Befeuchtung die Haut aufweicht und leicht verletzlich wird. Die Brüste dürfen nicht

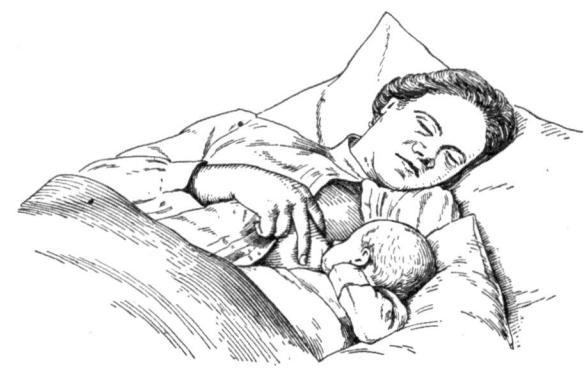

Abb. 154. Anlegen des Kindes; der Zeigefinger hält die Brust von der Nase ab.

fest gebunden werden, jeder Druck verhindert die Milchabsonderung; sie dürfen nur durch einen lose sitzenden Brusthalter oder eine lockere Binde gehalten werden. Vor jedem Anlegen müssen Pflegerin und Mutter die Hände sauber waschen. Die Brustwarze darf nicht mit unreinen Händen angefaßt werden.

Beim Anlegen dreht sich die Wöchnerin im Bett nach der Seite der Brust, die sie dem Kinde reichen will. Sie faßt mit dem 2. und 3. Finger die Ränder des Warzenhofes, drückt die Warze nach vorn und schiebt sie dem Kinde in den Mund. Wichtig ist, daß das Kind den Warzenhof mit in den Mund bekommt, denn das Ziehen des Kindes an den sehr empfindlichen Brustwarzen ist für die Mutter schmerzhaft. Gewöhnlich faßt das Kind sofort und beginnt zu saugen. Eine Schluckbewegung erfolgt immer nach einigen Saugbewegungen; man sieht sie am Halse des Kindes an der Bewegung des Kehlkopfes. Während des Stillens muß die Mutter mit dem Zeigefinger die Brust von der Nase des Kindes abhalten, damit es atmen kann und nicht losläßt. Das Kind bleibt etwa 20 Minuten an der Brust, dann läßt es los und schläft ein. Nach dem Abnehmen legt man das Kind im Bett auf die Seite, damit Milch, die etwa wieder hoch kommt, aus dem Munde ablaufen kann.

Zahl der Mahlzeiten. Die in den ersten Tagen abgesonderten und vom Kinde aufgenommenen Mengen der Vormilch sind nur gering, 10 g pro Mahlzeit und weniger. Das Anlegen ist aber in den ersten Tagen darum so wichtig, weil die Tätigkeit der Milchdrüsen dadurch angeregt wird. Die Milchmengen nehmen allmählich zu. Von Anfang an soll der kräftige Säugling an bestimmte Mahlzeiten gewöhnt werden; gewöhnlich genügen 5 am Tage in Abständen von 4 Stunden, also etwa um 6, 10, 14, 18, 22 Uhr. Die Brüste werden abwechselnd, zu jeder Mahlzeit nur eine gegeben. In der Nacht soll der Säugling nicht angelegt werden. Wenn der Säugling auch in den ersten Tagen unruhig ist, so gewöhnt er sich doch bald an die Ordnung, und dies erleichtert der Mutter das Stillgeschäft außerordentlich.

Förderung des Selbststillens. Es ist eine der wichtigsten Aufgaben in der Wochenpflege, die Mutter beim Selbststillen zu unterstützen, und Abneigung und Widerstände, wo sie bestehen, durch Zureden und Vorstellungen zu überwinden. Die Muttermilch ist die natürliche und beste Nahrung für das Kind. Sie allein vereinigt die für die Ernährung des Säuglings notwendigen Nährstoffe in der richtigen Zusammensetzung, sie enthält die erforderlichen Vitamine, ferner auch Schutzstoffe gegen ansteckende Krankheiten, die aus dem mütterlichen Blut in sie übergehen; sie ist immer steril und besitzt immer die richtige Temperatur. Jede künstliche Ernährung ist ein schlechter Ersatz. Es braucht nur darauf hingewiesen zu werden, daß im ersten Lebensjahr fünfmal soviel Flaschen- als Brustkinder sterben. Das Selbststillen befördert auch die Rückbildung der Geschlechtsorgane.

Die Bedeutung des Selbststillens kommt auch in der Krankenkassengesetzgebung zum Ausdruck, nach welcher versicherten Frauen, solange sie ihr neugeborenes Kind stillen, bis zum Ablauf der 12. Woche nach der Niederkunft ein Stillgeld zu gewähren ist.

Stillschwierigkeiten und Stillhindernisse.

Nun gibt es wohl Hindernisse für das Selbststillen; es sind aber immer nur wenige Fälle unter tausend, in denen es nicht gelingt, diese Hindernisse zu überwinden. Ein nicht seltenes ist die **mangelhafte Ausbildung der Brustwarzen.** Sind sie wenig entwickelt, flach, so soll man versuchen, und zwar wiederholt, sie mit den (reinen) Fingern oder einer Saugglocke hervorzuziehen. Vor allem soll man dem Kinde mit der Warze auch einen Teil des Warzenhofes in den Mund schieben, den es mit den Kiefern festhalten kann. Warzenhütchen (Saughütchen) können vorübergehend benutzt werden; sie haben den Nachteil, daß die Brust nie völlig entleert wird. Besser als die Saughütchen aus Gummi sitzen die aus Glas mit einem kurzen Gummipfropf. Warzenhütchen müssen vor dem ersten Gebrauch ausgekocht und nach jedem Gebrauch sorgfältig mit heißem Sodawasser gereinigt, mit abgekochtem Wasser nachgespült und in einem sauberen Gefäß (Tasse oder dgl.) trocken aufbewahrt werden.

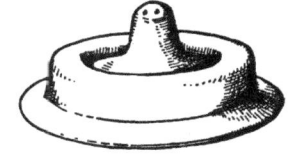

Abb. 156. Saughütchen.

Noch größere Schwierigkeiten bereiten die eingestülpten Warzen (Hohlwarzen). Auch hier soll man versuchen, die Hohlwarze, indem man die Ränder auseinanderzieht, durch Druck mit Daumen und Zeigefinger nach oben zu drängen. Man kann auch die Saugglocke ansetzen. Gelingt die Vorwölbung nicht,

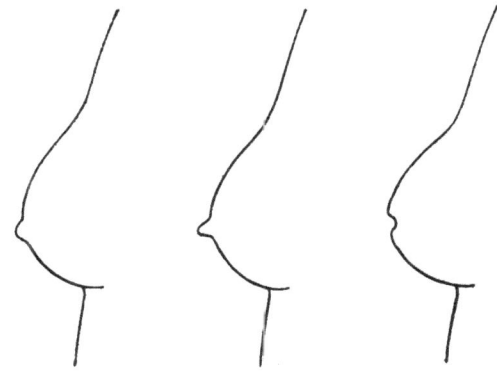

Abb. 155. Weibliche Brust schematisch: runde, spitze und Hohlwarze.

so schiebt man dem Kinde den ganzen Warzenhof in den Mund oder legt Saughütchen an. Erst wenn alle Versuche erfolglos geblieben sind, darf man das Selbststillen aufgeben.

In der ersten Stillzeit kommt es, namentlich bei Müttern, die zum ersten Male stillen, und bei denen die Warzenhaut noch zart und empfindlich ist, infolge des Saugaktes zu Wunden an der Brustwarze. Sie sind auch bei sorgfältigster Pflege nicht immer zu vermeiden. Da sie sehr schmerzen, erfordert das Stillen von seiten der Mutter viel Überwindung. Die wunde Warze soll nie mit den Fingern berührt werden. Sorgfältige Reinigung mit abgekochtem Wasser, Bedecken mit sterilem Mull, evtl. mit einer milden Salbe, sind notwendig. Heilen die Wunden nicht bald, so empfiehlt es sich, das Kind 1—2 Tage von der wunden Brust fortzulassen; die Milch muß aber abgespritzt und mit dem Löffel gegeben werden. Man kann auch versuchen, durch Aufsetzen von Saughütchen die Warze zu schonen.

Bei solchen Wunden ist die Gefahr einer Infektion natürlich eine besonders große, und in einer Anzahl von Fällen kommt es dabei auch, wenn nicht größte Vorsicht angewandt wird, zu einer Einwanderung von Eitererregern in die Milchkanäle und zu einer Entzündung der Milchdrüsen. Begünstigt wird die Infektion dadurch, daß die Brust nicht entleert wird und eine Milchstauung auftritt. Das Stillen soll zunächst fortgesetzt werden. Die Entzündung kennzeichnet sich dadurch, daß die Brust, zunächst an einer Stelle, schmerzhaft und hart wird. Die Haut darüber rötet sich. Fieber, auch Schüttelfrost, tritt auf. Ärztliche Hilfe ist unbedingt nötig, weil die Entzündung leicht auf weitere Teile der Drüse übergreift und zu schweren Eiterungen führen kann. In jedem Falle ist die Brust sofort mit einem feuchten Umschlag zu bedecken und hochzubinden. Brustdrüsenentzündungen können bei unsauberer Behandlung der Brustwarzen auch eintreten, ohne daß äußerlich sichtbare Wunden vorhanden sind.

Auch von seiten des Säuglings bieten sich Stillschwierigkeiten. Selten sind die „brustscheuen" Kinder, die trotz aller Mühe von seiten der Mutter und Pflegerin die Warze immer wieder fahren lassen, schreien und nicht trinken. Man gibt diesen Kindern eine Zeitlang nur Tee, läßt sie also hungern und versucht immer wieder, sie anzulegen. Nur wenn es nach mehreren Tagen nicht gelingt, sie zum Trinken zu bringen, darf man den Versuch aufgeben.

Frühgeborene Kinder sind häufig zu schwach, um kräftig und lange genug saugen zu können. Sie müssen in der ersten Zeit mit abgespritzter Milch ernährt werden. Zum Abspritzen der Milch umfaßt man die Brust mit der vollen Hand und drückt nun, anfangs vorsichtig, allmählich derber, die Milch in ein sauberes Glas. Die Milch wird mit einem reinen Löffel verfüttert. Beginnen schwächliche

Kinder die Brust zu nehmen, so wird man häufiger als fünfmal täglich anlegen müssen.

Es gibt auch Kinder, die trotz kräftigen Saugens nicht genügend Milch zu sich nehmen, obwohl die Brust genug Milch hat. Auch hier muß man, bis sich die Ungeschicklichkeit verliert, Milch abspritzen und zufüttern.

Andere Kinder sind beim Trinken wieder faul. Sie behalten die Warze zwar im Munde, saugen aber nicht. Sie müssen immer wieder durch Anstoßen zum Trinken angeregt werden. Langes Saugen begünstigt das Auftreten von Wunden an den Warzen.

Erkrankt ein Säugling an Schnupfen, so müssen vor dem Anlegen die Nasenlöcher mit stäbchenförmig fest zusammengerollter Watte freigemacht werden. Schließlich können auch die seltenen Fälle von Mißbildungen des Mundes und Rachens Stillhindernisse bereiten. Bei der Hasenscharte gelingt es mitunter, durch Einschieben des Warzenhofes die Lücke in der Lippe auszufüllen. Sonst müssen die Kinder, wenn irgend möglich, mit abgespritzter Milch ernährt werden, bis eine Operation vorgenommen werden kann.

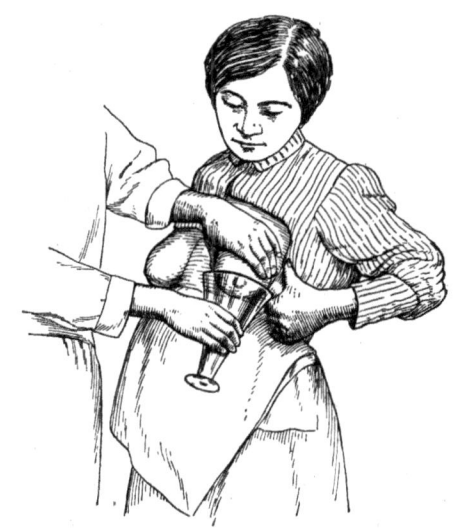

Abb. 157. Abspritzen der Milch.

2. Entwicklung des gesunden Säuglings.

Das neugeborene Kind wiegt durchschnittlich 3300 g (2900 bis 4500 g); bei Kindern unter 2500 g Gewicht handelt es sich um vorzeitig geborene (Frühgeborene). Das neugeborene Kind ist durchschnittlich 50 cm lang. Die Atmung ist während der ersten Lebenstage beschleunigt, 40 Atemzüge in der Minute; der Puls beträgt 120. Die Haut zeigt feine Wollhaare, die sich allmählich verlieren. Während der ersten 2—3 Tage wird noch grünschwarzes Kindspech entleert; erst vom 3. Tage ab beginnen die gelben, salbenartigen oder leicht gelockerten, nicht unangenehm riechenden Milchstühle. Manchmal hat der erste Harn einen rötlichen Niederschlag von Harnsäure und harnsauren Salzen.

Fast immer verfärbt sich die Haut vom 3. Tage ab gelblich (Gelbsucht der Neugeborenen). Dies ist ein natürlicher Vorgang. Nach einer Woche verschwindet die Gelbfärbung wieder. Sie beruht auf der Tatsache, daß das Neugeborene 6 bis 7 Millionen rote Blutkörperchen im Kubikmillimeter besitzt, die dann in den ersten Lebenstagen—4,5 bis 5 Millionen abgebaut werden und daraus Gallenfarbstoff entsteht, der ins Blut gelangt und die Gelbfärbung der Haut verursacht. Der Stuhl des Neugeborenen ist hierbei nicht entfärbt, der Harn enthält keinen Gallenfarbstoff, wie dies bei anderen Gelbsuchtsformen, z. B. bei Mißbildungen der Gallenwege, der Fall ist. Die Brüste schwellen häufig am 3. oder 4. Tage an und entleeren auf leichten Druck einen Tropfen milchartiger Flüssigkeit (Hexenmilch). Die Brüste sollen aber nicht, wie es noch vielfach geschieht, ausgedrückt werden.

Infolge der reichlichen Abgänge und der geringen Nahrungsaufnahme geht das Gewicht der Neugeborenen in den ersten Tagen immer zurück. Diese physiologische Gewichtsabnahme ist hauptsächlich durch Wasserverlust bedingt. Es wäre nicht richtig, denselben durch reichliche Wasser- und Nahrungszufuhr verhindern zu wollen, da die Verdauungsorgane des Säuglings sich erst langsam an die neue Arbeit gewöhnen müssen. Die Abnahme beträgt bis 10% und mehr des anfänglichen Gewichts und gleicht sich mit zunehmender Nahrungsmenge bis zum Ende der 2. Lebenswoche gewöhnlich wieder aus. Zuweilen zeigt sich auch bei dieser Gewichtsabnahme Fieber.

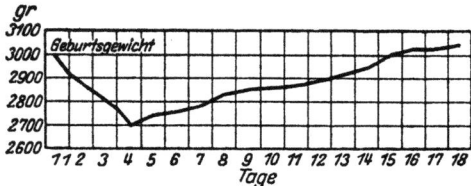

Abb. 158. Physiologische Gewichtsabnahme.

Zwischen den Mahlzeiten schläft der gesunde Säugling. Er schreit nur, wenn er sich unbehaglich fühlt, naß liegt, friert.

Bei normaler Entwicklung nimmt der Säugling pro Woche 150—200 g zu. Nach 5—6 Monaten hat er sein Anfangsgewicht verdoppelt; mancher kräftige Säugling nach dem 10. Lebensmonat verdreifacht. Das Längenwachstum beträgt in den ersten beiden Vierteljahren je 8, im 3. und 4. je 3—4 cm. Dies sind Durchschnittszahlen, von denen es natürlich zahlreiche Abweichungen gibt. Bei jedem Säugling werden auch in der Entwicklung Schwankungen auftreten. Sie haben nichts zu sagen, solange Gewichtszunahme und Wachstum allmählich und stetig ansteigen und solange nicht auffallende und krankhafte Störungen eintreten.

Allmählich lernt der Säugling, Sinne und Glieder zu gebrauchen. Im 2. Monat fängt er an, Gegenstände mit seinen Blicken zu verfolgen. Er

Natürliche Ernährung. 327

wendet den Kopf nach Geräuschen. Er fängt an zu lächeln. Mit 2 Monaten hebt er den Kopf, im 3. Monat sitzt er mit Unterstützung, im 4. fast frei, er greift nach vorgehaltenen Dingen.

3. Ernährungsvorschriften für Säuglinge und Kleinkinder.

Natürliche Ernährung.

Die Brustnahrung stellt das Gedeihen des Säuglings weitgehend sicher. Störungen seines Gedeihens sind dabei praktisch nur dann zu befürchten, wenn die vorhandene oder aufgenommene Menge der Brustnahrung zu gering ist. Es genügt jedoch vollauf, den gesunden Säugling einmal wöchentlich zu wiegen oder besser in der Säuglingsfürsorgestelle wiegen zu lassen. Ergibt sich dabei eine befriedigende Gewichtszunahme (siehe oben), so erübrigt sich ein häufigeres Wiegen, durch das die Mütter meist unnötig beunruhigt werden.

Wird es in besonderen Fällen notwendig, festzustellen, welche Milchmengen der Säugling zu sich nimmt, so wiegt man ihn vor und nach dem Anlegen.

Die Milchmenge beträgt in den ersten Tagen meist nur 10—20 g je Mahlzeit und steigt erst in der 2. Woche allmählich von etwa 60 auf 80 bis 100 g je Mahlzeit.

Mehr als 600 g je Tag braucht der Säugling während des 1. Lebensmonats nicht. Man kann annehmen, daß er, auch in den späteren Monaten, etwa ein Sechstel seines Gewichts oder 150 g Milch je Kilogramm Gewicht täglich braucht, um zu gedeihen, jedoch sollen 1000 g Frauenmilch bzw. 700 g Kuhmilch nie überschritten werden.

Am bequemsten wiegt man auf einer Säuglingswaage, die ein breites, rinnenförmiges Blech zur Aufnahme des Säuglings und ein Gleitgewicht hat. Ist keine Säuglingswaage vorhanden, so kann auch jede andere Waage dazu benutzt und hergerichtet werden. Natürlich gibt auch ein befriedigendes Gedeihen des Säuglings Gewähr dafür, daß er ausreichende Nahrungsmengen bekommt. Gedeiht er aber nicht, so ist die Entscheidung, ob unzureichende Nahrungsmengen der Grund sind, nur durch die Waage zu treffen. Man kann annehmen, daß ein gesunder Säugling, der kräftig saugt und an der Brust einschläft, satt geworden ist. Bei trinkschwachen Kindern ist auch dies kein zuverlässiges Zeichen.

Das Selbststillen soll, wenn irgend möglich, wenigstens 3 Monate lang fortgesetzt werden. Von besonderem Vorteil ist es, wenn die Stillzeit über die heißen Sommermonate, Juli bis September, ausgedehnt werden kann, weil in dieser Zeit Ernährungsstörungen bei künstlich ernährten Säuglingen besonders häufig auftreten und die Säuglingssterblichkeit die höchste ist.

Das Abstillen soll allmählich, im Laufe mehrerer Wochen, geschehen; das Kind erhält neben den verringerten Brustmahlzeiten noch die seinem Alter entsprechende künstliche Nahrung (vgl. den späteren Abschnitt). Die Mutter schränkt zunächst die Mahlzeiten am Tage ein. Sie trinkt weniger, bindet die Brust hoch. Am längsten soll die Brust noch am Morgen und am Abend gegeben werden. Wird die stillende Mutter wieder schwanger, so soll sie das Kind absetzen, weil sie selber zu sehr angestrengt würde.

Ist die Mutter nicht imstande, das Kind selber zu stillen, erscheint die natürliche Ernährung aber im Interesse des zarten oder kranken Säuglings geboten, so kann eine Amme als Ersatz genommen werden. Es ist aber immer zu beachten, daß dadurch dem Kinde der Amme die natürliche Nahrung nicht entzogen wird. Die Amme muß durch einen Arzt untersucht werden. Sie muß kräftig und gesund sein, insbesondere darf nicht der Verdacht einer Tuberkulose oder Syphilis bestehen; sie muß gut ausgebildete Warzen und ausreichend Milch haben. Natürlich darf auch der Säugling nicht durch eine ansteckende Krankheit die Amme gefährden. Die Geburt soll bei der Amme einige Zeit, etwa 6 Wochen, zurückliegen. Ist keine Amme zu bekommen, so ist, falls eine Frauenmilchsammelstelle erreichbar ist, eine solche in Anspruch zu nehmen.

Zwiemilchernährung.

Reicht die Milchmenge der Mutter zu einer gedeihlichen Entwicklung des Säuglings nicht aus, so soll sie doch unter allen Umständen ausgenützt und die fehlende Menge durch künstliche Nahrung zugesetzt werden. Der Säugling genießt dann wenigstens zum Teil die Vorteile, die mit der natürlichen Ernährung verbunden sind. Die Milchmengen, die er beim Anlegen an die Brust erhält, müssen in diesem Falle durch Wägen festgestellt werden, damit die Zusatzmenge bemessen werden kann. Auch hier soll der Säugling zu jeder Mahlzeit angelegt werden, damit die Milchabsonderung der Brust angeregt wird und möglichst lange erhalten bleibt. Die Zusatznahrung soll nach der Brustmahlzeit mit dem Löffel gegeben werden, oder der Saugpfropfen soll eine möglichst enge Öffnung erhalten, damit das Trinken aus der Flasche erschwert wird, sonst gewöhnt sich der Säugling rasch an die bequemere Flasche und saugt an der Brust nicht mehr.

Künstliche Ernährung.

Wenn ein Säugling aus zwingenden Gründen künstlich ernährt werden muß, so können die Gefahren dieser Ernährung nur durch genügende Sorgfalt bei der Zubereitung und Aufbewahrung der Milch ausgeschaltet bzw. verringert werden. Im allgemeinen wird Kuhmilch als Ersatz der Muttermilch genommen. Stuten- und Eselsmilch ist der Frauenmilch in der Zusammensetzung zwar ähnlicher, kommt aber für die Ernährung der Säuglinge praktisch nicht in Betracht. Ziegenmilch ist nicht so gut geeignet wie Kuhmilch; bei ausschließlicher Ernährung mit dieser Milch sind Fälle von Blutarmut beobachtet worden.

Die Kuhmilch muß von gesunden Tieren stammen. Eine besondere Gefahr bildet hier die Tuberkulose, namentlich die Eutertuberkulose. Wird die Milch einer einzigen Kuh zur Säuglingsnahrung verwandt, was auf dem Lande zuweilen vorkommt, so muß das Tier vorher genau untersucht sein. Mischmilch ist jedenfalls vorzuziehen.

Die Gewinnung der Milch soll möglichst sauber geschehen. Die Milch muß, um vor Zersetzungen geschützt zu werden, kalt aufbewahrt werden.

In der Stadt soll die beste erhältliche Milch zur Säuglingsnahrung verwandt werden, niemals eine, die in den Milchverkaufsstellen aus offenen Gefäßen geschöpft wird, sondern immer in Flaschen abgefüllte Kindermilch. Sterilisierte oder pasteurisierte Milch soll im Haushalt kurz aufgekocht werden. Rohe Milch wird in einem emaillierten Topf (Kochtopf mit Überlaufdeckel) 5 Minuten lang gekocht und sofort möglichst stark abgekühlt; ebenso bereitet man die Zusatzflüssigkeit für sich und bewahrt sie kühl auf. Die Mischung in der Flasche wird jedesmal, vor allem während der warmen Jahreszeit, erst vor der Mahlzeit vorgenommen. Mischt man Milch und Zusatz von vornherein im Topf, so hält sich die Mischung namentlich im Sommer, weniger gut.

Bei der Zubereitung müssen Hände, Töpfe und Flaschen peinlich sauber sein. Von besonderer Wichtigkeit ist, daß die Flaschen unmittelbar nach dem Trinken, bevor sich die Milchreste fest ansetzen, antrocknen und zersetzen können, mit heißem Sodawasser, Flaschenbürste und Schrot gereinigt, nachgespült und umgekehrt zum Trocknen aufgestellt werden. Als Trinkflaschen benutzt man nur solche, die eine Einteilung von 200 Gramm oder Kubikzentimeter besitzen.

Auch der Sauger ist nach jedesmaligem Gebrauch in heißem Sodawasser zu reinigen, nachzuspülen und in einem sauberen, mit Mull bedeckten Gefäß (Tasse, Schale) trocken aufzubewahren. Als Sauger verwende man nur einfache Gummihütchen, die unmittelbar auf die Flasche aufgesetzt werden; Sauger mit Schläuchen sind unhygienisch und gefährlich. Das Loch wird mit einer ausgeglühten Nadel seitlich in die Spitze des Saugers gestochen; es muß für Tee oder verdünnte Milch feiner als zum Beispiel für Schleimgemisch sein. Neuerdings werden auch Sauger, die der Form der Brustwarze angepaßt sind, empfohlen (Natura-Sauger).

Vor der Verabreichung wird die Flasche mit dem Milchgemisch in einem Wasserbade von 40° erwärmt. Wird die Flasche stärker erhitzt und wieder abgekühlt, so prüfe man die Wärme nach mehrmaligem Schütteln am Augenlid. Der Geschmack der Milch darf nie durch Trinken an der Flasche oder am Sauger erprobt werden; man träufelt einige Tropfen auf den Handrücken und kostet.

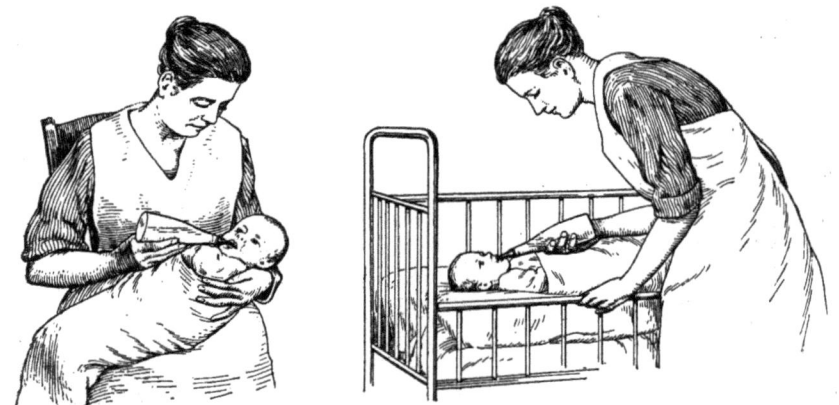

Abb. 159 u. 160. Die Flasche wird immer gehalten.

Während des Trinkens liegt das Kind in leichter Seitenlage; die Flasche wird stets von der Pflegerin gehalten, dabei am unteren Ende ein wenig gehoben. Niemals soll das Trinken ohne Aufsicht geschehen, also die Flasche dem Kind nur in das Bett gegeben werden. Die Flasche soll nicht zu schnell, etwa in 10 Minuten, ausgetrunken werden. Bleibt ein Rest in der Flasche, so darf er nicht für das Kind weiter verwandt werden. Auch bei der künstlichen Ernährung beschränke man sich auf 5, höchstens 6 Mahlzeiten in bestimmten Pausen, damit die Verdauung in Ruhe vor sich gehen kann.

Milchmischungen.

Im Vergleich zur Frauenmilch ist die Kuhmilch reicher an Eiweißstoffen und Salzen, ärmer an Zucker, der Fettgehalt ist ungefähr derselbe. Um die Kuhmilch für den Säugling gut verdaulich zu machen, wird sie verdünnt. Der verminderte Zuckergehalt wird durch Zuckerzusatz ausgeglichen; und zwar soll die Nahrung 5—6% Zuckergehalt (1 Liter also 50—60 g) besitzen. Als Zusatz dient gewöhnlicher Kochzucker. Zur Verdünnung nimmt man in den ersten Monaten Schleim, vom 4. Monat ab Mehlabkochung.

Die Schleimabkochung bereitet man, indem je nach dem Alter des Kindes 1—3 Eßlöffel Haferflocken, Graupen oder Reis gewaschen und mit 1 Liter Wasser 1 Stunde lang gekocht werden. Den Schleim gießt man durch ein Haarsieb oder ein Seihtuch und füllt abgekochtes Wasser bis zu einem vollen Liter wieder auf.

Zur Mehlabkochung nimmt man 30—40 g Weizen-, Hafer-, Gersten- oder Reismehl auf 1 Liter Wasser, kocht 10—20 Minuten, gießt die Suppe durch ein Sieb oder Tuch und füllt zum vollen Liter abgekochtes Wasser auf.

In den ersten 3 Lebensmonaten mischt man die Milch mit dem Schleim zu gleichen Teilen (Halbmilch). Zu 500 g Milch fügt man 500 g Schleim und 50—60 g Zucker. Vor der Darreichung ist die Milch in der Flasche gut durchzuschütteln und am Auge auf die richtige Wärme zu prüfen. Die Halbmilch kann auch durch Halbmilchbrei ersetzt werden.

Vom Ende des 3. Lebensmonats ab gibt man zu 2 Teilen Milch 1 Teil Mehlsuppe (Zweidrittelmilch), zu 600 g Milch also 300 g Mehlsuppe und 50—60 g Zucker, die auch durch zwei Drittel Milchbrei und später durch Vollmilchbrei ersetzt werden kann.

Dies sind die einfachsten Methoden, um zweckmäßige Milchmischungen herzustellen. Nur wenn der Säugling bei dieser Mischung nicht regelmäßig zunimmt, ist eine andere Ernährung notwendig und vom Arzt zu bestimmen.

Die Nahrungsmengen sollen in den ersten 14 Tagen langsam auf 500 bis 600 g steigen. Die weitere Steigerung wird sich nach dem Nahrungsbedürfnis des Kindes, der Gewichtskurve und dem Aussehen der Stühle richten. Sie soll allmählich bis zum 3. Monat auf 5×160 bis 180 g kommen.

Nach dem Übergang zu Zweidrittelmilch soll die Menge 5×180 bis 200 g nicht übersteigen. Der beste Beweis für ausreichende Ernährung bleibt immer die langsame Gewichtssteigerung. Man soll nicht darauf bedacht sein, die Kinder zu mästen. Ein gesundes Kind braucht nicht fett zu sein. Überernährung bekommt den Kindern ebensowenig wie Unterernährung. Als allgemeiner Grundsatz für die künstliche Ernährung gilt, daß ein Kind vom 2. bis 8. Monat etwa ein Zehntel des Gewichts an Milch, ein Hundertstel an Zucker braucht. Diese Mengen werden mit Schleim bzw. Mehlsuppe auf 900—1000 g verdünnt. Zum Beispiel braucht ein Säugling von 6000 g Gewicht: 600 g Milch und 60 g Zucker und 300 g Schleim oder Mehlabkochung pro Tag.

Am Ende des 9. Monats, bei kräftigen Säuglingen auch früher, geht man von der Zweidrittelmilch zur Vollmilch über. Auch diese erhält 5% Zuckerzusatz.

Der Stuhl ist bei künstlicher Ernährung heller und fester als bei natürlicher; der Geruch ist unangenehm.

Für Kleinkinder sind kleine Teller und Tassen zu wählen.

Beikost.

Um den Schäden einseitiger Milchernährung vorzubeugen, dem Säugling die notwendigen Vitamine und Salze zuzuführen und um ihn an breiige und festere Kost zu gewöhnen, erhält der Säugling von einer bestimmten Zeit an Beikost. Man beginnt damit am Anfang des 4. Monats; im Winter, wo die Kuhmilch vitaminarm ist, kann man schon vom 5. Monat ab auch die vitaminreichen Kartoffeln verabreichen. Von Anfang an künstlich ernährte Säuglinge sollen schon am Ende des 1. Lebensmonats kleine Mengen (30—50 g täglich) Karotten-, Tomaten-, Apfelsinen- oder Zitronensaft erhalten. Vielfach ist die ärztliche Maßnahme angezeigt, im 4. bis 5. Monat Vitamin D als ,,Vigantolstoß" zu geben, um der Ausbildung einer Rachitis vorzubeugen. Diese Aufgabe übernehmen heute weitgehend die Säuglingsfürsorgestellen.

Als erste Beikost gibt man dem Brustkind eine ganze Mahlzeit, etwa 200 g, Brühgrieß oder Brühreis. Die Brühe bereitet man aus Fleisch oder Gemüse: $^1/_4$ Pfund mageres Rindfleisch oder $^1/_2$ Pfund Mohrrüben, Spinat, Kohlrabi, Spargel werden mit 1 Liter Wasser 1 Stunde lang gekocht. In der Brühe wird Reis oder Grieß 10—15 Minuten gekocht. Die Fleischbrühe kann auch durch Brühe aus Wurzelgemüsen ersetzt werden.

Das Nur-Flaschenkind bekommt als erste Beikost eine Mahlzeit aus geschabtem Apfel mit 2—3 Zwiebäcken oder eine zerdrückte Banane.

Als zweite Breimahlzeit bekommt das Nur-Flaschenkind einen Gemüsebrei (Mohrrüben, Blumenkohl, Spinat, Kohlrabi und auch Spargel, gekocht und durch ein Sieb passiert unter Zusatz von Mehlschwitze — ein Teelöffel voll Weizenmehl, ein Teelöffel voll Butter, leicht erhitzt, bis eine Bräunung des Mehles erfolgt ist).

Anfänglich macht es oft Schwierigkeiten, dem Kinde den Brei einzugeben. Man beginnt zunächst mit einigen Teelöffeln und gewöhnt es allmählich an die neue Nahrungsform. Damit der Brei während des Verfütterns nicht erkaltet, wird er auf einem Wärmteller gegeben oder der gewöhnliche Teller auf einen mit heißem Wasser gefüllten Topf gestellt. Bekommt dem Kinde die Breikost gut, so kann man langsam noch eine zweite Brust- oder Flaschenmahlzeit durch Brei oder Gemüse ersetzen. Gemüsereste in normalem Stuhlgang bedeuten nicht, daß die Nahrung dem Kinde schlecht bekommt, da es sich dabei nur um weniger gut verdauliche Bestandteile des Gemüses handelt.

Gegen Ende des 1. Lebensjahres ist eine besondere Zubereitung der Beikost nicht mehr nötig. Das Kind kann dann Gemüse (fein gewiegt), Kartoffeln (Brei), auch ein wenig gewiegtes Fleisch oder Fisch vom Mittagessen abbekommen. Daneben können Obst und Fruchtsäfte, Zwieback, Keks, auch Butterbrot gereicht werden.

4. Luft, Sonne, Abhärtung.

Außer zweckmäßiger Ernährung ist für den Säugling nichts wichtiger, als daß er ausgiebig frische Luft und Sonne bekommt. Sonne ist zugleich das beste Vorbeugungsmittel gegen Englische Krankheit. Je ungünstiger die Wohnungsverhältnisse sind, um so früher und um so länger muß der Säugling ins Freie gebracht werden.

Auch in den Wintermonaten gibt es warme, sonnige Tage, in denen man die Kinder, warm bekleidet und zugedeckt, durch eine Wärmflasche vor Abkühlung geschützt, im Wagen ausfahren kann; man kann damit schon ruhig mit Kindern im 2. Lebensmonat beginnen, wenn man windstille, sonnige Stellen aufsucht.

In den Sommermonaten vermeidet man die heißen Mittagsstunden, direkte Besonnung und wählt schattige Plätze. Sehr empfehlenswert ist es auch, das nackte Kind unter Vermeidung des Kopfes besonnen zu lassen, nur muß man hier noch vorsichtiger als beim Erwachsenen vorgehen.

Die Muskeltätigkeit wird dadurch gefördert, daß man das Kind nicht zu eng bekleidet und strampeln läßt. Vom 3. Monat ab soll man es auch öfters auf den Bauch legen; es bewegt und kräftigt dabei Nacken- und Rückenmuskeln. Mit dem Tragen auf dem Arm beginne man nicht zu früh. Dabei ist der Arm zu wechseln, um Haltungsfehler zu vermeiden. Macht das Kind Versuche, sich aufzurichten, so unterstützt man es dabei und übt das Aufrichten. Nie aber darf das Kind aufgesetzt werden, bevor es sich selbst aufsetzen kann. Die beste Gymnastik treibt das Kind selber, wenn es anfängt zu kriechen und sich von allein aufzustellen.

5. Die Hautpflege.

Es war erwähnt, daß der Säugling nach dem ersten Bade und dem Anlegen des Nabelverbandes nicht mehr gebadet wird, bis der Nabel abgeheilt ist. In dieser Zeit wird er nur abgewaschen.

Nach der Abheilung des Nabels soll er aber täglich gebadet werden, nicht nur, weil das Bad die vollkommenste Reinigung darstellt, sondern auch, weil die Haut durch das Bad angeregt wird. Die Temperatur des Bades beträgt 35° und wird mit dem Thermometer festgestellt. Zur Reinigung nimmt man eine milde Seife. Einen Schwamm, der nie ganz sauber gehalten werden kann, benutze man nicht. Das Gesicht wird nicht mit dem Badewasser, sondern mit reinem Wasser gereinigt. Das Bad soll nicht länger als 5 Minuten dauern, denn es soll anregen, aber nicht anstrengen. Aus dem Bade wird der Säugling auf das erwärmte Badetuch gelegt und unter sanftem Reiben abgetrocknet. Insbesondere müssen die Hautfalten gut ausgetrocknet werden. Die Gehörgänge und Nasenlöcher reinigt man mit zusammengedrehter Watte, die nicht auf Hölzchen oder Instrumente gewickelt werden darf. Niemals darf der Mund des Säuglings ausgewischt werden, weil hierbei zu leicht Verletzungen entstehen. Während des Bades und Abtrocknens muß das Kind vor Zugluft geschützt werden.

Da sich der Säugling häufig naß macht und gewöhnlich zweimal täglich Stuhl entleert, muß er regelmäßig trockengelegt werden. Es empfiehlt sich, nicht nur den Stuhl, sondern auch die mit Harn benetzte Haut mit lauwarmem Wasser und Watte abzuwaschen und danach einzupudern. Untauglich sind zum Einpudern die sich zersetzenden Kartoffel-, Reis- und ähnlichen pflanzlichen Mehle, brauchbar Talk, rein oder mit Zinkpuder gemischt, und die fabrikmäßig hergestellten Kinderpuder. Der Puder soll nicht offen, sondern in einer Schachtel mit durchlöchertem Deckel aufbewahrt und immer nur in dünner Schicht aufgetragen werden.

Kleidung.

Die Kleidung muß weich sein, damit sie die zarte Haut des Kindes nicht drückt oder scheuert. Sie darf nicht zu fest anliegen, damit sie nicht Atmung und Blutkreislauf und Bewegungen hindert. Sie darf nur so dicht sein, daß sie unnötige Wärmeabgabe behindert; sie soll aber nicht die Wärme stauen, so daß der Säugling schwitzt und die Haut verweichlicht wird.

Notwendig sind: ein weiches dünnes Hemdchen aus baumwollenem Stoff oder Leinen, das vorn geschlossen wird, ein Jäckchen, am besten

Kleidung.

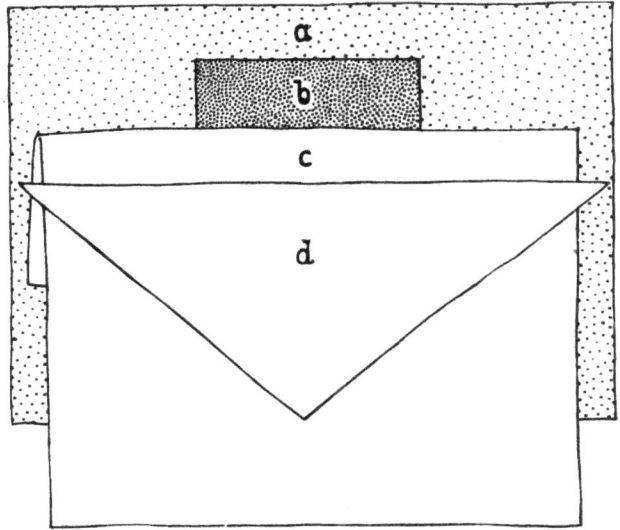

Abb. 161. Die einzelnen Stücke der Umhüllung: a Wickeltuch, b Gummiunterlage, c Barchentwindel (Molton), d Windel.

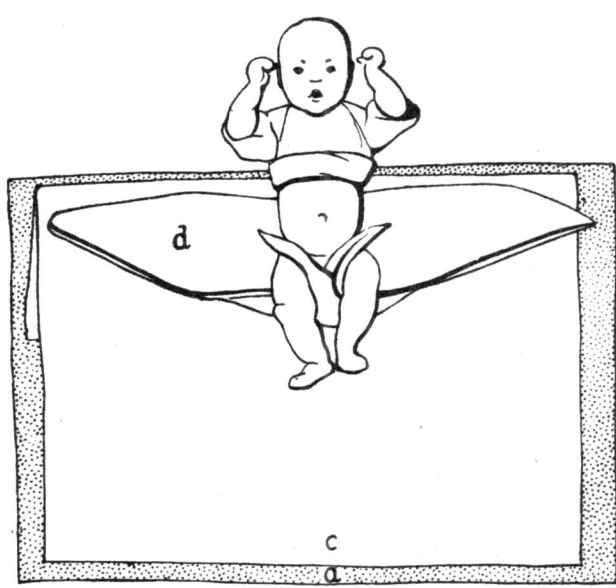

Abb. 162. Einwicklung 1.

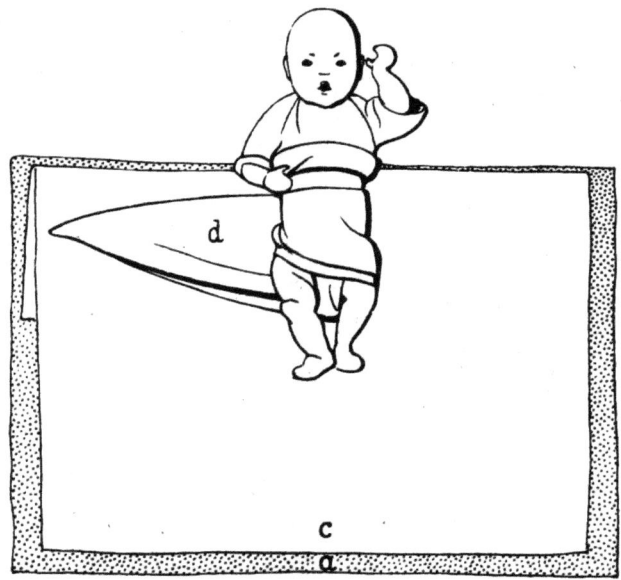

Abb. 163. Einwicklung 2.

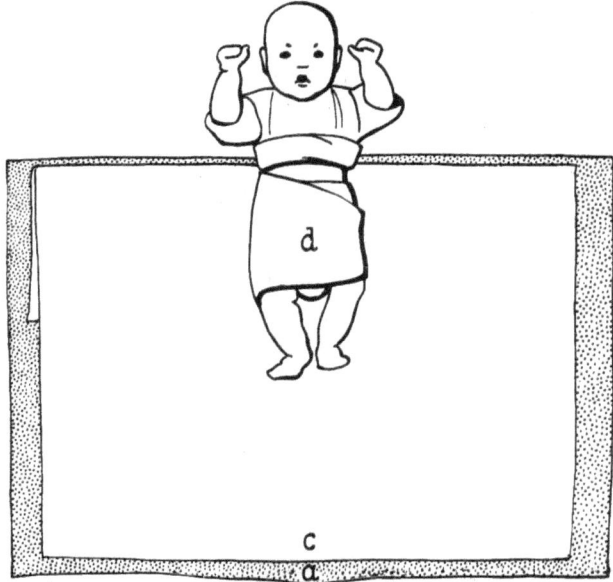

Abb. 164. Einwicklung 3, die Windel ist fertig umgeschlagen.

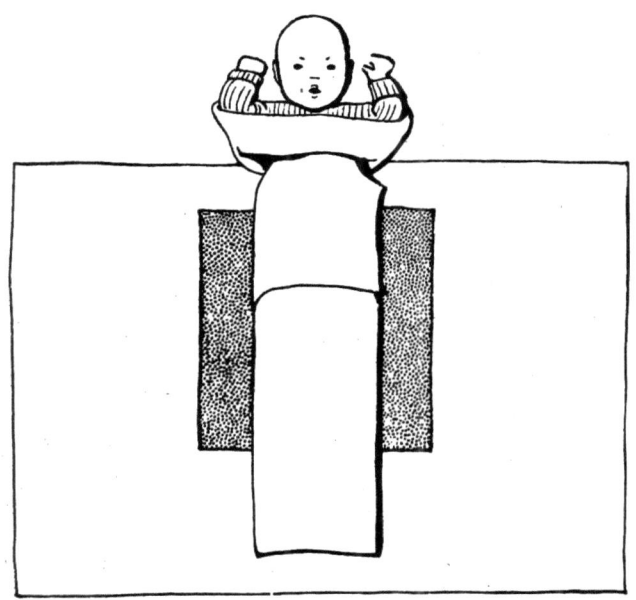
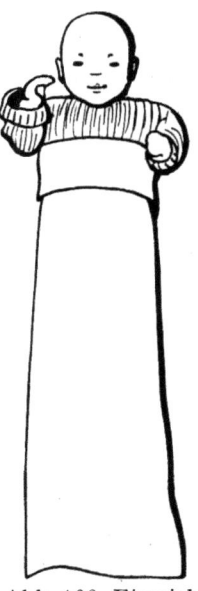

Abb. 165. Einwicklung 4, die Barchentwindel ist umgeschlagen.

Abb. 166. Einwicklung 5, das Wickeltuch mit Gummiunterlage ist umgeschlagen.

ein gestricktes, das hinten geschlossen wird, eine weiche Windel aus baumwollenem Stoff, 90 cm im Quadrat, die dreieckig zusammengelegt, zwischen den Beinen durchgezogen und um die Hüften geschlagen wird. Schließlich wird das Kind noch in eine dichtere Windel gewickelt, die die Arme freiläßt. Im Sommer genügt diese Bekleidung. Der Säugling wird im Bett auf eine Unterlage von dichtem Baumwollstoff (Molton) gelegt, unter die zum Schutz des Bettes noch eine wasserdichte Unterlage kommt. In der kühleren Jahreszeit wickelt man das Kind noch in ein Wickeltuch, über das auch die wasserdichte Unterlage gleich mitgelegt werden kann. Das Wickeltuch wird lose über die Füße nach oben geschlagen, so daß der Säugling strampeln kann. Keine Strümpfe, da diese die freie Beweglichkeit der Zehen hemmen.

Bett, Zimmer.

Als Bettchen dient ein Korb auf einem Gestell, der mit einem waschbaren Stoff abgefüttert ist. Die Matratze sei mit Roßhaar oder Seegras gefüllt; im Notfall genügt auch eine mehrfach zusammengelegte Decke.

Jedenfalls soll die Unterlage fest sein, damit die Wirbelsäule nicht nach hinten gekrümmt liegt. Zum Zudecken nimmt man eine Decke (leichte Steppdecke) mit waschbarem Überzug, auf die man im Winter noch ein Kissen legt. Das Bett muß so aufgestellt sein, daß das Kind nicht in das Licht sieht. Im Sommer schütze man das Kind vor Fliegen durch einen Gazeschleier, der aber in möglichst weitem Abstande von dem Gesicht bleiben muß, um den Luftaustausch nicht zu behindern.

Je luftiger und heller das Zimmer ist, in dem das Bettchen steht, um so besser wird der Säugling gedeihen. Gegenstände, welche die Reinhaltung des Zimmers erschweren, sollen entfernt werden. Ausreichende Lüftung ist notwendig. Die Temperatur soll 18—20° betragen; im Winter muß zur Erhaltung der Temperatur das Zimmer geheizt werden. Große Erleichterung für die Pflege des Säuglings gewährt ein Wickeltisch, auf dem ein mit Roßhaar, Seegras oder Holzwolle gefülltes, festes Kissen liegt; auf ihm kann der Säugling nach dem Bade getrocknet und beim Trockenlegen bequem gesäubert und wieder bekleidet werden.

6. Der frühgeborene Säugling.

Erfolgt eine Geburt vor Ablauf des 10. Schwangerschaftsmonats, so spricht man von einer Frühgeburt. Je früher der Geburtstermin vor dem Endtermin der Schwangerschaft liegt, um so mehr weichen die Neugeborenen von den Durchschnittsmaßen reifer, ausgetragener Früchte ab, um so geringer ist ihre Lebenskraft und um so größer die Schwierigkeit, sie am Leben zu erhalten. Da sehr viele Frühgeborene sich zu völlig gesunden und leistungsfähigen Menschen entwickeln, ist die Aufzucht jedes Frühgeborenen in jedem Fall mit aller Sorgfalt zu versuchen.

Frühgeborene haben ein Geburtsgewicht unter 2500 g und eine Geburtslänge unter 47 cm (beträgt diese weniger als 35 cm, so spricht man von einer Fehlgeburt). Die Haut ist großenteils mit Wollhaaren bedeckt, die Knochen des Schädels fühlen sich noch weich an; die Fingernägel, Ohrknorpel und äußeren Geschlechtsteile sind noch nicht so vollkommen wie bei normalen Neugeborenen ausgebildet. Sie liegen fast dauernd im Schlaf. Ihre Stimme ist schwach, wimmernd. Sie atmen unregelmäßig und oberflächlich, häufig setzt die Atmung aus, die Kinder werden blau und drohen zu ersticken. Nur wenige haben Kraft, an der Brust zu saugen. Die Körpertemperatur ist von der Außentemperatur stark abhängig.

Das frühgeborene Kind wird gleich nach der Geburt in ein Bad von 38 bis 39° gebracht, gereinigt, rasch mit warmen Tüchern abgetrocknet und in ein warmes Bett gebracht. Die Temperatur im Bett muß durch

Wärmflaschen auf 39° gehalten und durch ein in das Bett gelegtes Zimmerthermometer kontrolliert werden. Ebenso muß die Temperatur des Neugeborenen durch Aftermessungen täglich kontrolliert werden. Untertemperaturen sind durch vermehrte Wärmezufuhr, heiße Bäder, Übertemperaturen durch geringere Wärmezufuhr zu regulieren. Das Bett soll in einem geheizten Raum und dicht am Ofen stehen.

Treten Atemstörungen auf und wird das Kind blau im Gesicht, so muß die Atmung durch zartes Reiben, Klopfen, warme Bäder mit kaltem Überguß angeregt werden. Bleibt der Erfolg dabei aus, so umfaßt die Pflegerin den Brustkorb mit beiden Händen so, daß die Daumen oben, die Handflächen am Rücken liegen. Durch Anheben des Brustkorbes wird die Einatmung, durch Senken und gleichzeitiges, vorsichtiges Zusammendrücken der Brustwand die Ausatmung gefördert. Die Bewegungen werden etwa 20mal in der Minute ausgeführt. In den Anstalten wird Sauerstoff zugeführt und Lobelin gespritzt.

Sehr schwierig ist die Ernährung, weil die Kinder größtenteils nicht zu saugen vermögen. Es gilt, durch Abspritzen die Absonderung der mütterlichen Brust zu unterhalten und das Kind vorsichtig zu füttern. Das muß sehr oft dadurch geschehen, daß man die Muttermilch mit der Tropfpipette langsam in den Mund träufelt oder durch einen Nasenlöffel in die Nase fließen läßt oder sie mittels einer durch die Nase eingeführten Sonde verfüttert. Die Mengen, die gebraucht werden, sind anfangs gering. 5—10 g stündlich oder zweistündlich; sie müssen allmählich nach Gewicht und Entwicklung gesteigert werden, bis das Kind kräftig genug ist, angelegt zu werden.

Die Frühgeborenen sind außerordentlich gefährdet; insbesondere gegen Infektionen sind sie vollkommen widerstandslos. Schon ein Schnupfen kann den schlimmsten Ausgang nehmen. Ernährungsstörungen, Durchfälle treten sehr oft auf, ebenso Rachitis.

Die Pflege ist im Privathaushalt nur unter größten Schwierigkeiten und ständiger ärztlicher Aufsicht durchzuführen. Es empfiehlt sich daher, schlecht entwickelte Frühgeborene einer Kinderklinik zuzuführen, die über die geeigneten Vorrichtungen verfügt. Bei dem Transport muß eine Abkühlung des Neugeborenen sorgfältig vermieden werden.

7. Die Krankheiten des Säuglings.

Angeborene Syphilis. An Syphilis erkrankte Frauen gebären häufig abgestorbene und erweichte Früchte. Werden frühzeitig oder rechtzeitig lebendige Kinder geboren, so können sie bald Krankheitszeichen aufweisen. Die Haut ist im allgemeinen gelblich-weiß, an Handtellern und

Fußsohlen zeigen sich Blasen von verschiedener Größe, mit gelblicher Flüssigkeit gefüllt. Leber und Milz sind oft geschwollen. Bald nach der Geburt entwickelt sich ein chronischer Schnupfen, schniefende Atmung. Zuweilen tritt in den ersten Wochen eine schmerzhafte Knochenentzündung an einem oder beiden Armen auf, welche die Bewegung hindert.

In einer Reihe von Fällen erscheinen die Neugeborenen anfangs aber gesund, und erst später entwickeln sich Krankheitserscheinungen. Die Haut der Handteller und Fußsohlen rötet sich, wird glatt und glänzend. An Mund, Nase und Augenwinkeln entstehen Falten und blutende Einrisse (Rhagaden), Borken, die auch auf die Kopfhaut übergreifen. Das Haar der vorderen Kopfhaut und der Augenbrauen fällt aus. Nagelbettentzündungen treten auf. Im Gesicht und an den Gliedern machen sich linsen- bis pfennigstückgroße, lachsfarbene Flecken bemerkbar. Die Schädelknochen können entzündliche Veränderungen erleiden; die Stirn springt stark vor, der Nasenrücken sinkt sattelförmig ein usw.

Bei dem geringsten Verdacht ist ärztliche Behandlung, auch der Mutter, und Untersuchung des Vaters notwendig. Die Mutter soll das Kind stillen. Niemals darf das kranke Kind aber bei einer Amme angelegt werden. Die Pflegerin muß sich sorgfältig vor Ansteckung schützen.

Nabelerkrankungen. Solange der Nabelrest noch nicht abgefallen und die Wunde noch nicht überhäutet ist, kann durch mangelhafte Asepsis immer eine Infektion erfolgen. Bei gutartigem Verlauf beschränkt sich die Entzündung auf den Nabelschnurrest, der nicht eintrocknet, sondern schmierig zerfällt, und auf die Wunde und ihre nähere Umgebung, die sich entzündet und anschwillt. Es besteht dann längere Zeit mäßige eitrige Absonderung, die allmählich nachläßt. Häufig bleibt auf dem Nabel eine Warze aus Granulationsgewebe (Fleischwarze), die vom Arzt geätzt abgetragen werden muß, damit sich die Überhäutung vollziehen kann. Bösartige Infektionen können aber rasch auf die Haut (Wundrose) und auf die inneren Organe übergreifen und so zu einer allgemeinen Blutvergiftung führen.

Bei schweren Infektionen, auch bei Syphilis, können Nachblutungen aus den Nabelgefäßen auftreten.

Selten sind Infektionen des Nabels durch Diphtheriebazillen (schmieriger, weißgrauer Belag) und durch Starrkrampfbazillen. (Infektionen durch Staub, Erde). Der Starrkrampf äußert sich in der 1. oder 2. Woche durch zunehmende Starre der Unterkiefermuskeln; der Mund kann bald nicht mehr geöffnet werden. Dazu treten langandauernde Krämpfe der Gesichts-, später der Körpermuskulatur.

Schließt sich die Nabelpforte in der Bauchwand nicht vollkommen, so bildet sich infolge des Schreiens und Pressens ein Nabelbruch aus. Er

Die Krankheiten des Säuglings. 341

kennzeichnet sich dadurch, daß sich am Nabel eine kleine Vorwölbung bildet, die sich beim Schreien vergrößert; der Inhalt (Netz, Darm) läßt sich in die Bauchhöhle zurückbringen. Nabelbrüche heilen durch geeignete Verbände nach Anweisung des Arztes.

Darmblutungen (Melaena). In der Schleimhaut des Magen-Darmkanals treten bei Neugeborenen Blutungen auf, die sich durch Blutbrechen, Blutstühle und raschen Verfall des Kindes kennzeichnen und sofortige Hilfe erfordern.

Eitrige Augenentzündung. Es war bereits gesagt, daß eine Trippererkrankung der Mutter bei der Geburt sehr leicht zu einer Infektion der Augenbindehäute des Kindes führen kann, und daß deshalb die Hebamme verpflichtet ist, in jedem Falle nach der Geburt zur Vorbeugung 1—2 Tropfen Höllensteinlösung in den Bindehautsack des Neugeborenen zu träufeln. Aber auch später können durch Unsauberkeit der Mutter oder der Pflegerin, z. B. dadurch, daß die Hände mit Wochenfluß verunreinigt sind, Erreger des Trippers in die Augen des Neugeborenen gelangen.

Zeigen sich die entzündlichen Erscheinungen nur an einem Auge, so muß das gesunde vor Übertragung geschützt werden; der Säugling muß also auf der Seite des erkrankten Auges liegen, damit der Eiter nicht in das gesunde Auge fließen kann. Bei den ersten Anzeichen muß ärztliche Hilfe in Anspruch genommen werden, weil nur durch frühzeitige Behandlung schwere Erkrankung der Hornhaut und des ganzen Auges mit folgender Erblindung verhütet werden kann. Bis zur Ankunft des Arztes darf der Eiter nur mit lauwarmem, abgekochtem Wasser und Watte vorsichtig (niemals nach dem gesunden Auge hin) abgetupft werden. Die Pflegerin muß sich danach die Hände desinfizieren, um den überaus gefährlichen Eiter nicht auf ihre Augen zu übertragen.

Schälblasen. Bald nach der Geburt, zuweilen auch später, treten auf der Haut des ganzen Körpers runde, bis markstückgroße Blasen auf, die anfangs mit klarer, später mit eitriger Flüssigkeit gefüllt sind. Sie fehlen, im Gegensatz zu den syphilitischen Hautblasen, an Handballen und Fußsohlen. Während ein Teil der Blasen platzt und rote Hautflecken hinterläßt, treten an anderen Stellen Nachschübe auf. Die Krankheit zieht sich zuweilen über mehrere Wochen hin, ohne daß gewöhnlich das Allgemeinbefinden schwer gestört wird. Doch verlaufen einige Fälle auch unter hohem Fieber, ja tödlich. Die Krankheit ist außerordentlich leicht auf andere Kinder und Erwachsene übertragbar, verlangt also strenge Beobachtung der Desinfektionsvorschriften.

Hautausschläge. Schweißbildung in den Achselhöhlen, Befeuchtung mit Harn und Stuhlgang am Gesäß und in den Leistenbeugen führen leicht zu Wundsein, das durch sorgfältige Trockenhaltung und Pudern der Haut beseitigt werden kann. Harmlos sind auch kleine, etwa stecknadelkopfgroße Knötchen an der Haut des Rumpfes, die infolge zu warmer Bedeckung und Schwitzens auftreten (Schweißfrieseln). Ausgedehnte, schuppige oder nässende Ausschläge am Rumpf, an den Wangen (Milchschorf), auf dem Kopf verlangen immer ärztliche Behandlung.

Schwämmchen (Soor). Durch unsaubere Sauger oder Flaschen, vor allem aber durch die Unsitte des Mundauswischens, das immer zu Verletzungen der zarten Schleimhaut führt, entstehen auf der Zunge und der Schleimhaut der Lippen und Wangen weiße, festhaftende Beläge. Der Erreger ist ein Schimmelpilz (Soor). Sie können unter Umständen auch einmal bei gesunden Säuglingen in geringem Umfange auftreten und verschwinden dann wieder von selber. Dehnen sich die Wucherungen aber hartnäckig aus, so liegt immer eine ernstere Allgemeinerkrankung vor, die ärztlich behandelt werden muß.

Erkrankungen des Magen-Darmkanals. Neugeborene erbrechen leicht; eine Überfütterung, ein Schnupfen oder Rachenkatarrh kann gelegentlich zu Erbrechen führen. Auch bei anderen, ernsteren Krankheiten tritt Erbrechen auf, so bei Entzündungen des Gehirns und der Hirnhäute, des Bauchfells, bei Darmverschluß, bei Allgemeinerkrankungen.

Erbrechen ist aber auch das hervorstechende Zeichen einer gefährlichen Krankheit des frühen Säuglingsalters, des Magenpförtnerkrampfes. Die Krankheit tritt oft schon in den ersten Lebenstagen, zuweilen erst später im Laufe der ersten 6 Wochen auf und beruht darauf, daß sich bei Nahrungsaufnahme der Schließmuskel des Magenpförtners krampfhaft schließt. Die Nahrung wird sofort wieder im ganzen, „gußweise", ausgebrochen. Ärztliche Behandlung ist notwendig, bevor starke Abmagerung und Entkräftung eintreten.

Erbrechen und Durchfall mit sichtbarer Beeinträchtigung des Allgemeinbefindens sind die gewöhnlichen Zeichen der akuten Ernährungsstörung. Die Störungen werden durch Infektionen, durch verdorbene Milch, während der heißen Sommermonate auch durch Wärmestauung, durch falsche Ernährung oder Überfütterung verursacht; sie treten aber auch bei Allgemeinerkrankungen auf. Gärungs- oder Fäulnisvorgänge im Darm kennzeichnen sich durch die veränderte Beschaffenheit der Stühle, die häufiger, dünnflüssig, grünlich werden, sauer oder faulig riechen, zuweilen auch Schleim und Blut enthalten. Das Allgemeinbefinden der Säuglinge wird gestört; sie sind unruhig, schreien infolge der Schmerzen und magern ab. Wird nicht rechtzeitig für ärztliche Behandlung gesorgt, so verschlimmert sich das Krankheitsbild, namentlich in den heißen Sommermonaten, zu dem gefährlichen „Brechdurchfall". Die Durchfälle nehmen zu; unter schnellem Kräfteverfall, oft unter allgemeinen Krämpfen, stirbt das Kind.

Das einzige, was die Pflegerin vor Eintreffen des Arztes zu veranlassen hat, ist das Aussetzen jeglicher Nahrung und die Verabreichung von Tee, der mit Saccharin (nicht mit Zucker) gesüßt ist.

Störungen des Gedeihens. Zu einer allmählich fortschreitenden Abnahme des Gewichtes und der Kräfte können verschiedene Ursachen führen: Unterernährung, fehlerhafte Ernährung, insbesondere fortgesetzte, einseitige Ernährung mit Schleim- oder Mehlabkochungen, ungenügende Milch- und Zuckerzufuhr, aber auch chronisch verlaufende Infektionskrankheiten, englische Krankheit, chronische Durchfälle. Aufgabe der Pflegerin ist es nicht, die Ursache der Störung zu erkennen, sondern den Säugling, der ein auffallendes Mindergewicht im Vergleich zu dem Normalgewicht seines Alters zeigt, der in seinem Verhalten unlustig, weinerlich ist, dessen Körper womöglich schon deutliche Zeichen der Abmagerung erkennen läßt, ärztlicher Behandlung zuzuführen.

Erkrankungen der Atmungsorgane. Schon ein gewöhnlicher Nasen-Rachenkatarrh kann für den Säugling verhängnisvoll werden. Einmal beeinträchtigt er die Nahrungsaufnahme, besonders an der Brust, sodann haben die Entzündungen der oberen Luftwege beim Neugeborenen viel mehr als beim Erwachsenen die Neigung, auf die unteren Teile der Atmungsorgane überzugreifen. Kennzeichnend für den Schnupfen ist Schleimausfluß und behinderte, schniefende Nasenatmung. Säuglinge müssen darum vor jeder Ansteckung mit Schnupfen sorgfältig bewahrt werden.

Schnupfen kann, wie erwähnt, beim Neugeborenen als Zeichen **angeborener Syphilis** auftreten. In der Form eines Schnupfens äußert sich beim Säugling häufig auch die Diphtherie; der Ausfluß ist dann schleimig-eitrig, zuweilen mit Blut vermengt.

Geht die **Entzündung** von der Nasen-Rachenhöhle auf die Bronchien über, so beginnt das Kind zu husten. Oft tritt Erbrechen auf. Das Allgemeinbefinden ist gestört; häufig besteht Fieber. Der Rachenkatarrh bringt auch die Gefahr einer **Mittelohrentzündung**. Die Kinder sind unruhig, schreien auf; Druck auf den Gehörgang ist schmerzhaft. Nach Durchbruch des Trommelfells entleert sich aus dem Gehörgang Eiter.

Bei **Entzündungen des Kehlkopfes** besteht Heiserkeit, bellender Husten, zuweilen treten auch Anfälle von Atemnot auf.

Luftröhren- und Bronchialkatarrh sowie **Lungenentzündungen** sind oft von häufigem Husten begleitet. Die Atmung wird hörbar, röchelnd, beschleunigt. Kennzeichnend ist auch die Erweiterung der Nasenflügel bei der Einatmung (Nasenflügelatmung).

Die **englische Krankheit (Rachitis)** zeigt sich gewöhnlich im 2. Vierteljahr. Als Vorboten können starke Schweiße auftreten. Der Harn riecht stechend. Das Allgemeinbefinden ist gestört, das Gewicht steht still und nimmt ab. Die Entkalkung der Knochen zeigt sich zuerst an den Schädelknochen, die weich werden. Die große Fontanelle bleibt lange offen. An den Knorpelknochengrenzen der Rippen treten Verdickungen auf (Rosenkranz), ebenso an den Hand- und Fußgelenken. Der Durchbruch der Zähne verzögert sich. Schwere Formen, die zu Verkrümmungen der Beine, der Wirbelsäule, der Rippen führen, sind heute, wo die Heilungsmöglichkeiten sehr viel besser als früher sind, selten. Rachitische Kinder neigen sehr zu Stimmritzenkrampf, der sich in einer erschwerten, ziehenden Einatmung äußert und zu bedrohlicher Atemnot führen kann.

Verursacht wird die englische Krankheit durch vitaminarme Kost, Fehlen von Luft und Sonne, begünstigt auch durch eine vererbbare Anlage. Seit es gelungen ist, das Vitamin, welches das Auftreten von Rachitis verhindert, künstlich herzustellen (Vigantol u. ä.), ist nicht nur die Heilung, sondern auch die Vorbeugung wesentlich erleichtert.

Krämpfe. Der Säugling neigt leichter als der Erwachsene zu Krämpfen, und zum Teil wird die Krampfbereitschaft durch eine besondere Veranlagung noch erhöht. Nie veranlassen aber geringfügige Ursachen eine so starke Reizung des Gehirns, daß Krämpfe auftreten. Insbesondere ist der Durchbruch von Zähnen niemals die Ursache; es gibt keine „Zahnkrämpfe". Die Ursachen sind Erkrankungen des Gehirns und der Hirnhäute, Gehirnblutungen, Infektionskrankheiten (Wirkung der Bakteriengifte) usw. Säuglinge, bei denen Krämpfe auftreten, bedürfen immer ärztlicher Behandlung.

Ansteckende Krankheiten. Die häufigsten Infektionskrankheiten im Säuglingsalter sind Grippe, Keuchhusten, Diphtherie — oft als Nasendiphtherie verlaufend — und Windpocken. Auch mit Tuberkulose wird der Säugling oft angesteckt.

Die **Tuberkulose** verläuft im frühen Säuglingsalter in den meisten Fällen akut. Oft genügt schon ein kurzes Zusammensein mit einer an offener Tuberkulose leidenden, d. h. bazillenausstreuenden Person, um bei einem Säugling eine tödlich verlaufende Erkrankung zu bewirken. Ältere Säuglinge sind nicht ganz so gefährdet, immerhin nimmt die Infektion auch bei ihnen zum Teil einen raschen und ungünstigen Verlauf. Säuglinge sind also aus der Umgebung Tuberkulöser zu entfernen; eine tuberkulöse Mutter darf ihr Kind nur selber stillen, wenn der Arzt dies ausdrücklich genehmigt und die nötigen Verhaltungsmaßnahmen gibt.

G. Die Krankenschwester als Glied des öffentlichen Gesundheitsdienstes.

Bearbeitet von
Ministerialrat Dr. med. habil. W. Hagen, Bonn.

Die Krankenschwester erfüllt nicht nur eine persönliche Aufgabe in der Sorge um den ihr anvertrauten Kranken, sondern sie ist auch ein wichtiges Glied des öffentlichen Gesundheitswesens. Sie gehört zu den Medizinalpersonen, deren Beruf einen öffentlichen Schutz genießt. Die Hauptgruppen der Medizinalpersonen sind die Ärzte, die Zahnärzte und Dentisten und das ärztliche Hilfspersonal. Zu letzteren gehören außer den Krankenpflegepersonen die Säuglings- und Kleinkinderpflegerinnen, die Hebammen, Masseure, Desinfektoren usw. Für diese Berufe sind bestimmte Ausbildungsvorschriften erlassen. Am Ende der Ausbildung muß eine Prüfung vor einem staatlichen Prüfungsleiter abgelegt werden und dann wird eine staatliche Anerkennung erteilt. Für die Krankenschwestern und Krankenpfleger ist durch das Gesetz zur Ordnung der Krankenpflege (Krankenpflegegesetz) vom 28. September 1938 und die gleichzeitig erlassene Krankenpflegeordnung die Berufsausbildung und Zulassung geregelt worden.

Hat eine Schwester die staatliche Anerkennung als Krankenpflegerin erhalten, so kann sie diesen Beruf als freien Beruf ausüben und von Fall zu Fall ein Arbeitsverhältnis eingehen. Sie kann sich aber auch einem Schwesternverband anschließen. Hier ist zu unterscheiden zwischen den Krankenpflegeorden, die im Caritasverband oder im Kaiserswerther Verband zusammengeschlossen sind und welche den Krankenpflegedienst als religiöse Lebensaufgabe übernommen haben, und loseren Verbänden, wie z. B. der Schwesternschaft des Deutschen Roten Kreuzes, welche ohne konfessionelle Bindung sich der Krankenpflege als Aufgabe menschlicher Verpflichtung widmen. Diese Schwesternschaften genießen einen gesetzlichen Schutz. Ihre Trachten und Abzeichen dürfen nur von den zugehörigen Schwestern getragen werden. Von den Bestimmungen der Arbeitszeitordnung sind sie befreit. Das gleiche gilt von der Sozialversicherung, insofern sie ihren Angehörigen lebenslängliche Versorgung gewährleisten.

Außerdem bestehen lose Berufsvereinigungen freier Schwestern, z. B. der Agnes-Karl-Verband oder städtische Schwesternverbände.

Die Aufsicht über die Schwestern obliegt dem Gesundheitsamt. Eine Meldepflicht beim Gesundheitsamt besteht nicht. Das Einwohnermeldeamt ist verpflichtet, die Anmeldung von ärztlichem Hilfspersonal an das Gesundheitsamt weiterzugeben. Es empfiehlt sich jedoch für jede freiberuflich tätige Schwester, sich bei dem Gesundheitsamt vorzustellen, damit sie dem Amtsarzt bekannt ist, wenn sie in irgendeiner Frage Rat und Hilfe braucht.

Bei schweren Verfehlungen, insbesondere bei gerichtlicher Verurteilung, kann der Krankenschwester die staatliche Anerkennung und damit die Erlaubnis zur Ausübung des Krankenpflegeberufes entzogen werden. Bei Verlust der Ausweispapiere wende man sich an das Gesundheitsamt.

Die Krankenschwester ist allgemein den Gesetzen des Staates unterworfen. Ihr Beruf bringt es mit sich, daß einige Pflichten besonders hervortreten. Die wichtigste dieser Pflichten ist die Schweigepflicht. §19 des Krankenpflegegesetzes lautet:

„Eine Krankenschwester, die unbefugt ein fremdes Geheimnis offenbart, das ihr bei Ausübung ihres Berufs anvertraut oder sonst zugänglich geworden ist, wird mit Gefängnis bis zu einem Jahr und mit Geldstrafe oder mit einer dieser Strafen bestraft.

Der Krankenschwester stehen der Krankenpfleger und Personen gleich, die in der Vorbereitung auf den Krankenpflegeberuf stehen.

Eine unbefugte Offenbarung liegt nicht vor, wenn der Täter das Geheimnis zur Erfüllung einer Pflicht preisgibt oder wenn er dies zu einem nach gesundem Volksempfinden berechtigten Zweck tut und die Offenbarung das angemessene Mittel zur Erreichung des Zweckes ist.

Die Tat wird nur auf Antrag des Verletzten verfolgt."

Außerdem ist die Krankenschwester als Hilfsperson des Arztes in die ärztliche Schweigepflicht mit eingeschlossen.

Die Nichtbefolgung der Schweigepflicht ist ein häufige Quelle von Konflikten im Schwesternberuf. Zunächst gibt es zahlreiche Fälle, in denen sie in aller Harmlosigkeit durch unbefugte Auskunfterteilung verletzt wird. Schon die telefonische Mitteilung von einer Verschlechterung im Befinden des Kranken kann, wenn sie in die unrechten Hände gerät, eine Verletzung der Schweigepflicht bedeuten. Es empfiehlt sich deshalb, telefonische Auskünfte grundsätzlich zurückhaltend zu geben und Krankheitsberichte dem behandelnden Arzt zu überlassen oder von diesem sich eine formulierte Fassung der Auskunft geben zu lassen. In allen Zweifelsfällen ist der Kranke um sein Einverständnis zu einer Auskunft zu befragen. Die Schweigepflicht erstreckt sich aber nicht nur auf das Krankheitsgeschehen selbst, sondern auch auf die Lebensumstände, welche gelegentlich der

Pflege der Krankenschwester bekannt werden. So ist z. B. das Bestehen einer Schwangerschaft oder ihre Unterbrechung, ein Briefwechsel, ein Besuch unter Umständen ein Geheimnis, über das nur der Kranke selbst verfügen kann.

Eine unbefugte Offenbarung liegt nicht vor, wenn eine Pflicht zur Offenbarung besteht. Dies ist z. B. der Fall, wenn eine Infektionskrankheit meldepflichtig ist, aber nur hinsichtlich der Meldepflicht an die Behörde. Eine Pflicht zur Offenbarung besteht aber auch, wenn ein höheres Rechtsgut in Gefahr ist. Wenn z. B. ein Kranker heimlich Schlaftabletten zu einem Selbstmordversuch gesammelt hat, so hat die Schwester bei Entdeckung nicht nur die Pflicht, die Tabletten wegzunehmen, sondern auch die Pflicht, dem Arzt davon Mitteilung zu machen, weil das höhere Rechtsgut der Gesundheit und des Lebens in Gefahr ist. Das gleiche gilt, wenn eine Kranke der Schwester unter dem Siegel der Verschwiegenheit einen strafbaren Eingriff zugibt, den sie vor dem Arzt verheimlicht hat, weil der Arzt die höhere Pflicht der Heilung nur bei Kenntnis dieser Infektionsmöglichkeit erfüllen kann. Nicht befugt aber ist in einem solchen Falle die Anzeige an die Polizei. Die Durchsetzung des Anspruches des Staates auf Bestrafung dieser Handlung würde das höhere Rechtsgut der Sicherung ärztlicher Hilfe für Behandlung und Heilung gefährden, weil dann kein Kranker mehr eine wahrheitsgetreue Auskunft geben würde. Der Begriff des „nach gesundem Volksempfinden berechtigten Zweckes" ist erst durch den Nationalsozialismus geschaffen worden und gefährdet die uralte Schweigepflicht, die ein wesentlicher Bestandteil der Berufsehre aller Heilpersonen ist, in ihrem Grundsatze. Bei einer neuen gesetzlichen Fassung wird dieser Begriff fallen. Das Volksempfinden ist erfahrungsgemäß lebhaften Schwankungen unterworfen. Es gibt eine höhere sittliche Pflicht, deren Maßstab jedem von uns im Gewissen gegeben ist, und die allein die Durchbrechung der Schweigepflicht rechtfertigt. Der Mörder, der wegen Verletzung beim Kampf mit seinem Opfer das Krankenhaus aufsucht, soll dort kein Asyl finden. Aber nicht jede kleine Gesetzesübertretung gibt das Recht, das Vertrauensverhältnis zwischen dem Kranken und seinem Pfleger zu durchbrechen und Anzeige zu erstatten. Auch die Aussage vor Gericht bedarf der Entbindung von der Schweigepflicht durch die betroffene Person.

Jeder Mensch hat die Verpflichtung, bei Unglücksfällen und anderen Notlagen seinem Nächsten Hilfe zu leisten. Für Krankenpflegepersonen gilt dies im besonderen Maße. Die Gefahr für die eigene Gesundheit, insbesondere eine Ansteckungsgefahr, kann von dieser Pflicht nicht befreien (§ 330c Strafgesetzbuch).

Der Pfleger ist für seinen Kranken verantwortlich. Er darf ihn in hilfloser Lage nicht im Stich lassen (§ 321 StrGB).
Bei der Pflege der Kranken ist eine besondere Sorgfalt notwendig. Wer diese fahrlässig verletzt und dadurch eine Gesundheitsschädigung oder den Tod herbeiführt, wird bestraft (§§ 230, 231, 232 StrGB). Die fahrlässige Körperverletzung gehört zu den häufigsten Vergehen in der Krankenpflege. Wie leicht können Arzneien verwechselt werden. Wie leicht entstehen Verbrennungen durch nicht hinreichend geschützte Wärmflaschen oder Heizkissen in der Narkose. Ein kleiner Bedienungsfehler bei elektrischen Apparaten und beim Röntgen kann schwerwiegende Folgen haben. Aber auch allzu blank geputzte Böden und Treppen, Verwechslung steriler und unsteriler Instrumente, fehlende Aufsicht beim Baden können eine fahrlässige Körperverletzung zur Folge haben. Die peinliche Genauigkeit in der Ausführung von Anordnungen und die fortdauernde Kontrolle durch die Stationsschwestern sind für die Lernschwestern Pflichten, die nicht leicht erlernt werden können. Die charakterliche Eignung zur Schwester hängt aber davon ab, ob die Jungschwester die notwendige Selbstdisziplin aufbringt, um sich die für den Krankenpflegeberuf unerläßliche überdurchschnittliche Sorgfalt anzueignen.

Gleichmäßige und liebevolle Behandlung aller Patienten ist Pflicht. Die Annahme von Geschenken erweckt den Anschein der Bevorzugung eines Patienten. Sie ist nur mit Zustimmung der Vorgesetzten gestattet. Die Schwester hat über das Eigentum ihrer Pfleglinge wie über anvertrautes Gut zu wachen.

Schwere Strafen drohen der Krankenpflegerin, welche sich in irgendeiner Form an einer Abtreibung beteiligt, welche sich an der Befreiung eines Gefangenen, wozu auch zwangsweise in Anstalten eingewiesene Personen gehören, beteiligt und welche unsittliche Beziehungen zu ihren Pfleglingen unterhält.

Das Verbot von Liebesbeziehungen zwischen Heilpersonen und Patienten ist so alt wie die Schweigepflicht. Es entspringt der Erfahrung, daß die Hilfsbedürftigkeit des Kranken und das allgemein-menschliche Bedürfnis nach Liebe und Zuneigung eine persönliche Bindung zum Arzt oder zu der Krankenpflegerin entstehen läßt, welche den Lebenswillen hebt und oft eine unerläßliche Voraussetzung für die Genesung darstellt. Diese Zuneigung des Kranken im richtigen Abstand zu halten und ihm doch die notwendige seelische Hilfe zu gewähren, ist eine große Kunst. Meist löst sich mit Eintreten der Genesung die Bindung von selbst wieder und es ist gut, manchen Geständnissen während der Krankheitstage kein allzu großes Gewicht beizulegen. Immer aber kann es sich ereignen, daß eine tiefe innere Liebesbeziehung zwischen einer Schwester und einem Kranken entsteht. Sofortige völlige Offenheit vor der leitenden Schwester und gegebenenfalls Wechsel der Station ist der einzig mögliche Ausweg. Liebesheimlichkeiten dürfen im Krankenhaus unter keinen Umständen entstehen. Jede Entscheidung soll unterbleiben, bis der Patient das Krankenhaus verlassen hat und damit natürliche Verhältnisse wiederhergestellt sind. Der gleiche Grundsatz gilt auch in dem Verhalten zu den Ärzten.

Die Mitwirkung der Krankenschwester in der Gesundheitsfürsorge

Der Schutz der Gesundheit unseres Volkes ist Aufgabe der Gesundheitsämter, welche als staatliche oder kommunale Einrichtungen in allen Städten und Landkreisen errichtet sind. Ihr Leiter ist der Amtsarzt mit dem Titel eines Medizinalrates.

Zu den Aufgaben der Gesundheitsämter gehören u. a. die Überwachung der Organe des öffentlichen Gesundheitsdienstes, die Ortshygiene und die ärztliche Begutachtung in amtlichen Angelegenheiten, die Seuchenbekämpfung und die Gesundheitsfürsorge. Bei diesen beiden Aufgabenkreisen ist die Mitwirkung der Krankenschwester, insbesondere bei ihrer Tätigkeit in der Gemeindepflege, erforderlich.

Bei der Bekämpfung der Infektionskrankheiten ist es Aufgabe der Schwester, auf die Meldepflicht mitzuachten. Die Vorschriften der Verordnung des RMdI betreffend Bekämpfung übertragbarer Krankheiten vom 1. Dezember 1938 (RGBl. S. 1721) bestimmen, daß nach dem Arzt und dem Haushaltungsvorstand „jede mit der Pflege oder Behandlung des Erkrankten berufsmäßig beschäftigte Person" verpflichtet ist, die Meldung einer ansteckenden Erkrankung an das Gesundheitsamt zu erstatten. Es handelt sich dabei hauptsächlich um folgende Krankheiten:
Kinderlähmung, Lebensmittelvergiftung, Ruhr, Typhus und Paratyphus, ansteckende Lungentuberkulose, Diphtherie, Genickstarre, Gehirnhautentzündung und Scharlach.

Die Zahl der meldepflichtigen Krankheiten ist zwar wesentlich größer, doch sind die anderen entweder sehr selten oder für die Schwester nicht erkennbar. Diese Verpflichtung der Krankenschwester zur Meldung tritt nur ein, wenn die Meldung nicht durch den Arzt oder Haushaltungsvorstand erstattet ist. Das heißt, daß die Krankenschwester sehr wohl berechtigt ist, sich durch eine taktvolle Frage zu vergewissern, ob der Arzt an die Meldung gedacht hat. Oft ist es richtig, sich zur unmittelbaren Überbringung an das Gesundheitsamt zu erbieten, weil dadurch Zeit gespart wird, die in der Seuchenbekämpfung von großer Wichtigkeit ist. Die Meldpflicht der Schwester ist vor allem dann von Bedeutung, wenn ihr beim Auftreten einer Seuche, z. B. Typhus oder Kinderlähmung, Erkrankungen bekannt werden, welche leicht verlaufen und bei denen kein Arzt geholt wird. Diese Erkrankungen sind für die Ausbreitung besonders gefährlich. Ein Hinweis an das Gesundheitsamt auf solche uncharakteristischen Krankheitsfälle in der Umgebung ist oft von entscheidender Bedeutung für die Blockierung der Epidemie. Eine Gemeindeschwester soll sich auch bei den anderen Maßnahmen des Seuchenschutzes beteiligen. Ihr obliegt sehr oft die Durchführung der laufenden Desinfektion am Krankenbette, für die sie die Weisungen vom Gesundheitsamt erhält. Die Hilfe bei den Impfterminen ist eine vorzügliche Gelegenheit für die Gemeindeschwester, ihre Schutzbefohlenen wieder an sich heranzuziehen. Es ist ihre Pflicht, die Eltern zur Teilnahme an der Impfung zu bestimmen, sei es, daß es sich um die gesetzliche Pockenschutzimpfung handelt, deren rechtzeitige Vornahme nicht nur für die Allgemeinheit von Bedeutung ist, sondern auch vor Schaden des Impflings schützt, oder um die Schutzimpfung gegen Diphtherie, Scharlach, Keuchhusten oder Tuberkulose, für die eine Zwangsvorschrift nicht besteht. Es ist kein Zweifel, daß diese Impfungen völlig unschädlich sind und einen weitgehenden Schutz gegen schwere Erkrankungen bieten.

In der Gesundheitsfürsorge soll die Schwester ebenfalls versuchen, das Gesundheitsamt zu unterstützen. Der regelmäßige Besuch der Mutter- und Säuglingsberatungsstellen ist zu fördern. Die Schwester muß die Bemühungen des Arztes um das Stillen und die Verhütung der Rachitis unterstützen. Sie soll dafür sorgen, daß auch die auf dem Lande vielfach vernachlässigten Kleinkinder zur Beratungsstelle kommen. Die häusliche Pflege der Kinder bis hinein ins Schulalter kann von der Gemeindeschwester besser überwacht werden als von der Fürsorgerin mit ihrem viel größeren Bezirk.

Eine gute Zusammenarbeit zwischen Schwester und Fürsorgerin ist für beide eine Arbeitserleichterung. Ihre Aufgaben sind verschieden und begegnen sich doch an vielen Stellen. Bei der Betreuung von Tuberkulosekranken, von Krüppeln und von Gemütskranken, wozu auch die Morphium-, Alkohol- und Tabaksüchtigen zu rechnen sind, ist die Zusammenarbeit zwischen dem Gesundheitsamt und der in der Hauspflege und Gemeindebetreuung tätigen Schwester besonders notwendig. Das Gesundheitsamt hat die Möglichkeit zum Eingreifen. Es kann Krankenhaus- oder Anstaltsaufnahmen veranlassen, Unterstützungen vermitteln, Wohnungs- und Bettenangelegenheiten regeln. Die Schwester dagegen ist durch den täglichen Kontakt in der Lage, den richtigen Zeitpunkt für ein Eingreifen zu finden. Mag sie dabei manchmal auf den Widerstand des Kranken oder seiner Umgebung stoßen, die aus irgendwelchen Gründen von der Behörde nichts wissen wollen, so wird doch eine Mitteilung an das Gesundheitsamt, daß eine Gefahr für einen Kranken oder seine Umgebung vorliegt, niemals als eine unbefugte Durchbrechung der Schweigepflicht ausgelegt werden können.

Die Sorge für die Gesundheit des ganzen Volkes löst sich stets auf in die Sorge für Einzelschicksale. Man kann nicht durch Gesetze Leben und Gesundheit eines Volkes verbessern, welche auf den natürlichen berechtigten Wunsch des einzelnen zu Glück und Frieden keine Rücksicht nehmen. Das war ein schwerwiegender Fehler der nationalsozialistischen Gesundheitsgesetze. Sehr oft allerdings muß sich der einzelne Grenzen auferlegen um der Allgemeinheit, d. h. um seines Nächsten willen. Ihm diese Notwendigkeit der Einordnung klarzumachen und ihn zur freiwilligen Anerkennung seiner Verpflichtung für die Allgemeinheit zu führen, ist eine wichtige erzieherische Aufgabe der Schwester in der Kranken- und Gemeindepflege. Auf dieser Grundlage wird die Zusammenarbeit mit dem Gesundheitsamt und den anderen Organen des öffentlichen Gesundheitsdienstes stets für beide Teile erfreulich und befriedigend sein.

Einige Mittel zur Beseitigung von Flecken aus Wäsche und ähnlichen Stoffen.

Blut: Einweichen in kaltem Sodawasser, nachwaschen in lauwarmem Seifenwasser.
Brandflecke: Anfeuchten mit kaltem Wasser, bestreuen mit Salz und in die Sonne legen.
Collargol: Wie Höllenstein.
Fett: Anfeuchten mit Benzin, zwischen sauberes Löschpapier legen und heiß bügeln.
Harz: Terpentinöl.
Höllenstein: Betupfen mit Jodtinktur (Lugolscher Lösung), trocknen lassen, dann nachwaschen mit Salmiakgeist.
Jod: Salmiakgeist.
Kaffee: Waschen mit Boraxwasser.
Kakao: Anfeuchten mit Wasser, dann mit Lösung von je $\frac{1}{2}$ Teelöffel Alaun und Weinstein in 10 Löffel Wasser; nach einigen Stunden auswaschen.
Kaliumpermanganat: Schweflige Säure.
Obst: Beträufeln mit Zitronensaft oder Bleichen an der Sonne. Frische Flecken über Wasserdampf halten, nachwaschen in Seifenwasser unter Zusatz von etwas Salmiakgeist.
Ölfarbe: Befeuchten mit einer Mischung von Benzin, Spiritus und Terpentinöl oder von Spiritus, Schmierseife und Salmiakgeist 4:3:1. Gelöste Farbe vorsichtig abkratzen, nachwaschen (wenn möglich kochen) mit Salmiakterpentinseife.
Protargol: Auswaschen mit Seifenwasser, dann mit Wasserstoffsuperoxyd und mit Ammoniak.
Resorzin: Schwache Zitronensäurelösung.
Rost: In Scheiben geschnittene Zitrone oder Sauerkleesalz.
Rotwein: Wie Obst.
Säuren: Ammoniak oder Natriumbikarbonat.
Schweiß: Auswaschen mit 10% unterschwefligsaurem Natron. Lauwarm gut nachspülen.
Stockflecke: Mit Brei aus pulverisiertem Salmiak (1 Teelöffel), gestoßenem Kochsalz (1 Eßlöffel) und Wasser (2 Eßlöffel) bestreichen, einige Stunden der Luft aussetzen, dann auswaschen.
Tannin: Bleiessig.
Tee: Fleck über einer Schüssel mit kochendem Wasser begießen.
Teer: Terpentinöl, gegebenenfalls mit Benzin und Spiritus nachhelfen.
Tinte: Zitronensaft.
Rote Tinte: Kaltes Chlorwasser.
Vioform: Einweichen in 2%iger Essigsäure.
Unbekannte Herkunft: Abreiben mit Ammoniaklösung (Salmiakgeist) in Seifenwasser.

In jedem Falle muß hinterher gründlich mit reinem Wasser nachgespült werden.

Fremdwörterverzeichnis.

Abdomen: Bauch
Abdominal: zum Bauche gehörig
Abdominaltyphus: Typhus
Abduzieren: abspreizen
Abortiv: abgekürzt, nicht voll entwickelt
Abortus (Abort): Fehlgeburt
Abstinenz: Enthaltsamkeit
Abszeß: Eiterherd
Abusus: Mißbrauch
Acidum: Säure
Acidum aceticum: Essigsäure
Acidum hydrochloricum: Salzsäure
Acidum nitricum: Salpetersäure
Acidum sulfuricum: Schwefelsäure
Adduzieren: heranführen
Adhäsion: Verklebung, Verwachsung
Adipositas: Fettleibigkeit
Adnexe: Anhangsgebilde, insbesondere Eierstöcke und Eileiter
Adstringentien: zusammenziehende Mittel
Agar-Agar: Pflanzengallert
Agonie: Todeskampf
Akme: Höhepunkt einer Krankheit
Akne: Hautpustel
Aktiv: tätig, wirksam, selbsttätig
Aktive Bewegungen: selbsttätige Bewegungen
Akustik: Lehre vom Schall
Akut: plötzlich, schnell verlaufend
Albumen: Eiweiß
Albuminurie: Ausscheidung von Eiweiß im Harn
Alkali: Alkalien, Lauge, Laugen
Alkalisch: laugenhaft
Alteration: Veränderung, Störung
Alveole: Zahnfach
Ambulant: im Umhergehen
Amnesie: teilweiser oder vollkommener Verlust des Gedächtnisses
Ampulle: bauchiges Gefäß
Amputation: Abtragung, Absetzung eines Gliedes
Amylum: Stärkemehl
Anämie: Blutleere, Blutarmut

Anästhesie: Empfindungslosigkeit
Analog: entsprechend
Analyse: chemische Untersuchung
Anamnese: Krankheitsvorgeschichte
Anaphylaxie: Überempfindlichkeit gegen bestimmte Reize
Anatomie: Lehre vom Bau des Körpers
Aneurysma: Erweiterung einer Arterie
Angina: Halsentzündung
Animalisch: tierisch
Ankylose: Gelenkversteifung
Anode: die positive Elektrode, durch die der elektrische Strom in den Körper eintritt
Anomalie: Unregelmäßigkeit
Anorganisch: unbelebt
Antidot: Gegenmittel
Antisepsis: Wundbehandlung mit keimtötenden Mitteln
Antiseptisch: keimtötend
Antitoxin: Schutzstoff gegen Bakteriengift (Toxin)
Anurie: Versiegen der Harnabsonderung
Aorta: große Körperschlagader
Apathie: Teilnahmslosigkeit (apathisch)
Aphasie: teilweiser oder vollkommener Verlust der Sprache
Aphonie: Stimmlosigkeit
Aphthen: Ausschlag im Munde
Apnoe: Atemstillstand
Apoplexie: Schlaganfall
Appendizitis: Entzündung des Wurmfortsatzes
Approbation: Bestallung
Aqua: Wasser
Argentum nitricum: Höllenstein
Aroma: Duft
Arterie: Schlagader
Arteriosklerose: Schlagaderverkalkung
Arthritis: Gelenkentzündung
Asepsis: Fäulnislosigkeit, Keimfreiheit
Aseptisch: fäulnislos, keimfrei
Askaris: Spulwurm
Asphyxie: Scheintod
Aspiration: Ansaugung
Aspirieren: ansaugen

Assistenz: Unterstützung, Hilfe
Asthenisch: schwächlich
Asthma: anfallsweise auftretende Atemnot
Aszites: Bauchwassersucht
Atherom: Grützbeutel
Athletisch: schlank-kräftig
Atmosphäre: Luft
Atonie: Erschlaffung
Atrophie: Schwund
Atropin: wirksamer Bestandteil der Tollkirsche
Atypisch: von der Regel abweichend
Aura: Vorboten, Vorahnung
Auskultation: Untersuchung durch Behorchen
Autopsie: Leichenöffnung

Bakterien: Spaltpilze
Bandage: Verband
Bandagieren: verbinden
Barometer: Apparat zur Messung des Luftdrucks
Basis: Grundlage, Grundfläche
Bazillus: stäbchenförmiger Spaltpilz
Beeftea: Kraftbrühe, starke Fleischbrühe
Belladonna: Tollkirsche, starkes Gift
Biologisch: lebenskundlich
Blennorrhöe: schleimig-eitrige Entzündung von Schleimhäuten (insbesondere der Augenbindehaut)
Bougie: Instrument zur Dehnung enger Kanäle
Bronchitis: Bronchialkatarrh
Bubo: Leistendrüsenschwellung
Bursitis: Schleimbeutelentzündung

Callus: Verdickung eines Knochens bei der Heilung einer Bruchstelle
Calomel: Quecksilbersalz
Camera obscura: Dunkelkammer
Canthariden: spanische Fliegen
Capillaren: Haargefäße
Caverne: Höhle
Cellulose: Holzstoff
Centrifuge: Schleuderapparat
Cerebrospinalflüssigkeit: Hirnwasser
Cerebrospinalmeningitis: Genickstarre
Chaiselongue: Ruhebett
Charakteristisch: kennzeichnend
Charpie: zerfaserte Leinewand
Chemie: die Lehre von der Zusammensetzung der Stoffe
Chinin: ein Fiebermittel
Chirurgie: Wundarzneikunst

Chloral: ein Schlafmittel
Chlorose: Bleichsucht
Cholera: Brechdurchfall
— asiatica: asiatischer Brechdurchfall
— nostras: einheimischer Brechdurchfall
Chorea: Veitstanz
Chromosomen: Kernschleifen
Chronisch: langsam
Chylus: milchig-trüber Inhalt der Darmlymphgefäße
Circulation: Kreislauf
Circumscript: umschrieben, begrenzt
Climakterium: Wechseljahre
Coagulation: Gerinnung
Collateral: seitlich verlaufend
Colon: Dickdarm
Compensation: Ausgleich
Cyanose: Blausucht
Cyste: abgesackter Hohlraum
Cysticercus: Finne
Cystitis: Harnblasenentzündung

Defekt: Fehlen eines Teils
Definitiv: endgültig
Dekokt: Abkochung
Dekubitus: Durchliegen
Delirien: Aufregungszustand mit Bewußtseinstrübung, Irrereden
Delirium tremens: Säuferwahnsinn
Demarkation: Abgrenzung
Depression: Niedergeschlagenheit
Dermatologie: Lehre von den Hautkrankheiten
Desinfektion: Entwesung, Keimabtötung
Diabetes: Zuckerharnruhr
Diagnose: Krankheitserkennung
Diaphorese: Schwitzen
Diaphoretisch: schweißtreibend
Diaphragma: Zwerchfell
Diarrhöe: Durchfall
Diastole: Erweiterung des Herzens nach der Zusammenziehung
Diathermie: Durchwärmung von Körperteilen mittels Elektrizität
Diät: Kost
Differenz: Unterschied
Diffizil: schwierig
Diffus: ausgebreitet
Dilatation: Erweiterung
Diluieren: verdünnen
Dimension: Ausdehnung
Diskret: verschwiegen, vereinzelt
Dislokation: Verlagerung
Dispensieren: abteilen
Disposition: Anlage

Dissonanz: Mißklang
Distorsion: Verstauchung
Disziplin: Zucht, auch Unterrichtsstoff
Diurese: Harnabsonderung
Diuretisch: harntreibend
Dominant: überdeckend, beherrschend
Dorsal: zum Rücken gelegen
Dragée: zuckerüberzogene Arzneiform
Drainage: Ableiten von Flüssigkeiten mittels Drains
Drains: Röhren aus Gummi oder Glas mit durchlöcherten Wänden
Duodenum: Zwölffingerdarm
Dynamometer: Kraftmesser
Dysenterie: Ruhr
Dyspepsie: Verdauungsstörung
Dyspnoe: Atemnot
Dystrophie: Entwicklungsstörung

Echinokokkus: Hundebandwurm — Finne
Ekchymose: Blutaustritt unter der Haut
Eklampsie: Krämpfe der Gebärenden
Ekzem: Ausschlag
Elektrisieren: mit dem elektrischen Strom behandeln
Elektrode: Teil der elektrischen Apparate, der auf die zu elektrisierende Stelle gesetzt wird
Embolie: Schlagaderverstopfung
Embryo: Frucht im Mutterleib bis zweitem Monat
Emphysem: Lungenblähung
Empyem: Eiteransammlung, besonders in der Brusthöhle
Emulsion: Flüssigkeit, die nichtlösliche Stoffe in feinster Verteilung enthält
Endemie: örtliche Seuche
Endokarditis: Entzündung der Herzinnenhaut
Enteritis: Darmentzündung
Enzephalitis: Gehirnentzündung
Epidemie: verbreitete Seuche
Epidermis: Oberhaut
Epigastrium: Oberbauchgegend
Epiglottis: Kehldeckel
Epilepsie: Fallsucht
Epistaxis: Nasenbluten
Erosion: Abschürfung
Erysipel: Rose
Erythem: Rötung
Erythrozyten: rote Blutkörperchen
Essenz: Pflanzenauszug (spirituöser)
Etikett: Schild
Eustachische Röhre: Ohrtrompete

Exanthem: Ausschlag
Exanthematischer Typhus: Fleckfieber
Exartikulation: Gliedauslösung aus einem Gelenk
Exitus: Ausgang
— letalis: Tod
Exkoriation: Hautabschürfung
Exophthalmus: Vortreten der Augäpfel
Exostose: Knochenauswuchs
Expektoration: Expektorieren, Auswerfen des Luftröhrenschleimes
Exspiration: Ausatmung
Exstirpation: Ausrottung
Exsudat: Ausschwitzung
Extension: Zug
Extern: äußerlich
Extrakt: Auszug
Extrauteringravidität: Schwangerschaft außerhalb der Gebärmutter
Extrem: am Ende, äußerst
Extremitäten: Gliedmaßen
Exzitation: Erregung

Fango: Badeschlamm, Moorerde
Faradisieren: Elektrisieren mit unterbrochenem Strom
Faszie: Muskelhaut
Favus: Grind
Ferrum: Eisen
Fetus: Frucht im Mutterleibe vom dritten Monat ab
Fibrin: Blutfaserstoff
Fibrom: Bindegewebsgeschwulst
Filtrieren: Durchseihen
Fissur: Spalt, Riß
Flatulenz: Blähungen
Flatus: Wind
Flexur: Krümmung
Fluktuation: Flüssigkeitsbewegung in geschlossenen Räumen, z. B. in Abszessen (schwappen)
Fragment: Bruchstück
Fraktur: Knochenbruch
Friktion: Reibung
Frontal: nach der Stirn zu gerichtet, Stirnseite
Frottieren: Abreiben
Funktion: Verrichtung
Furunkel: eitriger Hautabszess

Gallerte: siehe Gelee
Galvanisieren: Elektrisieren mit konstantem Strom
Galvanokaustik: Brennen mit dem galvanischen Strom

23*

Ganglion: Nervenknoten — Überbein
Gangrän: Brand
Gastrisch: zum Magen gehörig, von ihm ausgehend
Gastritis: Magenentzündung
Gastroenteritis: Magendarmentzündung
Gelatine: Leimsubstanz
Gelatinekapseln: Arzneikapseln aus Leimsubstanz
Gelee: erstarrter Frucht- oder Fleischsaft
Generation: Geschlechterfolge in der Familie
Genitalien: Geschlechtsorgane
Globus: Kugel
Glottis: Stimmritze
Graduiert: mit Maßstrichen versehen
Granula: Körnchen
Granulation: Fleischwärzchenbildung
Granulose: Körnerkrankheit (ägyptische Augenentzündung)
Gravidität: Schwangerschaft
Gynäkologie: Lehre von den Frauenkrankheiten

Hämatemesis: Blutbrechen
Hämatom: Blutaustritt, -ansammlung außerhalb der Gefäße
Hämaturie: Blutharnen
Hämoglobin: Blutfarbstoff
Hämoglobinometer: Apparat zur Bestimmung des Blutfarbstoffes
Hämoptoe: Bluthusten
Hämorrhagie: Blutung
Hämorrhoiden: Blutadererweiterung am Mastdarm
Harmonie: Zusammenklang
Harnzylinder: zylindrische Gebilde im Harn, die in den Nierenkanälchen bei Nierenkrankheiten entstehen
Hemiplegie: Schlaganfall mit halbseitiger Lähmung
Heredität: Erblichkeit
Hermetisch: luftdicht
Hernie: Bruch
Herniotomie: Bruchschnitt
Herpes: Bläschenausschlag
Hilus: Lungenpforte
Homolog: übereinstimmend
Hydrargyrum: Quecksilber
Hydrocele: Wasserbruch
Hydrocephalus: Wasserkopf
Hydrops: Wassersucht
Hydrotherapie: Wasserheilkunst
Hygiene: Gesundheitslehre
Hygroskopisch: Wasser anziehend
Hyperämie: Blutüberfülle
Hyperästhesie: Überempfindlichkeit
Hypertrophie: übermäßige Vergrößerung
Hypochondrie: traurige Verstimmung
Hypogastrium: Unterbauchgegend
Hypophyse: Hirnanhang

Idiot: Schwachsinniger
Ikterus: Gelbsucht
Ileus: Darmverschluß
Illusion: Sinnestäuschung
Imbezill: schwachsinnig
Immunität: Unempfindlichkeit für Ansteckungen
Imprägnieren: Tränken von Stoffen mit Lösungen
Inanition: Entkräftung durch Nahrungsenthaltung
Index: Anzeiger
Indifferent: belanglos, gleichgültig
Indikation: Anzeige
Induktionsstrom: unterbrochener elektrischer Strom = Faradischer Strom
Induration: Verhärtung
Infektion: Ansteckung
Infektionskrankheiten: durch Krankheitskeime entstandene Krankheiten
Infiltration: Durchtränkung
Influenza: Grippe
Infraktion: unvollkommener Knochenbruch
Infus: Aufguß
Infusion: Einguß, Einlauf
Inhalation: Einatmung
Inhalieren: Einatmen
Injektion: Einspritzung
Inkubation: Entwicklung der Ansteckung im Körper
Inspektion: Besichtigung
Inspiration: Einatmung
Insuffizienz: ungenügende Verrichtung
Intensität: Stärke
Interkurrent: zwischenfallend
Intermediär: dazwischenliegend
Intermission: Unterbrechung (siehe Remission)
Intermittens: Wechselfieber
Intern: innerlich
Intervall: Zwischenraum
Intoxikation: Vergiftung
Iris: Regenbogenhaut
Irregulär: unregelmäßig
Irrigation: Berieselung

Irrigator: Spülkanne
Ischias: Hüftweh
Ischurie: Harnzwang, Harnverhaltung der Blase
Isolierung: Absonderung

Kachexie: Kräfteverfall
Kalorie: Wärmeeinheit
Kanalisation: Abwässerleitung
Kanüle: Ansatz für Spritzen
Kapillaren: Haargefäße
Karbunkel: ausgebreitetes Blutgeschwür
Kardialgie: Magenkrampf
Karies: Knochenfraß, Zahnerkrankung
Karzinom: Krebs
Kastration: Entmannung
Katalepsie, Katatonie: Starrsucht
Kataplasma: Breiumschlag
Katarakt: Star
Katarrh: Schleimfluß
Katgut: Fäden aus Darmgespinst zu Unterbindungen
Katheder: erhöhter Sitz
Katheter: Röhrchen zum Ablassen des Harns aus der Blase
Kaustisch: ätzend
Klysma (Klystier): Darmeinspritzung
Kokkus: kugelförmiger Spaltpilz
Kolik: Darmschmerz
Kollaps: Kräfteverfall
Kollodium: Klebäther
Kolorit: Färbung
Koma: schwere Bewußtlosigkeit
Komplikation: Begleitkrankheit
Kompliziert: zusammengesetzt
Kompressen: mehrfach zusammengelegte Stücke Zeug
Komprimieren: zusammendrücken
Kondensieren: eindicken
Kondylus: Gelenkknorren
Kongenital: angeboren
Kongestion: Blutandrang
Konkav: hohl
Konkrement: Niederschlag
Konsequent: folgerichtig
Konservieren: erhalten
Konsistent: fest
Konstant: anhaltend, ununterbrochen
Konstitution: Gesamtbild des Menschen
Kontinuierlich: andauernd
Kontraextension: Gegenzug
Kontraindikation: Gegenanzeige
Kontraktur: narbige Zusammenziehung, Gelenkversteifung in Beugestellung

Kontusion: Quetschung
Konvex: gewölbt
Konvulsion: Krampf
Konvulsivisch: krampfartig
Krepitation: Knarren, Krachen, Reiben
Kretin: Schwachsinniger Zwerg mit Schilddrüsenstörung
Krisis: plötzlicher Fieberabfall
Krystall: regelmäßige Erstarrungsform von Salzen aus Lösungen
Kurve: krumme Linie
Kyphose: Verkrümmung der Wirbelsäule nach hinten, Wirbelbuckel

Labial: zur Lippe gehörend
Laktation: Periode des Stillens
Lanolin: Wollfett
Laryngitis: Kehlkopfentzündung
Laryngoskopie: innere Kehlkopfbesichtigung mit Spiegel
Läsion: Verletzung
Lateral: seitlich
Latwerge: Arzneimus
Leptosom: schmalwüchsig
Letal: tödlich
Lethargie: Schlafsucht
Leukozyten: weiße Blutkörperchen
Ligament: Band
Ligatur: Unterbindung
Liniment: Einreibung
Lipom: Fettgeschwulst
Lokal: örtlich
Lumbago: Lendenweh, Hexenschuß
Lumbalpunktion: Einstich in den Rückenmarkkanal zur Entnahme von Cerebrospinalflüssigkeit
Lupus: fressende Flechte, Hauttuberkulose
Luxation: Verrenkung
Lymphangitis: Lymphgefäßentzündung
Lymphe: Gewebssaft, Flüssigkeit zum Impfen
Lysis: langsamer Fieberabfall
Lyssa: Hundswut, Tollwut

Malaria: Wechselfieber
Mamma: weibliche Brustdrüse
Mamilla: Brustwarze
Manie: Form von Geisteskrankheit
Manometer: Druckmesser
Manuell: mit der Hand verrichtet
Marasmus: Erschöpfung
Massage: Knetung
Massieren: kneten
Mastitis: Brustdrüsenentzündung

Materie: Stoff
Mazeration: Erweichung
Medikament: Arznei
Medikamentös: arzneilich
Melancholie: Schwermut
Membran: Haut
Meningitis: Hirnhautentzündung
Meniskus: Knorpelscheibe im Knie
Menses, Menstruation: monatliche Regel
Mesenterium: Gekröse
Meteorismus: Auftreibung des Leibes mit Luft (Gasen)
Migräne: halbseitiger Kopfschmerz
Mikroorganismen: kleinste Lebewesen
Mikroskop: Instrument zur Vergrößerung
Miosis: Verengerung der Pupille
Miserere: Kotbrechen b. Darmverschluß
Mitella: Armtragetuch
Mixtur: Mischung
Morbilli: Masern
Moskito: tropische Stechmücke
Motorisch: auf Bewegung bezüglich
Myalgie: Muskelschmerz
Mydriasis: Erweiterung der Pupille
Myom: Muskelfasergeschwulst
Myopie: Kurzsichtigkeit

Naevus: Muttermal
Narkose: Betäubung
Narkotikum: Betäubungsmittel
Narkotisch: betäubend
Nekrose: Gewebstod
Neuralgie: Nervenschmerz
Neurasthenie: Nervenschwäche
Neurom: Nervengeschwulst
Neuritis: Nervenentzündung
Norm: Regel, einheitliche Vorschrift

Obduktion: Leichenöffnung
Oblaten: dünne Blätter aus Mehlteig zum Einhüllen von Arzneien
Obliteration: Verödung, Zuwachsen
Obstipation (Obstruktion): Verstopfung
Ödem: wassersüchtige Schwellung
Oesophagus: Speiseröhre
Ophthalmologie: Lehre vom Auge und seinen Erkrankungen
Opium: eingedickter Mohnsaft
Opodeldoc: Seifen-Kampferspiritus zum Einreiben
Ordination: Verordnung
Organ: Werkzeug, Körperteil
Orthopädie: Lehre von den Form- und Funktionsstörungen des Haltungs- und Bewegungsapparates

Osteom: Knochengeschwulst
Osteosarkom: Knochenkrebs
Ostitis: Knochenentzündung
Otiatrie: Ohrenheilkunde
Otitis: Ohrenentzündung
Otorrhöe: Ohrenfluß
Otoskop: Ohrenspiegel
Ovarium: Eierstock
Oxyuris: Madenwurm

Paediatrie: Kinderheilkunde
Palpitation: Herzklopfen
Pankreas: Bauchspeicheldrüse
Paquelin: ein Brennapparat nach Paquelin
Paralyse: Lähmung, Erweichung
Parasiten: Schmarotzer
Parazentese: Einstich
Parese: teilweise Lähmung
Parotitis: Ohrspeicheldrüsenentzündung, Mumps
Parulis: Zahngeschwür
Passive Bewegungen: Bewegung mit fremder Hilfe
Pasta: dicke Salbe
Pastillen: Arzneiplätzchen
Patella: Kniescheibe
Patellarreflex: Kniesehnenreflex
Pathologie: Krankheitslehre (pathologisch: krankhaft)
Pediculi: Läuse
Pelotte: Druckballen
Pemphigus: blasiger Ausschlag
Pepsin: Hauptbestandteil des Magensaftes
Pepton: lösliches Eiweiß, ein Abbauprodukt
Perforation: Durchbohrung, Durchbruch
Periost: Knochenhaut
Periostitis: Entzündung der Knochenhaut
Peripher: im Umkreise, nach dem Ende zu gelegen
Peristaltik: Darmbewegung
Peritoneum: Bauchfell
Peritonitis: Bauchfellentzündung
Perityphlitis: Blinddarmentzündung
Perkussion: Untersuchung durch Beklopfen
Perniziös: bösartig
Pessar: Ring zum Einlegen in die Scheide
Petechien: Hautblutungen
Phagozyten: Freßzellen
Phantasie: Einbildungskraft

Fremdwörterverzeichnis. 359

Phantasieren: Irrereden
Pharmakopöe: Arzneibuch
Pharmazie: Arzneikunde
Pharyngitis: Rachenkatarrh
Pharynx: Rachen
Phlebitis: Venenentzündung
Phlegmone: Zellgewebsentzündung
Phthisis: Schwindsucht
Physik: Lehre von den Naturkräften
Physiologie: Lehre von den Lebensvorgängen
Pigment: Farbstoff
Pinzette: Zängelchen
Pipette: Tropfenzähler, Glasrohr zum Messen
Plastische Operation: Wiederersatz von Teilen
Plazenta: Mutterkuchen
Plethora: Vollblütigkeit
Pleuritis: Brustfellentzündung
Plombieren: das Ausfüllen hohler Zähne
Pneumonie: Lungenentzündung
Pneumothorax: Ansammlung von Luft (Gas) im Brustfellraum
Podagra: Fußgicht
Polyp: gestielte Geschwulst
Poren: feine Öffnungen
Portio: Teil, meist p. vaginalis: Muttermund
Positiv: bestimmt bejahend
Präparieren: vorbereiten
Prima intentio: Wundheilung durch erste Verklebung
Primär: anfänglich
Prinzip: Grundsatz
Prodrom: Vorläufer
Produkt: Ergebnis
Prognose: Vorhersage
Progressiv: fortschreitend
Prolaps: Vorfall
Pronieren: nach innen drehen
Prophylaxe: Verhütung, Vorbeugung
Proportion: Verhältnis
Protozoen: kleine tierische Lebewesen
Prozeß: Vorgang
Pseudarthrose: falsches Gelenk
Psoriasis: Schuppenflechte
Psychiatrie: Irrenheilkunde
Psychologie: Seelenkunde
Ptosis: Herabsinken des oberen Augenlides
Puerperalfieber: Wochenbettfieber
Pulmo: Lunge
Pulmonal: zur Lunge gehörig
Punktion: Einstich

Pupille: Sehloch
Purgativ: Abführmittel
Purpura: Blutfleckenkrankheit
Purulent: eitrig
Pustel: Eiterblase
Pyämie: Eiterfieber
Pyknisch: rundwüchsig
Pylorus: Magenpförtner

Qualität: Eigenschaft
Quantität: Menge
Quarantäne: Absperrung bei Seuchengefahr

Radikal: gründlich
Radius: Speiche
Reagenzien: chemische Prüfungsmittel
Reaktion: Reizwirkung
Redressement: Wiedereinrichtung
Reflektor: Scheinwerfer
Reflex: unwillkürliche Reizbeantwortung
Rekonvaleszenz: Genesung
Rekurrens: Rückfallfieber
Rektum: Mastdarm
Remission: Nachlaß
Renversé: Bindenumschlag
Resektion: Knochenaussägung
Resorbieren: aufsaugen
Respiration: Atmung
Respirator: Atmungsmaske
Retention: Verhaltung
Retraktion: Verkürzung, Schrumpfung
Retroflexio: Rückwärtsbeugung
Retroversio: Rückwärtslagerung
Revakzination: Wiederimpfung
Rezessiv: überdeckbar
Rezidiv: Rückfall
Rhachitis: Englische Krankheit
Rhythmus: taktmäßige Bewegung
Roseola: kleine rötliche Fleckchen
Rotation: Drehung
Rubeola: Röteln
Rudimentär: verkümmert
Ruptur: Zerreißung

Sacharin: ein Süßstoff
Sakral: am Kreuzbein
Salep: Pflanzenschleim
Salinisch: salzig
Salivation: Speichelfluß
Sanguis: Blut
Sanitär: die Gesundheit betreffend
Scarlatina: Scharlach
Schema: Muster

Schock: Erschütterung, Stoß, Schlag
Segment: Abschnitt
Sektion: Leicheneröffnung
Sekundär: im späteren Verlauf
Sekundärnaht: Spätnaht
Senil: greisenhaft
Sensibel: empfindlich
Sepsis: Fäulnis
Septum: Scheidewand
Sequester: abgestorbenes Knochenstück
Serum: Blutwasser
Sezieren: Leicheneröffnen
Signatur: Bezeichnung
Simplex: einfach
Simulation: Krankheitsvortäuschung
Sinapismen: Senfteige
Sinus: Bucht (Hirnblutleiter)
Skabies: Krätze
Skala: Gradeinteilung
Skalpell: Messer
Skelet: Knochengerüst
Sklera: weiße Haut des Auges
Sklerose: Verhärtung
Skoliose: seitliche Wirbelsäulenverkrümmung
Solitär: vereinzelt
Solutio: Lösung
Somnolenz: Schlafsucht
Soor: Schwämmchen
Sopor: tiefer Schlafzustand
Soxhlet: Apparat, um Milch keimfrei zu machen nach Soxhlet
Spasmus: Krampfzustand
Spezies: Teegemisch
Spezifisch: eigentümlich
Spekulum: Spiegel
Sperma: Samen
Sphinkter: Schließmuskel
Sphygmograph: ein Instrument zum Aufzeichnen des Pulses
Spica: Kornähre (ein Verband)
Spina: Dorn
Spinalis: zur Wirbelsäule bzw. zum Rückenmark gehörig
Spiraltour: Hobelspangang bei Binden
Spirillen, Spirochäten: gewundene Krankheitserreger
Spiritus: Alkohol, Weingeist
Spondylitis: Wirbelentzündung
Spongiös: schwammig
Spontan: freiwillig
Sporadisch: vereinzelt
Spray: Zerstäuber von Flüssigkeiten
Sputum: Auswurf
Stadium: Zeitraum

Statistik: zahlenmäßige Darstellung
Status: Zustand
Stenose: Verengerung
Steril: keimfrei, unfruchtbar
Sterilisieren: keimfrei machen, unfruchtbar machen
Sterilität: Unfruchtbarkeit
Stethoskop: Hörrohr des Arztes
Stomatitis: Mundentzündung
Strabismus: Schielen
Striktur: Verengerung
Struma: Kropf
Styptisch: blutstillend
Subkutan: unter der Haut
Sublimat: ein Quecksilbersalz
Subluxation: unvollständige Verrenkung
Substanz: Stoff
Subtil: schwierig, fein
Sudamina: Schweißfriesel
Suppositorien: Stuhlzäpfchen
Suspendieren: aufhängen
Suspensorium: Tragverband
Symmetrie: Ebenmaß
Symphyse: Schoßfuge
Symptom: Zeichen
Synovia: Gelenkschmiere
Systole: Herzzusammenziehung

Tabes: Rückenmarkschwindsucht
Tabletten: Arzneitäfelchen
Taenia: Bandwurm
Tampon: kleine Bälle aus Watte oder Mull
Tamponade: Ausstopfung mit Tampons
Temperatur: Wärme
Temperieren: mildern
Temporär: zeitweilig
Tenesmus: Zwang, meist Stuhlzwang
Tenotomie: Sehnendurchschneidung
Testudo: Schildkröte (ein Verband)
Tetanus: Starrkrampf
Thermokauter: Brennapparat
Thermometer: Wärmemesser
Thermophor: Wärmeträger
Thorax: Brustkorb
Thrombus: festhaftendes Gerinnsel in einem Blutgefäß
Thymus: innere Brustdrüse
Tinktur: spirituöse Arzneilösung
Tonsillitis: Mandelentzündung
Tonus: Spannung
Torpid: schlaff
Touchieren: berühren, untersuchen, ätzen

Fremdwörterverzeichnis.

Toxin: Giftstoff
Tracheotomie: Luftröhrenschnitt
Trachom: Körnerkrankheit, ägyptische Augenkrankheit
Transfusion: Überleitung von Flüssigkeiten oder Blut
Transpirieren: schwitzen
Transplantation: Überpflanzung
Trauma: äußere Gewalteinwirkung
Trepanation: Anbohren eines Knochens
Trichinose: Trichinenkrankheit
Trismus: Kinnbackenkrampf
Troikart: Rohr mit scharfem Stilet darin
Tuberkel: Knötchen
Tuberkulin: Präparat aus Tuberkelbazillen
Tuberkulosis: tuberkulöse Erkrankung
Tumor: Geschwulst
Typus: Art, Muster

Ulzeration, Ulkus: Geschwür
Unguentum: Salbe
Urämie: Harnstoffvergiftung durch verminderte Harnausscheidung
Ureter: Harnleiter
Urethra: Harnröhre
Urin: Harn
Urinal: Harnsammler
Urogenitalsystem: Harn- und Geschlechtsorgane
Urticaria: Nesselfieber
Uterus: Gebärmutter

Vaccine: Impfstoff
Varicen: Krampfadern
Varicellen: Windpocken
Varicocele: Krampfaderbruch
Variola: Blattern, Pocken
Variolois: leichtere Form der Blattern
Vaseline: ein Salbenstoff aus Petroleumrückständen
Vegetabilien: Pflanzen, Pflanzenprodukte
Venen: Blutadern
Venös: aus Blutadern stammend
Ventil: stellbare Öffnung, Luftklappe
Ventilation: Lüftung
Ventrikel: Herzkammer
Vibrieren: Zittern
Virulenz: Giftigkeit
Virus: unsichtbarer Ansteckungsstoff
Vital: lebenswichtig
Volt: Maß für die elektrische Stromspannung
Volumen: Rauminhalt

Watt (Kilowatt): Maß für Elektrizitätsverbrauch

Zelluloid: Zellhorn
Zellulose: Zellstoff, Pflanzengewebe
Zentral: dem Mittelpunkt zu gelegen
Zirkel: ein Meßgerät
Zirkeltour: Kreisgang bei Binden
Zoster: Gürtel (Gürtelrose: Herpes zoster)

Sachverzeichnis.

Abführmittel 313.
Abkochungen 220.
Abmagerung 126, 127, 137.
Abnabelung 320.
Abortdesinfektion 18,284.
Abreibungen 224, 227.
Abschnürbinde 264.
Abstillen 328.
Abszeß 249.
Achillessehne 37.
Achselhöhle 62, 91.
Achsellinie 92.
Adamsapfel 90.
Addisonsche Krankheit 126.
Aderhaut 81.
Adern 55.
Aderverkalkung 128, 130.
Adrenalin 128.
Äther 244.
Ätzkalk 284.
After 45.
Aftermessung 102.
Agglutinationsproben 157, 162.
Akromegalie 127.
Aktinomykose 163.
Albumin 53.
Alkalysol 283.
Alkohol 284.
Alkoholismus 133.
Alkoholverband 228, 253.
Allergie 94.
Allgemeininfektion 249.
Aminosäuren 20, 40, 44.
Amme 328.
Ammoniak 109.
Amnion 66.
Ampulle 223.
Anämie 134.
—, perniciöse 135, 168, 170.
Analgesie 245.
Anamnese 99.
Anaphylaxie 94.

Anatomie 24.
Angina 115, 123, 133, 145, 152, 153.
Angina pectoris 130.
Anopheles 161.
Anpassungsfähigkeit 93.
Ansteckung 138.
Antisepsis 240.
Anzeigepflicht 347, 349.
Aorta 86.
Apoplexie 134.
Appendizitis 124.
Appetit 123, 177, 188, 213.
Arbeitszeit 13.
Arm 31.
Armbad 235.
Armtragetuch 260.
Aromastoffe 177.
Arterien s. Schlagadern
Arzneimittel 217.
Ascaris lumbricoides 168.
Ascites 124, 129, 133.
Asepsis 240.
Askorbinsäure 176.
Asphyxie 246.
Assimilation 39.
Asthma bronchiale 94, 106, 131.
Atemmuskeln 52.
Atemmuskellähmung 155.
Atemnot 106, 129, 130, 132.
Atemstörungen, Frühgeburt 339.
Atemzentrum 52, 155.
Atmung 52, 105, 130.
—, Cheyne-Stokesche 106.
—, künstliche 279.
— bei Narkose 246.
Atmungsorgane 48.
—stillstand 246, 303.
Atropinvergiftung 278.
Aufgüsse 220.
Aufstoßen 123.
Auge 80, 121.

Augenbindehautentzündung 121, 155, 159, 165, 320, 341.
Augenhintergrund 82.
Augenkrankheit, ägyptische 155.
Augenlider 81.
Augenmuskeln 81.
Augenmuskellähmung 121.
Augenwimpern 82.
Ausatmung 106.
Ausfluß 135, 137, 165.
Auskochen 241, 285.
Ausscheidungen 107.
—, Desinfektion 282, 286.
Ausscheidungsorgane 47.
Auswurf 106, 131, 132, 150, 163, 267.
—, Desinfektion 282, 286.
Autoklav 242, 286.
Avitaminosen 175.
Azetessigsäure 197.
Azeton 128, 197.
—probe 111.

Bad, Neugeborenes 320.
—, Säugling 334.
Bäder 5, 208, 224, 232.
Bakterien 138, 142.
—, Schutzstoffe 142, 157.
Bandwurm 168.
Bangsche Krankheit 162.
Basedowsche Krankheit 79, 122, 125, 178.
Bauchfell 46, 87.
—entzündung 124, 318.
Bauchhöhle 87, 90.
Bauchhöhlenerguß 124, 129, 133.
Bauchpresse 37, 38.
Bauchschlagader 57, 87.
Bauchspeicheldrüse 44, 45, 79, 87, 126, 128.
Bauchspeicheldrüsenentzündung 153.

Sachverzeichnis.

Baustoffwechsel 40.
Bazillen 139.
Bazillendauerausscheider 142, 144, 157, 158.
Bazillenruhr 107, 158.
Bazillenträger 142, 144, 152, 158.
Bechterewsche Krankheit 116.
Becken 31, 87.
Befruchtung 64.
Befund, objektiver 99.
Bein 31.
Beri-Beri 176.
Betäubungsverfahren 244.
Betriebsstoffwechsel 174.
Bewegungsapparat 23.
Bewegungsorgane 24,
Bewußtlosigkeit 112, 120.
Bilirubin 132.
Billrothbatist 201.
Bindegewebe 22.
Bindegewebsgeschwülste 136.
Bindehaut s. Augenbindehaut.
Binden 254.
Bircher-Benner-Müsli 191.
Blässe 113, 134.
Blase s. Harnblase.
Blattgrün 54.
Bleivergiftung 123.
Blinddarm 44.
—entzündung 44.
Blindheit 154, 156.
Blut 52.
Blutadern 55, 131.
Blutaderblutung 263.
Blutarmut 113, 124, 133, 160, 176.
Blutbildung 46, 54.
Blutbrechen 123, 124, 150.
Blutdruck 59, 79, 130, 133, 134, 194.
—messer 104.
Blutdrüsen 79.
Bluterguß 117, 268.
Bluterkrankheit 96, 135.
Blutersatz 265.
Blutfarbstoff 6, 54, 174.
Blutfaserstoff 53.
Blutgefäße 55, 263.

Blutgefäßkrankheiten 130.
Blutgerinnsel 131, 263, 317.
Blutgerinnung 53, 54, 263.
Blutgruppe 54, 265.
Blutkörperchen, rote 54, 133, 162.
—, weiße 53, 100, 142, 248.
Blutkrankheiten 134.
Blutkreislauf 52, 113.
Blutleere, künstliche 264.
Blutplättchen 53, 54.
Blutplasma 53.
Blutsenkungsgeschwindigkeit 55.
Blutserum 53.
Blutstillung 263.
Blutsturz 150.
Blutübertragung 54, 265.
Blutung, After 107, 125.
—, Blutader 263.
—, Darm 107, 137, 156, 158, 268.
—, Gebärmutter 136, 137.
—, Gehirn 267.
—, Gelenk 117.
—, Hämorrhoiden 107, 125, 267.
—, Haut 114.
—, innere 267.
—, Krampfaderknoten 266.
—, Lunge 124, 150, 267.
—, Magen 124, 137, 192, 267.
—, Nase 266.
—, Ohr 267.
—, Speiseröhre 268.
—, Wochenbett 316.
—, Zahn 266.
Blutvergiftung 318, 340.
Blutzellen 53.
Blutzucker 79, 175.
Bogengänge 82, 83.
Borsalbe 208.
Botriocephalus latus s. Fischbandwurm.
Botulismus 158.
Brandbinde 275.
Brandblase 275.
Braunsche Schiene 261.
Breiumschlag 228.
Bronchialasthma 94, 106, 131.

Bronchiektasien 131.
Bronchitis 131, 343.
Bronchopneumonie 131, 148.
Bruch 38.
Brüste, Pflege 321.
Brust 91.
Brustbein 31, 91.
Brustbeinlinie 91.
Brustdrüse, innere s. Thymusdrüse.
Brustentzündung 324.
Brustfell 51.
Brustfellerkrankungen 131.
Brusthöhle 85, 90.
Brustkorb 31, 132.
Brustkrebs 138.
Brustschlagader 57.
Brustwarzen 91, 323.
Brustwarzenhütchen 323.
Brustwarzenlinie 91.
Brustwarzenpflege 321.
Brustwickel 228.
Brustwirbelsäule 26.
Bubonen 164.
Butter 184.

Caporit 284.
Cheyne-Stokesche Atmung 106.
Chloräthyl 245.
Chlorkalk 284.
Chloroform 109, 244.
Cholera 159.
Cholesterin 175.
Chorion 66.
Clorina 285.
Cortisches Organ 83.
Cramersche Drahtschiene 261.
Crepitation 271.
Cushingsche Krankheit 127.
Cystitis 134.

Damm 92.
Dammriß 316.
Dampfbad 226, 229, 230.
Dampfdesinfektionsapparat 285.
Dampfsterilisiergerät 241.
Darm 44.
Darmbein 26.
Darmblähung 133.

24*

Darmblutung 107, 137, 156, 158, 268.
Darmdrüsen 44.
Darmeinlauf 198, 235, 244.
Darmkatarrh 124, 193.
Darmkolik 107, 124.
Darmkrankheiten 123.
Darmkrebs 137.
Darmlähmung 244.
Darmmilzbrand 160.
Darmrohr 237.
Darmträgheit 9, 192, 313.
Darmverschluß 124.
Darmzotten 44.
Dauerausscheider 142, 144, 157, 158.
Dauerbad 234.
Daumen 34.
Deckgewebe 21, 85.
Dekokte 220.
Dekubitus 206.
Delirium 104, 112, 158, 164.
Desinfektion 18, 240, 281, 283.
Desinfektionsanstalt 286.
Desinfektionsmittel 283.
Diabetes insipidus 127.
Diabetes mellitus s. Zuckerharnruhr.
Diät 187.
Diagnose 98.
Diarrhöe s. Durchfall.
Diathese 96.
Diazoprobe 111.
Dickdarm 44, 87.
Dickdarmentzündung 107.
Diphtherie 130, 152, 343, 344.
—, Bazillenträger 152.
— Heilserum 152.
Diplokokken 139, 154.
Dislokation 271.
Disposition 94, 142.
Dornfortsätze 26, 28.
Drahtextension 273.
Drehgelenk 26.
Drosselgrube 90.
Druckverband 263, 265.
Drüsen mit innerer Absonderung 78, 80, 84, 125, 129.
Drüsengewebe 21.
Dünndarm 44, 87.

Dunstverband 228.
Duodenalsonde 198.
Durchfall 107, 124, 156, 158, 192, 193, 342.
Durchliegen 158, 205.
Durst 104, 197, 215, 244.
Dusche 224, 226.
Dysenterie s. Ruhr.
Dyspnoe s. Atemnot.

Echinokokkus 170.
Ehrlichs Reagens 111.
Ei, menschliches 62, 64, 66.
Eier 185, 189.
Eierstock 62, 88, 127, 135.
Eigelenk 26.
Eigenwärme s. Körperwärme.
Eileiter 62, 88, 135.
Einatmung 106.
Eingeweide 90.
Einlauf s. Darmeinlauf.
Einnehmegläser 218.
Einspritzungen 222.
Eintauchspindel 109.
Einträufelung 221.
Eisbeutel 231.
Eisen 20, 54, 134, 174.
Eiserne Lunge 155.
Eiterkörperchen 53.
Eiweiß 20, 38, 39, 40, 44, 52, 173, 174, 178, 185.
Eiweißausscheidung 133, 194.
Eiweißminimum 178.
Eiweißprobe 109.
Eklampsie 120.
Ekzem 94, 114.
Elektrokardiogramm 59.
Elle 34.
Ellenbogengelenk 34.
Embolie 131.
Embryo 66.
Emphysem 132.
Empyem 132.
Endemie 144.
Endokarditis 146, 164.
Energiestoffwechsel 40.
Englische Krankheit 30, 117, 176, 332, 339, 344.
Entfettungskur 196.
Entseuchung 283.
Entzündung 112.
Enzephalitis 148, 154.

Epidemie 144.
Epidermis 84.
Epilepsie 96, 120, 279, 293, 301.
Epiphyse 78.
Epithel 21, 85.
Epithelgeschwülste 136.
Erbanlage 94, 99.
Erbkrankheiten 95, 96, 292.
Erbrechen 123, 133, 158, 159, 192, 342.
Erfrierung 96, 274.
Erguß 124, 129, 132, 233.
Erkältung 96.
Ernährung 96, 173.
—, Frühgeburten 339.
—, künstliche 198.
—, Säugling 327.
—, Wöchnerin 314.
Erreger 138.
Erstickung 152.
Erysipel 250.
Esbachscher Eiweißmesser 110.
Essigsäure 110.
Eustachische Röhre 83.
Excitation 245.
Exsudat s. Erguß.

Familienanamnese 99.
Fangoschlamm 228.
Farbenblindheit 96.
Faserstoffe 177.
Fastenkuren 190, 194.
Fehlgeburt 67, 135, 166.
Fehlingsche Zuckerprobe 111.
Feigwarzen 164, 166.
Felsenbein 82, 88.
Ferse 92.
Fersenbein 31.
Fette 39, 40, 44, 52, 173, 175, 197.
Fettembolie 271.
Fettgeschwülste 136.
Fettsäuren 44, 175.
Fettsucht 96, 127, 128, 129, 178, 195.
Fettverdauung 46.
Fibrin 53.
Fibrinogen 53.
Fieber 100.
Fieberdiät 191.
Fieberthermometer 101.

Sachverzeichnis. 365

Filzläuse 171.
Finger 34, 119.
Fingerverletzungen 251.
Finnen 168.
Fisch 185, 189.
Fischbandwurm 169.
Fistel 115.
Fleckenbeseitigung 352.
Fleckfieber 114, 159, 171.
Fleisch 185, 189.
Fleischbeschau 185.
Fleischvergiftung 158, 183.
Fliegenbekämpfung 18.
Flimmerepithel 50, 62.
Flöhe 171.
Flüssigkeitsersatz 198.
Fontanelle 28, 117, 344.
Formaldehydlösung 285, 289.
Formalin 285, 289.
Fortpflanzung 62.
Fraktur 270.
Franzbranntwein 206.
Frauenmilch 321.
Freizeitgestaltung 13.
Fremdkörper 273.
Frühgeburt 67, 166, 324, 325, 338.
Frühinfiltrat 150.
Furunkel 251.
—, Gehörgang 122.
—, Nase 123.
Fuß 92.
Fußbad 235.
Fußbekleidung 8.
Fußgelenk 31.
Fußgewölbe 8, 31.
Fußübungen 10, 37.
Fußwurzelknochen 31.

Gärprobe 111.
Galle 46.
Gallenblase 46, 87.
Gallenblasenerkrankungen 132.
Gallendiät 193.
Gallenfarbstoff 112, 132.
Gallengang 44, 46.
Gallenstein 107, 133.
Gangrän 132.
Ganzpackung 226.
Ganzwaschung 5.
Gasbrand 250.
Gastritis 124.

Gasvergiftung 277.
Gaumen 42.
Gaumenbogen 42.
Gaumenmandel 42.
Gaumenmandelentzündung 115, 123, 133, 145, 152, 153.
Gaumensegel 42.
Gaumenspalte 119.
Gebärmutter 62, 66, 88, 308.
Gebärmutterentzündung 135, 318.
Gebärmuttergeschwülste 136.
Gebärmutterkrebs 137.
Gebärmutterpolyp 136.
Gebärmuttervorfall 136.
Gebiß 30.
—, künstliches 208.
Geburt 308.
Geburtsgewicht 325.
Gehirn, s. a. Hirn.
— 77, 88.
Gehirnentzündung 148, 154.
Gehirnerkrankungen 120.
Gehirnerschütterung 205.
Gehirnschlag 130, 134, 267.
Gehörgang 83.
Gehörgangsfremdkörper 122, 274.
Gehörgangsfurunkel 122.
Gehörknöchelchen 83.
Gehörorgan 82.
Geisteskrankheiten 96, 290, 319.
Gekröse 45.
Gelatinekapseln 219.
Gelbkörper 64.
Gelbsucht 55, 112, 113, 132, 163.
—, Neugeborenes 326.
Gelenk, falsches 118.
Gelenkblutung 117.
Gelenke 26.
Gelenkerkrankungen 115.
—, deformierende 116.
Gelenkentzündung 115, 165.
Gelenkrheumatismus 98, 115, 116, 130, 164.
Gelenkverrenkung 116, 269.

Gelenkverstauchung 269.
Gemüse 186, 189.
Genickstarre 154.
Genußgifte 96, 187.
Genußmittel 187.
Geruchsinn 42, 84.
Gesäß 92.
Geschlechtskrankheiten 164.
Geschlechtsorgane 62.
Geschmacksinn 42, 84.
Geschmackstoffe 177.
Geschwulstkrankheiten 96, 136.
Gesichtslähmung 121.
Gesichtsschädel 28.
Gesundheitsamt 349.
Getränke 190, 215.
Gewebe 21.
Gewebeatmung 48.
Gewebsflüssigkeit s. Lymphe.
Gewicht, Körper 69.
—, Säugling 325, 326, 327.
—, spezifisches 109, 128.
Gewürze 177.
Gibbus 118.
Gicht 96, 128, 195.
Gießbeckenknorpel 50.
Gift 218, 277.
Gipsverband 261, 272.
Glaskörper 81.
Gleichgewichtsorgan 82.
Gliedmaßen 31.
Globulin 53.
Glomerulonephritis 133.
Glotzauge 122, 125.
Glühlichtkasten 230.
Glycerin 44, 157, 208.
Glykogen 46, 128, 175, 196, 197.
Gonorrhöe 135, 164, 319, 320, 341.
Graafsches Bläschen 62.
Granulationsgewebe 248.
Granulose 155.
Grenzstrang 72, 86.
Grippe 132, 147, 344.
Großhirn 77, 88.
Gruber-Widalsche Blutuntersuchung 157.
Grünholzbruch 270.
Grundumsatz 178.
Gummihandschuhe 242.
Güsse 225.

Haare 84.
Haargefäße 55.
Haarpflege 5.
Hämatemesis 267.
Hämaton 117, 268.
Hämoglobin s. Blutfarbstoff.
Hämophilie 135.
Hämoptoe 267.
Hämorrhoiden 107, 125, 267.
Hakenwurm 168.
Halbmilch 331.
Halluzinationen 293.
Halsdreieck 90.
Halsentzündg. s. Angina.
Halsschlagader 57, 264.
Halswirbelsäule 26.
Hand 34.
Handbad 235.
Handdesinfektion 242, 282, 283.
Handgelenk 34.
Handwurzelknochen 34.
Harn 48, 108, 133.
Harnblase 48, 87.
Harnblasenentzündung 134, 316.
Harnblasenlähmung 108.
Harnblasenscheidenfistel 316.
Harnblasenschwäche 108, 316.
Harnleiter 48, 87.
Harnorgane 47.
Harnorganerkrankungen 133.
Harnreaktion 109.
Harnröhre 48, 63, 65.
Harnröhrenentzündung 134, 164.
Harnsäure 40, 108, 129, 178, 195.
Harnsalze 47, 108, 109.
Harnstoff 40, 47, 178, 193.
Harnuntersuchung 108.
Harnvergiftung 134.
Harnverhaltung 108, 136.
Hasenscharte 119, 325.
Haut 83, 84, 113.
Hautausschlag 114, 166.
—, Säugling 341.
Hautkrankheiten 114.
Hautkrebs 137.
Hautreflexe 121.

Hautschuppung 114, 145, 146.
Hautsterilisation 242.
Hauttuberkulose 151.
Hebamme 308.
Heftpflaster 253.
Heilstättenbehandlung 151.
Heißluftbad 229.
Heißluftsterilisation 242.
Heizkissen 213, 231.
Heizung 17, 200.
Hepatitis 132.
Herpes 114.
Herz 55, 58, 85.
Herzbeutel 59.
Herzdiät 195.
Herzfunktion 58.
Herzinnenhaut 115.
Herzinnenhautentzündung 146, 164, 165.
Herzkammer 58, 86.
Herzklappen 58.
Herzklappenfehler 130, 164, 267.
Herzkrankheiten 129, 195.
Herzkranzgefäße 130.
Herzmuskel 38.
Herzmuskelentzündung 115, 130.
Herzschlag 58, 130.
Herzschwäche 152, 154.
Herzspitzenstoß 59, 104.
Herztod 153.
Herztöne 59.
Herzwassersucht 130.
Heuschnupfen 94.
Hirn s. a. Gehirn.
Hirnanhang 79, 126.
Hirnblutung 267.
Hirnfelder 78.
Hirnhäute 88.
Hirnhalbkugel 77.
Hirnhautentzündung 154.
Hirnhöhlen 77.
Hirnlappen 78.
Hirnnerven 78.
Hirnrinde 77, 78.
Hirnschädel 28.
Hirnstamm 77, 78, 88.
Hirnventrikel 77.
Hirnwindungen 78.
Hitzschlag 275.
Hoden 64.
Hodenentzündung 153.

Hodensack 64.
Hodgkinsche Krankheit 114.
Höllensteinlösung 1·65, 217, 320, 341.
Hohlnadel 222.
Hohlvene 57, 86, 88.
Hohlwarzen 323.
Hormone 40, 52, 79, 178.
Hornhaut 81.
Hornhautgeschwür 121.
Hornhautreflex 121, 246.
Hüfte 92.
Hüftgelenk 31.
Hüftgelenksverrenkung 116, 119.
Hüftmuskeln 37.
Hühnerbrust 117.
Hülsenfrüchte 186, 189, 193.
Hundebandwurm 170.
Husten 106, 131, 148, 150, 152, 343.
Hygiene 4.
Hypophyse 79, 126.
Hysterie 120, 280.

Ideenflucht 295.
Idiotie 294.
Ikterus s. Gelbsucht.
Ileus 124.
Immunisierung 143.
Immunkörper 52.
Impetigo 114.
Impfgesetz 147.
Infektion 138, 140, 251.
Infektionskrankheiten 95, 114, 124, 130, 138, 280.
—, Meldepflicht 347, 349.
Infiltrations-Anästhesie 247.
Influenza 147.
Infus 220.
Infusion 238, 244, 265.
Inhalation 244.
Inhalationsapparat 221.
Injektionen 222.
Inkrete 79.
Inkubationszeit 143.
Instrumentenpflege 241.
Insulin 126, 128, 196.
Iris 81.
Irrenpflege 298.
Irrigator 235.
Isolierung 144, 281.

Sachverzeichnis.   367

Jochbein 28.
Jodtinktur 112, 242.
Jugendirresein 293.

Kälteanwendungen 224.
Kaliko 253.
Kalkarmut 117.
Kalkmilch 284.
Kalksalze 174.
Kalkstoffwechsel 126.
Kallus 118.
Kalorien 177.
Kambrik 253.
Kampferspiritus 206.
Kanüle 152, 222.
Karbolsäure 283.
Karbunkel 160, 251.
Kartoffel 183, 186, 190, 195.
Karzinom s. Krebs.
Kataplasmen 228.
Katgut 242.
Katheterisieren 238, 311.
Katzenleber-Egel 171.
Kauakt 40.
Kehldeckel 42, 50.
Kehlkopf 42, 49, 50.
Kehlkopfdiphtherie 106.
Kehlkopffremdkörper 273.
Keilbein 28, 51.
Keimdrüsen 79, 126, 127.
Keimzellen 62.
Keuchhusten 148, 344.
Kiefergelenk 28.
Kindbettfieber 251, 317.
Kinderlähmung 35, 155.
Kindspech 325.
Kleiderdesinfektion 285, 287.
Kleiderläuse 159, 171.
Kleidung 7.
Kleinhirn 77, 78, 88.
Klima 16.
Klimakterium 97, 127.
Klumpfuß 119.
Klumphand 119.
Klysma 198, 238.
Knäckebrot 186.
Kniegelenk 31, 37.
Kniescheibe 31.
Kniescheibenreflex 121.
Knochen 22, 117.
Knochenbrüche 118, 138, 270.

Knochengerüst 25.
Knochenmark 54.
Knochenmarkentzündung 252.
Knöchel 31.
Knorpel 22.
Kochprobe 109.
Kochsalz 130, 174, 193.
Körnerfrüchte 185.
Körnerkrankheit 155.
Körpergegenden 88.
Körpergewicht 69, 325.
Körpergleichgewicht 83.
Körpergröße 69.
Körperhöhlen 85.
Körperpflege 5, 10.
Körperschlagader 55.
Körpertypen 70.
Körperverletzung, fahrlässige 348.
Körperwachstum 62, 67, 68, 126, 327.
Körperwärme 40, 100.
Kohlehydrate 39, 40, 173, 175, 178, 186, 196.
Kohlensäure 39, 40, 48, 52, 178.
Kohlenstoff 48.
Kokken 139.
Kolik, Darm 107, 124.
—, Galle 133.
—, Nieren 134.
Kollaps 112.
Kollapstemperatur 100.
Kolostrum 321.
Koma diabetikum 128, 197.
Koma uraemicum 134.
Kompressen 227.
Kondylome 164, 166.
Konstitution 70.
Kontaktinfektion 140.
Kontusion 268.
Kovulsionen 120.
Kopf 28.
Kopfgrippe 148.
Kopfläuse 171.
Kopflagerung 205.
Kopfverband 261.
Koplikschen Flecken 145.
Kornährenverband 257.
Kost 187.
Koterbrechen 124.
Krämpfe 120, 279, 344.
Krätze 172.

Krankenbeförderung 210, 216.
Krankenbett 201.
Krankenkost 187.
Krankenlagerung 203.
Krankenpflege 199.
Krankenpflegegesetz 345.
Krankentragen 216.
Krankenversorgung 199.
Krankenwachen 215.
Krankenwäsche 208.
Krankenwartung 202.
Krankenzimmer 16, 199.
Krankenzimmerdesinfektion 288.
Krankenzimmerreinigung 281.
Krankheitsanlagen 94.
Krankheitseinteilung 98.
Krankheitserscheinungen 100.
Krankheitslehre 93.
Krankheitsursachen 95.
Krankheitsverlauf 98.
Krampfadern 7, 131.
Krampfaderblutung 266.
Krampfanfall 279.
Kranzkissen 207.
Krebs 136.
Kresolseifenlösung 283, 311.
Kretinismus 125.
Kreuzbein 26.
Krisis 164.
Kropf 106.
Krummdarm 44.
Künstliche Ernährung 198.
Kugelgelenk 26, 31.
Kuhmilch 184, 329.
Kuhmilchverdünnungen 330.
Kuhpocken 147.
Kurzsichtigkeit 96.
Kyphose 117.

Labferment 184.
Lachgas 244.
Lackmuspapier 109.
Lähmungen 152, 155, 161.
Läuse 159, 160, 171.
Lageempfindung 83.
Lagerung 155, 203.
Lakenbad 233.

Sachverzeichnis.

Langerhanssche Inseln 46, 79, 126.
Laugenverätzung 277.
Lebensmittelvergiftung, bakterielle 158, 183.
Leber 46, 87.
Lebercirrhose 133.
Lebererkrankungen 132.
Lederhaut 81, 84.
Leerdarm 44.
Legalsche Probe 111.
Leibbinde 7, 311.
Leichenflecke 303.
Leichengeruch 304.
Leichenstarre 303.
Leistendrüsenentzündung 166.
Leistenkanal 38.
Leitungsanästhesie 247.
Lende 91.
Lendenwirbelsäule 26.
Leukämie 96, 115, 135.
Lezithin 175.
Lichtbad 229.
Lichtscheu 145.
Liegekur 151.
Linse 81.
Lipoide 40, 175.
Lippen 42.
Lobelin 246.
Lokalanästhesie 244.
Lüftung 200.
Lues s. Syphilis.
Luftbad 6.
Luftembolie 313.
Luftkissen 204, 207.
Luftmangel s. Atemnot.
Luftröhre 49, 86, 106, 131.
Luftröhrenschnitt 152.
Luftverbrauch 52.
Lunge 48, 85.
Lungenabszeß 132.
Lungenatmung 49, 320.
Lungenbläschen 48, 132.
Lungenblutung 124, 150, 267.
Lungenbrand 132.
Lungenembolie 131, 317.
Lungenentzündung 114, 131, 148, 162, 163, 267, 343.
Lungenemphysem 132.
Lungenfell 50, 85.
Lungenkrankheiten 131.

Lungenkrebs 138.
Lungenmilzbrand 160.
Lungenödem 129.
Lungentuberkulose 124, 131, 149, 267.
Lungenwurzel 86.
Lupus 151.
Luxation 269.
Lymphdrüsenentzündung 61, 135, 163, 166, 249.
Lymphdrüsentuberkulose 114.
Lymphe 52, 55, 59, 113, 249.
Lymphgefäße 59.
Lymphgefäßentzündung 249.
Lymphknoten 42, 54, 61, 114.
Lymphogranulomatose 115.
Lymphstauung 113.
Lymphzellen 53, 54.
Lysis 104, 164.
Lysoform 285.
Lysol 283.

Madenwürmer 167.
Magen 42, 87.
Magen-Darmgrippe 148.
Magen-Darmkatarrh 158, 159.
Magenblutung 124, 137, 192, 267.
Magendiät 192.
Mageneingang 42.
Magengeschwür 124, 192, 267.
Magengrube 91.
Magenkrankheiten 123.
Magenkrebs 124, 137, 268.
Magenpförtner 44.
Magenpförtnerkrampf 342.
Magensaft 44, 45, 142, 192.
Magenschleimhautentzündung 124.
Magenspülung 236, 278.
Mahlzeiten 8.
Malaria 161.
Mandel s. Gaumenmandel.
Mandrin 222.

Mangelkrankheiten 175.
Manisch-depressives Irresein 292.
Margarine 175, 185.
Mark, verlängertes 78.
Marknagelung 273.
Masern 114, 132, 145.
Massage 10.
Mastdarm 45, 88.
Mastdarmgonorrhöe 165.
Mastdarmkrebs 107, 125, 137.
Mastdarmscheidenfistel 316.
Mastixlösung 254.
Maul- und Klauenseuche 161.
Maximalthermometer 102.
Mehlabkochungen 331.
Melaena 341.
Meldepflicht 347, 349.
Meningitis s. Hirnhautentzündung.
Menstruation 12, 64, 68, 127, 309.
Mesothorium 306.
Meteorismus 124.
Milch 184, 190, 192, 329.
Milchbrustgang 61.
Milchdrüsen 84, 309, 321.
Milchgebiß 30.
Milchsaft s. Lymphe.
Milchsäure 40, 52.
Milchschorf 342.
Milchstühle 325.
Milchverunreinigung 141, 150, 156, 162.
Miliartuberkulose 151.
Milz 54, 87, 135.
Milzbrand 159, 252.
Mineralstoffe 40, 52, 173, 174, 185, 186, 332.
Minutenthermometer 102.
Mißbildungen 146, 119.
Mitella 260.
Mittelebene 90.
Mittelfußknochen 31.
Mittelhandknochen 34.
Mittelohr 83.
Mittelohrentzündung 122, 146, 343.
Möller-Barlowsche Krankheit 176.

Sachverzeichnis.

Moorpackung 228.
Morphiumlösung 223.
Morphiumvergiftung 278.
Mull 252.
Mullbinden 255.
Mumps 153.
Mundhöhle 42, 119, 123.
Mundmessung 102.
Mundpflege 157, 207.
Mundsperre 246.
Muskeln 34.
Muskelfasern, glatte 38.
Muskelfasern, quergestreifte 34.
Muskelgeschwülste 136.
Muskelgewebe 22.
Muskelkrämpfe 120, 126, 159, 340.
Muskellähmungen 120, 158.
Muskelreflex 121.
Muskelstarre 120.
Muskeltätigkeit 35.
Muskelzuckungen 120.
Mutterband 63.
Mutterkuchen 64, 66, 316.
Muttermund 63.
Myom 136.
Myxödem 125.

Nabel 91.
Nabelbruch 38, 340.
Nabelerkrankungen 340.
Nabelgefäßblutungen 340.
Nabelschnur 320.
Nabelverband 320.
Nachblutung 248.
Nachtschweiß 150.
Nachtwache 215.
Nachwehen 308, 315.
Nackensteifheit 154, 155.
Nägel 84, 85.
Nähreinlauf 198, 238.
Nährstoffe 173.
Nährwert 177.
Nagelpflege 6.
Nahrungsaufbewahrung 183.
Nahrungsmenge 177.
Nahrungszubereitung 182.
Narbengewebe 248.
Narkose 244.

Nase 51, 84, 119, 122.
Nasenbein 28.
Nasenblutung 266.
Nasendiphtherie 344.
Nasenfremdkörper 274.
Nasenfurunkel 123.
Nasenmuscheln 51.
Nasennebenhöhlen 50, 51, 115.
Nasenrachenkatarrh 154.
Nasenspray 157.
Nebenhoden 64.
Nebennieren 79, 87, 126.
Nebennierentuberkulose 126.
Nebenschilddrüsen 79, 126.
Nekrose 249.
Nephrose 134.
Nerven 72, 78.
Nervenentzündung 176.
Nervenknoten 72.
Nervenkrankheiten 96.
Nervenlähmung 265.
Nervensystem 72, 120, 125.
Nervenzellen 22, 72.
Nesselsucht 94, 114.
Netz 45, 47, 87.
Netzhaut 80.
Neuron 72, 74.
Niere 47, 87.
Nierenbecken 47.
Nierenbeckenentzündung 134.
Nierendiät 193.
Nierenentzündung 133, 146, 152.
Nierenkrankheiten 120, 133, 193.
Nierenkrebs 138.
Nierenstein 134.
Nissen 171.
Notverband 248.
Novocain 247.
Nüsse 187.
Nylandersche Zuckerprobe 110.

Oberarmbein 31.
Oberflächenanästhesie 247.
Oberkieferbein 28.
Oberkieferhöhle 51.
Oberschenkelbein 31.

Oblaten 219.
Obst 186, 189.
Obsttag 190, 196.
Ödem 113, 125, 129, 130, 133, 194.
Ohnmacht s. Bewußtlosigkeit.
Ohr 82, 122.
Ohrenschmalz 122.
Ohrpfröpfe 122.
Ohrspeicheldrüse 41, 153.
Ohrspritze 236.
Ohrtrompete 83.
Operationshilfe 242.
Operationsnachbehandlung 243.
Operationssaal 239.
Operationsvorbereitung 243.
Opiatvergiftung 278.
Osteomyelitis 252.
Oxybuttersäure 197.
Oxydation 48, 173.
Oxyuren 167.

Packungen 226.
Palisadenwurm 168.
Panaritium 6, 251.
Papageienkrankheit 162.
Paralyse 293.
Parasiten 167.
Parasympathikus 74, 80.
Paratyphus 157.
Paronychie 251.
Paukenhöhle 83.
Peitschenwurm 168.
Penicillin 252.
Pepsin 44.
Periode s. Menstruation.
Perniciöse Anämie 135, 168, 170.
Pflege, Geisteskrankheiten 290.
—, Krankheiten 199.
—, Säugling 320.
— von Sterbenden 302.
—, Tuberkulose 151.
—, Typhus 157.
Pfortader 46.
Phlegmone 249.
Phosphorsäure 40.
Physiologie 24.
Pillen 220.
Pilzvergiftung 278.
Pipette 219, 221.

Placenta s.Mutterkuchen.
Plattfuß 8.
Pleuraempyem 132.
Pleurahöhle 85.
Pleuritis 132.
Pneumokokkus 163.
Pneumonie s. Lungenentzündung.
Pocken 114, 146.
Pocken-Impfung 147.
Polarisationsapparat 111.
Poliomyelitis epidemica 35, 155.
Polyarthritis 164.
Prießnitzumschlag 228.
Prognose 98.
Protoplasma 20, 38, 40.
Pseudarthrose 118.
Pubertät 97.
Pudern 206, 276, 334.
Puls 59, 104, 130, 309.
Pulver 219.
Pupille 81.
Pupillenreflex 121, 246.
Purpura 114.
Pyämie 250.
Pyelitis 134.

Quark 184.
Quecksilbervergiftung 123.
Querdarm 45, 87.
Quetschung 268.

Rachen 42.
Rachenabstrich 144, 153.
Rachendiphtherie 152.
Rachenring 42, 62.
Rachitis 30, 117, 176, 332, 339, 344.
Radialpuls 104.
Radiumbestrahlung 306.
Raumdesinfektion 288, 289.
Rauschnarkose 245.
Reflexe 77, 121.
Regel s. Menstruation.
Regenbogenhaut 81.
Reifenbahre 203.
Reifezeit 68.
Reizhusten 106.
Reizleitungssystem 58.
Rekonvaleszentenserum 143, 145.
Rekordspritze 222.

Reposition 270, 272.
Resistenz 143, 249.
Rezidiv 98.
Rh-Faktor 55.
Rhagaden 340.
Rheumatismus 94, 115, 164.
Rickettsien 159.
Riechschleimhaut 51.
Riesenwuchs 127.
Rinderbandwurm 169.
Ringknorpel 50.
Rippen 26, 52, 92.
Rippenfell 50, 86.
Rippenfellerguß 129, 132.
Rippenfellvereiterung 132.
Rizinusöl 220.
Röntgenbestrahlung 306.
Röntgenschutzmaßnahmen 306.
Röntgenstrahlen 305.
Röntgenuntersuchung 304.
Röntgenverbrennungen 275.
Röteln 114, 146.
Rohchloramin 285.
Rohkost 179, 187, 191.
Rollhügel 92.
Rosenkranz 344.
Roseolen 156.
Rotlauf 252.
Rotz 161, 252.
Rückenmark 77, 78, 88, 120.
Rückenmarksanästhesie 247.
Rückenmuskeln 37.
Rückfallfieber 160.
Ruhr 107, 158.

Säugling 67.
Säuglingsbeikost 332.
Säuglingsentwickelung 325.
Säuglingsernährung 327.
—, künstliche 329.
Säuglingshautpflege 334.
Säuglingskleidung 334.
Säuglingskrankheiten 339.
Säuglingspflege 320.
Säuglingsschwester 308.
Säureverätzung 277.

Saftfasten 187, 190, 196.
Sagrotan 283.
Salbenverband 253.
Salzsäure 44.
Samen 63, 64.
Samenblasen 65, 88.
Samenfäden 64.
Samenleiter 65.
Sarkom 136.
Sattelgelenk 26.
Sauerstoff 40, 48, 52, 54, 104, 106, 173.
Sauerstoffbombe 221.
Sauerstoffverbrauch 52.
Sauger 329.
Saughütchen 323.
Schädel 28.
Schädelhöhle 88, 90.
Schädelknochen 117.
Schälblasen 341.
Schambein 26.
Schamlippen 63.
Schanker, harter 166.
—, weicher 164.
Scharlach 114, 124, 145.
Scharniergelenk 26, 28, 37.
Scheide 63, 88, 164.
Scheidenerkrankungen 165.
Scheidenspülung 236, 313.
Scheintod 303.
Scheitelbein 28.
Schenkelbruch 38.
Scheuerdesinfektion 288.
Schiefhals 119.
Schielen 121, 154.
Schienbein 31.
Schienenverband 261.
Schilddrüse 79, 125.
Schildkrötenverband 257.
Schizophrenie 292.
Schlacken 40.
Schläfenbein 28.
Schlaf 10, 112.
Schlafmittel 11.
Schlafmittelnarkose 246.
Schlafmittelvergiftung 277.
Schlafsucht 154.
Schlagadern 55, 104, 105, 130.

Sachverzeichnis. 371

Schlagaderblutung 263.
Schlaganfall 130, 134, 267.
Schleimabkochung 331.
Schleimdrüsen 85.
Schleimhaut 42, 44, 48, 50, 51, 85.
Schleuderverband 259.
Schluckakt 42.
Schlüsselbein 31.
Schlüsselbeingruben 91.
Schlüsselbeinlinie 92.
Schlund 42.
Schlußdesinfektion 288, 289.
Schmierinfektion 141, 151.
Schmutzinfektion 151.
Schnecke 82.
Schnellverband 253.
Schnupfen 122, 343.
Schock 271.
Schonkost 189.
Schrumpfniere 108, 134.
Schüttelfrost 101, 162, 317.
Schulterblatt 31.
Schulterblattlinie 91.
Schultergelenk 31.
—, Verrenkung 116.
Schultergürtel 31.
Schuppenflechte 114.
Schutzimpfung 143.
—, Diphtherie 152.
—, Pocken 147.
—, Tollwut 161.
—, Typhus 157.
Schwachsinn 96, 125, 292.
Schwämmchen 342.
Schwangerschaft 64, 66, 120, 127, 134, 135, 166, 308.
Schweigepflicht 346.
Schweinebandwurm 169.
Schweißdrüsen 84.
Schweißfrieseln 342.
Schwellkörper 65.
Schwerhörigkeit 122, 154.
Schwertfortsatz 91.
Schwesterschaften 345.
Schwitzpackung 226, 230.
Sehnen 34.
Sehnenreflexe 121.
Sehnenscheidenentzündung 252.
Sehnerv 81.

Sehorgan 80.
Sehstörungen 158.
Selbstmord 300.
Sepsis 249.
Sesambein 31.
Siebbeinhöhle 51.
Sinnesorgane 80.
Sinnestäuschungen 104, 293, 294.
Sinneszellen 22.
Sippykur 192.
Sitzbad 235.
Sitzbein 31.
Skabies 172.
Skelett 25.
Skoliose 117.
Skorbut 176, 266.
Skrofulose 121.
Sodbrennen 123.
Sonnenbad 6.
Sonnengeflecht 72.
Sonnenstich 275.
Soor 342.
Spaltbildungen 119.
Spaltpilze 138, 140.
Spann 92.
Spasmophilie 120.
Speiche 34.
Speichel 40, 41, 42, 45.
Speicheldrüsen 41, 153.
Speichenschlagader 104.
Speiseröhre 42, 86.
Speiseröhrenkrebs 137.
Spezifisches Harngewicht 109, 128.
Spinalnerven 78.
Spinnwebenhaut 88.
Spirillen 139.
Spirochäten 160, 163, 165.
Spitzfuß 155, 203.
Sprache 50.
Spritzensterilisation 133, 222.
Sprungbein 31.
Sprunggelenk 31.
Spülungen 235.
Spulwurm 168.
Sputum, Desinfektion 282, 286.
Stärke 39, 41, 44, 46, 175, 185.
Stärkegazebinde 253.
Staphylokokken 139, 167, 248, 250.
Star 96.

Staubinde 224.
Staubinfektion 141, 150.
Stellknorpel 50.
Sterilisation 222, 240.
Stickstoff 20.
Stillgeschäft 321.
Stillschwierigkeiten 323.
Stimmbänder 50.
Stinknase 122.
Stirnbein 28.
Stirnbeinhöhle 51.
Stoffwechsel 23, 38, 48, 52, 79, 104, 125, 127.
Stoffwechselkrankheiten 127.
Strahlenpilzerkrankung 163.
Streckverband 272.
Streptokokken 139, 145, 167, 248, 250, 251.
Stuhlbeschaffenheit 107.
Stuhlgang 9, 107.
Stuhlverhaltung 9, 107, 192, 313.
Stuhlzäpfchen 220.
Stuhlzwang 107, 158.
Sublimat 102, 284.
Sulfonamide 159, 252.
Sulfosalizylsäureprobe 110.
Suppositorien 220.
Symmetrieebene 90.
Sympathikus 12, 59, 74, 79, 80, 86.
Symptome 99.
Syphilis 115, 165, 293.
—, angeborene 166, 339.

T-Binde 259.
Tabletten 219.
Taenia echinococcus 170.
— saginata 169.
— solium 169.
Tagwache 215.
Talgdrüsen 84, 122.
Talkum 206, 242.
Tarifordnung 14.
Tastkörperchen 84.
Taubheit 154.
Taubstummheit 96.
Tee 187, 220.
Teerstuhl 107, 268.
Teilbad 232.
Temperatur s. Körperwärme.

Temperatursinn 83.
Tetanie 126.
Tetanus 120, 141, 250, 319, 340.
Tetanusbazillen 141.
Therapie 98.
Thermometer 101.
Thermophor 213, 214, 231.
Thrombose 114, 131, 263, 317.
Thymusdrüse 79, 126.
Tobsucht 299.
Tochtergeschwülste 136.
Tod 302.
Todeszeichen 302.
Toleranz 245.
Tollwut 161, 252.
Tophi 129.
Totenstarre 303.
Totenflecke 303.
Toxine 249.
Tracheotomie 152.
Trachom 155.
Tränendrüsen 82.
Transfusion 54, 265.
Traubenzucker 175, 196.
Trichinen 170.
Triebhandlungen 297.
Tripper 135, 164, 319, 320, 341.
Trockensterilisator 242.
Tröpfcheninfektion 141, 150.
Trommelfell 83, 122.
Trommersche Zuckerprobe 110.
Tropfeinlauf 198, 238, 244.
Tropfgläschen 219.
Tropfkugel 238.
Tuberkelbazillus 95, 149.
Tuberkulinprobe 149.
Tuberkulose 95, 149.
—, Auge 121.
—, Gelenke 116.
—, Haut 151.
—, Lungen 124, 131, 149, 267.
—, Lymphdrüsen 114.
—, Nebennieren 126.
—, Säugling 344.
—, Wirbelsäule 117.
Tularämie 162.
Tupfer 252.

Typhus 104, 113, 114, 132, 140, 156.
Typhusbazillen 157.
Typhusschutzimpfung 157.
Typhus exanthematicus s. Fleckfieber.
Überempfindlichkeit 94, 114.
Übergießungen 224.
Ulcus ventriculi s. Magengeschwür.
Ulcusdiät 192.
Umbetten 210.
Umlauf 251.
Umschläge 227.
Umwelt 5, 16.
Unfruchtbarkeit 165.
Unterarmbeine 34.
Unterhautzellgewebe 85.
Unterkieferbein 28.
Unterkieferdrüsen 41.
Unterleibskrankheiten 135, 165.
Unterschenkelbeine 31.
Unterschenkelgeschwür 131.
Untertemperatur 100.
Unterzungendrüsen 42.
Urämie 134.
Urin 108.
Urobilinogenprobe 111.
Urobilinprobe 111.
Urometer 109.

Vagus 12, 59, 74, 78.
Veitstanz 292.
Venen s. Blutadern.
Venenklappen 58.
Verätzung 277.
Verbände 254.
Verbandleine 252.
Verbandstoffe 252.
Verblödung 292.
Verbrennung 96, 274.
Verdauungsorgane 40.
Verdauungssäfte 44.
Vererbung 94, 95, 99.
Vergiftung 96, 123, 277.
Verletzungen 96, 263, 268.
Verrenkungen 116, 269.
Verstauchungen 117, 269.
Verstopfung s. Stuhlverhaltung.

Vigantol 332, 344.
Virus 140, 145, 146, 153, 154, 155, 161, 162.
Vision 293.
Vitamine 40, 173, 175, 184, 185, 186, 332.
— A 176.
— B 176.
— C 176, 182, 186.
— D 117, 176, 185, 332, 344.
— E 177.
Volkmannsche Schiene 261.
Vollbad 5, 208, 232.
Vollkost 189.
Vorlage 311.
Vormilch 321.
Vorsteherdrüse 65, 88.
Vorsteherdrüsenkrebs 138.

Wachstum 62, 67, 68, 126, 327.
Wadenbein 31.
Wärmeanwendung 224.
Wärmeflasche 213.
Wärmeregulierung 84.
Wahnideen 292, 295.
Wanzen 171.
Warzenfortsatz 122.
Waschungen 224.
Wasser 17, 173.
Wasserkissen 204, 207.
Wasserkopf 120.
Wassermannsche Reaktion 166.
Wasserpocken 146.
Wasserstoff 48.
Wasserstoffsuperoxydlösung 258.
Wassersucht 174.
Wasserverunreinigung 140, 156.
Watte 253.
Wechselfieber 161.
Wechseljahre 13, 97, 127.
Weichselzopf 171.
Weilsche Krankheit 163.
Weißblütigkeit s. Leukämie.
Werlhofsche Erkrankung 114.
Wickel 228.
Wickeltuch 337.

Sachverzeichnis.

Wiederbelebung 279.
Windel 337.
Windpocken 146.
Wirbel 26.
Wirbelgelenkentzündung 116.
Wirbelsäule 26.
Wirbelsäulenverkrümmung 117.
Wirbeltuberkulose 117.
Wochenbett 308.
Wochenbetterkrankungen 315.
Wochenbettfieber 317.
Wochenbettgymnastik 314.
Wochenfluß 309, 311, 315.
Wochenpflege 308.
Wolfsrachen 120.
Würgreflex 121.
Würmer 167.
Wunde 247, 274.
Wundbehandlung 247.
Wunddiphtherie 250.
Wundinfektion 140, 167, 240, 248.

Wundheilung 248.
Wundliegen 206.
Wundrose 250, 318, 340.
Wundstarrkrampf 120, 141, 250, 319, 340.
Wurmeier 107.
Wurmfortsatz 44.
Wurmfortsatzentzündung 124.
Wurstvergiftung 158.

Zähne 28, 115, 117, 123.
Zäpfchen 42.
Zahnfleischblutung 266.
Zahnpflege 207.
Zehen 31, 128.
Zelle 20.
Zellteilung 62.
Zentralnervensystem 74, 80.
Zephirol 284.
Zerstäubungsapparat 221.
Ziegenpeter 153.
Zinkpuder 206.
Zirbeldrüse 78, 79.

Zucker 39, 41, 44, 46, 52, 108, 175, 331.
Zuckerharnruhr 96, 108, 127, 196.
—, Harnproben 110, 128.
—, Diät 196.
Zugverband 261, 272.
Zunge 42, 84, 123, 125.
Zungenbelag 123, 124.
Zungenbiß 120, 279.
Zungenkrebs 137.
Zwangsvorstellungen 295.
Zweidrittelmilch 331.
Zwerchfell 37, 51, 86.
Zwerchfellschlitz 86.
Zwergwuchs 126, 127.
Zwiemilchernährung 328.
Zwillinge 94.
Zwischenrippenmuskeln 35, 52.
Zwischenwirbelscheiben 26.
Zwölffingerdarm 44, 87.
Zwölffingerdarmgeschwür 124.
Zysten 136.
Zystizerken 168.

SPRINGER-VERLAG / BERLIN · GÖTTINGEN · HEIDELBERG

Leitfaden der Desinfektion für Desinfektoren und Krankenpflegepersonen in Frage und Antwort. Von Professor Dr. med. **Fritz Kirstein**, früher in Hannover, z. Z. in Badenweiler. Einundzwanzigste, völlig umgearbeitete Auflage. Mit 6 Anlagen. VIII, 160 Seiten. 1949. Steif geheftet DM 6,60

Anleitung zur galvanischen und faradischen Behandlung. Für Schwestern, Krankengymnastinnen und Pfleger. Von Professor Dr. **Friedrich Duensing**. Zweite Auflage. Mit 27 Textabbildungen. IV, 61 Seiten. 1949. DM 4,50

Technischer Wegweiser für die Kinderpflege. Zum Gebrauch für Schwestern in Anstalten und in der Privatpflege. Von Professor Dr. **Bernhard de Rudder**, Direktor der Universitäts-Kinderklinik Frankfurt a. M., und Dr. **Karla Weisse**, Oberarzt der Universitäts-Kinderklinik Frankfurt a. M. Dritte, ergänzte Auflage. V, 81 Seiten. 1948. DM 3,60

Richtlinien für die Kinderkost. Zum Gebrauch in Säuglings-Milchküchen, Kinderheimen und im Hause. Von Professor Dr. **Erich Rominger**, Vorstand der Kieler Universitäts-Kinderklinik. Dritte, umgearbeitete und erweiterte Auflage. VI, 110 Seiten. 1947. DM 4,50

Hebammenlehrbuch. Auf Grund der fünften Auflage des Preußischen Hebammenlehrbuches neubearbeitet von Professor Dr. med. **Wichard v. Massenbach**, I. Assistent der Universitäts-Frauenklinik in Göttingen, und Doz. Dr. med. habil. **Karl-Heinz Schäfer**, Oberarzt der Universitäts-Kinderklinik in Göttingen, unter Mitwirkung von Dr. med. **Walter Zimmermann**, Oberregierungs- und Medizinalrat an der Regierung in Hildesheim. Mit 420 Abbildungen. XIX, 564 Seiten. 1948. Halbleinen DM 15,60

Leitfaden der Geburtshilfe. Von Dr. **Rud. Th. v. Jaschke**, em. o. ö. Professor und Direktor der Universitäts-Frauenklinik Gießen, jetzt Offenbach a. M. Mit 67 zum Teil farbigen Abbildungen. 34.—38. Auflage. IX, 249 Seiten. 1950. Ganzleinen DM 12,—

Leitfaden der Gynäkologie. Von Dr. **Rud. Th. v. Jaschke**, em. o. ö. Professor und Direktor der Universitäts-Frauenklinik Gießen, jetzt Offenbach a. M. Mit 40 zum Teil farbigen Abbildungen. 40.—44. Auflage. VIII, 183 Seiten. 1950. Ganzleinen DM 12,—

Repetitorium der Hygiene, Bakteriologie und Serologie in Frage und Antwort. Von Professor Dr. **W. Schürmann**, ord. Honorarprofessor an der Universität Münster. Siebente, umgearbeitete und erweiterte Auflage. VII, 237 Seiten. 1949. DM 9,60

Zu beziehen durch jede Buchhandlung

SPRINGER-VERLAG / BERLIN · GÖTTINGEN · HEIDELBERG

E. von Esmarch[s]
Hygienisches Taschenbuch

Ein Ratgeber der praktischen Hygiene für Medizinal- und Verwaltungsbeamte, Ärzte, Techniker, Schulmänner, Architekten und Bauherren

Sechste, vollständig neu bearbeitete Auflage

Unter Mitwirkung von **H. Kliewe**-Mainz, **W. Liese**-Berlin, **B. Schmidt**-Frankfurt, **F. Schütz**-Lübeck, **R. Weldert**-Berlin

Herausgegeben von

Dr. **H. Schlossberger**	Dr. **G. Wildführ**
o. Professor der Hygiene	o. Professor der Hygiene
an der Universität Frankfurt a. M.	an der Universität Leipzig

Mit 36 Textabbildungen. V, 657 Seiten. 1950.　　　　Ganzleinen DM 29,70

Inhaltsübersicht: **Luft, Wetter, Klima.** Von Bernhard Schmidt. — **Allgemeine Bau- und Wohnungshygiene.** Von Walther Liese. — **Lüftung, Heizung, Klimatisierung.** Von Walther Liese. — **Licht und Beleuchtung.** Von Walther Liese. — **Wasserversorgung.** Von Georg Wildführ. — **Die Abfallstoffe und ihre Beseitigung.** Von Robert Weldert. — **Bau und Einrichtung von Krankenhäusern.** Von Franz Schütz. — **Schulhygiene.** Von Franz Schütz. — **Gewerbehygiene.** Von Georg Wildführ. — **Ernährung.** Von Georg Wildführ. — **Infektionskrankheiten.** Von Hans Schlossberger und Bernhard Schmidt. — **Desinfektion und Sterilisation.** Von Heinrich Kliewe. — **Anhang zum Kapitel Gewerbehygiene.** Von Georg Wildführ. — **Sachverzeichnis.**

Alexander von Domarus. **Grundriß der inneren Medizin.** Einundzwanzigste Auflage. Bearbeitet von Dr. med. **Hans Frh. von Kress**, o. Professor für innere Medizin an der Freien Universität Berlin. Mit 82 zum Teil farbigen Abbildungen. XI, 735 Seiten. 1945.　　Ganzleinen DM 27,—

Müller-Seifert. **Taschenbuch der medizinisch-klinischen Diagnostik.** 66. Auflage. Bearbeitet von Dr. med. **Hans Frh. von Kress**, o. Professor für innere Medizin an der Freien Universität Berlin. Mit 160 zum Teil farbigen Abbildungen und 4 farbigen Tafeln. VII, 554 Seiten. 1949.　　Ganzleinen DM 19,80

Körperbau und Charakter. Untersuchungen zum Konstitutionsproblem und zur Lehre von den Temperamenten. Von Dr. Dr. h. c. **Ernst Kretschmer**, ord. Professor für Psychiatrie und Neurologie in Tübingen. Zwanzigste, wesentlich verbesserte und vermehrte Auflage. Mit 71 Abbildungen. XI, 349 Seiten. 1951.

Ganzleinen DM 24,—

Die Entwicklung der Gesundheitsfürsorge in Deutschland, England, USA. Von Dr. med. **Ludwig Teleky**, New York. Mit 1 Textabbildung. VI, 142 Seiten. 1950.　　　　　　　　　　　　　　　　　　　　DM 15,—

Zu beziehen durch jede Buchhandlung

MIX
Papier aus verantwortungsvollen Quellen
Paper from responsible sources
FSC® C105338

If you have any concerns about our products,
you can contact us on
ProductSafety@springernature.com
In case Publisher is established outside the EU,
the EU authorized representative is:
**Springer Nature Customer Service Center GmbH
Europaplatz 3, 69115 Heidelberg, Germany**

Printed by Libri Plureos GmbH
in Hamburg, Germany